A. Stallmach, F. Lammert (Hrsg.)

FAQ Gastroenterologie

In der FAQ-Reihe sind bis jetzt folgende Titel erschienen:

T. Fleischmann, C. Hohenstein (Hrsg.)
FAQ Klinische Notfallmedizin
978-3-437-15380-8

C. Lehmann, B. R. Ruf, N. Jung (Hrsg.)
FAQ Infektiologie
978-3-437-15335-8

J. Reuter, M. Frey
FAQ Psychiatrie und Psychotherapie
978-3-437-15340-2

K. Oechsle, A. Scherg (Hrsg.)
FAQ Palliativmedizin
978-3-437-15315-0

Andreas Stallmach, Frank Lammert (Hrsg.)

FAQ Gastroenterologie

Antworten - prägnant und praxisnah

1. Auflage

Mit Beiträgen von: Priv.-Doz. Dr. med. Beate Appenrodt, Köln; Dr. med. Martin Bürger, Köln / Jena; Dr. med. Markus Casper, Homburg; Dr. med. Katharina Grotemeyer, Homburg; Dr. med. Marcin Krawczyk, Homburg; Prof. Dr. med. Frank Lammert, Homburg; Dr. med. Florian Prechter, Jena; Dr. med. Jessica Rüddel, Weimar; Prof. Dr. med. Andreas Stallmach, Jena; Dr. med. Marko Weber, Jena; Priv.-Doz. Dr. med. Jonas Zeitz, Zürich

Unter Mitarbeit von: Aleksandra Ciesiolka, Eliska Didyk, Grigorios Christidis, Marina Florea, Bettina Friesenhahn-Ochs, Hanna Gawron, Robert Holz, Johannes Lehmann, Matthias Reichert, Angela Thiel, Simone Zimmermann, Silvia Zuniga

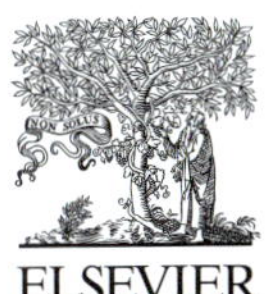

Elsevier GmbH, Hackerbrücke 6, 80335 München, Deutschland
Wir freuen uns über Ihr Feedback und Ihre Anregungen an books.cs.muc@elsevier.com

ISBN 978-3-437-15305-1
eISBN 978-3-437-17159-8

1. Auflage 2020

Wichtiger Hinweis für den Benutzer
Ärzte/Praktiker und Forscher müssen sich bei der Bewertung und Anwendung aller hier beschriebenen Informationen, Methoden, Wirkstoffe oder Experimente stets auf ihre eigenen Erfahrungen und Kenntnisse verlassen. Bedingt durch den schnellen Wissenszuwachs insbesondere in den medizinischen Wissenschaften sollte eine unabhängige Überprüfung von Diagnosen und Arzneimitteldosierungen erfolgen. Im größtmöglichen Umfang des Gesetzes wird von Elsevier, den Autoren, Redakteuren oder Beitragenden keinerlei Haftung in Bezug auf jegliche Verletzung und/oder Schäden an Personen oder Eigentum, im Rahmen von Produkthaftung, Fahrlässigkeit oder anderweitig, übernommen. Dies gilt gleichermaßen für jegliche Anwendung oder Bedienung der in diesem Werk aufgeführten Methoden, Produkte, Anweisungen oder Konzepte.

Für die Vollständigkeit und Auswahl der aufgeführten Medikamente übernimmt der Verlag keine Gewähr.
Geschützte Warennamen (Warenzeichen) werden in der Regel besonders kenntlich gemacht (®). Aus dem Fehlen eines solchen Hinweises kann jedoch nicht automatisch geschlossen werden, dass es sich um einen freien Warennamen handelt.

Bibliografische Information der Deutschen Nationalbibliothek
Die Deutsche Nationalbibliothek verzeichnet diese Publikation in der Deutschen Nationalbibliografie; detaillierte bibliografische Daten sind im Internet über http://www.dnb.de/ abrufbar.

20 21 22 23 24 5 4 3 2 1

Um den Textfluss nicht zu stören, wurde bei Patienten und Berufsbezeichnungen die grammatikalisch maskuline Form gewählt. Selbstverständlich sind in diesen Fällen immer alle Geschlechter gemeint.

Planung: Uta Lux, München
Projektmanagement und Herstellung: Julia Stängle, München
Redaktion: Sonja Hinte, Bremen
Satz: Thomson Digital, Noida/Indien
Druck und Bindung: Drukarnia Dimograf Sp. z o.o., Bielsko-Biała/Polen
Umschlaggestaltung: SpieszDesign, Neu-Ulm

Aktuelle Informationen finden Sie im Internet unter **www.elsevier.de**

Vorwort

Von der Adenomyomatose über den Rockall-Score bis zum Zenkerschen Divertikel – auf jede Frage gibt es eine Antwort

Gastroenterologische Erkrankungen zählen zu den häufigsten Behandlungsanlässen, die Patienten zum Arzt führen. Hausärzte, allgemein tätige Internisten oder Allgemeinmediziner begegnen diesen Krankheiten sehr häufig während ihrer Weiterbildung und später in der Praxis. Die kritische Bewertung von Symptomen und Befunden, die auf Erkrankungen des Magen-Darmtrakts, der Leber oder des Pankreas hindeuten, gehört somit zu unseren wichtigen Aufgaben. Für die Vermittlung der dazu notwendigen Grundlagen stehen umfangreiche Standardwerke des Faches zur Verfügung. Immer wieder tauchen in der Diagnostik und Therapiescheinbar einfach Fragen auf, die im hektischen Alltag oft unbeantwortet bleiben.

Das vorliegende Werk soll genau diese Lücke schließen. Es bündelt thematisch geordnet rund 840 Fragen aus dem klinischen Alltag. Sortiert nach Leitsymptomen und Organerkrankungen werden relevante und dringende Fragen von ausgewiesenen Fachexperten beantwortet.

Wer fragt, weiß mehr und diagnostiziert und behandelt besser! Dieses Werk richtet sich an Ärztinnen und Ärzte in der Weiterbildung, die Hilfestellung für den Klinikalltag mit gastroenterologischen Patienten suchen und endlich Antworten auf ihre Fragen erhalten möchten. Studierende mit einem Interesse am vielfältigsten Fach der Inneren Medizin, der Gastroenterologie, profitieren ebenfalls von diesem Handbuch. Dieses ist schon dadurch gewährleistet, dass viele Fragen tatsächlich von Studierenden während ihrer praktischen Arbeit formuliert worden und in der „Frage des Tages-Box“ auf den Stationen gesammelt wurden.

Wir wünschen Ihnen nun viel Freude beim Lesen dieses Buches.

Jena und Homburg/Saar, im Juli 2019

Ihr

Andreas Stallmach und Frank Lammert

Adressen

Herausgeber

Prof. Dr. med. Frank Lammert
Direktor der Klinik für Innere Medizin II
Universitätsklinikum des Saarlandes
Kirrberger Straße 100
66421 Homburg

Prof. Dr. med. Andreas Stallmach
Direktor der Klinik für Innere Medizin IV Gastroenterologie, Hepatologie und Infektiologie
Am Klinikum 1
07743 Jena

Autoren

Priv.-Doz. Dr. med. Beate Appenrodt
St. Elisabeth-Krankenhaus GmbH
Werthmannstraße 1
50935 Köln

Dr. med Martin Bürger
Klinik für Gastroenterologie und Hepatologie Uniklinik Köln
Kerpener Str. 62
50937 Köln
und
Klinikum der Universität Jena, Klinik für Innere Medizin IV
Am Klinikum 1
07743 Jena

Dr. med. Markus Casper
Klinik für Innere Medizin II
Universitätsklinikum des Saarlandes
Kirrberger Str. 100
66421 Homburg

Dr. med. Katharina Grotemeyer
Klinik für Innere Medizin II
Universitätsklinikum des Saarlandes
Kirrberger Str. 100
66421 Homburg

Dr. med. Marcin Krawczyk
Klinik für Innere Medizin II
Universitätsklinikum des Saarlandes
Kirrberger Straße 100
66424 Homburg

Dr. med. Florian Prechter
Klinikum der Universität Jena, Klinik für Innere Medizin IV
Am Klinikum 1
07743 Jena

Dr. med. Jessica Rüddel
Sophien- und Hufeland Klinikum Weimar
Klinik für Innere Medizin II
Henry-van-de-Velde-Straße 2
99425 Weimar

Dr. med. Marko Weber
Klinikum der Universität Jena, Klinik für Innere Medizin IV
Am Klinikum 1
07743 Jena

Priv.-Doz. Dr. med. Jonas Zeitz
GastroZentrum Hirslanden, Klinik Hirslanden
Witellikerstrasse 40
CH-8032 Zürich

Abkürzungen

AIN	anale Neoplasie
AIDS	Acquired Immune Deficiency Syndrome
AIH	Autoimmunhepatitis
APC	Argon-Plasma-Koagulation
ASS	Acetylsalicylsäure
AT3	Antithrombin III
CAP	Community-Aquired Pneumonia
BB	Blutbild
CCC	cholangiozelluläres Karzinom
CED	chronisch-entzündliche Darmerkrankungen
CINV	chemotherapieinduzierte Übelkeit und Erbrechen
CU	Colitis ulcerosa
DOAK	direkte orale Antikoagulazien
ETEC	enterotoxinbildende E. coli
FAP	familiäre adenomatöse Polyposis
FAST	fokussierte abdominelle sonografische Traumadiagnostik
FNH	fokal noduläre Hyperplasie
GAVE	gastric antral vascular ectasia
GBS	Glasgow-Blatchford-Score
GIB	gastrointestinale Blutung
GIST	gastrointestinaler Stromatumor
HCC	hepatozelluläres Karzinom
HCl	Salzsäure = Magensäure
HNPCC	hereditäres nichtpolypöses kolorektales Karzinom
HPV	humane Papilloma-Viren
HUS	hämolytisch-urämische Syndrom
ITP	idiopathische thrombozytopenische Purpura
i. v.	intravenös
KI	Kurzinfusion
KM	Kontrastmittel
KRK	kolorektales Karzinom
LPAC	Low-phospholipid-associated-cholelithiasis-Syndrom
MALT	Mucosa Associated Lymphoid Tissue
MC	Morbus Crohn
MRCP	Magnetresonanzcholangiopankreatikografie
MRGN	multiresistente gramnegative Bakterien
MRI	Magnetresonanztomographie (Magnetic Resonance Imaging)
NEC	neuroendokrines Karzinom
NERD	nicht-erosive Refluxkrankheit
NET	neuroendokrine Tumoren
NHL	Non-Hodgkin-Lymphom
NW	Nebenwirkung
ÖGD	Ösophagogastroduodenoskopie
OTSC	Over-the-scope-Clips
PAIN	perianale Neoplasie
PBC	primär biliäre Cholangitis
PCR	Polymerase-Ketten-Reaktion
PFIC	progressive familiäre intrahepatische Cholestase
p. o.	per os = orale Gabe
PSC	primär sklerosierende Cholangitis
PONV	postoperative nausea and vomiting
PPI	Protonenpumpeninhibitor
PSC	primär sklerosierende Cholangitis

Rö	Röntgen
SBP	spontan bakterielle Peritonitis
SIRT	selektive interne Radiotherapie
TACE	transarterielle Chemoembolisation
TIPS	transjugulärer intrahepatischer portosystemischer (Stent) Shunt
VKE	Videokapselendoskopie
ZES	Zollinger-Ellison-Syndrom

Abbildungsnachweis

Der Verweis auf die jeweilige Abbildungsquelle befindet sich bei allen Abbildungen im Werk am Ende des Legendentextes in eckigen Klammern. Alle nicht besonders gekennzeichneten Grafiken und Abbildungen © Elsevier GmbH, München.

F421-002 Vakil et al.: The Montreal definition and classification of gastroesophageal reflux disease: a global evidence-based consensus. Am J Gastroenterol. 2006; 101(8): 1900-20

L106 Henriette Rintelen, Velbert

L138 Martha Kosthorst, Borken

M1007 Prof. Dr. med. Andreas Stallmach, Jena

M1008 Prof. Dr. med. Frank Lammert, Saarbrücken

P558 Dr. med. Martin Bürger, Jena

Inhaltsverzeichnis

II Gastroenterologische Erkrankungen nach Organen

I Gastroenterologische Erkrankungen nach Leitsymptomen

1 Übelkeit und Erbrechen

Jessica Rüddel

Allgemeine Aspekte zu Übelkeit und Erbrechen

1.1 Warum muss man erbrechen?

Pathophysiologisch ist Erbrechen ein komplexer Mechanismus und ein Schutzreflex des Körpers vor der Resorption potenziell schädlicher, oral aufgenommener Stoffe oder Erreger. Erbrechen ist ein autonomer Reflex, der im Hirnstamm über das Brechzentrum, das in der Medulla oblongata in der Formation reticularis liegt, gesteuert wird. Die enge topografische Nähe zum Atem- und Kreislaufzentrum erklärt die Wechselwirkungen zwischen beiden Systemen (tiefes Durchatmen kann Brechreiz reduzieren, Erbrechen kann zu vegetativen Begleiterscheinungen führen).

Efferente Bahnen des Brechzentrums ziehen zu den Muskeln im Ösophagus, Magen, Larynx, Pharynx, der Thoraxwand, Bauchdecke und dem Zwerchfell. Afferente Bahnen befinden sich hauptsächlich im N. vagus und kommen aus dem Magen-Darm-Trakt, aber auch aus dem Vestibularorgan, Herz und zerebralen Kortex. Außerdem kann das Brechzentrum durch die Chemorezeptoren-Triggerzone der Area postrema, am Boden des 4. Ventrikels lokalisiert, und den Nucleus solaris erregt werden. Diese Triggerzone befindet sich außerhalb der Blut-Hirn-Schranke und ist daher auch für im Blut zirkulierende systemische Reize empfindlich. Aber auch Stoffe im Liquor cerebrospinalis oder Stimulierungen über Neurotransmitter können in der Area postrema stimulierend wirken. Darüber hinaus spielt der Nucleus tractus solitarii eine wichtige Rolle, da in ihm vagale, vestibuläre Signale und Reize aus dem limbischen System und der Area postrema zusammenkommen.

Effektiv wird beim Erbrechen nach Verschluss des Pylorus und Relaxation von Fundus und Kardia Mageninhalt durch Kontraktion der Bauch- und Zwerchfellmuskulatur retrograd entleert.

Je nach Ursprung des afferenten Signals werden verschiedene Ursachen und Arten des Erbrechens unterschieden:

- **Peripheres Erbrechen,** das durch Reizung gastrointestinaler Chemorezeptoren und afferenter Nervenfasern ausgelöst wird. Peripher kommt es zu einer Freisetzung von Serotonin aus den enterochromaffinen Zellen im Dünndarm. Serotonin bindet an die 5-HT_3 Rezeptoren der benachbarten afferenten Vagusnerven und leitet stimulierende Impulse an das Brechzentrum weiter.
- **Vestibuläres Erbrechen,** ausgelöst durch die Aktivierung von Afferenzen im Innenohr und Weiterleitung via N. vestibularis.

- **Zentrales Erbrechen** durch direkte Stimulation der chemosensiblen Triggerzone, z. B. durch Zytostatika, β-HCG, Toxine, Pharmaka, mittels Freisetzung von Substanz P und Bindung an NK_1 Rezeptoren im Gehirn.

Wesentliche Rezeptoren der Verarbeitung und Verstärkung von emetischen Afferenzen sind die Rezeptoren für Dopamin (D_2-R), Histamin (H_1-R), Serotonin (5-HT_3-R), Acetycholin (mACh-R), Endorphin (δ) und Substanz P (NK_1-R); sie sind daher Ziele der medikamentösen Therapien (▶ Frage 1.37).

Begriffsklärung

1.2 Was bedeutet Dysphagie?

Dysphagie ist eine Veränderung oder Störung der Schluckfähigkeit.

1.3 Was bedeutet Odynophagie?

Odynophagie beschreibt schmerzhaftes Schlucken.

1.4 Was bedeutet Regurgitationen?

Regurgitationen bedeuten ein Zurückfließen von Inhalt in Hohlorganen entgegen der physiologischen Richtung, z. B. Rückfluss von Speisebrei aus der Speiseröhre in die Mundhöhle.

1.5 Was bedeutet Globusgefühl?

Globusgefühl beschreibt ein intermittierend oder kontinuierlich auftretendes Gefühl eines im Rachen steckenden Passagehindernisses mit Schluck- oder Räusperzwang.

1.6 Was bedeutet Sodbrennen?

Sodbrennen ist eine schmerzhafte bis brennende Empfindung in der Magengegend, oft auch retrosternal lokalisiert oder in Hals oder Rachen ausstrahlend.

1.7 Was ist Hämatemesis?

Hämatemesis bezeichnet das Erbrechen von rotem oder (nach Einwirkung von Magensäure und Bildung von Hämatin) kaffeesatzartigem Blut als Zeichen einer oberen GIB.

1.8 Was ist Miserere?

Miserere bezeichnet das Erbrechen von Kot (▶ Frage 1.27).

1.9 Welche Fragen sollten bei der Anamneseerhebung gestellt werden?

- Wann tritt das Erbrechen auf? Morgens? In Zusammenhang mit dem Essen (welcher zeitliche Abstand)? Kann noch Nahrung aufgenommen und einbehalten werden?
- Bestehen begleitende Symptome (z. B. Übelkeit, Diarrhoe, Kopfschmerzen, Schwindel, Augenschmerzen, Bewusstseinsveränderungen, ▶ Alarmsymptome 1.12)?

- Gibt es begleitende Erkrankungen oder Therapien (bekannte Magen- oder Ösophaguserkrankungen, Operationen, Chemotherapie, Diabetes, Niereninsuffizienz …)?
- Wie lange besteht die Symptomatik? Dynamik? Ist das Umfeld auch betroffen?
- Wie sieht das Erbrochene aus (Essen, Galle, Stuhl, Blut, Hämatin)?

Berichtet der Patient über Blutbeimengungen, ist es wichtig zu fragen, ob diese schon beim ersten Erbrechen (▶ Frage 1.13) vorhanden waren oder im Verlauf dazukamen.

Differenzialdiagnosen

1.10 Was sind die Differenzialdiagnosen von Übelkeit und Erbrechen?

In der ▶ Tab. 1.1 sind die Differenzialdiagnosen von Übelkeit und Erbrechen aufgeführt. Fett markiert sind die häufigsten Ursachen. Erkennbar ist, dass Übelkeit und Erbrechen ein Symptom vieler ätiologisch höchst unterschiedlicher Erkrankungen sein kann.

Tab. 1.1 Differenzialdiagnosen von Übelkeit und Erbrechen (häufigste Ursachen sind fett markiert)

Genese	Ursache	Diagnostik
Entzündungen	• **Infektiöse Gastroenteritis** • **Refluxösophagitis** • **Gastritis** • Ulcus ventriculi aut duodeni • Peritonitis • Meningitis • Lebensmittelintoxikation	• Anamnese, Stuhldiagnostik • ÖGD, pH-Metrie • ÖGD • ÖGD • Klinische Untersuchung • Klinik, Liquorpunktion • Anamnese
Passagestörung	• Stenosen (Ösophagus, Magen, Duodenum, Darm) • Mechanischer (Sub-)Ileus • Divertikel (Zenker)	• ÖGD (ggf. Kolo, Sono, CT) • Klinik, Rö- oder Sono-Abdomen • ÖGD, Rö + KM
Motilitätsstörungen	• Achalasie • Diabetische Gastroparese • Paralytischer (Sub-)Ileus	• ÖGD, Rö + KM, Manometrie • ÖGD, Magenentleerungs-szintigrafie • ▶ siehe mechanischer Ileus
Hormonell	• **Schwangerschaft** • **Hyperthyreose**	• Anamnese, Schwangerschaftstest • Labor
Toxisch	• **Alkohol** • Drogen • Lebensmittelintoxikation	• Anamnese, C2-Test • Anamnese, Toxikologie • Anamnese
Schmerzen	• **Gallen- oder Nierenkolik** • **Postoperativ** • **Migräne** • **Akutes Abdomen (z. B. stielgedrehte Ovarialzyste, Invagination, Hodentorsion)** • **Herzinfarkt** • **Glaukom**	• Anamnese, Sonografie • Anamnese • Anamnese • Klinik, Laparoskopie • Labor (CK, TNI), EKG • Palp. Augendruck
Blutung	• Obere GI-Blutung (Ulkus, Varizen)	• ÖGD
Metabolisch	• Ketoazidose (Diabetes mellitus) • Urämie	• Labor • Labor

Tab. 1.1 Differenzialdiagnosen von Übelkeit und Erbrechen (häufigste Ursachen) *(Forts.)*

Genese	Ursache	Diagnostik
Postoperativ	• Syndrom der zuführenden Schlinge	• Anamnese (Billroth II)
Zerebral	• Erhöhter Hirndruck • Enzephalitis • Schädel-Hirn-Trauma	• cCT • Anamnese, cMRT • Anamnese, cCT
Vestibulär	• **Reisekrankheit / Kinetose** • Morbus Menière	• Anamnese • Anamnese (Drehschwindel, Hörminderung)
Radiogen	• **Ionisierende Strahlen**	• > 0,5-Gy-Ganzkörperbestrahlung
Psychogen	• **Essstörungen** • **Psychische Belastung**	• Anamnese • Anamnese
Medikamente	• **Zytostatika** • **Digitalisüberdosierung** • **Narkose**	• Anamnese • Anamnese • Anamnese

1.11 Wann tritt chemotherapieinduziertes Erbrechen auf?

Erbrechen und Übelkeit sind häufige und oft stark belastende Nebenwirkungen medikamentöser, aber auch strahlentherapeutischer Tumortherapie. Unter Chemotherapie treten bei 40–50 % der Patienten Übelkeit und bei 20–30 % Erbrechen auf. Intensität und Dauer sind abhängig von der eingesetzten antineoplastischen Substanz und der Medikamentenkombination sowie von Patienteneigenschaften.

Im Hinblick auf das zeitliche Auftreten werden

- akute: Auftreten innerhalb von 24 Stunden nach Beginn der medikamentösen Tumortherapie,
- verzögerte: Auftreten später als 24 Stunden nach Beginn der medikamentösen Tumortherapie und Dauer bis zu 5 Tage und
- antizipatorische: ausgelöst durch externe Faktoren wie Geruch, Geschmack und visuelle Eindrücke oder psychische Faktoren wie Angst und Anspannung; Erfahrung von Übelkeit und Erbrechen bei einer vorherigen medikamentösen Tumortherapie im Sinne einer klassischen Konditionierung

Symptome unterschieden.

Das Risiko für das Auftreten von Übelkeit und Erbrechen wird in 4 Stufen unterteilt (hoch, moderat, gering und minimal), an denen die Empfehlungen zur Primärprophylaxe ausgerichtet sind.

1.12 Was sind Alarmsymptome bei Übelkeit und Erbrechen?

Alarmsymptome	Mögliche Ursache
Bewusstseinsstörung	Intoxikation, zerebraler Insult, Meningitis, diabetische Ketoazidose
Gewichtsverlust (> 10 % KG)	Tumor, Ösophagusstenose, Essstörungen
Elektrolytveränderungen / Exsikkose	meist sekundär durch das Erbrechen selbst; primär vorkommend bei Hyponatriämie und Hyperkalzämie
Blutbeimengung / Hämatemesis	obere gastrointestinale Blutung

Schwäche	Flüssigkeitsverlust, Elektrolytstörungen, unzureichende Kalorienaufnahme

1.13 Wann sollte ein Patient sofort stationär aufgenommen werden?

Eine stationäre Aufnahme ist indiziert, wenn Alarmsymptome vorliegen. Insbesondere Säuglinge, Kleinkinder und ältere Patienten sind bei fehlender Flüssigkeits- und Nahrungsaufnahme sowie durch Flüssigkeitsverluste durch (drohender) Exsikkose besonders gefährdet.

1.14 Welche Ursachen kann blutiges Erbrechen haben?

Blutiges Erbrechen ist oft das Zeichen einer Blutung im oberen Gastrointestinaltrakt. Wichtig ist die Unterscheidung, ob das Blut erst in Folge von, vor allem längerem Erbrechen auftrat oder ob das initiale Erbrechen bereits blutig war. Differenzialdiagnostisch muss auch an abgeschlucktes Blut bei Blutungen aus dem Nasen-Rachen-Raum oder aus dem Bronchialsystem gedacht werden.

1.15 Was sind die häufigsten Ursachen primär blutigen Erbrechens?

Ursache initial blutigen Erbrechens sind am häufigsten Ulcera ventriculi oder duodeni. Gerade bei älteren Patienten ist eine schwere Refluxösophagitis oft Ursache für eine Hämatemesis. Bei Leberzirrhose ist die Varizenblutung oder Blutung eines GAVE-Syndroms häufig. Generell kann auch ein gastraler oder ösophagealer Tumor ein primär oder sekundär blutiges Erbrechen verursachen. Hämorrhagische Gastritiden sind zwar häufige Krankheitsbilder, verursachen aber selten primäres blutiges Erbrechen.

1.16 Was ist bei einem Patienten mit blutigem Erbrechen zu tun?

Der wichtigste Aspekt bei blutigem Erbrechen sind die Vitalwerte. Finden sich Zeichen eines hämorrhagischen Schock (▶ Frage 1.17), hat die Stabilisierung des Patienten oberste Priorität.

Ebenfalls zügig sollte das Blutbild analysiert werden, um das Ausmaß eines Blutverlusts und die Notwendigkeit einer Transfusion zu klären. Bei größeren Blutmengen sollte Kreuzblut abgenommen werden, um Erythrozytenkonzentrate bereit zu stellen.

Sind diese Fragen geklärt, sollte unter Betrachtung der häufigsten Differenzialdiagnosen die Pharmakotherapie bedacht werden. Die Gabe von Protonenpumpeninhibitoren ist in jedem Fall von Bluterbrechen gerechtfertigt (z. B. Pantoprazol 40 mg i. v. als KI). Wird eine Leberzirrhose als Grunderkrankung angenommen, ist die Gabe eines Antibiotikums indiziert (z. B. Ceftriaxon 2 gr als KI i. v.). Bei Vorliegen einer Varizenblutung ist die Gabe von Terlipressin indiziert (1 mg Terlipression i. v. unter Monitoring als KI oder Perfusor).

Nach Sicherung des Kreislaufs sollte Kontakt mit dem zuständigen Endoskopiedienst aufgenommen werden.

1.17 Wann liegt ein hämorrhagischer Schock vor?

Ein Schock ist definiert als eine gestörte Kreislaufsituation mit einem Puls > 100/min und einem systolischen Blutdruck < 100 mmHg. Ein positiver

Schockindex bezeichnet Puls/syst. RR und liegt bei Werten > 1 vor. Wenn die Ursache des Schocks in einem Blutverlust liegt, so wird dies als hämorrhagischer Schock bezeichnet, im Gegensatz zu kardiogenen, septischen, neurogenen, hyper- oder hypoglykämen, toxischen und hypovolämen Schockformen.

1.18 Gibt es Scores, um das Risiko einer oberen gastrointestinalen Blutung zu berechnen?

Der Glasgow Blatchford Bleeding Score evaluiert das Risiko der Patienten mit einer oberen gastrointestinalen Blutung. Dadurch können Patienten identifiziert werden, die keine stationäre Therapie benötigen. Der GBBS wird aus klinischen und paraklinischen Parametern gebildet.

Der Rockal-Score evaluiert das Mortalitätsrisiko von Patienten mit einer oberen GIB. Zur Berechnung werden neben Anamnese und Vitalwerten auch der endoskopische Befund benötigt.

1.19 Wie wird der Glasgow Blatchford Bleeding Score berechnet?

▶ Tab. 1.2

Tab. 1.2 Glasgow Blatchford Bleeding Score

Wert	Punkte
Harnstoff im Serum (mmol / l)	
≥ 6,5–8,0	2
≥ 8,0–10,0	3
≥ 10,0–25,0	4
≥ 25	6
Hämoglobin (g / l), Männer	
≥ 120–130	1
≥ 100–120	3
< 100	6
Hämoglobin (g / l), Frauen	
≥ 100–120	1
< 100	6
Systolischer Blutdruck (mmHg)	
100–109	1
90–99	2
< 90	3
Andere	
Puls ≥ 100 (per min)	1
Meläna	1
Synkope	2
Lebererkrankung	2
Herzinsuffizienz	2

Patienten mit einem Score von 0 können ambulant behandelt, also nach Hause entlassen werden. Manche Studien gehen auch bei einem Score von 1 von einem niedrigen Risiko aus.

1.20 Wie wird der Rockal-Score berechnet?

▶ Tab. 1.3

Das Ergebnis liegt zwischen 0–11 Punkten.

Tab. 1.3 Rockal-Score

Parameter	0 Punkte	1 Punkt	2 Punkte	3 Punkte
Alter	< 60	60–79	> 80	
Schock	Kein Schock	HF > 100, systol. RR > 100 mmHg	Systol. RR < 100 mmHg	
Komorbidität	Keine		Herzinsuffizienz, KHK, andere	Nieren- oder Leberinsuffizienz, metastasiertes Malignom
Diagnose	Mallory-Weiss-Syndrom	Alle anderen	Bösartige Erkrankung des oberen GI-Traktes	
Endoskopischer Befund	Keiner		Sichtbares Blut im oberen GI-Trakt, adhärenter Koagel, sichtbares oder spritzendes Gefäß	

Mortalität:	**Wiederholungswahrscheinlichkeit**
• < 3 Punkte: gute Prognose • 4–7 Punkte: mittleres Risiko • > 8 Punkte: hohes Mortalitätsrisiko	• 0–3: 0 % • 3: ca. 10 % • 4: ca. 15 % • 5: ca. 20 % • 6: ca. 30 % • 7: ca. 40 % • > 8: ca. 50 %

1.21 Welche Symptome verursachen Ulcera ventriculi aut duodeni?

Ulcera ventriculi aut duodeni können asymptomatisch sein. Typisch ist ein epigastrischer dumpfer Schmerz. Während sich Ulcera ventriculi häufig postprandial schmerzhaft bemerkbar machen oder asymptomatisch sind, ist für das Ulcus duodeni der Nüchternschmerz charakteristisch.

1.22 Was ist eine Mallory-Weiss-Läsion?

Eine Mallory-Weiss-Läsion ist ein longitudinaler Schleimhauteinriss im gastroösophagealen Übergang, der durch den erhöhten Druck bei Würgen und

Erbrechen entsteht und sekundär zu blutigem Erbrechen führt. Diagnostische und therapeutische Methode der Wahl ist die Endoskopie (ÖGD).

1.23 Was ist ein Boerhaave-Syndrom?

Das Boerhaave-Syndrom ist eine komplette Ruptur des unteren Ösophagus als Folge von meist starkem Erbrechen. Die Diagnostik erfolgt radiologisch, selten endoskopisch, die Therapie operativ.

1.24 Was sind Cameron Lesions?

Cameron Lesions (▶ siehe auch Frage 8.55) sind längliche Erosionen oder Ulzerationen auf den Magenfalten, die bei großen axialen Hiatushernien durch eine Kompression durch das Zwerchfell verursacht werden.

Stenosen im Gastrointestinaltrakt

1.25 Was sind die häufigsten Ursachen von ösophagealen Stenosen?

Am häufigste entwickeln sich Stenosen als Folge einer Ösophagusverletzung, hier führt die peptische Stenose als Folge einer Refluxösophagitis (20 % der Bevölkerung), seltener nach Laugen-, Säure- oder radiogenen Verletzungen. Eine wichtige Differenzialdiagnose ist das Ösophaguskarzinom (Inzidenz 8 / 100.000 Einwohner / J.), das häufig durch eine kurze Anamnese zunehmender Dysphagie auffällt. Gerade bei jungen männlichen Patienten, die sich mit einem Bolusereignis vorstellen, muss an eine eosinophile Ösophagitis gedacht werden (Inzidenz bis zu 40 / 100.000 E. / J). Differenzialdiagnostisch muss auch an eine Achalasie gedacht werden (Inzidenz 1 / 100.000 E. / J.). Hier führt eine gestörte Relaxation des unteren Ösophagussphinkters zu einer funktionalen Stenosierung (▶ siehe auch Motilitätsstörungen des Ösophagus). Natürlich können auch Infektionen, ein Morbus Crohn, Kollagenosen oder andere Ösophaguserkrankungen zu ösophagealen Stenosen führen, die Inzidenzen sind jedoch deutlich geringer.

Lebensmittelvergiftung

1.26 Was sind Symptome einer Lebensmittelvergiftung?

Unterschieden wird die klassische Lebensmittelintoxikation, bei welcher die Toxine, die durch die Erreger im Lebensmittel produziert wurden, zu Symptomen führen, von einer Infektion mit Erregern, die mit der Nahrung aufgenommen wurden.

Charakteristisch für eine klassische Lebensmittelintoxikation ist ein plötzlicher Symptombeginn wenige Stunden nach dem Essen. Die Symptome sind meist Übelkeit, Erbrechen, Diarrhoe und abdominelle Krämpfe. Da eine Lebensmittelintoxikation nicht durch den aufgenommenen Erreger, sondern durch dessen Toxine verursacht wird, fehlen häufig Symptome einer Infektion, z. B. Fieber.

Bei infektiösen Erregern spielt die Infektionsdosis eine große Rolle. Braucht es nur wenige Erreger um eine Erkrankung auszulösen (z. B. Shigellen, EHEC, Giardia lamblia oder Entamöben), kann die Übertragung von Mensch zu Mensch erfolgen.

Sind größere Infektionsdosen notwendig (z. B. Salmonellen, *Vibrio cholera*), brauchen diese ein Medium zur Vermehrung (z. B. Kartoffelsalat).

Treten neben den gastroenterologischen auch neurologische Symptome auf (z. B. Doppelbilder), muss auch an eine Botulismusintoxikation gedacht werden.

Charakteristisch ist die Anamnese: Teilnehmer des gleichen Essens weisen häufig die gleichen Symptome auf.

1.27 Kann die Ursache einer Lebensmittelintoxikation an der Inkubationszeit erkannt werden?

Theoretisch ja. Wird das verursachende Toxin bereits außerhalb des Patienten gebildet, so ist die Inkubationszeit am kürzesten. Dies trifft für *Staph. aureus* und *Bacillus cereus* (emetische Form) zu: Inkubationszeit 1–6 h. Wird das auslösende Toxin vom Erreger erst im Intestinaltrakt gebildet, so ist die Inkubationszeit länger, wie bei *Clostridium perfringens* und *Bacillus cereus* (diarrhoeische Form): 8–14 h. Bei den Erregern mit noch längerer Inkubationszeit findet sich meist als führendes Symptom die Diarrhoe, Erbrechen kommt selten vor.

Ileus

1.28 Was sind die Symptome eines Ileus?

Spezifisches Symptome und Zeichen eines schweren Ileus ist das Koterbrechen (Miserere). Besonders beim Ileus des Dünndarms, anders als im Dickdarmileus, ist Erbrechen ein häufiges Symptom. Während beim paralytischen Ileus ein Fehlen der Darmgeräusche auffällt, finden sich beim mechanischen Ileus klingende bis hochgestellte Darmgeräusche.

1.29 Welche Diagnostik sollte bei Ileusverdacht erfolgen?

Bereits in der klinischen Untersuchung des Abdomens zeigt sich, ob ein akutes Abdomen vorliegt und ob Darmgeräusche vorhanden oder sogar hochgestellt sind. In der Sonografie zeigen sich dilatierte, flüssigkeitsgefüllte Darmschlingen mit Pendelperistaltik und/oder Leiterphänomen (auch „Klaviertastenphänomen" genannt). Im Röntgenbild des Abdomens zeigen sich Spiegel in Dünn- und/oder Dickdarm.

Diagnostik bei Übelkeit und Erbrechen

1.30 Welche Laborparameter sind bei Übelkeit und Erbrechen relevant?

Primär relevant sind das BB, die Elektrolyte, Entzündungs- und Retentionswerte.

Das BB, insbesondere der Hämoglobin-Wert, zeigen eine Anämie, z. B. als Folge von Bluterbrechen, an. Ein erhöhter Hämatokrit kann auf einen relevanten Flüssigkeitsverlust hinweisen. Dieser kann sich auch durch erhöhte Retentions- (Kreatinin) oder Laktatwerte zeigen. Ein erhöhtes Laktat, neben Leukozytose und CRP, ist Zeichen einer systemischen Entzündung, die Ursache von Erbrechen sein kann. Die Elektrolytwerte zeigen den Elektrolytverlust durch Erbrechen an, da durch

Erbrechen Magensäure verloren geht (HCl), oder können auf eine primäre Ursache hinweisen (selten). Durch den H^+-Verlust kann es zu einer Alkalose kommen.

Durch weitere Laboruntersuchungen können die Differenzialdiagnosen von Erbrechen weiter abgeklärt werden (▶ Tab. 1.1).

1.31 Welche Differenzialdiagnosen kann die abdominelle Sonografie zeigen?

In der abdominelle n Sonografie können Differenzialdiagnosen wie Gallen- und Nierenkolik, aber auch Entzündungsfoci wie akute Cholezystitis oder Apendizitis dargestellt werden. Wichtig ist sie auch zur Frage, ob ein mechanischer Ileus vorliegt. Hier finden sich dilatierte, flüssigkeitsgefüllte Darmschlingen, die das Klaviertasten- oder Leiterphänomen aufweisen. Auch zeigt sich häufig eine Pendelperistaltik (▶ Abb. 1.1, ▶ Abb. 1.2).

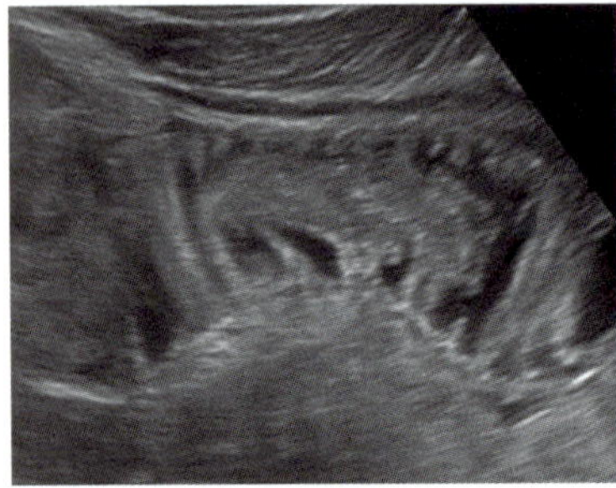

Abb. 1.1 Sono-Abdomen mit Befund Dünndarmileus. [M1007 / M1008]

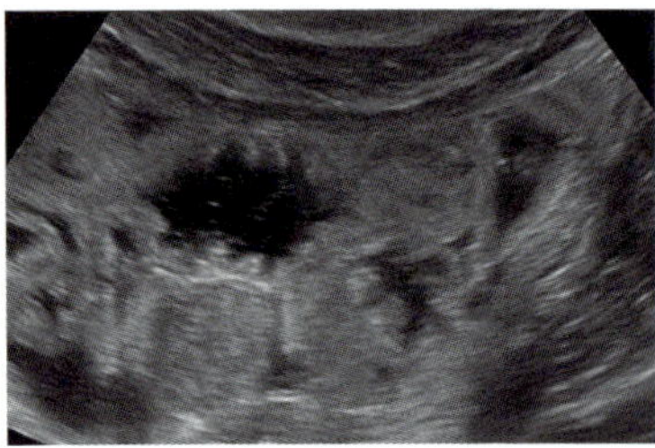

Abb. 1.2 Sono-Abdomen mit Befund Dünndarmileus. Zu erkennen sind die flüssigkeitsgefüllten Darmschlingen mit Leiter- bzw. Klaviertastenphänomen. [M1007 / M1008]

1.32 Welche Differenzialdiagnosen kann ein Röntgen des Abdomens zeigen?

Standardmäßig wird ein Röntgen-Abdomen im Stehen durchgeführt. Sollte eine stehende Aufnahme nicht möglich sein, wird sie in Linksseitenlage ausgeführt. Dazu sollte der Patient mindestens 5 Minuten auf der linken Seite liegen, bevor die Aufnahme angefertig wird, damit freie Luft unter das Zwerchfell aufsteigen kann.

Zwei Befunde können im Rö-Abdomen sicher identifiziert werden:

- Freie Luft als Sichel unter dem Zwerchfell
- Spiegelbildung im Dünn- und/oder Dickdarm als Zeichen eines (Sub)-Ileus als Ursache von Erbrechen

1.33 Was kann eine Röntgenuntersuchung mit Kontrastmittel zeigen?

Das Kontrastmittel stellt die Passage durch den Gastrointestinaltrakt dar. Zum einen kann die Dynamik der Passage bei wiederholten Aufnahmen dargestellt und damit eine Aussage über die Motilität getroffen werden, zum anderen können Stenosen sichtbar werden (▶ Abb. 1.3).

Der Vorteil der Röntgenuntersuchung liegt im Vergleich zur Endoskopie in der besseren anatomisch-pathologischen Abbildung der Stenose. Als Nachteil muss die Aspirationsgefahr (Verwendung von wasserlöslichem Kontrastmittel) neben der Strahlenbelastung genannt werden.

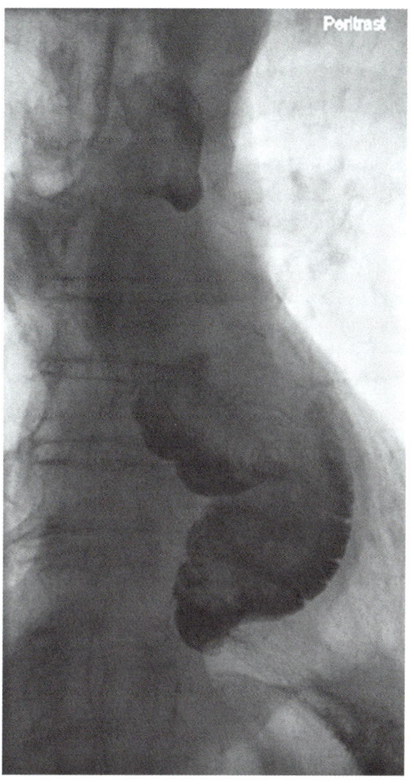

Abb. 1.3 Rö-Abdomen mit Kontrastmittel. Zu erkennen ist der Abbruch der KM-Passage im Bereich der Stenose, hier bereits mittels Stent versorgt. [M1007 / M1008]

1.34 Wann ist eine ÖGD indiziert?

Indikationen für eine ÖGD sind Ober- und Mittelbauchbeschwerden, Sodbrennen, Schluckbeschwerden wie Odynophagie und Dysphagie sowie Zeichen einer oberen GIB. Bei anhaltender Übelkeit oder Erbrechen kann ebenfalls eine ÖGD indiziert sein. Auch im Rahmen einer Tumorsuche sollte eine ÖGD erfolgen.

Der Vorteil einer ÖGD ist die direkte Visualisierung der Schleimhaut von Ösophagus, Magen und Duodenum inklusive Erfassung der Motilität. Außerdem können Proben zur weiteren Diagnostik gewonnen werden (*Helicobacter-pylori*-Testung, Malignitätsnachweis usw.). Ebenso können notwendige Interventionen durchgeführt werden, wie Blutstillung, Bougierung oder Dilatation.

Insgesamt ist die Komplikationsrate einer ÖGD mit 0,08 % sehr niedrig. Schwere Komplikationen treten am häufigsten durch die Sedierung oder bei nicht nüchternen Patienten durch Aspiration auf. Die häufigsten Komplikationen sind Würgereiz, Halsschmerzen, Aufstoßen oder Bakteriämie. Weitere Komplikationen wie Blutungen oder Perforation treten selten auf.

Therapie von Übelkeit und Erbrechen

1.35 Welche Medikamente helfen gegen Übelkeit und Erbrechen?

D_2-Rezeptoragonisten

Dopamin$_2$-Rezeptorantagonisten wirken durch eine Blockade der Dopamin-D_2-Rezeptoren im ZNS aufgrund einer verminderte Dopaminwirkung in der chemorezeptiven Triggerzone der Area postrema antiemetisch. Zusätzlich führen sie durch eine gastrale Motilitätssteigerung, Reduktion der Pylorustonus und Erhöhung des Tonus des unteren Ösophagus zu einer beschleunigten Magenpassage.

Indiziert bei allen Emesisformen, außer Kinetosen.

NW: extrapyramidale Nebenwirkungen, Dyskinesien

- Metoclopramid: Die Standarddosis für Erwachsene beträgt maximal 3 × 10 mg/d (30 mg) p. o. oder i. v., max. 5 d
- Domperidon: Dosierung max 3 × 10 mg (30 mg) oder 1 ml, max für 1 Woche

5-HT$_3$-Rezeptor-Antagonisten

5-HT$_3$-Rezeptor-Antagonisten wirken antiemetisch über eine Hemmung der peripheren vagalen 5-HT$_3$-Rezeptoren des Magen-Darm-Trakts und der zentralen 5-HT$_3$-Rezeptoren in der chemorezeptiven Triggerzone.

5-HT$_3$-Rezeptor-Antagonisten sind zur Prophylaxe chemotherapieinduzierter Übelkeit und Erbrechen sowie zur Therapie von postoperativer Übelkeit und Erbrechen (PONV) zugelassen. Die Substanzen mit Dosierungen und Indikationen sind in ▶ Tab. 1.4 aufgelistet.

NW: Kopfschmerzen, Obstipation.

NK$_1$-Rezeptor-Antagonisten

NK$_1$-Rezeptor-Antagonisten sind eine weitere Medikamentengruppe, die zur Prophylaxe von chemotherapieinduzierter Übelkeit und Erbrechen eingesetzt werden (▶ Tab. 1.5).

NW: Fatigue, Aufstoßen, Schluckauf, Obstipation, CYP3A4-Inhibition.

H$_1$-Rezeptor-Antagonisten

H$_1$-Rezeptor-Antagonisten wirken über eine kompetitive Hemmung zentraler und peripherer H$_1$-Rezeptoren und weisen zusätzlich eine antimuskarinerge Wirkung auf.

Indikation: insbesondere Kinetosen und schwangerschaftsinduziertes Erbrechen.

Tab. 1.4 5-HT$_3$-Rezeptor-Antagonisten

Substanz	Dosierung	Indikation
Granisetron	2 mg p. o., 1–3 mg i. v.	CINV
	1 mg i. v.	PONV
Ondansetron	8 mg p. o., 8 mg i. v.	CINV
	16 mg p. o., 4 mg i. v.	PONV

Tab. 1.5 NK$_1$-Rezeptor-Antagonisten

Arzneimittel	Dosierung
Aprepitant	125 mg p. o.
Fosaprepitant	150 mg i. v.
Netupitant (Fixkombination mit Palonosetron)	300 mg p. o.
Rolapitant	180 mg p. o.

NW: Sedierung, Mundtrockenheit, Mydriasis, Akkomodationsstörung.

- Dimenhydrinat: max. 3× 1 Tbl. à 50 mg/d p. o. oder 1–3 Amp. à 62 mg/d, max. 400 mg i. v.

Anticholinergika

Anticholinergika blockieren zentralcholinerg gesteuerte vestibuläre Afferenzen zum Brechzentrum. Sie werden vor allem bei vestibulär ausgelöster Übelkeit und Erbrechen eingesetzt, z. B. Reisekinetosen.

NW: zentrale Dämpfung, Sekretionshemmung (Auge)

- Scopolamin : 1 TTS Pflaster (1,5 mg) vor Reiseantritt

Glukokortikoide

Die antiemetische Wirkweise der Glukokortikoide ist unklar.

Insbesondere Dexamethason wird zur Prophylaxe der chemo- oder strahlentherapie-assoziierten Übelkeit und Erbrechen, aber auch bei PONV in Kombination mit anderen Medikamenten (besonders 5-HT_3-Antagonsiten) eingesetzt.

NW: Schlafstörungen, Unruhe, Gewichtszunahme, Akne.

- Dexamethason: 4 mg–20 mg p. o. oder i. v.

Atypische Neuroleptika

Werden verwendet bei Übelkeit und Erbrechen, wenn andere Therapien nicht wirksam sind. Verwendete Substanzen,für die jedoch hierfür keine Indikation vorliegt, sind Promethazin und Olanzapin.

- Droperidol ist ein hochpotentes Neuroleptikum, das bei narkoseassoziierter Übelkeit und Erbrechen zugelassen ist und bei opiatinduziertem Erbrechen gut wirksam ist. Dosierung: 0,625–1,25 mg i. v.

NW: Sedierung, extrapyramidale NW.

Cannabinoide

Cannabinoide werden insbesondere in der Palliativmedizin zur Appetitanregung bei Kachexie und als Antiemetikum bei mittelschwerer Emesis eingesetzt. Cannabinoide fallen unter die Betäubungsmittel. Problematisch sind neben den potenziellen Nebenwirkungen die ungenauen Dosierungen in Pflanzenpräparaten.

NW: Sedation, Euphorie, Halluzination, Dysphorie.

- Dronabinol ist der internationale Freiname von Δ9-Tetrahydrocannabinol (THC). Verschreibbar als Fertigarzneimittel Marinol® oder Sativex® als ölige Lösung für eine freie Rezeptur.

1.36 Welche Medikamente sind bei chemotherapieinduziertem Erbrechen (CINV) wirksam?

Zur Primäprophylaxe werden 5-HT_3-Rezeptor-Antagonisten, NK_1-Rezeptor-Antagonisten sowie Dexamethason eingesetzt, häufig auch Kombinationen dieser Mittel (Substanzen und Dosierungen siehe ▶ Frage 1.37).

Kommt es trotz Durchführung einer leitliniengerechten antiemetischen Primärprophylaxe zu Übelkeit und Erbrechen, stehen folgende Medikamente zur Auswahl:

- Neuroleptika und andere Dopamin-Rezeptor-Antagonisten
  - Olanzapin, initial 1× 5 mg p. o. (im Vergleich höchste Wirksamkeit, Off Label Use), ▶ siehe Studienergebnisse Antiemese
  - Haloperidol, initial 1–3× 1 mg p. o.

- Metoclopramid, 3 × 10 mg p. o. (Tageshöchstdosis 0,5 mg/kg KG bis max. 30 mg) über 5 Tage, ▶ siehe Studienergebnisse Antiemese
- Levomepromazin, initial 3 × 1–5 mg p. o.
- Alizaprid, initial 3 × 50 mg

- Benzodiazepine
  - Lorazepam, initial 1 × 1–2 mg p. o.
  - Alprazolam, initial 1 × 0,25–1,0 mg p. o.
- H1-Blocker
  - Dimenhydrinat, initial 3 × 50–100 mg p. o. oder 1–2 × 150 mg rektal

Bei partizipatorischem Erbrechen kommen weiterhin Verhaltenstherapie und Benzodiazepine zum Einsatz.

1.37 Welche Medikamente werden bei PONV eingesetzt?

PONV tritt bei ⅓ bis ¼ der Patienten nach einer Narkose auf. Risikofaktoren sind weibliches Geschlecht, Nichtraucher, Vollnarkose, Narkosedauer, Opioidtherapie, Anamnese von PONV oder Kinetosen.

Die Therapie sollte bevorzugt als Prophylaxe zur Narkose verabreicht werden. Die Dosierungen der postoperativen Therapie sind geringer als die der Prophylaxe.

Eingesetzten Medikamente und Dosierungen sind:

- 5-HT_3-Rezeptor-Antagonisten (Therapie = ¼ der Prophylaxedosierung)
  - Ondansetron: 4 mg
  - Granisetron: 0,3–1 mg
- Glukokortikoide
  - Dexamethason 4 mg
- Antihistaminika
  - Dimenhydrinat 62 mg
- Neuroleptika
  - Droperidol: 0,625 mg

1.38 Welche Medikamente können bei (Hyper-)Emesis gravidarum gegeben werden?

Nicht medikamentöse Therapien sind vielfältig und reichen von moderater Diät, mehreren kleineren Mahlzeiten am Tag, intravenöser Rehydrierung bis kompletter parenteraler Ernährung. Aber auch komplementärmedizinische Verfahren wie Ingwer, Akupunktur, Akupressur und Hypnose werden häufig eingesetzt. Nicht medikamentöse Therapien sollten primär versucht werden.

Medikamentöse Therapie sollte erst zweitrangig erfolgen. Cave: selten zugelassene Indikation. Die Mittel der ersten Wahl sind:

- Dimenhyrdrinat
- Doxylamin (in Deutschland nicht zugelassen)
- Pyridoxin (Vitamin B6)

Ebenfalls möglich sind:

- Metoclopramid
- Ondansetron
- Glukokortikoide (Methylprednisolon)

2 Obere gastrointestinale Blutung

Markus Casper

Diagnostik und Risikoeinschätzung

2.1 Wie ist die obere GI-Blutung definiert und wie zeigt sie sich klinisch?

Bei der oberen GI-Blutung liegt die Blutungsquelle in Ösophagus, Magen oder Duodenum. Ab dem Treitz'schen Band spricht man von einer mittleren GI-Blutung. Deren aborales Ende wird in der Regel durch das mit der Ileokoloskopie einsehbare terminale Ileum definiert. Häufigste klinische Zeichen der oberen GI-Blutung sind das Erbrechen von Hämatin („Kaffeesatz") und das Absetzen von Meläna („Teerstuhl"). Eine Hämatemesis (Erbrechen von Frischblut) ist typisch bei einer ösophagealen Blutungsquelle, kann aber auch bei hoher Blutungsaktivität in Magen und Duodenum auftreten. Diese klinischen Zeichen werden typischerweise begleitet von einer Hypotonie und Bedarfstachykardie. Auch ein peranaler Abgang von Koageln und Frischblut (Hämatochezie) kann Ausdruck einer in der Regel fulminanten oberen GI-Blurtung sein, die dann zumeist mit einem hämorrhagischen Schock einhergeht. Differenzialdiagnostisch muss bei Hämatemesis oder Teerstuhl auch immer an Blutungen aus dem Nasen-Rachen-Raum gedacht werden.

Aufgrund der unterschiedlichen Behandlung und prognostischer Unterschiede ist eine Unterscheidung in variköse und nicht variköse obere GI-Blutung sinnvoll.

2.2 Was spricht für eine chronische Blutung?

Eine mikrozytär-hypochrome Anämie spricht für ein chronisches Blutungsgeschehen, während im Rahmen eines Akutereignisses das Blutbild typischerweise normochrom-normozytär ist. Eine ausgeprägte hypochrom-mikrozytäre Anämie (Hb < 6 g/dl) bei einem weitestgehend beschwerdefreien Patienten spricht für ein chronisches Geschehen mit geringer Dynamik.

2.3 Wo ist die Blutungsquelle lokalisiert?

Obere GI-Blutungen sind am häufigsten Folge erosiver (8–15 %) bzw. ulzeröser (20–50 %) Läsionen des Magens und des Duodenums. Blutungen bei verschiedenen Formen der Ösophagitis (5–15 %), aus Mallory-Weiss-Rissen (8–15 %) oder aus gastroösophagealen Varizen (5–20 %) sind im Vergleich hierzu deutlich seltener. Blutungen aus vaskulären Malformationen oder gastrointestinalen Tumoren und sonstige sehr seltene Blutungsquellen sind statistisch nochmals seltener.

Die Anamnese kann bei kreislaufstabilen Patienten wertvolle Hinweise auf die Blutungsquelle ergeben. So ist bei Patienten mit einer bekannten Tumorerkrankung des Gastrointestinaltrakts eine Tumorblutung am wahrscheinlichsten. Bei Patienten mit metastasiertem Tumorleiden anderer Lokalisation muss an gastrointestinale Metastasen gedacht werden. Eine Ulkus-Anamnese sowie die Einnahme von NSAR oder Steroiden sprechen für eine neuerliche Ulkusblutung. Heftiges Erbrechen im Vorfeld lässt an ein Mallory-Weiss-Syndrom denken. Bettlägrige oder multimorbide Patienten mit neurologischer Grunderkrankung leiden mitunter unter einer ausgeprägten Refluxösophagitis. Seltenere Ösophagitis-Ursachen sind virale (z.B. CMV, HSV) oder medikamentös bedingte Ösophagitiden (z.B. Bisphosphonate, Dabigatran).

Ein bekannter Morbus Osler macht eine neuerliche Blutung aus gastrointestinalen Teleangiektasien wahrscheinlich. Vaskuläre Malformationen können zudem im Rahmen chronischer Nieren- oder Lebererkrankungen, aber auch im Rahmen von Kollagenosen und Vaskulitiden auftreten. Am häufigsten kommt es hierbei zu chronischen Blutverlusten, wobei auch klinisch dramatische Blutungsereignisse in Folge vaskulärer Malformationen vorkommen.

Nach zuvor erfolgter therapeutischer Endoskopie im oberen Gastrointestinaltrakt (z.B. Polypektomie, endoskopische Sphinkterotomie) und bei kürzlich stattgehabten Operationen ist eine Blutung im Bereich der stattgehabten Intervention am wahrscheinlichsten. Es ist zu beachten, dass Blutungen nach Polypektomien auch zeitverzögert bis zu 14 Tage nach dem Eingriff auftreten können. Dies gilt grundsätzlich auch für frisch angelegte Anastomosen. Hier sind großflächige Ulzerationen mit Gefäßarrosionen und freiliegende Gefäßstümpfe im Anastomosenbereich die häufigsten Ursachen.

Unter Therapie mit Vitamin-K-Antagonisten, DOAKs oder Vollheparinisierung können relativ unscheinbare Schleimhautveränderungen einen chronischen und signifikanten Blutverlust bedingen (z.B. Cameron-Läsionen bei großer Hiatushernie).

2.4 Wann muss an variköse Blutungen gedacht werden?

Hinweise auf eine variköse Blutung ergeben sich bei vorbekannter Leberzirrhose oder nichtzirrhotischer Pfortaderthrombose im Rahmen einer Blutgerinnungsstörung bzw. hämatologischen Erkrankung. Milzvenenthrombosen mit typischerweise Ausbildung gastrischer Varizen sind eine typische Folge stattgehabter Pankreatitiden. Bei Vorbestehen dieser Erkrankungen muss eine obere GI-Blutung bei passender Klinik bis zum Beweis des Gegenteils immer als variköse Blutung eingeschätzt und entsprechend behandelt werden. Bei Patienten mit portaler Hypertension sind chronische und oft klinisch okkulte Blutungen aus einer portal-hypertensiven Gastropathie denkbar. Diese können jedoch klinisch deutlich von dem meist fulminanten Ereignis einer Varizenblutung unterschieden werden, auch wenn milde und klinisch inaparente Spotblutungen aus Varizen (meist nur Angabe von Teerstuhl auf explizite Nachfrage bei Hb-Abfall) manchmal Vorboten einer fulminanten Varizenblutung sein können. Eine sichere Unterscheidung zwischen variköser und nichtvariköser Blutung ist jedoch nicht möglich und ein Patient mit vorbekannter Leberzirrhose kann ebenso aus nichtvariköser Läsionen bluten.

2.5 Wann muss an aortoenterische Fisteln gedacht werden?

Klinisch dramatische Blutungsereignisse können im Rahmen einer aortoenterischen Fistel auftreten. An diese Möglichkeit muss immer bei Patienten mit fortgeschrittener

Arteriosklerose (spontane Fistelung) oder mit Zustand nach operativer Therapie mit Implantation einer Aortenprothese gedacht werden. Nicht selten kommt es hierbei zunächst zu Warnblutungen, bei deren Abklärung häufig weder bei der oberen noch der unteren Endoskopie eine Blutungsquelle gefunden wird. Die wegweisende diagnostische Modalität ist hierbei das Angio-CT. Am häufigsten sind solche Fisteln auf Höhe des distalen Duodenums/proximalen Jejunums. Bei Diagnose einer aortoenterischen Fistel muss eine notfallmäßige gefäßchirurgische Vorstellung erfolgen.

2.6 Was ist das GAVE-Syndrom und wie wird es behandelt?

Eine seltene Ursache chronischer GI-Blutungen mit signifikantem Hb-Abfall ist das GAVE-Syndrom (Gastric Antral Vascular Ectasia). Diese Erkrankung ist gekennzeichnet durch rötliche Flecken in linearer Anordnung im Magenantrum, weshalb die Erkrankung auch als „Wassermelonenmagen" bezeichnet wird. Patienten mit Autoimmunerkrankungen sind überproportional häufig betroffen. Auch wenn die Erkrankung mit der portal-hypertensiven Gastropathie verwechselt werden kann, hat der typische Patient mit GAVE-Syndrom keine Zirrhose, obgleich Überschneidungen zwischen GAVE-Syndrom und portal-hypertensiver Gastropathie existieren. Die wiederholte endoskopische „Verödung" der ektatischen Gefäße mittels APC-Therapie (Argonplasmakoagulation) stellt die typische Therapie dar, alternativ kann eine Radiofrequenzablation erfolgen. Bei Versagen kann eine chirurgische Resektion des Antrums als Ultima Ratio diskutiert werden.

2.7 Was ist das Blue-rubber-bleb-naevus-syndrom?

Diese sehr seltene angeborene Erkrankung ist charakterisiert durch multiple venöse Gefäßfehlbildungen, die vorrangig die Haut und den Gastrointestinaltrakt betreffen, grundsätzlich aber in nahezu allen Geweben und Organen auftreten können. Die Mehrzahl der Fälle ist sporadisch. Die Gefäßmalformationen sind wegdrückbar, meist leicht erhaben mit dunkelblauer bis violetter Farbgebung. Im Rahmen der Erkrankung kommt es meist zu chronischen gastrointestinalen Blutverlusten, obgleich auch akut lebensbedrohliche Blutungsereignisse beschrieben sind.

2.8 Welche Initialdiagnostik ist bei Verdacht auf (obere) GI-Blutung indiziert?

Bei Verdacht auf GI-Blutung steht zunächst die Kreislaufüberwachung und -stabilisierung im Vordergrund. Zunächst müssen Blutdruck und Puls bestimmt werden. Ein RR < 100 mmHg systolisch, eine HF > 100/min oder eine Synkope sind diesbezügliche Alarmsymptome. Hiernach sollte als Minimaldiagnostik ein kleines Blutbild notfallmäßig erstellt werden. Eine Bestimmung des Gerinnungsstatus (INR/Quick-Wert, partielle Thromboplastinzeit [PTT], Thrombinzeit, Fibrinogen, Thrombozytenzahl, je nach gerinnungshemmendem Präparat AntiXa-Aktivität mit substanzspezifischem Assay) sollte in der Regel parallel erfolgen. Bei Kreislaufinstabilität ist die Entnahme von Kreuzblut zur Blutgruppenbestimmung und zur prophylaktischen Bereitstellung von Blutkonserven im Rahmen der initialen Blutentnahme dringend zu empfehlen.

Bei kreislaufstabilen Patienten und unklarer Blutungssituation ist die rektal-digitale Untersuchung integraler Bestandteil der Erstuntersuchung. Hierdurch können die oftmals diesbezüglich unscharfen anamnestischen Angaben der Patienten verifiziert werden (Meläna? Koagel? Frischblut?), um anschließend die nächsten diagnostischen und therapeutischen Schritte zielgerichtet planen zu können. Gegebenenfalls kann ein Test auf okkultes Blut (z. B. Hämokkult) echten Teerstuhl von einer iatrogenen Verfärbung des Stuhls (z. B. orale Eisenpräparate) unterscheiden.

2.9 Was sind Risikofaktoren für einen schweren Verlauf einer oberen GI-Blutung?

Zur präendoskopischen Risikostratifizierung bei nichtvariköser oberer GI-Blutung kann der modifizierte Glasgow Blatchford Score (mGBS, ▶ Frage 1.19) verwendet werden, der auf einfach zu erhebenden Labor- und Vitalparametern (Herzfrequenz, systolischer Blutdruck, Harnstoff, Hämoglobin; Maximalwert 16) basiert. Dieser Score dient insbesondere zur Identifikation von Niedrigrisiko-Patienten (Score 0–1), die einer ambulanten endoskopischen Elektivdiagnostik zugeführt werden können (▶ Frage 1.19).

Nicht erfasst werden hierbei jedoch anamnestische bzw. subjektive Faktoren, z. B. vorbekanntes Ulkusleiden, stattgehabte gastrointestinale Blutung, fortgeschrittenes Alter (> 65 Jahre), schwere Begleiterkrankungen oder eine Therapie mit Blutverdünnern oder Thrombozytenaggregationshemmern. Diese Faktoren sollten immer in die initiale Beurteilung einbezogen werden.

Im ärztlichen Alltag ist eine klinische Beurteilung (Bewusstseinstrübung?) unter Beachtung von Vitalparametern (HF > 100/min; RR < 100 mmHg systolisch), Hb-Wert (Abfall um > 3 g/dl im Vergleich zu den Vorwerten) und der Krankengeschichte zur Identifikation besonders gefährdeter Patienten praktikabel. Eine Synkope ist dabei immer als Alarmsymptom zu werten. Besondere Vorsicht ist zudem bei Patienten unter dualer Thrombozytenaggregationshemmung und (über-)therapeutischer Antikoagulation oder Vollheparinisierung geboten. Patienten mit vorbestehender Lebererkrankung oder sonstigen prädisponierenden Faktoren für eine variköse Blutung sind immer als Hochrisikopatienten einzuschätzen.

Präendoskopische Therapie

2.10 Was ist bei kreislaufinstabilen Patienten zu unternehmen?

Kreislaufinstabile Patienten und insbesondere Patienten im hämorrhagischen Schock sollen zum Ausgleich der Hypovolämie unverzüglich mit kristalloiden Lösungen versorgt werden, um ein Multiorganversagen zu vermeiden. Da mit kolloidalen Lösungen in der Regel eine raschere Stabilisierung der Kreislaufsituation gelingt, können entsprechende Substanzen parallel verabreicht werden (z. B. Gelatinelösungen oder Humanalbumin). Bei unzureichendem Ansprechen auf die Volumentherapie muss eine passagere Behandlung mit Katechaolaminen, z. B. Noradrenalin, erfolgen. Kreislaufinstabile Patienten sollten intensivmedizinisch betreut werden; eine endoskopische Diagnostik und Therapie kann immer erst nach Kreislaufstabilisierung erfolgen. In der Regel bietet sich eine Endoskopie auf der Intensivstation unter entsprechendem Monitoring an.

2.11 Wann sollte eine Bluttransfusion erfolgen? Was ist der Ziel-Hb-Wert?

Zunehmend setzt sich eine restriktive Transfusionsstrategie durch, da diese im Vergleich zu einem liberaleren Umgang mit Transfusionen keine höhere Letalität bei einem Trend hin zu geringerer Rezidivblutungsrate aufweist. Bei Patienten mit variköser Blutung im klinischen Zirrhosestadium Child-Pugh A und B konnte durch ein restriktives Vorgehen eine Senkung der Re-Blutungsrate und der Letalität erreicht werden, sodass für diese Patienten ein restriktives Vorgehen klar indiziert ist.

Bei Patienten ohne relevante vaskuläre Vorerkrankungen wird in der Regel eine Transfusion bei einem Hb-Wert < 7 g/dl empfohlen. Der Ziel-Hb liegt bei 7–9 g/dl. Bei Patienten mit kardiovaskulären Vorerkrankungen sollte der Hb-Wert möglichst >10 g/dl gehalten werden. Bei Patienten im hämorrhagischen Schock sollte auf Hb-Wert-basierte Transfusionsstrategien verzichtet werden. In diesen Situationen müssen ggf. auch ungekreuzte Blutkonserven zur Kreislaufstabilisierung und Aufrechterhaltung einer adäquaten Gewebsperfusion verabreicht werden. Auch bei solchen notfallmäßig erfolgenden Transfusionen ungekreuzter Konserven ist ein Bedside-Test zur Vermeidung von möglicherweise letalen inkompatiblen Fehltransfusionen unerlässlich!

2.12 Wann ist bei GI-Blutung eine Intubation vor der Endoskopie sinnvoll?

Eine Intubation vor Durchführung einer Notfallendoskopie soll eine Aspiration von Blut während der Untersuchung verhindern. Allerdings muss auch beachtet werden, dass eine prophylaktische Intubation mit einem relevanten Atemwegsinfektionsrisiko einhergeht. Studien, die einen klaren Vorteil für eine prophylaktische Intubation zeigen, existieren nicht. Patienten mit fehlenden Schutzreflexen, z. B. im Rahmen einer hepatischen Enzephalopathie bei Ösophagusvarizenblutung, müssen hingegen schutzintubiert werden. Eine Magensondenanlage zur Verhinderung einer Aspiration sollte nicht erfolgen, da gerade bei der Anlage ein hohes Aspirationsrisiko besteht.

Vereinfacht weisen insbesondere Patienten mit massiver Hämatemesis ein erhöhtes Aspirationsrisiko auf. Bei Hämatemesis mit klinisch vermuteter hoher Blutungsintensität und aus diesem Grund bereits gegebener Indikation zur intensivmedizinischen Betreuung ist eine prophylaktische Intubation vor einer Notfallendoskopie empfehlenswert. Dies betrifft insbesondere Patienten mit vorbekannter Lebererkrankung als Hinweis auf eine variköse Blutung und ein signifikantes Enzephalopathie-Risiko.

2.13 Welche präendoskopischen Maßnahmen sind sinnvoll bei Verdacht auf nichtvariköse Blutung?

Bei klinischem Verdacht auf nichtvariköse obere GI-Blutung sollen Protonenpumpenhemmer (PPI) intravenös als Bolus verabreicht werden (z. B. Pantoprazol 80 mg als Kurzinfusion). Bis zur endoskopischen Diagnostik bzw. Therapie wird die intravenöse PPI-Therapie typischerweise als kontinuierliche Infusion über ein Perfusorsystem (Dosis Pantoprazol: 8–10 mg/h; entspricht 200–240 mg auf eine 50 ml Perfusorspritze mit einer Laufrate von 2 ml/h) fortgesetzt. Alternativ scheinen fortgesetzte i. v. Bolusgaben (z. B. Pantoprazol 40 mg 1-1-1) der kontinuierlichen Applikation gleichwertig zu sein.

Bei vermuteter schwerer oberer GI-Blutung empfiehlt sich 30–120 Minuten vor Durchführung einer Notfallendoskopie die Verabreichung eines Prokinetikums. Hierdurch werden im Magen befindliche Nahrungsreste und vor allem Blut nach aboral transportiert und dadurch die Beurteilbarkeit deutlich verbessert. Am besten etabliert ist hierzu die Gabe von Erythromycin (250 mg als Kurzinfusion i.v.). Bei Kontraindikationen kann alternativ Metoclopramid intravenös verabreicht werden. Nicht verabreicht werden dürfen Prokinetika bei mechanischem Passagehindernis im GI-Trakt.

2.14 Haben Vasokonstriktiva einen Stellenwert bei der nichtvarikösen Blutung?

Die bei variköser Blutung eingesetzten Vasokonstriktiva werden bei der nichtvarikösen Blutung nicht routinemäßig eingesetzt. Somatostatin oder Octreotid reduzieren zwar die gastrale Säuresekretion und den mukosalen Blutfluss, ihr Einsatz resultiert jedoch statistisch nur in einem marginalen Benefit. In schwierigen klinischen Situationen kann im Einzelfall eine additive Therapie mit diesen Substanzen erwogen werden. Insbesondere Patienten mit wiederholten Blutungen aus vaskulären Malformationen können im Einzelfall von einer passageren Therapie mit Vasokonstriktiva profitieren.

Endoskopie

2.15 Wann muss ein Patient mit Verdacht auf eine obere GI-Blutung endoskopiert werden?

Bei hämorrhagischem Schock sollte unmittelbar nach Kreislaufstabilisierung eine endoskopische Diagnostik und Therapie erfolgen (minimal innerhalb 12 h). Dies gilt auch für alle Fälle einer vermuteten varikösen Blutung.

Bei hämodynamisch stabilen Patienten mit vermuteter nichtvariköser Blutung sollte innerhalb 72 h eine Endoskopie erfolgen. Bei Patienten mit Hochrisikokonstellation (bekanntes Ulkusleiden, stattgehabte GI-Blutungen, gastrointestinales Tumorleiden, laufende Thrombozytenaggregationshemmung oder Antikoagulation, hohes Alter, schwere Begleiterkrankungen) sollte eine Diagnostik innerhalb von 24 h angestrebt werden.

2.16 Ist die Forrest-Klassifikation praxisrelevant?

Ulkusblutungen werden nach der Forrest-Klassifikation eingeteilt (Forrest Ia: spritzend arterielle Blutung; Ib Sickerblutung; IIa Gefäßstumpf; IIb adhärentes Koagel; IIc Hämatin auf Ulcusgrund; III Ulcus ohne Blutungszeichen). Für andere Blutungsquellen ist diese Klassifikation nicht etabliert. Dennoch wird diese in adaptierter Form auch auf nahezu alle anderen Blutungsquellen angewandt. In den Situationen Forrest Ia / b und IIa besteht ein sehr hohes Risiko für ein frühes Blutungsrezidiv (nahezu 100 % bei Ia und 50 % bei IIa) bzw. für fortbestehende Blutungen. In diesen Situationen ist eine endoskopische Therapie klar indiziert. In der Forrest-IIc-(Rezidivrisiko 8 %) und Forrest-III(Rezidivrisiko 3 %)-Situation erbringt eine endoskopische Therapie in Hinblick auf das Rezidivblutungsrisiko keinen Vorteil.

Ansonsten gesunde Patienten in den Stadien Forrest IIc und III ohne intensivierte Blutverdünnung können in der Regel unter hochdosierten PPI ambulant geführt werden.

2.17 Muss ein Koagel (Forrest IIb) immer entfernt werden?

Eine Forrest-IIb-Situation (Koagel) lässt keine sichere Beurteilung des Ulkusgrunds zu, sodass sowohl ein hohes als auch ein niedriges Rezidivblutungsrisiko vorliegen kann. Grundsätzlich besteht in dieser Situation ein Rezidivblutungsrisiko von 8–35 %. Hier sollte möglichst ein vorsichtiger Versuch der Mobilisation des Koagels unternommen werden, um einen sichtbaren Gefäßstumpf adäquat versorgen zu können. Da hierbei auch das Risiko besteht, eine schwere aktive Blutung auszulösen, sollten vor derartigen Manövern alle Vorkehrungen für eine effektive Blutstillung getroffen sein. Eine prophylaktische Umspritzung der Blutungsquelle vor Manipulationen wird empfohlen. Unter übertherapeutischer Antikoagulation bzw. bei schlecht zugänglicher Lokalisation muss der Nutzen der Entfernung eines Koagels gegen die möglichen Risiken abgewogen werden. Insbesondere im Nachtdienst und bei wenig erfahrenem Untersucher ist daher auch ein Belassen des Koagels bei fehlenden Hinweisen auf aktive Blutung mit kurzfristiger Kontrolle, möglichst im Regeldienst, möglich.

2.18 Kann eine Blutung durch Injektionstechniken definitiv gestillt werden?

Injektionsverfahren stellen die Basis der technischen Möglichkeiten der Blutstillung dar. Hierbei wird eine Blutungsquelle meist mit verdünnter Suprareninlösung (1:10.000) umspritzt. Durch das resultierende Gewebsödem und die zusätzliche Vasokonstriktion kann eine Blutstillung erreicht werden. Da es sich hierbei nur um einen zeitlich begrenzten Effekt handelt, muss die Unterspritzung mit Suprarenin immer mit einem zweiten definitiven Blutstillungsverfahren kombiniert werden.

Fibrinkleber induzieren bei Injektion direkt in die Nähe der Blutungsquelle eine definitive Okklusion blutender Gefäße, stellen jedoch aufgrund der schwierigen Handhabung und der relativ hohen Kosten ein Reserveverfahren dar.

2.19 Wann werden Metallclips zur Blutstillung eingesetzt?

Metallclips sind das Standardverfahren zur definitiven Blutstillung mit breitem Einsatzspektrum. Metallclips führen durch mechanische Kompression zur Blutstillung. Sie werden über den Arbeitskanal des Endoskops (TTS; Through The Scope) eingeführt und können dann vom Assistenzpersonal freigesetzt werden. Clips können für einen breiten Indikationsbereich genutzt werden (Ulzera, Gefäßstümpfe im Bereich vielfältiger Blutungsquellen, Mallory-Weiss-Riss, kleine vaskuläre Malformationen). Neben einer großflächigen Gewebeadaptation durch Fassen des gesunden Gewebes (bei großen Läsionen immer ähnlich eines Reißverschlusses vom Rand der Läsion beginnend, da Spannweite und Kompressionskraft sonst nicht ausreichen) können Clips auch gezielt auf vaskuläre Strukturen am Ulkusgrund appliziert werden.

2.20 Was versteht man unter dem Begriff „thermische Blutstillungsverfahren“?

Thermische Verfahren stellen ebenfalls Standardverfahren zur Blutstillung dar. Durch gezielte Hitze-Applikation kann ein Verschluss blutender Gefäße erreicht werden. Das am häufigsten eingesetzte thermische Verfahren ist die Argon-Plasma-Koagulation (APC). Hierbei wird nach Ionisation von Argongas zu Argonplasma

Hochfrequenzstrom ohne Gewebekontakt an das Gewebe weitergeleitet, wodurch dieses koaguliert.

Diese Techniken werden häufig zur Stillung von Blutungen im Rahmen endoskopischer Interventionen eingesetzt, die APC-Therapie typischerweise zur Behandlung von Blutungen aus vaskulären Malformationen (z. B. Morbus Osler oder GAVE-Syndrom). Eine weitere Einsatzmöglichkeit ist die Stillung diffuser Tumorblutungen. Auch Gefäßstümpfe im Bereich von Ulcera oder Dieulafoy-Läsionen können gezielt mit APC-Therapie versorgt werden.

In der Nachsorge muss nach APC-Therapie auf klinische Zeichen einer Perforation geachtet werden, insbesondere im Bereich des Duodenums mit dünner Wandung.

2.21 Welchen Stellenwert haben hämostatische Pulver in der Blutstillung?

Hämostasesprays sind relativ selten eingesetzte Reserveverfahren. Diese Pulver (Hemospray®, Endoclot®) werden mit speziellen Applikationskathetern auf die Blutungsquelle aufgesprüht und sorgen durch ihre hohe lokale Absorptionsfähigkeit nach Kontakt mit Blut für eine mechanische Barriere und die lokale Konzentration von Gerinnungsfaktoren mit Beschleunigung der lokalen Blutgerinnung. Diese Verfahren werden vorrangig bei diffusen Blutungen (z. B. Tumorblutungen) oder als Ultima Ratio bei fehlgeschlagenen sonstigen Möglichkeiten der Blutstillung eingesetzt.

2.22 Welche Blutstillungstechniken können bei Patienten mit Herzschrittmacher oder ICD angewendet werden?

Blutstillungsverfahren unter Anwendung von Hochfrequenzstrom dürfen bei Patienten mit ICD nicht eingesetzt werden. Ist deren Einsatz nicht zu umgehen, muss der ICD zuvor deaktiviert werden. Normale Schrittmacheraggregate sind unabhängig vom Betriebsmodus diesbezüglich weitestgehend unproblematisch. Eine elektive Schrittmacherkontrolle sollte dennoch zeitnah erfolgen. Alle sonstigen Blutstillungsverfahren können problemlos eingesetzt werden.

2.23 Wie ist das Vorgehen bei früher Rezidivblutung?

Durch eine additive PPI-Therapie kann das Rezidivblutungsrisiko bei nichtvariköser Blutung deutlich reduziert werden. Abhängig von initialer Diagnose und Therapie sollte im Fall einer Rezidivblutung eine Re-Endoskopie mit erneutem Versuch der endoskopischen Blutstillung zügig angestrebt werden.

2.24 Wann muss eine Blutungsquelle biopsiert werden?

Ein Magenulkus ist bis zur vollständigen Abheilung als potenziell maligne anzusehen. Bei V. a. auf ein Malignom des Magens sollte ein Minimum von 8–10 Biopsien aus allen suspekten Arealen sowie weitere 4 Biopsien (2 Antrum und 2 Corpus) entnommen werden.

Ob diese Biopsien im Rahmen der initialen Endoskopie entnommen werden, hängt von der Blutungsintensität ab. Bei am ehesten chronischer Blutung ohne aktuell aktive Blutung und bei adäquater Gerinnungssituation sollte eine primäre bioptische Abklärung erfolgen. Ansonsten sollte im Rahmen einer Verlaufs- oder Abheilungskontrolle biopsiert werden. Obgleich Duodenalulzera grundsätzlich als nichtmaligne gelten, muss aber auch hier bedacht werden, dass ein ulzeröser Prozess durchaus ein primäres Malignom oder einen Tumoreinbruch darstellen kann. Bei Zweifeln an der Gutartigkeit eines Ulkus sollte auch im Duodenum großzügig biopsiert werden.

2.25 Welche Therapieoptionen gibt es für Tumorblutungen?

In der relativ seltenen Situation einer klinisch signifikanten Tumorblutung ist eine gute interdisziplinäre Zusammenarbeit unter Respektierung des Therapiewunsches des Patienten unerlässlich.

Die endoskopischen Therapieoptionen bei Blutung aus gastrointestinalen Tumoren sind begrenzt (APC-Therapie, hämostatische Pulver) und in der Regel nur passager wirksam. Bei stenosierendem Tumor in Ösophagus oder Duodenum kann in der Palliativsituation die Einlage eines (partiell) gecoverten Stents erwogen werden. Eine bestehende gerinnungshemmende Therapie sollte möglichst deeskaliert oder beendet werden.

In der Palliativsituation stellt auch die Angiografie mit Embolisation der zuführenden Tumorgefäße eine Therapieoption dar, sodass die interventionell tätigen Radiologen bei signifikanter Tumorblutung möglichst frühzeitig involviert werden sollten. Eine gute Blutstillung ist auch mittels Radiotherapie möglich, die gegebenenfalls auch in neoadjuvante Konzepte mit einbezogen werden kann.

Bei nicht stillbarer Blutung und potenziell kurativer Situation oder bei GIST stellt die primäre chirurgische Resektion die sinnvollste Primärmaßnahme dar. Limitierte Resektionen können auch in rein palliativer Intention erfolgen.

Postinterventionelles Patientenmanagement

2.26 Wann muss eine Endoskopie-Kontrolle nach stattgehabter oberer GI-Blutung erfolgen?

Eine routinemäßige Second-look-Endoskopie innerhalb von 24 h wird nicht empfohlen. Bei fehlender oder unzureichender Übersicht bei der Indexendoskopie und nicht (sicher) zu identifizierender Blutungsquelle oder nicht auszuschließender zweiter Blutungsquelle oder bei fraglicher definitiver Blutstillung sowie hohem Rezidivblutungsrisiko ist eine kurzfristige Re-Endoskopie aber eine sinnvolle Option.

Jedes Magenulkus muss bis zur Abheilung endoskopisch kontrolliert werden. In der Regel erfolgt bei fehlendem makroskopischem Malignomverdacht eine Re-Endoskopie nach circa 4 Wochen. Duodenalulzera mit typischem Erscheinungsbild ohne Hinweise auf Malignom müssen nicht endoskopisch kontrolliert werden.

2.27 Wie wird die präendoskopisch eingeleitete PPI-Therapie fortgeführt?

Eine hochdosierte i. v. PPI-Therapie sollte bei Patienten mit erforderlicher endoskopischer Blutstillung (Forrest Ia bis IIa und bei nicht mobilisierbarem Koagel im Sinne Forrest IIb) für mindestens 72 h fortgesetzt werden. Analog zur präendoskopischen Situation sind Perfusortherapien (Pantoprazol 8 mg/h) und intravenöse Bolusregime (z. B. Pantozol 40 mg 1-1-1 oder 80 mg 1-0-1) nutzbar.

2.28 Wie erfolgt der Kostaufbau nach stattgehabter Blutung?

Hierzu existieren keine belastbaren Daten oder Empfehlungen, sodass das diesbezügliche Vorgehen oft nicht standardisiert erfolgt.

Nach Varizenblutung mit endoskopischer Ligatur sowie in Situationen analog Forrest Ia-IIa wird der Patient am Tag der Untersuchung (Tag 0) nüchtern belassen. Bei klinischem und Hb-stabilem Verlauf wird in der Regel bei vermutlich suffizienter Blutstillung trinken und Flüssigkost ab Tag 1 erlaubt. Ab Tag 3 wird für gewöhnlich Breikost erlaubt und ab Tag 5 Wunschkost.

Bei fraglicher suffizienter Blutstillung, Forrest-IIb-Situation in der Indexgastroskopie ohne entfernbares Koagel oder sonstigen Konstellationen mit Indikation zur frühen Re-Endoskopie wird der Patient bis dahin nüchtern belassen.

Bei Forrest-IIc- oder Forrest-III-analoger Situation wird unter hochdosierten PPI in der Regel keine spezifische Einschränkung der Kostform empfohlen, wobei die Patienten dazu angehalten werden, auf besonders harte und scharfkantige Lebensmittel zu verzichten.

2.29 Welchen Stellenwert hat die Helicobacter-Diagnostik und -Therapie bei stattgehabter Ulkusblutung?

Für die Abheilung eines Ulcus ventriculi oder duodeni ist die alleinige PPI-Therapie ausreichend. Die Eradikation von *H. pylori* dient lediglich der Rezidivprophylaxe.

Eine Eradikationsbehandlung wird auch bei Duodenalulkus nur noch bei positivem Ausfall mindestens eines Testverfahrens zum Nachweis von *H. pylori* empfohlen. Beim Magenulkus ist bei Nachweis einer chronisch-aktiven Gastritis bei gleichzeitigem histologischem *H.-pylori*-Nachweis ebenfalls der positive Ausfall eines Testverfahrens ausreichend, um die Therapieindikation zu stellen. Ansonsten wird der positive Ausfall zweier Testverfahren gefordert (invasive Methoden: Kultur aus der Biopsie, Histologie, Urease-Schnelltest aus der Biopsie, PCR aus der Biopsie; Nicht invasive Methoden: Harnstoff [C13]-Atemtest, Stuhl-Antigentest mit monoklonalen Antikörpern). Abhängig von Gerinnungssituation und Blutungsintensität können bereits im Rahmen der Indexendoskopie leitliniengerecht Biopsien zur Helicobacter-Diagnostik entnommen werden (je 2 Biopsien aus präpylorischem Antrum und mittlerem Corpus [jeweils von kleiner und großer Kurvatur]).

Da der Befund der Helicobacter-Diagnostik durch säuresuppressive oder antibiotische Therapie beeinflusst werden kann, ist bei negativem Ergebnis unter solchen negativen Einflussfaktoren eine Wiederholung der Diagnostik 2 Wochen nach Absetzten einer säuresuppressiven Therapie und 4 Wochen nach antibiotischer Therapie mit vermuteter Helicobacter-Wirksamkeit empfehlenswert.

2.30 Welche Diagnostik ist bei fehlender Blutungsquelle im oberen GI-Trakt anzustreben?

Je nach klinischem Bild sollte bei fehlender Blutungsquelle im oberen GI-Trakt eine Ileokoloskopie erfolgen. Insbesondere Blutungsquellen im rechten Hemikolon können sich bei niedriger Blutungsintensität und langsamem Transit als Teerstuhl manifestieren. Sollte sich hier ebenfalls keine Blutungsquelle finden, so ist zunächst die Abklärung des mittleren GI-Trakts sinnvoll. Insbesondere bei höherer Blutungsintensität kann einer Kapselendoskopie des Dünndarms eine abdominelle

Bildgebung vorausgehen, um Ursachen wie eine aortoenterische Fistel, die der endoskopischen Diagnostik nicht selten entgehen, zeitnah zu erfassen. Zudem kann hierdurch auch eine signifikante Dünndarmstenose ausgeschlossen oder eine sonstige abdominelle Pathologie identifiziert werden.

Mit einem Angio-CT können je nach Gerätetechnik Blutungsquellen mit einer Blutungsrate ab 0,25–0,5 ml/min erfasst werden. Wichtig ist hierbei jedoch der Verzicht auf eine orale Kontrastierung, da sonst ein KM-Austritt in das Darmlumen nicht sichtbar wird! Je nach CT-Befund kann dann das weitere Vorgehen interdisziplinär festgelegt werden (primäre Angiografie mit Embolisation bei frischem KM-Austritt oder gezielte Re-Endoskopie im endoskopisch erreichbaren Bereich [in aufsteigender Eindringtiefe: Standard-Gastroskop, Push-Enteroskopie mit einem pädiatrischen Koloskop, deviceassistierte Enteroskopie meist als Doppelballonenteroskopie]). Bei fehlender aktiver Blutung im CT ist als nächster Schritt eine Kapselendoskopie sinnvoll.

Eine Blutungsszintigrafie mit Tc-99m markierten Erythrozyten kann Blutungen bereits ab 0,1–0,3 ml/min erfassen, stellt jedoch ein nachrangiges Reserveverfahren dar, das in der Notfalldiagnostik keinen Stellenwert besitzt.

Auch die intraoperative Enteroskopie wird nur noch selten eingesetzt (z.B. interventionell nicht stillbare Blutung im endoskopisch schwierig zugänglichen Bereich im tiefen Dünndarm und hoher Blutungsintensität).

Theoretisch kann auch ein Provokationsmanöver mit Einleitung einer Blutverdünnung (optimalerweise mit unfraktioniertem Heparin mit kurzer Wirkdauer und Antagonisierbarkeit) unter enger Überwachung und in Therapiebereitschaft angewendet werden. Aufgrund der hiermit verbundenen Risiken wird dies jedoch nur sehr selten durchgeführt.

2.31 Welche Kontraindikationen bestehen für eine Kapselendoskopie?

Bekannte Stenosen des Gastrointestinaltrakts stellen eine relative Kontraindikation für eine Kapselendoskopie dar. In diesen Situationen kann eine sogenannte Patency-Kapsel eingesetzt werden. Hierbei handelt es sich um eine röntgendichte Kapsel mit den Dimensionen der normalen Videokapsel, die sich aber im Verlauf zersetzt. Bei fehlender Ausscheidung sollte hier nach 30 h eine Leeraufnahme des Abdomens erfolgen. Bei vor einer Stenose verbliebener Patency-Kapsel ist eine Videokapselendoskopie kontraindiziert. Die früher geübte Praxis bei Patienten mit ICD oder Schrittmacher keine Kapselendoskopie durchzuführen, gilt als überholt. Bei dringlicher Indikation kann auch bei dieser Patientengruppe eine Kapselendoskopie erfolgen; anschließend sollte zur Sicherheit eine Kontrolle des Schrittmachers oder ICD erfolgen.

Gerinnungsmanagement bei oberer GI-Blutung

2.32 Muss eine Therapie mit Thrombozytenaggregationshemmern immer beendet werden?

Bei Patienten, die Thrombozytenaggregationshemmer nur primär prophylaktisch erhalten, wird die Therapie in der Regel mit dem klinischen Verdacht der GI-Blutung pausiert. Bei allen anderen Patienten mit harter Indikation zur Thrombozytenaggregationshemmung müssen die Vorteile hinsichtlich der Blutungskontrolle kritisch mit dem erhöhten thrombotischen Risiko bei pausierter Therapie abgewogen werden. Dies ist in der Regel nur im interdisziplinären Konsens mit den betreuenden Kardiologen oder Neurologen möglich.

Bei der häufigsten Indikation, dem stattgehabten Koronarstenting, besteht bei Bare-metal-Stents innerhalb des ersten Monats und bei Drug-eluting-Stents innerhalb der ersten 6 Monate ein hohes Risiko für Stentthrombosen unter pausierter Thrombozytenaggregationshemmung (teils innerhalb der ersten 5 Tage). Die aktuellen DGVS-Leitlinien empfehlen ein Pausieren der Thrombozytenaggregationshemmer mit frühestmöglicher Fortführung nach endoskopischer Diagnostik und Sicherstellung einer suffizienten Blutstillung.

Bei Patienten mit dringlicher Indikation zur Thrombozytenaggregationshemmung ist die zügige Durchführung einer Endoskopie mit definitiver Blutstillung essenziell. Der zusätzliche Nutzen des Pausierens der Thrombozytenaggregationshemmer ist nachrangig. Bei dringlicher Indikation zur Thrombozytenaggregationshemmung ist ein kurzfristiges Pausieren der Thrombozytenaggregationshemmer nur bei akut lebensbedrohlicher Blutung und fehlender suffizienter Blutstillung zu empfehlen. Bei dualer Therapie mit hohem thrombotischem Risiko sollte in dieser Situation eine passagere Deeskalation auf eine Monotherapie mit ASS diskutiert werden.

2.33 Muss die orale Antikoagulation immer beendet werden?

Auch hier muss die Schwere des Blutungsereignisses gegen das thromboembolische Risiko abgewogen werden. Auch bei dieser Patientengruppe wird eine zügige endoskopische Diagnostik empfohlen, sodass sich die Frage zum präendoskopischen Fortführen der Antikoagulation in der Praxis selten stellt. Das weitere Vorgehen ist abhängig von der Blutungsquelle, der endoskopischen Blutstillung und dem thromboembolichen Risiko.

Bei klinisch instabilen Patienten mit stattgehebtem schwerem Blutungsereignis und fraglicher dauerhafter Blutstillung empfiehlt sich in der Regel ein kurzfristiges Pausieren. Dies gilt jedoch nicht für Hochrisikopatienten mit mechanischen Herzklappen (vor allem in Mitralposition!). Hier ist unbedingt eine effektive Blutverdünnung fortzuführen (z. B. Perfusortherapie mit unfraktioniertem Heparin mit guter Steuerbarkeit).

Bei Patienten mit mildem Blutungsereignis und endoskopisch gut kontrollierbarer Situation wird eine Fortführung empfohlen. Eine übertherapeutische Antikoagulation sollte jedoch in der Regel kurzfristig pausiert werden.

Wenn interdisziplinär die Entscheidung zum Pausieren der Antikoagiulation getroffen wird, sollte diese möglichst zum Zeitpunkt der Entlassung bzw. nach 7 Tagen wieder eingeleitet werden.

2.34 Wann muss der Effekt von Blutverdünnern aufgehoben werden?

Zeigt sich hier eine endoskopisch nicht oder nicht sicher beherrschbare Sitation, sollte je nach thromboembolischem Risiko eine Aufhebung des Antikoagulanzieneffekts diskutiert werden. Bei primär erfolgreicher Blutstillung wird die Therapie fortgeführt.

In thromboembolischen Hochrisikosituationen (z. B. frische Koronarstents oder mechanische Herzklappe) erfolgt eine Aufhebung des Effekts der Blutverdünner nur als Ultima Ratio in sonst nicht beherrschbaren Situationen!

Grundsätzlich ist eine Blutstillung unter therapeutischer Antikoagulation (z. B. INR < 2,5) sicher möglich. Eine Blutstillung bei übertherapeutischer Blutverdünnung (z. B. bei akutem Nierenversagen unter einem vorrangig renal eliminierten DOAK) kann jedoch deutlich erschwert sein, da auch aus kleinen therapieassoziierten Schleimhautläsionen fortbestehende Blutungen mit hierdurch sehr unübersichtlichen Situationen resultieren können. Je nach Blutungsquelle und thromboembolischem Risiko kann in diesen Situationen eine Optimierung der Gerinnungssituation unter Verzicht auf eine endoskopische Intervention oder eine solche nach Optimierung der Gerinnung bei endoskopischer Hochrisikokonstellation sinnvoll sein.

2.35 Mit welchen Substanzen wird der blutverdünnende Effekt aufgehoben?

Unter Vitamin-K-Antagonisten kann eine kontrollierte Aufhebung des blutverdünnenden Effekts durch orale oder intravenöse Vitamin-K-Gabe erfolgen. Der Wirkungseintritt erfolgt intravenös nach 1–3 h und oral nach 4–6 h. Hiernach kommt es zu einer sukzessiven Verbesserung der plasmatischen Gerinnungssituation. Ein sofortiger und schlagartiger Wirkungseintritt kann durch FFP-Gabe und PPSB-Substitution (**Cave:** auch Substitution des antithrombotischen AT3 vor PPSB zur Vermeidung thromboembolischer Ereignisse) erreicht werden. Auch bei Verabreichung dieser Präparate sollte Vitamin K gegeben werden, da ansonsten nach Aufbrauchen der Gerinnungsfaktoren ein Rebound auftritt. Eine Aufhebung des DOAK-Effekts ist mittlerweile durch spezifische Antidota möglich (Idarucizumab für Dabigatran und Andexanet alfa für Dabigatran, Endoxaban, Apixaban, Rivaroxaban). Sind diese Substanzen nicht verfügbar, können aktiviertes PPSB und PPSB verabreicht werden. Das genaue Vorgehen sollte in diesen speziellen Situationen möglichst mit einem Hämostaseologen abgesprochen werden.

Der Effekt von Thrombozytenaggrehgationshemmern kann, außer im Falle von Ticagrelor, im Notfall durch Transfusion von Thrombozytenkonzentraten aufgehoben werden.

2.36 Ist nach stattgehabter GI-Blutung die Blutverdünner-Therapie umzustellen? Wie kann das Rezidivrisiko gesenkt werden?

Bei gegebener Indikation zur blutverdünnenden Therapie muss diese in der Regel auch nach einem Blutungsereignis fortgeführt werden.

Wenn unter einer Therapie mit einem Thrombozytenaggregationshemmer eine obere gastrointestinale Ulkusblutung eintritt, sollte bei Therapiefortführung eine dauerhafte PPI-Prophylaxe erfolgen. Eine Umstellung von ASS auf eine Monotherapie mit einem anderen Thrombozytenaggregationshemmer sollte nicht erfolgen.

In der Regel wird auch eine Therapie mit Vitamnin-K-Antagonisten oder DOAKs nach einer stattgehabten Blutung fortgeführt werden müssen. Hier kann im Einzelfall geprüft werden, ob die Therapie mit vertretbarem Risiko auf die niedrigere

Dosierung von Dabigatran oder Edoxaban deeskaliert werden kann, da diese im Vergleich zu Vitamin-K-Antagonisten eine niedrigere GI-Blutungsrate aufweist, während in der höheren Dosierung GI-Blutungen häufiger als unter Vitamin-K-Antagonisten sind. Eine schlechte Einstellung mit Vitamin-K-Antagonisten mit stark schwankender INR kann eine Umstellung auf ein DOAK rechtfertigen. Bei Blutung unter DOAK-Akkumulation, in der Regel bei Niereninsuffizienz, kann eine Umstellung auf ein DOAK mit führend hepatischer Elimination oder auf einen Vitamin-K-Antaginosten eine Option sein. Im Einzelfall können auch interventionelle Verfahren für Patienten mit rezidivierenden GI-Blutungen eine sinnvolle Alternative darstellen. So kann z. B. durch einen interventionellen Vorhofohr-Verschluss mittelfristig eine Antikoagulation bei Vorhofflimmern abgesetzt werden.

Variköse obere GI-Blutung

2.37 Wie häufig sind Varizen bei Patienten mit Zirrhose und wie oft müssen Sie kontrolliert werden?

Circa 35 % der Patienten mit kompensierter Zirrhose und 48 % der dekompensierten Patienten haben Ösophagusvarizen. Diese entstehen in der Regel ab einer portosystemischen Druckdifferenz von 10 mmHg, die die klinisch signifikante portale Hypertension definiert.

Grundsätzlich sollte bei Erstdiagnose einer Zirrhose ein Varizenscreening erfolgen. Bei Patienten mit einer Thrombozytenzahl von >150.000/µl und einer Lebersteifigkeit von < 20kPa (transiente Elastografie) kann auf ein Varizenscreening verzichtet werden.

Bei Dekompenstion einer vormals kompensierten Zirrhose sollte immer eine Reevaluation der Varizen erfolgen. Nach erstmaliger Diagnose von Varizen wird eine risikoadaptierte Nachsorge alle 1–3 Jahre empfohlen (▶ Tab. 2.1). Alle Patienten mit großen Varizen (> 5 mm) sollen eine medikamentöse Primärprophylaxe erhalten. Ein weiteres Screening wird dann nicht generell empfohlen. Zur Abschätzung der Blutungsgefährdung (z. B. Auftreten von „Red Colour Signs" oder Rückläufigkeit der Varizen) empfehlen wir bei unseren Patienten dennoch jährliche Kontrollen in dieser Situation.

Tab. 2.1 Risikoadaptierte Nachsorgeintervalle bei Ösophagusvarizen

Patientengruppe	Varizen	Nachsorgeintervall
Kompensierte Zirrhose mit therapierter Grunderkrankung oder fehlender Aktivität	Keine	3 Jahre
Kompensierte Zirrhose mit nicht-therapierter, aktive Grunderkrankung	Keine	2 Jahre
Kompensierte Zirrhose mit therapierter Grunderkrankung oder fehlender Aktivität	Kleine Varizen < 5 mm	2 Jahre
Kompensierte Zirrhose mit nicht therapierter, aktiver Grunderkrankung	Kleine Varizen < 5 mm	Jährlich
Dekompensierte Zirrhose	Mit oder ohne Varizen	Jährlich

2.38 Wer sollte eine Primärprophylaxe zur Verhinderung einer Varizenblutung erhalten?

Patienten mit Leberzirrhose ohne Varizen bedürfen keiner medikamentösen Therapie. Klar indiziert ist eine medikamentöse Primär-Blutungsprophylaxe bei großen Varizen > 5 mm.

Kleine Varizen < 5 mm bedürfen nur in speziellen Risikokonstellationen (Child-Pugh-C-Zirrhose; Blutungsbereitschaftszeichen) einer Therapie. Typische Zeichen einer Blutungsgefährdung sind neben dem Varizendurchmesser sogenannte Red Colour Signs wie Cherry Red Spots oder Red Whale Marks.

2.39 Ist zur Primärprophylaxe die Ligatur oder die medikamentöse Therapie besser geeignet?

Die medikamentöse Therapie mittels unselektivem Betablocker ist der endoskopischen Primärblutungsprophylaxe mittels Ligatur gleichwertig. Eine Kombination aus medikamentöser Therapie und Ligatur wird in der Primärprophylaxe nicht empfohlen.

Zur medikamentösen Primärprophylaxe werden die unselektiven Betablocker Carvedilol (maximal 25 mg/d) und Propranolol (maximal 320 mg/d in der Regel in zwei Einzeldosen) eingesetzt. Es sollte eine Dosissteigerung bis zur Verträglichkeitsgrenze erfolgen (Senkung der HF auf 50–55/min). Ziel ist die Reduktion des portosystemischen Druckgradienten um mindestens 10 % bzw. auf unter 12 mmHg. Um dies zu überprüfen, muss eine invasive Messung des Lebervenenverschlussdrucks sowie eine Bestimmung des Drucks im rechten Vorhof erfolgen, was in der Praxis jedoch selten erfolgt.

Auch bei Patienten mit portal-hypertensiver Gastropathie und stattgehabter Blutung kann ein Therapieversuch mit nichtselektiven Betablockern unternommen werden.

2.40 Welche präendoskopischen Maßnahmen sind sinnvoll bei Verdacht auf variköse Blutung?

Bei klinischem Verdacht auf variköse obere GI-Blutung können die oben genannten Maßnahmen zur nicht varikösen Blutung erfolgen, da mitunter auch bei Patienten mit Verdacht auf variköse Blutung eine nichtvariköse Blutungsquelle vorliegen kann. Eine PPI-Therapie sollte nach der Endoskopie aber nur bei klarer Indikation fortgesetzt werden, da bei Patienten mit Leberzirrhose unter PPI-Therapie ein erhöhtes Risiko für das Auftreten infektiöser Komplikationen (z. B. SBP) besteht und hieraus eine erhöhte Letalität resultiert.

Präendoskopisch sollte bei Verdacht auf Varizenblutung ein Vasokonstriktor (Terlipressin 2 mg Bolus, Somtostatin 250 µg Bolus, Octreotid 50 µg Bolus) intravenös als Bolus appliziert werden. Dies führt zu einer Vasokonstriktion im Splanchnikusgebiet mit hierdurch reduzierter Pfortaderperfusion und reduziertem Fluss in den Umgehungskreisläufen. Hierdurch kommt es nicht selten bereits zum passageren Sistieren der aktiven Blutung, was dann die definitive endoskopische Blutstillung meist deutlich erleichtert. Bei Bestätigung der Verdachtsdiagnose einer Varizenblutung wird die Vasokonstriktortherapie nach der endoskopischen Intervention für 3–5 Tage fortgesetzt (Terlipressin 1 mg Bolus alle 6 h; Somtostatin kontinuierlich 250 µg/h; Octreotid kontinuierlich 25 µg/h).

Zudem sollte bereits bei Verdacht auf eine Varizenblutung vor endoskopischer Diagnostik eine intravenöse Antibiose mit breitem gramnegativem Wirkspektrum verabreicht werden. In der Regel werden Ceftriaxon (2 g 1-0-0) oder Ciprofloxacin (500 mg 1-0-1) empfohlen. Die Therapie wird für mindestens 5–7 Tage fortgesetzt. Durch diese prophylaktische Antibiose wird das Auftreten infektiöser Komplikationen reduziert. Zudem wird das Re-Blutungsrisiko gesenkt, was dann in einem besseren Gesamtüberleben resultiert.

2.41 Wie ist das endoskopische Vorgehen bei einer akuten Varizenblutung?

Standardtherapie bei der aktiven Ösophagusvarizenblutung oder bei Zeichen der stattgehabten Blutung (viel Blut im Magen bei ausgedehnten Varizen, signifikanter Hb-Abfall bei ausgeprägten Varizen und fehlender sonstiger Blutungsquelle, Fibrinnippel auf Varizen [white nipple sign]) ist die Ösophagusvarizenligatur.

Hierbei werden die Varizen beginnend von distal nach proximal in eine transparente Kappe eingesaugt und dann ein Gummiband abgeworfen. Hierdurch wird die therapierte Varize abgeschnürt und thrombosiert in der Folge. Nach Setzten distaler Ligaturen kollabieren die proximalen Varizen in der Regel. Eine sekundäre Blutung aus Ligaturulzera (nach Abfallen der Ligaturen nach circa 3–7 Tagen) ist eine typische Ursache einer verzögerten Rezidivblutung.

Über die Kardia laufende Varizen, die entlang der kleinen Kurvatur ziehen (Gastroösophageale Varizen Typ 1; GOV1), kollabieren in der Regel nach ganz distaler Ligatur bzw. werden möglichst gezielt ligiert. Über die Kardia in Richtung Fundus ziehende Varizen (Gastroösophageale Varizen Typ 2; GOV2) können nach Ösophagusvarizenligatur und hierdurch veränderten Druckverhältnissen an Größe zunehmen, sodass diese nicht durch eine Ligatur behandelt werden können. Bei Blutung aus solchen Läsionen oder isolierten Fundusvarizen stellt die Sklerotherapie den Standard dar (strikt intravaskuläre Injektion von n-Butyl-2-Cyanoacrylat [Histoacryl]). Hierbei wird mit einer Sklerosierungsnadel in Inversion das blutende Gefäßkonvolut punktiert und hiernach das Sklerosierungsmittel intravasal appliziert. Nach Zurückziehen der Nadel zeigt sich in der Regel ein Austritt des aushärtenden Sklerosierungsmittels aus der ehemaligen Blutungsquelle. Unter dieser Therapie kann es zu systemischen Embolien durch das Sklerosat, in der Regel in die Lunge, bei bestehendem Shunt aber auch in die zerebrale Strombahn kommen. Eine entprechende Klinik nach der Intervention muss somit als interventionsassoziiert betrachtet werden. Bei Injektion paravasal kommt es zu Gewebsnekrosen und Ulzerationen.

2.42 Wann sollte bei variköser Blutung die Gerinnung optimiert werden?

Bei fortbestehender Blutung nach endoskopischer Therapie und eingeschränkter Gerinnungssituation im Rahmen einer Leberzirrhose empfiehlt sich eine Optimierung der Gerinnungssituation. Als Erstmaßnahme kann Tranexamsäure als Anti-Fibrinolytikum i. v. verabreicht werden. Bei ausbleibendem Threrapieerfolg muss eine gezielte Substitution mit Gerinnungsfaktoren und Thrombozytenkonzentraten diskutiert werden. Zielwerte sind hier ein Quick-Wert > 50 %, Thrombozyten > 50 / µl und Fibrinogen > 1 g / l. Zur Optimierung der plasmatischen Gerinnung können formal FFP genutzt werden. Diese weisen jedoch den Nachteil einer relevanten Volumenbelastung auf. Im Falle einer Korrektur mit PPSB muss beachtet werden, dass auch antithrombotische Faktoren wie AT3 erniedrigt sind. Zur Vermeidung thromboembolischer Ereignisse wird daher *vor* PPSB-Gabe immer eine AT3-Bestimmung und ggf. Substitution empfohlen.

2.43 Wer braucht eine Sekundärprophylaxe nach Varizenblutung?

Bei stattgehabter Ösophagusvarizenblutung beteht ein hohes Rezidivrisiko (bis 60 %), sodass eine Sekundärprophylaxe immer indiziert ist.

2.44 Wie erfolgt die Sekundärprophylaxe?

Diese erfolgt klassischerweise kombiniert als fortgesetzte Varizenligatur mit additiver medikamentöser portaldrucksenkender Therapie mittels unselektivem Betablocker analog zur Primärprophylaxesituation. Nach aktiver Blutung wird der Betablocker typischerweise nach Absetzen der vasokonstriktiven Therapie (z. B. mit Hämopressin) eindosiert. Ziel der fortgesetzten Varizenligatur ist die weitestgehende Eradikation der Varizen. Hierzu erfolgen Ligaturtherapien alle 2–4 Wochen, bis keine endoskopisch therapiefähigen Varizen mehr nachweisbar sind.

Die Alternative zur Ligatur stellt ein TIPS (transjugulärer intrahepatischer portosystemischer [Stent-]Shunt) dar.

2.45 Wer braucht einen TIPS zur Sekundärprophylaxe?

Grundsätzlich sollte bei allen Patienten mit stattgehabter Varizenblutung eine TIPS-Implantation zur Reduktion des portosystemischen Druckgradienten geprüft werden.

Patienten mit hohem Rezidivblutungsrisiko (Child B mit aktiver Blutung; Child C mit < 13 Punkten) profitieren klar von einer frühzeitigen TIPS-Implantation.

Bei Patienten mit stattgehabter Blutung aus Fundusvarizen sollte ebenfalls aufgrund der limitierten endoskopischen Möglichkeiten eine TIPS-Implantation angestrebt werden. Bei Kontraindikationen kann eine neuerliche Sklerotherapie nach 2–4 Wochen zur Rezidivprophylaxe diskutiert werden. Im Rahmen einer TIPS-Implantation können kaliberkräftige Umgehungskreisläufe auch embolisiert werden.

2.46 Was ist bei Rezidivblutungen zu tun?

Das primäre Therapieversagen ist definiert als eine fortbestehende Blutung trotz medikamentöser Therapie mit vasokonstriktiven Substanzen und endoskopischer Therapie bzw. ein Blutungsrezidiv innerhalb der ersten 5 Tage.

Bei einer therapierefraktären Ösophagusvarizenblutung, die durch eine Ligaturbehandlung und ggf. additive Sklerosierungstherapie nicht zu stillen ist, wird heute in der Regel ein selbstexpandierender, voll beschichteter Metallstent als Überbrückung implantiert. Hierzu kann der sogenannte Danis-Stent (ohne Röntgendurchleuchtung) ebenso wie jeder sonstige nicht speziell für diese Indikation entwickelte voll beschichtete Ösophagusstent (Anlage unter Röntgendurchleuchtung) implantiert werden. Alternativ kann bei fehlender Verfügbarkeit auch eine Sengstaken-Sonde eingelegt werden.

Ein Stent kann für maximal 14 Tage belassen werden, wohingegen eine Sengstaken-Sonde nach 24h entfernt werden muss. Möglichst noch vor Entfernung des Stents oder der Sonde sollte ein TIPS implantiert werden, da ansonsten nach Entfernung ein sehr hohes Rezidivblutungsrisiko besteht.

Bei frühem Blutungsrezidiv kann zum Teil durch endoskopische Maßnahmen (neuerliche Ligatur oder Sklerosierung) nochmals eine Blutstillung erzielt werden. das sonstige Vorgehen ist identisch zu der therapierefraktären Blutung, sodass die TIPS-Implantation Methode der Wahl ist.

Das sekundäre Therapieversagen ist definiert als Rezidivblutung nach > 5 Tagen. Die Therapie erfolgt hierbei analog zur Therapie bei erster Blutung. Zur Vermeidung neuerlicher Rezidive sollte eine TIPS-Implantation evaluiert werden.

2.47 Was sind Kontraindikationen für einen TIPS?

Als Kontraindikationen für eine TIPS-Implantation gelten schwere Herzinsuffizienz, (insbesondere Rechtsherzinsuffizienz), pulmonale Hypertonie (mPAP > 45 mmHg), wiederholte oder persistierende Enzephalopathie (≥ Stadium II nach West-Heaven) trotz adäquater Therapie und marginale Lebersynthese (Anhaltspunkte: Bilirubin 5 mg/dl; MELD > 18). Zudem muss die technische Durchführbarkeit mit einem erfahrenen interventionellen Radiologen besprochen werden. So sind auch Pfortaderthrombose oder peripheres HCC keine strikten Kontraindikationen, wobei das procedurale Risiko immer in Relation zum potenziellen Benefit für den Patienten in seiner individuellen Situation gesetzt werden muss. Bei auftretenden Nebenwirkungen (z. B. Enzephalopathie oder Verschlechterung der Lebersynthese) kann teilweise durch eine Reduktion des TIPS-Diameters eine Stabilisierung erreicht werden. Als Ultima Ratio kann ein TIPS auch okkludiert werden. In der Notfallsituation mit sonst nicht stillbarer Blutung kann die Indikation daher relativ großzügig und somit theoretisch auch jenseits der oben erwähnten Kontraindikationen gestellt werden.

Literatur

De Franchis R; Baveno VI Faculty. Expanding consensus in portal hypertension: Report of the Baveno VI Consensus Workshop: Stratifying risk and individualizing care for portal hypertension. J Hepatol 2015; 63: 743–52.

Fischbach W, et al. S2k-guideline Helicobacter pylori and gastroduodenal ulcer disease [DGVS]. Z Gastroenterol 2016; 54: 327–63.

Götz M, et al. S2k Guideline Gastrointestinal Bleeding – Guideline of the German Society of Gastroenterology DGVS. Z Gastroenterol 2017; 55: 883–936.

Gralnek IM, et al. Diagnosis and management of nonvariceal upper gastrointestinal hemorrhage: European Society of Gastrointestinal Endoscopy (ESGE) Guideline. Endoscopy 2015; 47: a1–46.

3 Akuter Bauchschmerz

Jonas Zeitz

3.1 Was sind die wichtigsten Differenzialdiagnosen für akute Bauchschmerzen?

Bei akuten Bauchschmerzen kommen verschiedene, auch nicht gastroenterologische, Differenzialdiagnosen in Betracht. Eine wichtige Differenzialdiagnose, die ausgeschlossen werden muss, ist der akute Myokardinfarkt. Von gastroenterologischer Seite sind die wichtigsten Differenzialdiagnosen für epigastrische Schmerzen die akute oder ein Schub einer chronischen Pankreatitis, ein gastrisches oder duodenales Ulkusleiden, die gastroösophageale Refluxerkrankung (GERD), eine akute Gastritis, die funktionelle Dyspepsie oder eine Appendizitis (Beschwerden beginnen häufig im Oberbauch; ▶ Tab. 3.1).

Tab. 3.1 Differenzialdiagnosen akuter Bauchschmerzen

Gastroenterologische Ursachen	Nicht gastroenterologische Ursachen	Metabolische Ursachen / endokrine Ursachen
• Ösophagitis • Gastritis / Ulkuskrankheit • Cholezystitis • Pankreatitis • Mesenterialinfarkt • Divertikulitis • Gastrointestinale Infektionen	• Myokardinfarkt • Basale Pneumonie • Pleuritis • Aortendissektion • Gynäkologische Ursachen (Extrauteringravidität, stielgedrehte Ovarialzysten, Salpingitis, Endometriose) • Urologische Ursachen (Zystitis, Pyeolonephritis, akuter harnverhalt, Harnleiterstein)	• Urämie • Diabetes mellitus • Porphyrie • Intoxikationen

3.2 Was ist eine Bauchkolik?

Unter dem Begriff „Bauchkolik" versteht man heftige, krampfartige Schmerzen, die durch die spastischen Kontraktionen eines Hohlorgans mit Zug am Peritoneum verursacht werden. Meist tritt eine vegetative Begleitsymptomatik (Schweißausbruch, Übelkeit und Erbrechen) auf.

3.3 Was ist ein „akutes Abdomen"?

Der Begriff „akutes Abdomen" ist ein Überbegriff für verschiedene, meist vital bedrohliche Erkrankungen, die mit einer akut einsetzenden Symptomatik beginnen. Charakteristisch ist die Trias:

- Starke anhaltende (progrediente) Bauchschmerzen

- Abdominelle Abwehrspannung („bretthartes Abdomen“)
- Schocksymptomatik

3.4 Wie ist der diagnostische Ablauf bei Verdacht auf ein akutes Abdomen?

Bei Verdacht auf ein akutes Abdomen besteht eine rasche Handlungspflicht zur diagnostischen Klärung und Einleitung einer Therapie. Nach einer sorgfältigen klinischen Untersuchung einschließlich rektaler Untersuchung und Erhebung der Vitalparameter ist es von zwingender Bedeutung die **vitale Gefährdung** des Patienten abzuschätzen. Auf eine zeitraubende Diagnostik ist zu verzichten. Die Sonografie (FAST-Sonografie), das Angio-CT-Abdomen, im Zweifelsfall aber die chirurgische Laparotomie, die Diagnostik und Therapie ermöglicht, sind diagnostische Möglichkeiten.

3.5 Was ist eine Peritonitis?

Als Peritonitis bezeichnet man eine Entzündung der Bauchhöhle. Ursächlich kommt hier fast jede abdominelle entzündliche Erkrankung in Frage.

Klinisch zeigt sich meist eine Abwehrspannung sowie ein Loslass- und Erschütterungsschmerz. Charakteristisch ist eine Schmerzverstärkung beim Husten.

Im Rahmen einer generalisierten Peritonitis kommt es zum Verlust von entzündlichem Sekret in die Bauchhöhle. Dadurch kommt es zu einer hämodynamisch relevanten Volumenverschiebung sowie zu einer Veränderung der Elektrolyte. Diese Veränderungen müssen bei der Therapie berücksichtigt werden, Volumen- und Elektrolytsustitution sind essentiell.

3.6 Was ist eine FAST-Sonografie?

FAST-Sonografie ist ein Akronym für „fokussierte abdominelle sonografische Traumadiagnostik“. Wie dieser Begriff bereits ausdrückt, wurde diese Untersuchung in der Diagnostik von Traumapatienten entwickelt. Hierunter wird ein standardisiertes Vorgehen verstanden, in dem mittels Sonografie folgende Regionen nach freier Flüssigkeit abgesucht werden:

- Morrison-Pouch
- Koller-Pouch
- Douglas-Raum (hinter Harnblase, Schallkopf sagittal und median suprapubisch)
- Pleura-Recessus
- (Perikard)

3.7 Welche Hinweise ergeben sich aus dem Schmerzcharakter?

Häufig haben abdominelle Pathologien einen typischen Schmerzcharakter.

Akute, kolikartige Schmerzen	Gallenkoliken
Dumpfe Schmerzen mit Übelkeit und Erbrechen	Passagestörung, Ileus
Erschütterungsschmerz	Peritonitis
Reißender Schmerz	Aneurysma

Gürtelförmiger, beklemmender Dauerschmerz	Pankreatitis
Stärkster „Vernichtungsschmerz“	Aneurysma, akute Mesenterialischämie

3.8 Welche Hinweise ergeben sich aus der Schmerzausstrahlung?

Schmerzen werden teilweise nicht am Ort der Entstehung wahrgenommen, sondern im Rahmen der Schmerzverarbeitung auf die sogenannten Head-Zonen projiziert. Typisch ist beispielsweise eine Ausstrahlung von Gallenblasenschmerzen in das rechte Schulterblatt, von Pankreatitis in den Rücken oder von Nierenschmerzen in Pubis oder Vagina.

Linksseitiger Oberbauchschmerz

3.9 Was sind die wichtigsten Differenzialdiagnosen für linksseitigen Oberbauchschmerz?

Im gastroenterologischen Bereich sind die wichtigsten Differenzialdiagnosen in den Organen Pankreas, Magen und Milz zu suchen und umfassen Gastritis, Pankreatitis, Milzinfarkt, Splenomegalie, Milzabszess oder Milzruptur.

Allerdings müssen auch immer nichtgastroenterologische Schmerzursachen beachtet werden. Möglich sind hier unter anderem linksseitige Pneumonien, Herpes zoster, eine Myokardischämie sowie eine Radikulitis.

3.10 Was sind die klinischen Zeichen einer akuten Pankreatitis?

Bei akuter Pankreatitis können typischerweise folgende Symptome auftreten:

- 90 % plötzlich auftretender, heftiger, gürtelförmiger (ca. 50 %) epigastrischer Schmerz; Ausstrahlung meist in den Rücken
- 80 % Übelkeit / Erbrechen
- 70 % paralytischer (Sub)-Ileus
- 60 % Druckdolenz mit „gummiartiger“ Konsistenz (Gummibauch)
- 50 % Tachykardie
- 10 % Vigilanzstörung
- 1 % Grey-Turner oder Cullen Zeichen (▶ Frage 3.12)

3.11 Wie wird eine akute Pankreatitis diagnostiziert?

Die akute Pankreatitis ist bei Patienten, die mit persistierenden schweren epigastrischen Schmerzen und Schmerzen bei der Palpation des Abdomens vorstellig werden, eine der führenden Differenzialdiagnosen. Für die Diagnose einer akuten Pankreatitis müssen 2 von 3 Kriterien erfüllt sein:

- Akute schwere Oberbauchschmerzen, die häufig in den Rücken ausstrahlen
- Erhöhung der Serum-Amylase oder Lipase auf ≥ 3 × der oberen Norm
- Nachweis charakteristischer Veränderungen einer akuten Pankreatitis in der Bildgebung (CT mit Kontrastmittel, MRT oder abdomineller Ultraschall)

Bei Patienten mit charakteristischen abdominellen Schmerzen und entsprechend erhöhter Serum-Amylase oder -Lipase ist keine Bildgebung notwendig, um die Diagnose einer akuten Pankreatitis zu stellen.

3.12 Was sind Grey-Turner- und Cullen-Zeichen?

Grey-Turner- und Cullen-Zeichen sind mögliche, aber relativ selten zu beobachtende klinische Zeichen einer akuten Pankreatitis. Das Grey-Turner-Zeichen ist durch bläuliche Flecken im Flankenbereich gekennzeichnet. Das Cullen-Zeichen ist durch livide Verfärbungen periumbilikal charakterisiert. Beide Zeichen weisen auf eine ungünstige Prognose hin.

3.13 Wie wird die akute Pankreatitis bezüglich der Schwere der Erkrankung eingeteilt?

Bei der Einteilung wird auf das Vorhandensein von Organversagen und lokalen oder systemischen Komplikationen geachtet.

Die milde akute Pankreatitis ist durch das Fehlen von Organversagen und lokalen sowie systemischen Komplikationen gekennzeichnet. Bei der moderat schweren akuten Pankreatitis kommt es zu einem transienten Organversagen, das innerhalb von 48 Stunden rückläufig ist und/oder zu systemischen Komplikationen ohne persistierendes Organversagen über einen Zeitraum von mehr als 48 Stunden. Eine schwere akute Pankreatitis ist durch persistierendes Organversagen, das ein oder mehr Organe betrifft, gekennzeichnet.

3.14 Welche akuten Pathologien im Bereich der Milz sind relevant?

Der Milzinfarkt kann durch einen vollständigen oder unvollständigen Verschluss der A. lienalis (z. B. embolisch bei absoluter Arrhythmie bei Vorhofflimmern) verursacht sein. Eine Splenomegalie kann z. B. durch hämatologische Krankheitsbilder (Lymphome, Leukämien), Infektionen, Milzvenenthrombose oder portale Hypertonie im Rahmen einer Leberzirrhose verursacht sein. Die Milzruptur ist meist traumatisch bedingt.

Rechtsseitiger Oberbauchschmerz

3.15 Was sind die wichtigsten Differenzialdiagnosen für rechtsseitigen Oberbauchschmerz?

Bei Patienten mit rechtsseitigen Oberbauchschmerzen kommen neben Duodenalulzera primär hepatische und biliäre Differenzialdiagnosen in Betracht. Diese umfassen:

Hepatisch:
- Akute Hepatitis
- Fitz-Hugh-Curtis Syndrom (Perihepatitis)
- Leberabszess
- Budd-Chiari-Syndrom
- Pfortaderthrombose

Biliär:
- Gallenkolik
- Akute Cholangitis
- Akute Cholezystitis

Auch hier müssen mögliche extraabominelle Schmerzursachen (z. B. Rechtsherzinfarkt) beachtet werden.

3.16 Was sind Symptome einer akuten Hepatitis?

Bei einer akuten Hepatitis kommt es bei 80 % der Patienten zu Allgemeinsymptomen wie Nausea, Erbrechen, Müdigkeit, Malaise und Myalgien. Zusätzlich klagen bis zu 50 % der Patienten über Oberbauchschmerzen und/oder Druckgefühl im rechten Oberbauch. Bis zu einem Drittel der Patienten kann Ikterus, hellen Stuhlgang und dunklen Urin entwickeln. Des Weiteren kann es zu Diarrhoe kommen. Selten treten bei viralen Hepatitiden ein makulopapuläres Exanthem und Arthralgien auf.

3.17 Was sind die häufigsten Erreger einer akuten (viralen) Hepatitis?

Bei der akuten viralen Hepatitis müssen häufige von seltenen Erregern unterschieden werden.

Häufige Erreger:
- Hepatitis A
- Hepatitis B (und D)
- Hepatitis C
- Hepatitis E (in Endemiegebieten, z. B. Thüringen, mittlerweile häufigste infektiöse Ursache der akuten Hepatitis)

Seltene Erreger:
- Cytomegalie-Virus (CMV)
- Herpes simplex Virus
- Epstein-Barr-Virus (EBV)
- HIV

3.18 Welche vaskulären Erkrankungen der Leber können mit akuten Bauchschmerzen einhergehen?

Durchblutungsstörungen im Bereich der Leber können je nach Akuität des Einsetzens mit starken Bauchschmerzen und Erhöhung der Transaminasen einhergehen. Die häufigsten Entitäten sind das Budd-Chiari-Syndrom sowie die Pfortaderthrombose.

Das Budd-Chiari-Syndrom ist definiert als eine hepatisch-venöse Abflussstörung unabhängig von der Ätiologie der Obstruktion, sofern die Obstruktion nicht durch eine kardiale oder perikardiale Erkankung oder ein sinusoidales Obstruktionssyndrom verursacht ist.

Das primäre Budd-Chiari-Syndrom bezieht sich auf einen hauptsächlich venösen Prozess (Thrombose oder Phlebitis), während das sekundäre Budd-Chiari-Syndrom durch eine Kompression oder Infiltration der Lebervenen und/oder der Vena cava inferior durch einen Prozess außerhalb der Gefässe (z. B. Neoplasie) verursacht ist.

Die Pfortaderthrombose ist durch eine totale oder subtotale Obstruktion des Pfortaderflusses im Rahmen einer Thrombusbildung definiert. Je nach Ausmaß und Akuität kann eine interventionelle Thrombektomie indiziert sein.

3.19 Was ist sind die klinischen Zeichen einer Cholezystitis?

Eine akute Cholezystitis geht typischerweise mit rechtsseitigen Oberbauchschmerzen, Fieber und Leukozytose einher, die durch eine Entzündung der Gallenblase verursacht ist, meist im Rahmen einer Cholezystolithiasis. Ein positives Murphy-Zeichen unterstützt die Diagnose

3.20 Wie wird eine akute Cholezystitis diagnostiziert?

Bei Patienten mit rechtsseitigen Oberbauchschmerzen, Fieber und Leukozytose sollte eine Cholezystitis ausgeschlossen werden. Ein positives Murphy-Zeichen in der klinischen Untersuchung stützt die Diagnose (▶ Frage 3.21). Zur Diagnosesicherung sollte ein Ultraschall des Abdomens durchgeführt werden, bei dem nach einer Verdickung oder einem Ödem im Bereich der Gallenblasenwand gesucht werden sollte. Damit kann in den meisten Fällen die Diagnose gestellt werden. Bei weiterhin unklarer Diagnose hilft das CT-Abdomen mit Kontrast.

3.21 Was ist das Murphy-Zeichen?

Das Murphy-Zeichen ist ein häufiges klinisches Merkmal einer akuten Cholezystitis. Um dieses zu untersuchen, wird der Patient gebeten tief Einzuatmen, während der Untersucher die Gegend der Gallenblase unterhalb des Rippenbogens palpiert. Die tiefe Inspiration führt dazu, dass die Gallenblase in Richtung der Hand des Untersuchers gedrückt wird und dabei Schmerzen ausgelöst werden.

3.22 Welche Laborkonstellation ist bei einer Cholezystitis zu erwarten?

Bei einer akuten Cholezystitis lässt sich typischerweise eine Leukozytose mit Linksverschiebung nachweisen. Bei einer unkomplizierten Cholezystitis sind die alkalische Phosphatase und das Gesamt-Bilirubin nicht erhöht, da die biliäre Obstruktion meist auf die Gallenblase beschränkt ist. Sollten diese erhöht sein, muss an Komplikationen wie eine Cholangitis, Choledocholithiasis oder ein Mirizzi-Syndrom (▶ Frage 3.23) gedacht werden.

3.23 Was ist das Mirizzi-Sydrom?

Beim Mirizzi-Syndrom kommt es durch ein im Ductus cysticus oder Hartmann-Pouch der Gallenblase impaktiertes Konkrement zu einer extrinsischen Kompression des Ductus hepaticus communis (DHC). Patienten mit Mirizzi-Syndrom können sich klinisch mit Ikterus, Fieber und rechtsseitigen Oberbauchschmerzen präsentieren. In bis zu einem Drittel der Patienten kann es auch zu einer Cholangitis oder akuten Cholezystitis und selten zu einer akuten Pankreatitis kommen. Diagnostisch sollte bei V.a. Mirizzi-Syndrom eine abdominelle Bildgebung mittels Abdomen-Ultraschall, CT mit Kontrastmittel oder MRCP erfolgen. Therapie der Wahl ist die Chirurgie, bei der die entzündete Gallenblase und das impaktierte Konkrement entfernt werden.

Akuter Unterbauchschmerz

3.24 Was sind die wichtigsten Differenzialdiagnosen für akute Unterbauchschmerzen?

Bei Patienten, die mit akuten Unterbauchschmerzen vorstellig werden, müssen verschiedene Ursachen in Betracht gezogen werden. Im gastroenterologischen Bereich umfassen diese neben ischämischen Veränderungen, Abszessen, Hämatomen und (inkarzierten) Hernien insbesondere entzündliche Veränderungen (Appendizitis, Divertikulitis, chronisch entzündliche Darmerkrankungen).

Zudem existieren zahlreiche urologische (Zystitis, Nephrolithiasis, Pyelonephritis, Cystitis, Harnverhalt, Prostatitis, Hodentorsion) und gynäkologische (extrauterine Schwangerschaft, Endometriose, Ovarialzystentorsion) Differenzialdiagnosen.

Angesichts der hohen Letalität darf insbesondere die Differenzialdiagnose des (rupturierten) Aortenaneurysmas nicht übersehen werden.

3.25 Was sind die klinischen Zeichen einer Appendizitis?

Bei akuter Appendizitis tritt typischerweise ein gut lokalisierbarer abdomineller Schmerz auf. Dieser kann initial häufig nicht nur im rechten Unterbauch, sondern auch epigastrisch oder periumbilikal lokalisiert sein. Bei der rektalen Untersuchung können zusätzlich Schmerzen auftreten (sog. Douglasschmerz). Zusätzliche klinische Zeichen bei der körperlichen Untersuchung sind das positive Rovsing- und das Blumberg-Zeichen (▶ Frage 3.26). Laborchemisch sind typischerweise erhöhte Entzündungsparameter nachweisbar (CRP-Erhöhung, erhöhte Leukozyten- und Neutrophilenzahlen im Blutbild) und die Patienten können eine rektal-axilläre Temperaturdifferenz ≥ 1 °C aufweisen.

3.26 Was ist das Rovsing-Zeichen bei einer akuten Appendizitis?

Bei der akuten Appendizitis können bestimmte klinische Zeichen auf die Diagnose hinweisen. Das Rovsing-Zeichen ist durch Schmerzen bei retrograder Kolonkompression in der klinischen Untersuchung des Abdomens gekennzeichnet.

3.27 Welche klinischen Druckpunkte (McBurney, Lanz) müssen bei Verdacht auf akute Appendizitis untersucht werden?

In der klinischen Untersuchung ist häufig ein Klopf- und/oder Loslassschmerz beim McBurney-Punkt (Punkt zwischen dem äußeren und mittleren Drittel der Verbindungslinie zwischen dem Spina iliaca anterior superior und dem Bauchnabel) oder Lanz-Punkt (Punkt im rechten Drittel der Verbindungslinie zwischen beiden Spinae iliacae anteriores superiores) nachzuweisen, zusätzlich kann es zu Schmerzen im rechten Unterbauch bei Anheben des rechten Beines kommen (sog. Psoasschmerz).

3.28 Was ist das Blumberg-Zeichen bei einer akuten Appendizitis?

Das Blumberg-Zeichen ist durch einen kontralateralen Loslasschmerz als Zeichen der peritonealen Reizung gekennzeichnet, der bei Palpation des Abdomens auftritt.

3.29 Was sind die klinischen Zeichen einer Divertikulitis?

Eine Divertikulitis entsteht durch eine mikroskopische oder makroskopische Perforation eines Darmdivertikels durch eine Entzündung und fokale Nekrose. Das häufigste Symptom einer Divertikulitis sind abdominelle Schmerzen, die durch Beteiligung des Kolon sigmoidium häufig im linken Unterbauch lokalisiert sind. Die Schmerzen bestehen meist schon mehrere Tage, bevor die Patienten vorstellig werden, des Weiteren kann Fieber bestehen. Durch peritoneale Reizung, Ileus- und/oder Obstruktionssymptomatik kann es zusätzlich zu Übelkeit und Erbrechen kommen. In der klinischen Untersuchung kann bei der Palpation des Abdomens eine schmerzhafte Resistenz getastet werden, die durch den entzündeten Darm oder einen Abszess verursacht sein kann. Zusätzlich kann in der digital-rektalen Untersuchung eine schmerzhafte Resistenz nachweisbar sein, die durch einen rektalen Abszess verursacht sein kann. Des Weiteren können die Patienten als Zeichen der peritonealen Reizung eine lokalisierte Abwehrspannung und/oder einen Loslassschmerz aufweisen. Bei einem Drittel der Patienten kommt es auch zu Veränderung der Stuhlgewohnheiten im Sinne von sowohl Obstipation als auch Diarrhoe.

3.30 Was sind die klinischen Zeichen einer akuten infektiösen Kolitis?

Das Hauptsymptom einer akuten Kolitis ist Diarrhoe, häufig verbunden mit Schmerzen. Anhand der Symptome können Hinweise auf die Lokalisation der Entzündung gewonnen werden (Dünndarm oder Dickdarm) sowie auf ein mögliches zugrunde liegendes Pathogen. Die vom Dünndarm ausgehende Diarrhoe ist typischerweise durch großvolumige wässrige Stuhlgänge gekennzeichnet. Die Patienten beklagen häufig abdominelle Krämpfe und Windabgang. Fieber besteht selten. Bei Diarrhoe, die durch den Dickdarm verursacht ist, berichten die Patienten oftmals über häufige, breiige, klein-volumige Stuhlgänge, die mit Schmerzen verbunden sind. Die Stuhlgänge sind häufig auch blutig mit Schleimbeimengungen. Fieber besteht anders als bei der Diarrhoe aus dem Dünndarm häufig.

4 Diarrhoe

Florian Prechter

Allgemeine Herangehensweise

4.1 Wie ist Diarrhoe definiert?

Zahlreiche Patienten beklagen eine subjektiv erhöhte Stuhlfrequenz oder veränderte Stuhlkonsistenz. Grundsätzlich handelt es sich hierbei jedoch um keine eigenständige Erkrankung, sondern allenfalls um ein Symptom. Wichtig ist zunächst eine Objektivierung der Beschwerden.

Die Definition von Diarrhoe ergibt sich aus:

- Stuhlfrequenz (als pathologisch gelten mehr als 3 Stuhlgänge täglich): Pragmatisch muss hier die normale Stuhlfrequenz der Patienten berücksichtigt werden. Viele Patienten mit chronisch-entzündlichen Darmerkrankungen oder postoperativen Zuständen sehen eine Frequenz von 3–5 Stuhlgängen täglich für sich nicht als pathologisch an.
- Stuhlkonsistenz: Die Konsistenz des Stuhls kann mittels der Bristol Stool Scale eingeordnet werden (▶ Abb. 6.2, siehe auch ▶ Frage 6.12). Einfacher ist die Faustregel, dass der Stuhlgang bei Durchfall die Form des aufnehmenden Behältnisses annimmt.
- Stuhlmasse (über 250–500 g) und Wasseranteil (über 75 %): Sowohl Stuhlmasse als auch Wasseranteil sind sehr variabel und unterscheiden sich je nach Pathogenese erheblich. Nachdem auch die Messung meist auf praktische Hindernisse stößt, finden sich diese Parameter häufig nur in wissenschaftlichen Definitionen.

4.2 Was muss bei einem Patienten mit Diarrhoe erfragt werden?

Das diagnostische und therapeutische Vorgehen bei Durchfallpatienten unterscheidet sich aufgrund der unterschiedlichsten Differenzialdiagnosen erheblich. Eine initiale Abklärung aller möglichen Ursachen ist aus verschiedenen Gründen nicht möglich. Entsprechend muss primär aufgrund der Anamnese und körperlichen Untersuchung eine erste Einordnung erfolgen.

Wichtig sind hierbei insbesonders:

- Anzahl und Konsistenz der Diarrhoen
- Vorliegen von Dysenterie (sind die Durchfälle blutig oder schleimig?)
- Existiert eine Begleitsymptomatik (Fieber, Tenesmen, Gewichtsverlust, Oligurie)?
- Dauer der Beschwerden; **ab einer Beschwerdedauer von 4 Wochen liegt eine chronische Diarrhoe vor**
- Gibt es Erkrankungen im Umfeld des Patienten?
- Bestehen Vorerkrankungen (insbesondere chronisch entzündliche Darmerkrankungen)?
- Reiseanamnese

- Gibt es bekannte angeborene oder erworbene Immundefizienzen?
- War der Patient bei Beschwerdebeginn hospitalisiert? Gab es Kontakte zum Gesundheitssystem?
- Gründliche Medikamentenanamnese, insbesondere bezüglich neuer Medikamente, Antibiotika, Chemotherapeutika sowie Immunsuppressiva

4.3 Wie wird eine Diarrhoe von einer Inkontinenz unterschieden?

Viele Patienten mit Inkontinenz geben auf Befragen an, dass sie „Durchfall" haben. Durch Nachfragen wie „Können Sie den Stuhl nicht halten?", „Kommt es zu Stuhlschmieren?" in Verbindung mit einer rektalen Untersuchung kann in den allermeisten Fällen zwischen einer echten Diarrhoe und einer Inkontinenz differenziert werden.

4.4 Welche grundlegenden Differenzialdiagnosen bestehen bei einem Patienten mit unklarem Durchfall?

Zunächst wird meist zwischen akuten und chronischen Diarrhoen unterschieden. Die häufigsten Differenzialdiagnosen adressieren: ▶ Tab. 4.1.

4.5 Wie lassen sich bakterielle Durchfallerkrankungen nach dem Pathomechanismus einteilen?

Bei bakteriellen Erkrankungen entsteht Durchfall auf drei Wegen:

- Erreger vom **Sekretionstyp** bewirken eine vermehrte Sekretion von Wasser und Elektrolyten in das Darmlumen. Klassischer Vertreter ist *Vibrio cholerae*, der massive Diarrhoen in Form des klassischen „Reiswasserstuhls" verursacht. Auch enterotoxischer *E. coli* (ETEC) als Hauptvertreter der Reisediarrhoe schädigt über diesen Mechanismus.
- Vertreter des **Invasionstyps** schädigen primär durch eine Invasion und Zerstörung der Darmzellen. Hierzu gehören Shigellen, Campylobacter, *Clostridioides difficile* sowie enteroinvasiver und enterohämorrhagischer *E. coli* (EIEC/ETEC). Typisch sind blutige Diarrhoen sowie Bauchschmerzen.

Tab. 4.1 Differenzialdiagnosen Diarrhoe (Auswahl)

Akute Diarrhoe	Chronische Diarrhoe
• Infektiös (bakteriell, viral) • Lebensmittelvergiftung • Medikamentös • Exazerbation z. B. bei chronisch entzündlicher Darmerkrankung • Ischämische Kolitis / Mesenterialinfarkt	• Infektiös (selten, z. B. Parasiten, HIV-Erkrankung) • Chronisch-entzündliche Darmerkrankung • Medikamentös (z. B. Laxantienabusus) • Reizdarmsyndrom • Bakterielle Fehlbesiedelung • Zöliakie, Lebensmittelunverträglichkeiten • Kurzdarmsyndrom, Dumping-Syndrom, Postcholezystektomiesyndrom • Chronische Pankreatitis • Endokrinologische Ursachen (z. B. Hyperthryreose) • Motilitätsstörung (z. B. bei diabetischer Neuropathie) • Malignom • Kollagene Kolitis • Divertikulose

- Vertreter des **Penetrationstyps** wie Salmonellen oder Yersisien durchdringen die Darmschleimhaut und können so neben Diarrhoen häufig auch systemische Reaktionen (Fieber, Bakteriämie) verursachen.

4.6 Welche Erstmaßnahmen sollten ergriffen werden?

Auch ohne Kenntnis der Ursache der Durchfälle sollten bestimmte Maßnahmen generell immer beachtet werden :

- Die Hauptgefahr bei Diarrhoen liegt im teilweise enormen Flüssigkeitsverlust. Wichtig ist eine sofortige Einschätzung des Volumenstatus (Kreislaufsituation, klinische Einschätzung beispielsweise des Hautturgors, ggfs. sonografische Beurteilung der Gefäßfüllung, Nierenfunktionsparameter) sowie ein korrekter Flüssigkeitsausgleich (▶ Frage 4.19).

Volumenstatus

Bei klinischer Unsicherheit bezüglich des Volumenstatus kann dieser relativ unkompliziert durch die sonografische Darstellung der V. cava eingeschätzt werden. Präsentiert sich diese atemkollaptisch und im Lumen reduziert, liegt ein Volumendefizit vor. Die echokardiografische Beurteilung des rechten Vorhofs ist genauer, technisch allerdings auch etwas anspruchsvoller.

- Elektrolytverschiebungen (insbesondere Natrium und Kalium) sollten festgestellt und ausgeglichen werden. Bei deutlichen Abweichungen (z. B. Hyponatriämie < 120–125 mmol / l, Hypokaliämie < 2,0–2,5 mmol / l) sollte eine Monitorüberwachung des Patienten veranlasst werden.
- Abhängig von klinischen Bild sind weiterführende Laboruntersuchungen (z. B. Differenzialblutbild, CRP) sinnvoll. Bei Fieber sollten zudem immer Blutkulturen abgenommen werden.
- Häufig sind akute Diarrhoen infektiöser Genese. Solange dieser Verdacht besteht, müssen rechtzeitig Maßnahmen zur Verhinderung von weiteren Infektionen von Personal und Mitpatienten ergriffen werden. Patienten mit unklaren akuten Diarrhoen sollten grundsätzlich isoliert werden (normalerweise Einzelzimmerisolierung mit Beachtung entsprechender Hygienemaßnahmen; zumindest separate Toiletten).
- Einige Durchfallerkrankungen können zu hochakuten Beschwerdebildern mit sofortiger Behandlungskonsequenz (z. B. Ileus, toxisches Megakolon, Darmperforation) führen. Daher muss trotz der grundsätzlich richtigen Bestrebung, aus Isolationsgründen die Diagnostik möglichst gering zu halten, der klinische Abdomenstatus (Abwehrspannung, Peritonismus, Darmgeräusche) immer erhoben, im Zweifelsfall weiter abgeklärt und gegebenenfalls auch chirurgisch mitbeurteilt werden.

Akute Diarrhoe – Diagnostik

4.7 Welche sind die häufigsten Gründe für akute Diarrhoen?

Akute Diarrhoen sind am häufigsten **infektiöser Genese,** sowohl durch bakterielle Erreger (z. B. Campylobacter, *E. coli,* Salmonellen, Shigellen etc.) als auch virale

Pathogene (z.B. Noroviren, Rotaviren, Adenoviren). Auch Hepatitiden (insbesondere Hepatitis A) sowie die Erstinfektion mit dem HIV-Virus können zu Diarrhoen führen. Auch „Lebensmittelvergiftungen", die durch Ingestion von durch Erreger oder Toxine kontaminierten Lebensmitteln auftreten, führen zu akuten Diarrhoen.

Ebenfalls häufig sind Diarrhoen infolge von **Medikamenteneinnahme.** Typischerweise führen viele Antibiotika zu Diarrhoen. Diese sind meistens im Rahmen einer Unverträglichkeit in Kombination mit einer Störung des Mikrobioms zu sehen, können aber auch eine Folge einer *Clostridioides-difficile*-Infektion sein. Zahlreiche Chemotherapeutika verursachen teilweise massive Durchfälle durch eine lokale Schädigung der Darmschleimhaut. Aber auch Medikamente wie Metformin und Colchicin verursachen Diarrhoen als häufige und typische Nebenwirkung. Auch die Einnahme von Laxantien als Ursache für Diarrhoen kommt klinisch gelegentlich vor.

Insbesondere bei älteren Patienten mit vaskulärem Risiko muss bei akuten blutigen Diarrhoen immer auch an das mögliche Vorliegen einer **ischämischen Kolitis** gedacht werden.

Bei nosokomialen Diarrhoen sollten neben infektösen Ursachen auch Folgen einer Sondenkosternährung in Betracht gezogen werden.

Schließlich können auch alle **chronischen Durchfallerkrankungen** akut exazerbieren, sei es durch eine zusätzliche infektiöse Komponente oder durch eine passagere Erhöhung der Krankheitsaktivität.

4.8 Welche sind die häufigsten Erreger einer akuten Diarrhoe infektiöser Genese?

Aufgrund der häufig selbstlimitierenden Erkrankungen ohne Arztkontakt besteht hier eine hohe Dunkelziffer. Infolge der Meldepflicht existiert dennoch eine aktuelle Datenbasis für die häufigsten Durchfallerreger, die jeweils im epidemiologischen Bulletin des RKI nachgelesen werden kann (www.rki.de).

Im ambulanten Bereich werden akute Diarrhoen am häufigsten durch virale Erreger ausgelöst. Hier sind Norovirusinfektionen deutlich häufiger als Infektionen mit Rotaviren. Als bakterielle Erreger sind insbesondere Campylobacter und Salmonellen bedeutsam, gefolgt von enterohämorrhagischen *E. coli* sowie Shigellen.

Im nosokomialen Bereich sind die häufigsten Erreger Noroviren sowie *Clostridioides difficile.*

4.9 Wann sollte eine Erregerdiagnostik bei Patienten mit akuter Diarrhoe erfolgen?

In den meisten Fällen erfolgt die Behandlung von akuter Diarrhoe symptomatisch, die Erkrankung ist selbstlimitierend und die Erregerdiagnostik oft ergebnislos. Daher wird eine routinemäßige Erregerdiagnostik *nicht* empfohlen.

Wichtig ist allerdings immer die Frage nach Alarmsymptomen, die eine weitere Abklärung erforderlich machen. Eine Erregerdiagnostik ist erforderlich bei:

- Relevanten Komorbiditäten
- Immunsuppression

- Dysenterie
- Schwerem Krankheitsbild, Hospitalisierung aufgrund der Diarrhoe
- Tätigkeit des Erkrankten in Gemeinschaftseinrichtungen oder in lebensmittelverarbeitenden Institutionen
- Antibiotikaeinnahme in letzten 3 Monaten
- Verdacht auf Häufung von Durchfallerkrankungen
- Nosokomiale Diarrhoe

4.10 Welche Erregerdiagnostik soll bei Patienten mit akuter Diarrhoe erfolgen?

Die Basisdiagnostik bei ambulant erworbener Gastroenteritis sollte die mikrobiologische Untersuchung auf Campylobacter, Salmonellen, Shigellen und Noroviren umfassen.

Eine Untersuchung auf Noro- und Rotaviren kann aus krankenhaushygienischen Gründen wünschenswert sein, wird aber in den deutschen Leitlinien nicht grundsätzlich empfohlen. Bei Norovirusausbrüchen mit 5 bekannten Indexpersonen ist die Diagnose der weiteren betroffenen Patienten klinisch zu stellen. Bei Verdacht sollte die Erregerdiagnostik zusätzlich EHEC bzw. *Clostridioides difficil*e (insbesondere bei nosokomialen Diarrhoen) einschließen.

Serologische Untersuchungen haben in der Diagnostik der akuten Diarrhoe keinen Stellenwert.

4.11 Was muss bei der Materialgewinnung beachtet werden?

Bei der Diagnostik auf Bakterien und Viren sollten eine, bei der Untersuchung auf Parasiten mindestens 3 Proben von verschiedenen Tagen untersucht werden. Grundsätzlich sollten jeweils 3–5 ml flüssiger Stuhlgang gewonnen und zügig (spätestens innerhalb von 12 h) ins Labor verbracht werden. In Einzelfällen (z. B. PCR auf Clostridoides) kann auch eine Bestimmung aus Rektalabstrichen möglich sein.

Shigellen sowie *Campylobacter spp.*, aber auch Clostridoidestoxin können bei langer Transportzeit erschwert oder nicht mehr nachweisbar sein. Stuhlproben auf Amöben müssen noch warm mikroskopiert werden.

4.12 Welche Nachweismethoden für Clostridoides gibt es?

Der Nachweis von Clostridoides erfolgt anhand von Stuhlproben (bzw. in Spezialfällen von Rektalabstrichen). Eine Untersuchung auf Clostridoides sollte grundsätzlich nur bei Patienten mit Diarrhoen erfolgen.

Es existieren vier etablierte Nachweismethoden:

1. Der genetische Nachweis von Clostridoides bzw. dem für Clostridoidestoxin codierenden Gen mittels PCR. Auch wenn methodisch eine hohe Spezifität vorliegt, testen auch Patienten positiv, die zwar mit Clostridoides kolonisiert, allerdings nicht erkrankt sind (bis zu 10 % der Patienten).
2. Der Nachweis von Clostridoidestoxin per ELISA ist sehr spezifisch, allerdings auch höchst störanfällig. Das Toxin denaturiert leicht und ist insbesondere bei verzögerter Verarbeitung nicht mehr nachweisbar.
3. Der Nachweis per Kulturen, ggf. auch mit Toxinnachweis aus diesen Kulturen. Dieses Verfahren gilt als Goldstandart, hat allerding aufgrund der langen Testzeit eine untergeordnete klinische Relevanz.

4. Der Nachweis von Clostridoidesantigenen (Glutamatdehydrogenase, GDH). Dieser Test ist sehr sensitiv, schnell und relativ kostengünstig. Allerdings eignet er sich aufgrund der niedrigen Spezifität nur als Screeningtest, der durch ein alternatives Verfahren (idealerweise Toxintest) ergänzt werden muss.

4.13 Welche Nachweismethoden für Noroviren gibt es?

Die pragmatischste Nachweismethode besteht in der klassischen Klinik aus wässrigen Durchfällen und schwallartigem Erbrechen etwa 6–48 h nach Erregerkontakt.

Der Erregernachweis erfolgt mittels PCR im Stuhl. Auch Erbrochenes, Nahrung und Wasser können mittels PCR getestet werden. Zusätzlich kann eine Genotypisierung erfolgen, die allerdings nur für epidemiologische Zwecke relevant ist.

Für Ausbruchssituationen existieren Schnelltests mittels ELISA, die die Genotypen I und II (und damit etwa 70 % der Erkrankungen) nachweisen können. Bei relativ guter Sensitivität und schlechter Spezifität eignen sich diese Tests primär als Vortest bei hoher Prävalenz.

Antikörpertestung (IgG, relevant ab Anstieg über das 4-Fache) sowie direkter Erregernachweis mittels Elektronenmikroskopie sind möglich, werden allerdings aktuell nur im Rahmen von Studien eingesetzt.

4.14 Wie ist das Vorgehen bei akuten blutigen Diarrhoen?

Blutige Diarrhoen sind Zeichen einer direkten Schleimhautschädigung, anders als eine rein sekretorische Diarrhoe. Sie gelten als Warnsignal, das eine frühe antibiotische Therapie und weitere Abklärung nach sich ziehen sollte.

Zu den häufigsten Erregern zählen Campylobacter, Shigellen sowie enterotoxische und enteroinvasive *E. coli*. Aufgrund der therapeutischen Relevanz sollte bei entsprechender Anamnese eine Clostridoides-Infektion ausgeschlossen werden, da hier keine spontane Besserung zu erwarten ist.

Differenzialdiagnostisch muss auch immer an eine CED (insbesondere Colitis ulcerosa) sowie eine ischämische Kolitis gedacht werden.

4.15 Wie wird bei akuten Diarrhoen mit Fieber vorgegangen?

Auch Fieber bei akuten Diarrhoen ist ein Warnsymptom und sollte zu einer weiteren Diagnostik und erhöhter Vorsicht führen. Typische Erreger für fieberhafte Diarrhoen sind beispielsweise Salmonellen oder Campylobacter. Es sollte immer der Versuch eines Erregernachweises im Blut mittels Blutkulturen (mindestens drei) erfolgen. Diese müssen *nicht zwingend* in der Fieberperiode gewonnen werden.

Zusätzlich sollten bei entsprechender Auslandsanamnese auch regionale Besonderheiten (z. B. Urlaub im Malariagebiet, Risiko für Typhus) berücksichtigt und eine entsprechende Diagnostik (Stuhl auf pathogene Keime, Malariatest im Blutausstrich) veranlasst werden.

Auch eine fieberhafte Diarrhoe erfordert per se noch keine empirische antibiotische Therapie.

4.16 Welche Diagnostik wird bei einem Patienten mit bekannter CED und akuten Diarrhoen durchgeführt?

Bei Patienten mit bekannter CED muss grundsätzlich zwischen einer Exazerbation der Erkrankung und einer zusätzlichen infektiösen Komponente unterschieden werden. Entsprechen sollte neben einer entsprechenden Ausbreitungsdiagnostik der CED (z.B. mittels Endoskopie, Bildgebung) vor einer Ausweiterung der Immunsuppression zumindest das Vorliegen einer Clostridoides-Infektion sowie einer CMV-Kolitis (bei Risikofaktoren, z. B. Steroidmedikation) ausgeschlossen werden.

4.17 Wann sollte an das Vorliegen einer Mesenterialischämie gedacht werden?

Eine akute Mesenterialischämie stellt einen Notfall dar und sollte zügig diagnostiziert werden. Am häufigsten handelt es sich um arterielle Verschlüsse auf dem Boden einer vorbestehenden Stenosierung.

Die Lehrbuchpräsentation ist ein Patient mit blutigen Diarrhoen und stärksten abdominellen Beschwerden in Kombination mit einer fast unauffälligen körperlichen Untersuchung. Häufig lassen die Schmerzen vor Eintritt einer Nekrose mit Durchwanderungsperitonitis nach („fauler Frieden“). In der Praxis findet sich allerdings ein sehr weites Spektrum an Manifestationen. Wichtig ist daher insbesondere die Berücksichtigung von Risikofaktoren wie einer bekannten arteriellen Verschlusskrankheit oder eines Vorhofflimmerns.

4.18 Wie wird die Mesenterialischämie diagnostiziert?

Laborchemisch besorgniserregend ist insbesondere ein Anstieg der Entzündungsparameter in Verbindung mit einer zunehmenden Laktatazidose als Zeichen einer schweren Ischämie mit beginnender Peritonitis. Die **Sonografie** ist extrem untersucher- und patientenabhängig, hat aber in den richtigen Händen eine hohe Sensitivität und Spezifität. Im Akutfall ist die **CT-Angiografie** mit ihrer sehr hohen Diagnosesicherheit heutzutage die Diagnostik der Wahl. **Endoskopisch** können nekrotische Darmareale dargestellt werden. Allerdings ist der häufig betroffene Dünndarm nicht beurteilbar. Zudem besteht insbesondere in der Notfallsituation eine erhöhte Perforationsgefahr.

Akute Diarrhoe – Therapie

4.19 Wie sollte eine korrekte Flüssigkeitssubstitution erfolgen?

Bei den meisten Durchfallerkrankungen ist eine orale Flüssigkeitssubstitution möglich und ausreichend. Diese sollte in jedem Fall mittels Elektrolytlösungen (orale Rehydratationslösung) erfolgen. Grund hierfür ist neben dem Ausgleich von Mineralsalzverlusten vor allem die Nutzung des duodenalen Glukose-Natrium-Kotransporters, über den passiv eine vermehrte Flüssigkeitsaufnahme aus dem Darmlumen erfolgt. Insbesondere die teilweise erheblichen Flüssigkeitsverluste bei sekretorischen Diarrhoen sind anderweitig oral kaum zu substituieren.

Es existieren zahlreiche käufliche Elektrolytpräparate zur Anwendung mit normalem Trinkwasser. Die ideale Zusammensetzung ist nach WHO (2006): 2,6g/l NaCl, 13,5 g/l Glukose, 1,5 g/l KCl und 2,9 g/l Natriumcitrat.

Eine Behelfmöglichkeit im Notfall besteht in der Zubereitung einer Trinklösung aus

- 8 nichtgehäufte Teelöffel Haushaltszucker (besser Traubenzucker)
- ¾ Teelöffel Kochsalz
- 1 l Mineralwasser (enthält je nach Sorte bis etwa 40 mmol HCO_3^-)
- Ein Austausch von 500 ml Wasser durch 500 ml Orangensaft (kaliumhaltig) wird teilweise empfohlen, ist allerdings insbesondere aufgrund der Gefahr einer sekundären Fruktosemalabsorption umstritten. Eine Kombination mit Limonaden oder Milchgetränken wird nicht empfohlen.

Die Trinkmenge sollte etwa 40 ml/kg Körpergewicht innerhalb von 24 Stunden betragen. Dieses entspricht bei einem Körpergewicht von 75 kg drei Liter pro Tag. Insbesondere bei Kreislaufinstabilität oder beginnenden prärenalen Nierenfunktionsstörungen sollte die Flüssigkeitssubstitution zunächst intravenös mittels balancierten Elektrolytlösungen erfolgen. Reine Glukoselösungen bestehen nach Metabolisierung der Glukose aus reinem Wasser ohne ausreichenden onkotischen Druck und sind damit zur Volumensubstitution weniger geeignet.

Die Infusionsmenge ist immer abhängig von der Menge des Flüssigkeitsverlusts sowie dem klinischen Bild. Pragmatisch erfolgt in den meisten Fällen die Gabe von 1 l Elektrolytlösung über 2–4 Stunden und die Fortsetzung je nach klinischem Verlauf.

4.20 Gibt es weitere medikamentöse Behandlungsansätze?

Bei unkomplizierten Krankheitsbildern kann eine symptomatische Therapie mit motilitätshemmenden Wirkstoffen durchgeführt werden. Am häufigsten wird hier Loperamid eingesetzt. Bei Fieber und/oder blutigen Durchfällen sollte dies unterbleiben, nachdem Fälle von Patienten mit toxischem Megakolon und ein erhöhtes Risiko für die Entwicklung eines hämolytisch-urämischen Syndroms bei *E.-coli*-Infektion bei Kindern beschrieben wurden.

Enkephalinase-Hemmer, z. B. das nicht mehr verschreibungspflichtige Racecadotril, sind in der Wirksamkeit vergleichbar mit Loperamid, werden aber seltener eingesetzt. Sie wirken über eine Hemmung der Sekretion von Wasser und Elektrolyten in das Darmlumen.

Zahlreiche weitere auf dem Markt verfügbare Antidiarrhoika (Aktivkohle, Apfelpulver, Myrrhe etc.) haben zwar teilweise glühende Verfechter, allerdings existiert hier keine suffiziente wissenschaftliche Datenlage. Auch die Einhaltung einer häufig empfohlenen Spezialernährung aus „stopfenden" Lebensmitteln (Bananen, Reis, Karotten) scheint klinisch oft wirksam, entbehrt aber ebenfalls einer wissenschaftlichen Evidenz.

Bei Schmerzen kann eine symptomatische Behandlung mit Paracetamol, Metamizol, Opiaten oder Butylscopolamin erfolgen. Die Gabe von ASS, NSAIDs und Coxiben sollte aufgrund der gastrointestinalen Nebenwirkungen vermieden werden.

Bei Erbrechen kann eine antiemetische Therapie erfolgen, systematische Studien existieren hierzu nicht. Bei der Substanzwahl zu beachten sind die sedierende Wirkung von Dimenhydrinat sowie die möglichen akinetischen Störungen bei Metoclopramid.

Einzelne Studien scheinen nahezulegen, dass die Einnahme von Probiotika die Dauer und Schwere einer akuten infektiösen Gastroenteritis verringern kann. Aufgrund der heterogenen Studiendesigns bezüglich der verwendeten Substanzen sowie der unterschiedlichen Endpunkte kann eine generelle Empfehlung nicht gegeben werden. Denkbare Substanzen sind Bifidobakterien, *Saccaromyces boulardii* und *E. coli Nissle*.

4.21 Wann und wie sollte bei infektiöser Gastroenteritis eine empirische Antibiotikatherapie erfolgen?

Grundsätzlich wird bei infektiösen Gastroenteritiden *keine* antibiotische Therapie erfolgen. Empfohlen wird eine empirische Therapie bei:

- Systemischen Infektzeichen (hohes Fieber (> 39 °C), Schüttelfrost)
- Immunsuppression
- Blutiger Diarrhoe

In diesen Fällen sollte die Therapie mit Azithromycin p. o. (0,5 g/Tag über 3 d), Ciprofloxacin p. o. (2 x 500 mg/Tag für 3–5 d) oder Ceftriaxon i. v. (2 g/Tag über 3–5 d) erfolgen.

4.22 Wie wird eine Clostridoides-Enteritis therapiert?

Der erste Schritt in der Therapie einer Clostridoides-Enteritis ist wenn irgendwie möglich das Beenden einer eventuell laufenden antibiotischen Therapie. Auch wenn es hierunter bereits zu einem Sistieren der Symptomatik kommen kann, sollte eine nachgewiesene Clostridoides-Enteritis immer gezielt behandelt werden. Entscheidend hierfür ist die Einschätzung des erwarteten Schweregrades. Die DGVS definiert eine „schwere CDI" durch das Vorliegen von:

- Albumin < 30 g/l *oder* Leukozytose > 15.000 mit Linksverschiebung
  oder
- Kreatininerhöhung > 1,5 ×
  oder
- Fieber, Alter > 65 Jahre, „signifikante Komorbidität"

Eine unkomplizierte Clostridoides-Enteritis kann mit Metronidazol (400–500 mg; 3 × tägl.) behandelt werden (auch wenn dies in den aktuellen Leitlinien nicht mehr empfohlen wird). Bei komplizierter Erkrankung sollte eine Behandlung mit Vancomycin (125 mg; 4 × tägl.) durchgeführt werden. Die Therapie sollte in beiden Fällen oral über 10–14 Tage erfolgen. Bei Vancomycin ist die orale Einnahme der in den Ampullen befindlichen Infusionslösung möglich.

Problematisch bei Clostridoides ist die hohe Rückfallrate von bis zu 20 %. Während bei der zweiten Episode die gleiche Therapie wie bei der ersten erfolgen kann, sollte bei mehreren Rezidiven eine Therapie mit Fidaxomicin (2 × tägl. über 10 d) oder die Überweisung in ein Zentrum zum fäkalen Mikrobiomtransfer erfolgen.

4.23 Was ist ein fäkaler Mikrobiomtransfer?

Beim fäkalen Mikrobiomtransfer wird versucht, das Mikrobiom im Darm bei Patienten mit gestörter Darmflora (z. B. nach Clostridoides-Infektion) wieder zu normalisieren. Etabliert ist dieses Verfahren für rezidivierende Clostridoides-Infektion, es gibt allerdings Anwendungsversuche bei chronisch-rezidivierenden Darmerkrankungen und beim Reizdarmsyndrom.

Der Transfer erfolgt, indem aufbereiteter Stuhl von gesunden Spendern in den Darm des Patienten eingebracht wird. Die Spender müssen dabei ähnlich wie bei der Blutspende ein Screening durchlaufen, um das Vorliegen von möglicherweise mit dem Stuhl übertragbaren Erkrankungen (z. B. CMV, Hepatitis) auszuschließen. Der Stuhl wird dann gewonnen und kann direkt verarbeitet oder kryokonserviert werden.

Zum Einbringen des Stuhls in den Patienten existieren verschiedene Ansätze. Die Applikation mittels Magensonde in Magen oder Duodenum ist mittlerweile weitgehend verlassen worden. Am häufigsten und nach Datenlage auch erfolgreichsten ist das Einspritzen des aufbereiteten fäkalen Materials mittels Koloskop in das Coecum des Patienten. Zunehmend verbreitet ist die Applikation per magensaftresistenten „Stuhlkapseln", die allerdings vermutlich eine niedrigere Effektivität besitzen und zudem in beträchtlicher Zahl geschluckt werden müssen.

4.24 Wie ist die nosokomiale Diarrhoe definiert?

Bei Auftreten der Diarrhoe nach mehr als 48 h stationärem Aufenthalt liegt laut RKI eine nosokomiale Diarrhoe vor. Aufgrund der unterschiedlichen Inkubationszeiten verschiedener Erreger verzichten aktuelle deutsche Leitlinien auf eine zeitliche Einschränkung und definieren jede im Krankenhaus erstmals aufgetretene Diarrhoe als nosokomial.

Grundsätzlich kann davon ausgegangen werden, dass in der ersten Zeit nach Krankenhausaufnahme (3-Tage-Regel) ambulante Erreger eine Rolle spielen, während es in der Folgezeit zu einer Verschiebung im Ursachenspektrum kommt.

4.25 Was sind die häufigsten Gründe für die Entwicklung einer nosokomialen Diarrhoe?

Viele Patienten entwickeln während ihres Krankenhausaufenthalts eine Diarrhoe. Ein Großteil der Durchfälle im Krankenhaus hat keine infektiöse Ursache. Mögliche Gründe sind:

- Hochkalorische, enterale Ernährung
- Antibiotikatherapie mit konsekutiver Dysbiose (in > 75 % der Fälle nicht infektiös)
- Laxantien
- Ischämische Kolitis
- Medikamente (Acarbose, antiretrovirale Medikamente, Colchicin etc.)
- Bestrahlung

Die wichtigsten Erreger für nosokomiale Diarrhoen sind *C. difficile,* Noroviren sowie *Klebsiella oxytoca*. Sollten die Durchfälle innerhalb von 48 Stunden nach Aufnahme auftreten, sollten auch Erreger der ambulant erworbenen Gastroenteritis in die Differenzialdiagnose aufgenommen werden.

Spezielle Erreger

4.26 Mit welchem Erregerspektrum ist bei Patienten, die Symptome nach dem Genuss abgelaufener Nahrungsmittel entwickeln, zu rechnen?

Wichtig ist die Unterscheidung zwischen Lebensmittelintoxikation und Lebensmittelinfektion.

Eine **Lebensmittelintoxikation** erfolgt durch Aufnahme von in der Nahrung enthaltenen Toxinen. Charakteristisch ist der kurze, manchmal abhängig von der Dosis allerdings heftige Verlauf. Oft sind die Toxine selbst stabil und persistieren auch in durcherhitzten Nahrungsmitteln. Typische Erreger sind insbesondere *Staph. aureus,* allerdings bilden auch Clostridoides-Spezies humanpathogene Toxine. Am eindrücklichsten ist hier der Botulismus nach Verzehr abgelaufener Konserven.

Hier führt die Aufnahme des von *C. botulinum*-produzierten Neurotoxins zu ausgeprägten Lähmungserscheinungen.

Die häufigere **Lebensmittelinfektion** erfolgt durch Aufnahme des krankmachenden Keims selbst. Zahlenmäßig dominieren *Clostridium perfringens* (häufig mit Diarrhoen ohne Erbrechen), Campylobacter, *Escherichia coli*, Salmonellen und Yersinien. Risikofaktoren sind der Verzehr von nicht durcherhitzten Fleisch- und Geflügelprodukten, Eiern sowie Rohmilch. Auch Noroviren können durch Lebensmittel übertragen werden und zeigen gegenüber Erhitzen eine relativ hohe Tenazität.

4.27 Wie ist der Verlauf der Campylobacterenteritis?

Campylobacter gilt als der häufigste bakterielle Durchfallerreger. Die Infektion erfolgt meist über den Verzehr kontaminierter Lebensmittel (insbesondere Geflügel). Die Inkubationszeit beträgt 2–5 Tage, selten bis 10 Tage.

Oft kommt es vor Beginn der eigentlichen Symptomatik zu einem diffusen Beschwerdebild aus Fieber sowie Kopf- und Gliederschmerzen. Typisch sind die oft blutigen Diarrhoen in Verbindung mit starken, meist rechtsseitigen Bauchschmerzen. Oft wird insbesondere bei febrilen Temperaturen an das Vorliegen einer Appendizitis gedacht.

Eine antibiotische Therapie kann die Krankheitsdauer verringern, wird allerdings aufgrund des selbstlimitierenden Krankheitsbildes nicht generell empfohlen. Wirksame Substanzen sind hier Azithromycin oder Ciprofloxacin, allerdings sind für beide Substanzen regionale Resistenzen, insbesondere in China und Indien, bekannt.

Unbehandelt beträgt die Krankheitsdauer etwa 7 Tage. Es kommt nach initialer Beschwerdebesserung relativ häufig zu einem Frührezidiv mit erneutem Aufflammen der Symptomatik.

Eine Keimausscheidung ist bis zu 5 Wochen nachweisbar. Für diese Zeit besteht eine theoretische Übertragungsmöglichkeit. Allerdings ist aufgrund der niedrigen Keimzahl wie bei den meisten anderen Durchfallerkrankungen nach 48 Stunden Symptomfreiheit die Rückkehr in Gemeinschaftseinrichtungen möglich.

4.28 Welche Komplikationen können auftreten?

Gefürchtete Spätkomplikationen sind in seltenen Fällen eine reaktive Arthritis sowie neurologische Symptome (Meningitis, Guillain-Barré-Syndrom). Es ist nicht nachgewiesen, dass eine antibiotische Therapie das Auftreten dieser Komplikationen verringert.

4.29 Was ist bei einer Salmonellenenteritis zu beachten?

Zunächst ist zu beachten, dass Salmonellen abhängig vom Typ sowohl eine reine Enteritis als auch eine systemische Infektion mit Darmbeteiligung (Typhus, Paratyphus) hervorrufen können. Meist wird die reine Enteritis als „Salmonellose“ bezeichnet. Die häufigsten Subtypen sind *S. enteritidis*, der insbesondere durch nicht ausreichend erhitzte Eierspeisen übertragen wird, sowie *S. typhimurim*, der in kontaminierten Fleischprodukten vorkommt.

Die Inkubationszeit beträgt bis 3 Tage und reduziert sich mit zunehmender Erregerdosis. Klassisch berichten die Patienten über plötzlich einsetzende Diarrhoen sowie gelegentliches leichtes Fieber. Auch heftige, hochfieberhafte Verläufe werden beobachtet. Die Symptome persistieren oft über mehrere Tage.

Insbesondere beachtenswert ist das Risiko fokaler Absiedlungen in fast jedes Organ. Gerade bei älteren Patienten sind Abszesse, Cholezystitiden, Endokarditiden, Perikarditiden, Pneumonien etc. beschrieben.

Eine spezifische Therapie wird nur bei septischen und schweren Erkrankungsverläufen empfohlen. Zur Anwendung kommen Cephalosporine, Co-Trimoxazol oder Chinolone, es muss mit Resistenzen gegen alle Gruppen gerechnet werden.

Die Dauer der Ausscheidung beträgt im Normalfall etwa einen Monat, kann allerdings im Einzelfall mehrere Monate betragen. Dauerausscheider sind vor allem für die typhösen Salmonellosen beschrieben, bei *Salmonella gastroenteritidis* wesentlich seltener.

4.30 Wie präsentiert sich ein Patient mit einer Infektion mit typhösen Salmonellen?

Während bei der „Salmonellose"aufgrund der Infektion mit *S. enteritidis* oder *S. typhimurium* typischerweise ein rein enteritisches Krankheitsbild vorliegt, ist die Infektion mit *S. typhi* und *S. paratyphi* eine systemische Infektion mit enteritischer Begleitsymptomatik.

Die Infektion erfolgt durch fäkal kontaminierte Nahrungsmittel oder Wasser. Eine Übertragung erfolgt immer von Mensch zu Mensch, die Erreger sind ausschließlich humanpathogen. Relevant ist das Vorkommen asymptomatischer Dauererreger; der berühmteste medizinische Fall ist „typhoid Mary" im England des frühen zwanzigsten Jahrhunderts.

Die ersten Symptome in Form von diffusen grippalen Beschwerden treten etwa 7–10 Tage nach Infektion auf. In der Folge kommt es zu dem typischen stadienhaften Verlauf:

- Stadium incrementi mit remittierendem Fieber und relativer Bradykardie
- Stadium fastigii mit Hepatosplenomegalie, Hautausschlag, Fieberkontinua, Abgeschlagenheit bis zur Somnolenz sowie gelegentlichen Diarrhoen. Laborchemisch ist häufig eine Leukopenie zu beobachten
- Stadium decrementi in Form einer langsamen Erholung über 3–4 Wochen

Gefürchtete Komplikationen sind eine toxische Myokarditis, Pneumonien oder gastrointestinale Perforationen in der 3.–4. Woche.

Ohne Behandlung gehen Typhus und Paratyphus mit einer Letalität bis 15 % einher. Die Therapie erfolgt mittels Chinolonen oder Cepholosporinen.

Typisch bei *S. typhi* und *paratyphi* ist eine Erregerpersistenz in der Gallenblase mit einer dauerhaften Erregerausscheidung im Stuhl. Hier wird eine längere Antibiotikatherapie sowie ggf. eine Cholezystektomie empfohlen. Genauere Informationen sind auf der Homepage des RKI verfügbar („Merkblatt für Dauerausscheider").

Akute Diarrhoe – besondere Situationen

4.31 Wann und wie lange muss ein Patienten isoliert werden?

Sobald der Verdacht auf eine infektiöse Gastroenteritis besteht, müssen im Krankenhautbereich besondere Isolationsmaßnahmen ergriffen werden:

- Patienten sollten im Einzelzimmer untergebracht werden. Mindestens sollte eine strikte Kittel- und Handschuhpflege (Barrierepflege) erfolgen.
- Patienten sollten eine eigene Toilette benutzen.
- Bei Patienten mit Erbrechen sollte das Personal Mundschutz tragen.
- Geräte wie Stethoskope, Blutdruckmanschetten, Stauschläuche etc. sollen patientenbezogen eingesetzt werden.

Diese Maßnahmen sind international normiert und weithin akzeptiert. Sie sollten bis 48 h nach Sistieren der klinischen Symptomatik durchgeführt werden.

Bei Entlassung aus dem Krankenhaus soll eine Einschätzung der Kontagiösität erfolgen und entsprechende Maßnahmen ergriffen werden (z. B. separate Toilettennutzung, Einzelzimmerunterbringung). Generell kann davon ausgegangen werden, dass in den meisten Fällen 48 h nach Sistieren der Symptomatik bei Einhaltung der üblichen hygienischen Maßnahmen eine Entlassung ins häusliche Umfeld oder in Gemeinschaftseinrichtungen ohne Risiko für die Umgebung möglich ist. Je nach Erreger kann es Abweichungen von dieser Faustregel geben.

4.32 In welchen Fällen muss eine Meldung an Behörden erfolgen? Wer nimmt diese Meldung vor?

In Deutschland gibt es verschiedene Meldepflichten, die im Infektionsschutzgesetz geregelt sind. Ein Verstoß gegen diese Meldepflichten kann empfindliche berufsrechtliche Konsequenzen nach sich ziehen.

Generell ist bei Verdacht auf eine Erkrankung an einer mikrobiell bedingten Lebensmittelvergiftung oder einer infektiösen Gastroenteritis namentlich zu melden, wenn
- der Patient im Lebensmittelbereich tätig ist,
- zwei oder mehr gleichartige Erkrankungen bestehen, die vermutlich in Zusammenhang stehen.

Außerdem ist der Arzt nach §6 IfSG zur namentlichen Meldung verpflichtet, wenn der Verdacht auf oder eine gesicherte Erkrankung unter anderem an Botulismus, Cholera, Diphtherie, akuter Hepatitis, HUS, Typhus abdominalis oder Tuberkulose besteht. Auch eine schwere Clostridoides-Infektion ist meldepflichtig.

Meldungen nach Nachweis von Krankheitserregern nach §7 IfSG erfolgen durch das Labor.

Zusätzlich existieren je nach Bundesland spezifische Meldepflichten. Eine detailliertere Aufstellung findet sich auf der Internetseite des RKI (http://www.rki.de/DE/Content/Infekt/IfSG/Meldepflichtige_Krankheiten/Meldepflichtige_Krankheiten_node.html).

Die Arztmeldepflicht richtet sich generell an das zuständige Gesundheitsamt.

4.33 Wie wird bei einem Patienten mit einem positiven Clostridoides-Toxinnachweis *ohne* Diarrhoe vorgegangen?

Zunächst sollte eine solche Konstellation praktisch kaum vorkommen, nachdem nur flüssiger Stuhlgang auf Clostridoides untersucht werden sollte. Es gibt keine Indikation zu Screening- oder Therapieerfolgsuntersuchungen.

Gelegentlich entwickeln Patienten mit Clostridoides-Enteritis ein septisches Zustandsbild mit Ileus und ohne Diarrhoen. In diesem Fall sollte eine antibiotische Therapie erfolgen. Zudem sind diese Patienten schwer krank und sollten engmaschig überwacht und falls möglich intensivmedizinisch behandelt werden.

Grundsätzlich kann auch (sehr selten) bei asymptomatisch kolonisierten Patienten sowie nach erfolgter Therapie Clostridoides-Toxin im Stuhlgang nachweisbar sein. Aus dem Nachweis ergibt sich keine therapeutische Konsequenz.

4.34 Welche Empfehlung erhalten Patienten, die während einer Urlaubsreise eine Diarrhoe entwickeln?

Durchfall während einer Urlaubsreise ist ein häufiges und für die Betroffenen sehr ärgerliches Problem. In manchen Ländern entwickeln über die Hälfte der Reisenden im Verlauf mehr oder weniger ausgeprägte Diarrhoen.

Zahlreiche Durchfallerkrankungen entsprechen nicht einer klassischen Reisediarrhoe, sondern werden wie auch ohne Urlaubsreise durch virale Erreger (meist Noroviren) hervorgerufen. Flugreisen und Menschenmengen stellen Risikofaktoren für eine Ansteckung dar.

Die Reisediarrhoe ist meist bakterieller, seltener parasitärer Genese. Am häufigsten ist eine Ansteckung durch Nahrungsmittel und Wasser, der häufigste Erreger ist *E. coli* (enterotoxinbildende *E. coli* = ETEC).

Normalerweise ist die Erkrankung selbstlimitierend und dauert 3–5 Tage. Damit empfiehlt sich zunächst die Beschränkung auf eine Flüssigkeitssubstitution mittels abgekochtem Wasser mit Zusatz von Salz und Zucker, respektive mittels einer speziellen Rehydratationslösung. Bei hoher Frequenz der Durchfälle, Fieber oder blutigen Durchfällen kann eine Therapie mit Antibiotika (z. B. Azithromycin) erwogen werden, hier ist eine geringfügige Reduktion der Erkrankungsdauer gegen die möglichen Nebenwirkungen abzuwägen. Zur symptomatischen Behandlung kann beispielsweise Loperamid oder Diphenoxylat eingesetzt werden. Diese Substanzen reduzieren die Zahl der Durchfälle und können je nach Reisesituation eingesetzt werden. Angesichts einer möglichen Verlängerung der Erkrankungsdauer sollten sie allerdings nicht über mehr als 48 h angewandt werden.

Bei Warnsignalen wie hohem Fieber, Somnolenz, Persistenz oder Verschlechterung der Diarrhoen nach 3–5 d oder signifikanten Begleitsymptomen (z. B. Hämorrhagien etc.) sollte auch im Reiseland eine weitere Abklärung erfolgen. Zahlreiche systemische Erkrankungen (Malaria, hämorrhagische Fieber, Typhus etc.) gehen mit Diarrhoen einher und sollten rechtzeitig erkannt und behandelt werden.

4.35 Welche Maßnahmen zur Prävention einer Reisediarrhoe kennen Sie?

Die klassische Maßnahme zur Prävention der Reisediarrhoe ist die Beachtung des bekannten Grundsatzes, nur geschälte oder gegarte Nahrungsmittel zu sich zu nehmen (cook it, boil it, peel it or forget it).

Gefrieren und Alkoholzusatz führen nicht zu einer suffizienten Reduktion der Keimzahl. Insbesondere Eiswürfel und Cocktails sollten gemieden werden. Auch Flaschenwasser kann bei unsauberer Abfüllung kontaminiert sein. Vorsicht vor allem bei verletzten Abfüllsiegeln, häufig werden Originalflaschen neu befüllt. Zusätze zu Trinkwasser wie Jodtinktur und Natriumhypochlorid ermöglichen eine suffiziente Dekontamination.

Grundsätzlich kann bei Patienten mit Risikofaktoren (CED, Nierenerkrankung, HIV-Infektion etc.) eine Antibiotikaprophylaxe (z. B. mit Chinolonen) erfolgen.

Diese hat sich als effektiv erwiesen, kann aber aus Gründen der möglichen Resistenzentwicklung nicht pauschal empfohlen werden.

Die Einnahme von Probiotika (z. B. *Saccharomyces boulardii*) kann erwogen werden, die Evidenz ist allerdings bislang nicht überzeugend.

4.36 An welche wichtigen Differenzialdiagnosen muss bei Diarrhoe während einer Urlaubsreise und hohen Fieberspitzen gedacht werden?

Hohes Fieber ist eines der Symptome, die eher eine weiterführende Abklärung als ein abwartendes Verhalten nach sich ziehen sollten. Grundsätzlich ist Fieber meist Zeichen einer systemischen Beteiligung, häufig ist die Diarrhoe ein Begleitsymptom einer Systemerkrankung. Die Liste der Differenzialdiagnosen ist fast endlos und kann unmöglich umfassend wiedergegeben werden. Allerdings existieren einige relativ häufige und ernsthafte Krankheitsbilder, die der behandelnde Arzt in jedem Fall im Kopf haben sollte.

Der wohl häufigste Grund für Fieberspitzen bei Reisen in entsprechende Endemiegebiete ist die **Malaria.** Diese ist oft mit Durchfällen assoziiert, die gelegentlich auch neben dem Fieber das einzige Symptom bleiben können. Daher sollte bei entsprechender Reiseanamnese und fehlender Prophylaxe immer ein Malariatest in Form eines Blutausstrichs erfolgen.

Differenzialdiagnostisch sollten aufgrund der hohen Relevanz bezüglich Übertragung und Isolierung bei Fieber und blutigen Diarrhoen immer an das mögliche Vorliegen eines **hämorrhagischen Fiebers** gedacht werden.

Typhus und **Paratyphus** können typischerweise durch hohe Fieberkontinua wie auch intermittierendes Fieber und Durchfälle in Erscheinung treten. Hier sollte zeitnah eine antibiotische Therapie erfolgen, um komplikative Verläufe zu verhindern.

4.37 Womit ist zu rechnen, wenn der Patient erkrankte Kontaktpersonen benennen kann, und wie wird vorgegangen?

Bei einer Häufung von Erkrankungsfällen muss immer von einer Mensch-zu-Mensch-Übertragung ausgegangen werden. Anamnestisch muss allerdings eine beide Personen betreffende Exposition, beispielsweise bei einer gemeinsamen Mahlzeit, ausgeschlossen werden.

Bei Auftreten von zwei oder mehr Erkrankungen mit vermutetem Zusammenhang ist der Arzt unabhängig vom Erreger zunächst zu einer **Meldung an das Gesundheitsamt** verpflichtet.

Der häufigste Erreger für direkt übertragene Gastroenteritiden ist der Norovirus. Hier kommt es jedes Jahr zu Ausbruchsgeschehen insbesondere in Gemeinschaftsunterkünften (z. B. Altenheimen) oder Krankenhäusern. Sobald hier der Erreger bei bis zu fünf Indexpatienten gesichert ist, erfolgt die weitere Diagnostik nach Erstellung einer Falldefinition anhand des klinischen Bildes.

Wichtig ist eine zügige Isolation der betroffenen Personen, um eine Ausbruchsituation zu vermeiden oder einzugrenzen. Auch Kontaktpersonen müssen isoliert werden, die hygienischen Vorsorgemaßnahmen müssen stringent auch für einen ausreichenden Zeitraum nach Ende der Symptomatik durchgehalten werden. Idealerweise sollte die Unterbringung der Patienten in Gemeinschaftseinrichtungen (auch Krankenhäusern) nach Möglichkeit unterbleiben.

4.38 Was muss bei vorangegangener Antibiotikatherapie beachtet werden?

Eine Antibiotikatherapie kann auf verschiedenen Wegen Durchfälle verursachen. Bei ca. 25–40 % der Patienten, die Antibiotika einnehmen, treten Diarrhoen auf. In einem Großteil der Fälle führt die Antibiotikatherapie zu einer mehr oder minder ausgeprägten Störung des Mikrobioms. Diese Dysbiose kann in persistierenden und teilweise heftigen Diarrhoen resultieren. Hier kann die Gabe von Probiotika hilfreich sein, weitere Antibiotikagaben sollten falls möglich vermieden werden. Primär ist die Therapie symptomatisch.

Allerdings muss bei entsprechender Symptomatik immer auch eine Infektion mit *Clostridioides difficile* ausgeschlossen werden, da hier unter symptomatischer Therapie nicht mit einer Besserung der Beschwerden zu rechnen ist. In seltenen Fällen kann auch eine Infektion mit *Klebsiella oxytoca* zu blutigen Stuhlgängen führen.

4.39 Was ist zu beachten, wenn der Patient eine Thrombopenie entwickelt?

Auch wenn die Entwicklung einer Thrombopenie oft unspezifisch ist, so ist sie doch immer ein **Warnzeichen.** Bei entsprechender Reiseanamnese sollte das Vorliegen einer Malaria sowie eines hämorrhagischen Fiebers erwogen werden. Wichtig ist die Kenntnis der **Trias aus hämolytischer Anämie** (erniedrigtes Haptoglobin, erhöhte LDH und Fragmentozyten im peripheren Blut), **Thrombozytopenie** und **Nierenversagen,** die das hämolytisch-urämische Syndrom (HUS) charakterisiert. Dieses tritt bei etwa 5–10 % der symptomatischen Infektionen mit enterohämorrhagischen *E. coli* auf. Ursächlich ist das von EHEC produzierte Shigatoxin, die klassische Trias ist etwa 4 Tage nach Auftreten der Diarrhoen zu erwarten. Ein atypisches HUS kann auch nach anderen Infektionen oder idiopathisch auftreten.

Häufiger ist das HUS bei Kindern, hier führt es in 30 % zu einer bleibenden Dialysepflichtigkeit.

Es existiert keine kausale Therapie. Bei progredientem Nierenversagen kann eine zügige Plasmapherese erwogen werden. Von einer antibiotischen Therapie wird auch nach Nachweis von EHEC abgeraten, da hierunter eine Verstärkung der Toxinproduktion beschrieben ist. Für das atypische HUS existieren positive Erfahrungen mit Ecolizumab, das als Antikörper in das Komplementsystem eingreift.

In einem Teil der Patienten mit HUS durch Shigatoxin kommt es zudem zu schweren neurologischen Symptomen, die von Vigilanzminderung bis zum Koma wie auch diversen Herdbefunden reichen können. Eine zeitnahe neurologische Mitbetreuung ist dringend angeraten.

Chronische Diarrhoe

4.40 Was sind mögliche Ursachen für chronische Diarhoen?

Die Ursachen für chronische Diarrhoen sind vielfältig und reichen von funktionellen Problemen bis zu schweren, lebensbedrohlichen und behandlungspflichtigen Erkrankungen. Zur Differenzialdiagnose zählen:

- Nahrungsmittelunverträglichkeiten (Laktose, Fruktose), Zöliakie
- Fehlernährung (z. B. Alkoholabusus), Medikamentennebenwirkungen

- Chronisch entzündliche Darmerkankungen
- Chronische Darminfektionen (Morbus Whipple, Amöbiasis, Wurmbefall)
- Reizdarmsyndrom
- Symptomatische Divertikulose
- Chronische Ischämie
- Kolonkarzinom, neuroendokrine Tumoren, hormonaktive Tumoren
- Durchfälle nach Bestrahlung/Operation; Kurzdarmsyndrom
- Endokrinologische Ursachen (Hyperthyreose, Nebennierenrindeninsuffizienz)
- Diabetes
- Mikroskopische Kolitis
- Andere (Amyloidose)

4.41 Wie lassen sich Diarrhoen nach Pathomechanismus einteilen?

Ähnlich wie bei den infektiösen Diarrhoen ist auch bei den chronischen, oft nicht-infektiösen Diarrhoen eine Einteilung nach Pathomechanismus möglich:

- Osmotische Diarrhoen entstehen, wenn im Darm ein erhöhter onkotischer Druck aufgebaut wird, der zu einem passiven Wasserausstrom ins Darmlumen führt. Mögliche Ursachen können hier neben der Aufnahme von hypertonen Flüssigkeiten (Limonaden etc.) auch eine gestörte Absorption von Frucht- oder Milchzucker sowie die Einnahme von osmotischen Abführmitteln sein.
- Sekretorische Diarrhoen entstehen durch aktive Abgabe von Wasser und Elektrolyten ins Darmlumen, z. B. im Rahmen von Nahrungsmittelvergiftungen oder der chronischen Einnahme von Abführmitteln.
- Entzündliche Schleimhautveränderungen können durch Schleim-/und Blutbeimengungen zu exsudativen Diarrhoen führen.
- Bei hypermotilen Diarrhoen wird die Symptomatik durch eine vermehrte Motilität, z. B. im Rahmen einer Hyperthyreose oder eines Reizdarmsyndroms, verursacht.
- Fettstühle entstehen durch eine unzureichende Resorption von Nahrungsfetten, z. B. im Rahmen einer exokrinen Pankreasinsuffizienz oder eines sekundären Gallensäuremangels.
- Chologene Diarrhoen entstehen durch direkte Wirkung von nicht resorbierten Gallensäuren (z. B. nach Ileocoecalresektion) im Dickdarm.

4.42 Was ist bei der Abklärung chronischer Diarrhoen bezüglich der Anamnese zu beachten?

Die Anamnese sollte neben Fragen zur Diarrhoe auch eine Reiseanamnese, Fragen zu Vorerkrankungen und Medikamenten sowie eine Sexualanamnese beinhalten. Frequenz und Konsistenz der Diarrhoen sollten anhand eines Stuhlprotokolls quantifiziert werden.

Bezüglich der Diarrhoen wichtig sind neben Dauer der Beschwerden auch Fragen nach der Assoziation zur Nahrungsaufnahme (besonders bei postprandialen Diarrhoen ausgeprägt), einer Besserung bei Nahrungsabstinenz (Hinweis auf osmotische Diarrhoen) sowie Schmerzen oder Blut im Stuhlgang. Fettstühle erscheinen als übel riechende, großvolumige, auf dem Wasser schwimmende Stuhlgänge.

Zudem sollte immer nach Begleitsymptomatik gefragt werden. Besonders bei chronisch-entzündlichen Darmerkrankungen muss eine Haut-, Gelenk- und Augenbeteiligung erfragt werden. Auch mögliche Zeichen einer Mangelaufnahme von Makro- und Mikronährstoffen (brüchige Fingernägel, Knochenschmerzen, Müdigkeit, Konzentrationsstörungen, Beinkrämpfe) sollten angesprochen werden.

4.43 Was ist bei der körperlichen Untersuchung zu beachten?

Auch in der körperlichen Untersuchung sollte neben dem internistischen Aufnahmestatus (immer mit Gewicht, Größe und BMI) auf Hautveränderungen (auch im Anal- und Genitalbereich), neurologische Ausfälle und Zeichen einer Unterernährung geachtet werden. Die digital-rektale Untersuchung ist Pflicht.

4.44 Welche Diagnostik sollte sich bei persistierenden Diarrhoen anschließen?

Die weitere Abklärung sollte möglichst standardisiert erfolgen. Hierzu gehören:

- Körperliche Untersuchung (Leberhautzeichen, Gewicht, Muskelatrophie, Ödeme)
- Laborkontrollen (Blutbild, Elektrolyte, Vitamine, Albumin, Leberwerte, Transglutaminase-Antikörper, Chromogranin, 5-HIES im Urin)
- Atemtests auf Malabsorption und bakterielle Fehlbesiedelung (Laktose, Glukose, Fruktose)
- Endoskopie (Gastroskopie mit tiefen Duodenalbiopsien, Koloskopie mit Stufen-PEs)
- Ggf. D-Xylose-Resorptionstest
- Weiterführende Bildgebung (MRT Selling) bei Verdacht auf Morbus Crohn

4.45 Was ist ein Fastentest?

Als Fastentest wird die Flüssigkeits- und Nahrungskarenz (mit parenteraler Gabe von Flüssigkeit) über 48 Stunden zur Differenzierung zwischen osmotischer und sekretorischer Diarrhoe bezeichnet. Osmotisch bedingte Diarrhoen sistieren, während sekretotrische Diarrhoen anhalten. Obgleich pathophysiologisch überzeugend, besitzt der Fastentest heute keine Bedeutung mehr, da sich aus dem Befund keine therapeutischen Konsequenzen ergeben und er selbst bei Patienten mit einer gesicherten sekretorischen Diarrhoe (z. B. mikroskopischen Kolitis) häufig positiv ausfällt.

4.46 Was bedeutet die osmotische Lücke?

Zur Differenzierung zwischen einer osmotischen und einer sekretorischen Diarrhoe kann die Bestimmung der sogenannten osmotischen Lücke im Stuhlwasser hilfreich sein. Zu diesem Zweck wird flüssiger Stuhl abzentrifugiert und in der verbleibenden Flüssigkeit werden die Elektrolyte bestimmt. Die Stuhlosmolalität entspricht physiologischerweise der Plasmaosmolalität, d. h. sie beträgt 290–300 mosmol/kg. Beim Gesunden wird die Stuhlosmolalität im Wesentlichen durch Natrium und Kalium mit ihren begleitenden Anionen bestimmt. Bei der osmotischen Diarrhoe sind andere osmotisch aktive Moleküle vermehrt, sodass Natrium und Kalium plus ihre Anionen nicht mehr die Osmolalität von 290 ergeben. Beispiel:

	Osmotische Diarrhoe	Sekretorische Diarrhoe
Stuhlosmolalität	290	290
Natrium (mmol / l)	30	100
Kalium (mmol / l)	30	40
(Na + K) × 2	120	280
Osmotische Lücke	170	10

Eine osmotische Lücke von mehr als 50 mosmol/kg H_2O beweist eine osmotische Diarrhoe. Probleme bei der Interpretation können bei einer Kohlenhydratmalabsorption entstehen, bei der die osmotische Lücke geringer sein kann. Dabei ist jedoch im Allgemeinen ein Abfall des Stuhl-pH < 5,3 nachzuweisen. Die Kombination einer osmotischen Lücke < 50 mosmol/kg plus einem sauren Stuhl-pH spricht somit auch für eine osmotische Diarrhoe. Ähnlich wie der Fastentest ist die Bestimmung der osmotischen Lücke zum pathophysiologischen Verständnis der chronischen Diarrhoe von großem Interesse; diese wird aber auch wegen der Probleme mit der Stuhlsammlung und Aufarbeitung praktisch nicht mehr durchgeführt.

4.47 Welche Differenzialdiagnosen können endoskopisch abgeklärt werden? Wie stellen sich diese dar?

Essentiell für gute und aussagekräftige endoskopische Ergebnisse ist eine gezielte Anforderung. Deshalb ist es wichtig zu wissen, welche Fragen die Endoskopie bei der Abklärung chronischer Diarrhoen beantworten kann (▶ Tab. 4.2).

Tab. 4.2 Endoskopische Befunde bei chronischer Diarrhoe

Gastroskopie	
Sprue / Zöliakie	Abgeflachte Zotten, gefelderte Schleimhaut, **Endoskopiker um tiefe Duodenalbiopsien bitten**
Morbus Whipple	Verplumpte Zotten, gerötete Schleimhaut, vermehrte Lymphgefäße
Hyperazidität	Ulzera, Gastritis, Ösophagitis
Koloskopie	
Morbus Crohn	Segmentale Entzündung, häufig Ileitis terminalis, einzelne Ulzerationen
Colitis ulcerosa	Eher langstreckige Entzündung, kontinuierlich
Mikroskopische Kolitis	Endoskopisch nicht sichtbar, **Endoskopiker um Stufenbiopsien bitten**
Ischämische Kolitis	Häufig endoskopisch unspezifische Entzündung, **Biopsien wichtig**
Strahlenkolitis	Häufig unspezifische Entzündung, auf Bestrahlungsfeld limitiert

4.48 Wie ist die Differenzialdiagnose bei persistierenden Diarrhoen nach einer Urlaubsreise?

Meist sind die Diarrhoen während einer Urlaubsreise spontan selbstlimitierend. Bei einem Teil der Patienten persistieren diese allerdings über Wochen bis Monate.

Erreger wie Lamblien, *E. histolytica*, Kryptosporidien, Cyclospora, Shigellen oder Mikrosporidien können Auslöser für persistierende Durchfälle sein. Wichtig ist neben der Erfassung der Risikokonstellation (immer mit HIV-Test!) eine Erregerdiagnostik auf Parasiten mit gezielter Fragestellung.

Etwa doppelt so häufig treten Wochen bis Monate nach akuter Reisediarrhoe chronische Durchfälle im Sinne eines postinfektiösen Reizdarmsyndroms auf. Es besteht bei bestimmten Personen offenbar eine erhöhte Suszeptibilität, die genauen Mechanismen sind bislang nicht komplett verstanden.

4.49 Woran ist zu denken, wenn sich die Diarrhoe unter Protonenpumpeninhibitoren bessert?

Sollten sich die Durchfälle auf Einnahme eines PPI tatsächlich deutlich bessern, sollte an die Differenzialdiagnose eines Zollinger-Ellison-Syndroms gedacht werden. Hierbei kommt es aufgrund eines gastrinproduzierenden Tumors zu Ulzera, Ösophagitis sowie chronische Diarrhoen.

Die Abgrenzung zu einer einfachen Hyperazidität erfolgt durch Bestimmung des Nüchtern-Gastrinspiegels nach 5-tätiger PPI-Pausierung. Als Bestätigungsdiagnostik kann der Sekretintest durchgeführt werden. Hier steigt bei gastrinproduzierenden Tumoren der Gastrinspiegel nach Gabe von Sekretin pathologisch an. Oft ist auch Chromogranin A erhöht.

Im nächsten Schritt sollte bei Bestätigung eine Lokalisationsdiagnostik erfolgen. Die Therapie erfolgt wenn möglich operativ, bei fortgeschrittenen Fällen auch zytostatisch oder mittels Somatostatinanaloga.

4.50 Woran ist bei Assoziation der Diarrhoen mit Nahrungsmitteln zu denken?

Eine Assoziation von Durchfällen mit bestimmten Nahrungsmitteln ist nicht selten und kann verschiedene Gründe haben. Erster Schritt ist die Führung eines Ernährungs- und Beschwerdetagebuchs durch den Patienten.

Eine blähende oder auch durchfallauslösende Wirkung von ballaststoffreicher Kost und beispielsweise Hülsenfrüchten wird von vielen Patienten berichtet, sodass dem keinerlei Krankheitswert beigemessen werden kann. Bei belastender Symptomatik müssen diese Nahrungsmittel gemieden werden.

Eine **Laktoseintoleranz** bzw. Fruktosemalabsorption ist häufig und kann zu osmotischen Diarrhoen führen. Eine weiterführende Gefährdung liegt nicht vor, sodass pragmatisch ein Reduktionssversuch der verdächtigten Nahrungsgruppen sinnvoll erscheint. Die Beschwerden sind oft dosisabhängig. Es existiert ein Atemtest auf Fruktoseintoleranz, der auch in der beschwerdefreien Normalbevölkerung oft positiv ist und nur beschränkten Nutzen für den Patienten bringt. Etwas spezifischer ist der Laktoseatemtest, allerdings ist auch hier nur in Einzelfällen ein Zusatznutzen zu einem Reduktions- und ggfs. Provokationsversuch zu erkennen.

Bei V. a. **Zöliakie** sollte neben der Bestimmung von Transglutaminase-IgA-Antikörpern und Gesamt-IgA (zum Ausschluss eines IgA-Mangels) eine Endoskopie mit tiefen Duodenalbiopsien erfolgen. Hinweisend sind hier abgeflachte Falten und atrophe Schleimhaut, beweisend die charakteristischen Mukosaläsionen in der Histologie. Bei gesicherter Diagnose muss eine komplette Glutenabstinenz eingehalten werden. Für Informationen sollte der Patient immer auch an die Zöliakie-Selbsthilfegruppen verwiesen werden, die ausgezeichnetes Informationsmaterial zur Verfügung stellen. Es existiert auch das Bild der Glutenunverträglichkeit, bei der nach Ausschluss einer Zöliakie ebenfalls eine glutenreduzierte Diät getestet werden kann.

Besonders im amerikanischen Sprachraum werden vermehrt die sogenannten FODMAP-Diäten beworben. Hier wird eine ganze Gruppe von Kohlenhydraten (Fructane, Laktose, Fruktose, Sorbitol, Mannitol, Xylit) gemieden beziehungsweise reduziert. Nähere Informationen hierzu beispielsweise unter http://www.fodmaps.de

4.51 Wie ist klinisches Bild der mikroskopischen Kolitis und wie wird sie therapiert?

Der Begriff der mikroskopischen Kolitis umfasst die kollagene sowie die lymphozytäre Kolitis (▶ Kap. 12). Beide führen zu wässrigen, chronischen Diarrhoen. Hinsichtlich Häufigkeit sind sie mit den chronisch entzündlichen Darmerkrankungen vergleichbar. Frauen sind häufiger betroffen als Männer.

Klinisch präsentieren sich die Patienten mit wässrigen, oft nächtlichen Durchfällen sowie Bauchschmerzen und Gewichtsverlust. Insbesondere bei der kollagenen Kolitis kommen häufig Begleitsymptome wie Gelenkschmerzen oder eine Psoriasis hinzu.

Die Ätiologie beider Krankheitsbilder ist nicht vollkommen geklärt. Bei der lymphozytären Kolitis können gehäuft Autoantikörper nachgewiesen werden, während bei der kollagenen Kolitis eher ein postinfektiöses Geschehen vermutet wird. Auch ein möglicher Zusammenhang mit der Einnahme von NSAR, Simvastatin oder Acarbose wurde postuliert.

Die **Diagnose** erfolgt histologisch aus Stufenbiopsien des Dickdarms (mit Colon ascendens). Bei der lymphozytären Kolitis findet sich hier eine gehäufte (4–5 x) Zahl von Lymphozyten, bei der kollagenen Kolitis ein verdicktes Kollagenband.

Medikamentös ist bei beiden Erkrankungsbildern Budesonid zugelassen. Die Anlage eines Kolostomas führt zu einer histologischen Normalisierung, ist allerdings aufgrund des meist guten medikamentösen Ansprechens nur selten erforderlich. Die Behandlung sollte nach einigen Wochen zu einer Besserung der Beschwerden kommen, allerdings kommt es nach Absetzen oft zu Rückfällen.

4.52 Was ist die häufigste funktionelle Ursache für chronische Diarhoen?

Einer der häufigsten Gründe für chronische Diarrhoen und fachärztlichen Konsultationen überhaupt ist eine Gruppe funktioneller Darmerkrankungen, die unter dem Begriff des Reizdarmsyndroms zusammengefasst werden.

Die Diagnose erfolgt nach dem klinischen Bild und ist letztlich eine Ausschlussdiagnose. In der Literatur relevant sind die **ROM-III-Kriterien:**

- Beschwerdebeginn vor mindestens 6 Monaten
- Beschwerden an mindestens 3 Tagen im Monat in den vergangenen 3 Monaten:
  - Abdominelle Schmerzen
  - Besserung der Beschwerden nach Defäkation
  - Änderung der Stuhlfrequenz
  - Änderung der Stuhlkonsistenz

Unterschieden werden je nach Symptomatik drei Untertypen: der Diarrhoe-, Obstipations- und alterierende Typ.

Angesichts der großen Zahl an Differenzialdiagnosen und des Ausschlusscharakters auf der einen Seite sowie der großen Anzahl Betroffener auf der anderen Seite wird aktuell diskutiert, ob und wie weit eine weiterführende Diagnostik bei Verdacht auf Reizdarmsyndrom betrieben werden sollte.

Auf der einen Seite sollten Mehrfachuntersuchungen möglichst unterlassen werden. Viele Patienten neigen zu häufigen Arztwechseln aufgrund der für sie nicht überzeugenden Diagnose und therapeutischen Optionen. Wichtig ist, beim Vorliegen von „Red Flags" eine weiterführende Diagnostik zu veranlassen. Diese sind unter anderem:

- Alter > 50 Jahren
- (Eisenmangel-)Anämie, Blut im Stuhl
- Neu aufgetretene Beschwerden
- Gewichtsverlust

Essentiell ist die Vermittlung der Information, dass das Reizdarmsyndrom zwar die Lebensqualität einschränkt, aber keine vital bedrohliche Erkrankung darstellt. Die Therapie erfolgt primär symptomatisch. Neben einer verträglichkeitsangepassten Ernährungstherapie (ggf. bis zu FODMAP-Diäten) und psychotherapeutischen Verfahren existieren je nach Subtyp eine Reihe medikamentöser Therapieansätze mit oft enttäuschender Evidenz

4.53 Welche medikamentösen und diätetischen Maßnahmen sind bei persistierenden Diarrhoen denkbar?

Primär sollte sich die Therapie nach der Grunderkrankung richten, daher ist eine gründliche Abklärung immer der erste Schritt. Sollte sich keine Diagnose finden, existieren eine Reihe medikamentöse Ansätze, die eine symptomatische Verbesserung bewirken können. Dazu gehören die Gaben von

- Rifaximin (2 x 550 mg/d) bei V. a. bakterielle Fehlbesiedlung,
- Cholestyramin bei V. a. Gallensäureproblematik,
- Motilitätshemmern auf Opiatbasis (Lopedium, Tinctura opii).

Bei der Ernährung sollte auf die ausreichende Zufuhr von Fasermaterial und Ballaststoffen geachtet werden. Die Einnahme von Lein- oder Flohsamen kann sich als hilfreich erweisen. Zudem muss auf die ausreichende Zufuhr von Vitaminen und Spurenelementen geachtet werden, ggf. auch unter Zuhilfenahme einer Diätberatung.

Die Aufnahme von Frucht- und Milchzucker sollte bei Verdacht auf sekundäre Unverträglichkeit zunächst probatorisch gemieden oder eingeschränkt werden.

4.54 Was sind mögliche Gründe für Diarrhoe bei HIV-Patienten

Diarrhoen gehören zu den sehr häufigen Symptomen bei HIV-Patienten. Es existieren etliche Differenzialdiagnosen, die bei der weiteren Abklärung beachtet werden sollten.

Zunächst muss immer an die Möglichkeit einer infektiösen Durchfallerkrankung gedacht werden. Beachtet werden muss, dass bei HIV-Patienten statistisch häufiger eine Ko-Infektion mit anderen sexuell übertragbaren Erkrankungen vorliegt, die ebenfalls Diarrhoen verursachen können. Ab einer CD4-Zellzahl von unter 200/µl verschiebt sich das typische Keimspektrum hin zu parasitären Erkrankungen (Amöben, Mikrospioridien, Cryptosporidien), viralen Infektionen (CMV) und atypischen Mykobakterien.

Auch ohne zugrunde liegende Infektion existiert das Krankheitsbild der HIV-Enteropathie. Eventuell ist hier eine Replikation des HIV-Erregers in Epithelzellen von Dünn- und Dickdarm ursächlich. Definitionsgemäß darf zur Diagnosestellung keine anderes Pathogen gefunden worden sein. Anderweitig unerklärliche Durchfälle, die länger als einen Monat bestehen, in Verbindung mit einem positiven HIV-Test sowie einer Gewichtsabnahme erfüllen die Definition einer AIDS-Erkrankung.

Wichtig ist zudem immer der Ausschluss einer malignen Erkrankung im Gastrointestinaltrakt. Insbesondere Lymphome (NHL) und Kaposi-Sarkome können bei fortgeschrittener HIV-Infektion häufiger beobachtet werden, sind aber auch bei normalen CD4-Zahlen beschrieben.

Nicht vergessen sollte man die Frage nach der Medikation. Viele antiretrovirale Medikamente führen als Nebenwirkung zu heftigen, wässrigen Durchfällen. Diese sind oft nur durch Gabe von Tinctura opii behandelbar.

4.55 Ab wann sollte bei HIV-Patienten mit Diarrhoe eine spezialisierte Diagnostik erfolgen und wie sollte diese aussehen?

Bei normaler Immunsituation unterscheidet sich das Vorgehen nicht von dem bei anderen Patienten. Bei HIV-Patienten mit einer CD4-Helferzellzahl unter 200/µl sowie chronischen Diarrhoen sollte eine gezielte Abklärung erfolgen. Wichtig ist zunächst immer eine sorgfältige Anamnese bezüglich Reisen, Medikamenten, Ernährung und Umfang und Frequenz der Diarrhoen sowie Begleitsymptomen.

Bei Abwehrschwäche sollten eine zügige invasive Diagnostik, insbesondere zum Ausschluss einer Infektion mit CMV oder Adenoviren, sowie wiederholte Stuhlproben mit der dezidierten Frage nach Kryptosporien und Mikrosporidien erfolgen.

Atypische Mykobakterien im Stuhl sind häufiger nachweisbar und leider oft nicht wegweisend, nachdem meist eine asymptomatische Kolonisation vorliegt. Der Nachweis von Lamblien gelingt häufig nicht, hier ist bei entsprechendem Verdacht unter Umständen eine empirische Therapie zu erwägen.

4.56 Welche Medikamente können eine chronische Diarrhoe auslösen?

Zahlreiche Medikamente können eine Diarrhoe auslösen. Meist hilft eine sorgfältige Anamneseerhebung hinsichtlich Beginn der Diarrhoen:

- Antibiotika
- Chemotherapeutika
- NSAR
- Antidepressiva (Lithium, SSRI)
- Antihypertensiva
- Antiepileptika (Valproat)
- Cholesterinsenker
- Orale Antidiabetika (Biguanide)
- Antazida (magnesiumhaltige), PPI
- Mesalazin, Olsalazin
- Colchicin
- Diuretika
- Theophyllin

Postoperative Diarrhoen

4.57 Was sind die Pathomechanismen von Diarrhoen nach größeren Magen-/Darmoperationen?

Verschiedene postoperative Zustände können zu persistierenden Diarrhoen führen. Entscheidend ist neben dem Zeitraum seit der Operation sowie der Menge und

Häufigkeit der Diarrhoen eine Abklärung eventueller Mangelzustände (Vitamin B_{12}, Eisen, Elektrolyte etc.) sowie die genaue Art der Operation.

Unterschiedliche Mechanismen können nach größeren Magen-/Darmoperationen zu Durchfällen führen. Einige sind hier skizziert, eine differenzierte Betrachtung ist entscheidend für ein zielgerichtetes therapeutisches Vorgehen.

- Sowohl eine verringerte (z.B. nach Gastrektomie) als auch eine vermehrte Magensäuresekretion (z.B. nach ausgedehnten Darmresektionen bzw. bei Gastrinomen) kann direkt zur Entstehung von Diarrhoen führen.
- Eine verminderte Resorption von Gallensäuren, z.B. infolge von Resektionen im Ileozoekalbereich, kann sowohl zu chologenen Diarrhoen (sekretorische Diarrhoe im Kolon) als auch zu Steatorrhoe (Fettmalabsorption aufgrund einer Maldigestion bei Gallensäurenmangel) führen.
- Eine verminderte Flüssigkeitsresorption im Dickdarm, z.B. infolge einer Kolektomie, kann zu deutlichenn Flüssigkeitsverlusten führen. Ebenso können Resektionen größerer Teile des Dünndarms zu Resorptionsstörungen mit assoziierten Durchfällen im Sinne eines Kurzdarmsyndroms führen.
- Eine gestörte Motilität, z.B. nach Gastrektomie, kann direkt oder infolge einer konsekutiven bakteriellen Überwucherung mit Dekonjugation von Gallensäuren (s.o.) Durchfälle nach sich ziehen.

4.58 Ab wann muss nach Darmresektion mit der Entwicklung eines Kurzdarmsyndroms gerechnet werden? Wie ist der erwartete postoperative Verlauf?

Meist führen Resektionen von mehr als 50–70 % des Dünndarms bzw. 30 % des Ileums zur Entwicklung von Diarrhoen im Sinne eines Kurzdarmsyndroms. Dieses gilt als Subtyp des chronischen Darmversagens und ist definiert als Unfähigkeit des Darms, wegen eingeschränkter resorptiver Kapazität die Protein-, Flüssigkeits- und Mikronährstoffbilanz aufrechtzuerhalten.

Innerhalb der ersten 2 Monate spricht man von der Hypersekretionsphase, die von exzessiven Flüssigkeitsverlusten (bis 8 l tägl.) begleitet ist. Daran anschließend finden in den nächsten Monaten bis Jahren in der Phase der intestinalen Adaptation Anpassungen des Dünndarms statt, die zu einem langsamen Rückgang der Diarrhoen und Flüssigkeitsverluste beitragen. In dieser Phase sollte die Anpassung unbedingt durch oralen Kostaufbau stimuliert werden.

Schließlich erreicht der Patient die Erhaltungsphase. Bei Dünndarmlängen über 100 cm sowie Restkolon über 50 cm bestehen gute Chancen, dass die Ernährung zukünftig komplett oral durchgeführt werden kann. Allerdings ist die individuelle Adaptationskapazität sehr unterschiedlich.

4.59 Was ist Patienten mit Kurzdarmsyndrom anzuraten?

Angesichts der relativen Seltenheit des Krankheitsbilds sollten die Patienten wenn möglich in einem entsprechendes Zentrum betreut werden.

In der Phase der Adaptation ist die orale Ernährung zur Stimulation der Anpassungsvorgänge entscheidend. Angesichts der hohen Energieverluste sollte diese relativ energiereich (Richtwert um 60 kcal/kg KG/d) sein. Aufgrund der häufig vorkommenden Fettresorptionsstörung sollte der Fettanteil nicht zu hoch gewählt werden, wichtig ist die ausreichende Aufnahme von Eiweißen (ca.

20 % der Energiezufuhr) und komplexen Kohlenhydraten (ca. 50 % der Energiezufuhr).

Die Ernährung sollte verträglich und ballaststoffarm sein. Häufig entwickeln die Patienten eine Fruktose-/Laktoseabsorptionsstörung, die bei der Auswahl der Nahrungsmittel beachtet werden sollte. Mehrere kleine Mahlzeiten sowie die Trennung von Trinken und Hauptmahlzeiten können zu einer Erhöhung der Passagezeit und damit besseren Flüssigkeits- und Nährstoffresorption beitragen. Die Nahrung sollte eher salzreich sein und ausreichend Vitamine und Spurenelemente beinhalten (ggf. Substitution).

Das Volumendefizit muss durch eine ausreichende Trinkmenge ausgeglichen werden, eine Orientierung für den Patienten kann hier die Beachtung der Urinmenge (Ziel über 1 l/d) bieten. Hypo- wie hyperosmolare Getränke (Leitungswasser, Cola) können die Diarrhoen verstärken.

Eine symptomatische medikamentöse Therapie mit Protonenpumpeninhibitoren, Motilitätshemmern, Gallensäurebindern oder synthetischen Gallensäuren wird häufig unterstützend eingesetzt. Die häufig in der Diabetestherapie eingesetzten GLP-Agonisten können die Adaptation des Darms verbessern.

Als Ultima Ratio existieren operative Dopplungstechniken sowie die Möglichkeit der Dünndarmtransplantation. Aufgrund der relativ hohen Komplikationsrate sollten diese Optionen spezialisierten Zentren vorbehalten bleiben.

4.60 Wie wird bei Diarrhoen nach Cholezystekomie vorgegangen?

Diarrhoen nach Cholezystektomie kommen bei etwa 10 % der Patienten vor. Sie sind meist Ausdruck eines Gallensäuremalabsorptionssyndroms. Unterschieden werden 3 Typen:

- Typ I: Ileumerkrankung, -resektion, -bypass; ungenügende Resorption
- Typ II: „primäre“ Gallensäuremalabsorption (Transporterdefekt?); sehr selten
- Typ III: Gallensäuremalabsorption, z. B. nach Cholezystektomie, Vagotomie, medikamentös oder in Zusammenhang mit anderen Erkrankungen

Bei Z. n. Cholezystektomie geht man aufgrund der fehlenden Reservoirfunktion der Gallenblase von einer gehäuften Rezirkulation und einem erhöhten Spiegel von Gallensäuren im Darm aus. Diese können nach Übertritt ins Kolon durch direkte Wirkung an der Schleimhaut Diarrhoen verursachen.

Therapeutisch wie diagnostisch kann pragmatisch ein Cholestyramintest durchgeführt werden. Auf Gabe von Cholestyramin als Gallesäurebinder sollten die Diarrhoen sistieren.

4.61 Wie wird bei Diarrhoen nach einer Magenresektion vorgegangen?

Durchfälle nach einer Magenresektion gehören zu den häufigeren Beschwerden. Sie können verschiedene Ursachen haben.

Beim **(Früh-)Dumping-Syndrom** kommt es etwa 30 Minuten nach Nahrungsaufnahme aufgrund zu schnellen Übertritts hyperosmolarer Nahrung in den Dünndarm zu Übelkeit, Schwitzen, Blutdruckabfall, Völlegefühl, Aufstoßen und Diarrhoe. Therapeutisch sollte die Flüssigkeitsaufnahme während den Mahlzeiten begrenzt und die Mahlzeiten insgesamt verkleinert werden. In schweren Fällen kann die Einnahme von Octreotid oder Acarbose hilfreich sein.

Nach **Vagotomie** kann es durch gestörte Motilität und verminderte Säuresekretion zur Postvagotomiediarrhoe kommen. Auch hier sind die Symptome in der Regel durch diätetische Maßnahmen, Spasmolytika, Antidiarroika sowie Gallensalzbinder beherrschbar.

Eine **verringerte Säureproduktion** im Magen kann zu einer bakteriellen Fehlbesiedlung und so zu chronischen Durchfällen führen. Hier kann probatorisch oder nach entsprechendem Nachweis mittels Atemtest oder Duodenalsaftanalyse eine antibiotische Therapie durchgeführt werden.

Literatur

Hagel et al. S2k-Leitlinie Gastrointestinale Infektionen und Morbus Whipple. Z Gastroenterol 2015; 53: 418–459.

Lankisch PG, Mahlke R, Lübbers H, Lembcke B, Rösch W. Zertifizierte medizinische Fortbildung: Leitsymptom Diarrhö. Dtsch Arztebl 2006; 103(5): A 261–9.

5 Untere gastrointestinale Blutung

Katharina Grotemeyer

5.1 Wie ist eine akute untere GI-Blutung definiert?

Die akute untere GI-Blutung ist definiert als Blutung, die weniger als drei Tage anhält und mit einer Kreislaufinstabilität und Anämie einhergeht bzw. bei der die Notwendigkeit einer Bluttransfusion besteht.

Die Blutungsquelle liegt unterhalb des Treitz-Bands. Dies betrifft etwa 10–20 % aller gastrointerstinalen Blutungen. Die untere GI-Blutung manifestiert sich klinisch in der Regel als Hämatochezie.

5.2 Bei welcher Blutungsentität (untere vs. obere GI-Blutung) sind schwerere Verläufe zu erwarten?

Patienten mit einer unteren GI-Blutung benötigen signifikant weniger Bluttransfusionen (36 % vs. 64 %), haben einen höheren Hb-Wert (84 % vs. 61 %) und weisen erheblich weniger Schocksymptome auf (19 % vs. 35 %) als Patienten mit einer oberen GI-Blutung. Diese Beobachtung lässt sich durch einen Verglich der Kolonblutungen mit Blutungen aus dem Dünndarm untermauern. Auch hier benötigen Patienten, die im Bereich des Kolons bluten, weniger Bluttransfusionen als Patienten, die im Bereich des Dünndarms Blutungen aufweisen.

5.3 Nach welchen Kriterien kann der Schweregrad bzw. die Schwere des Verlaufs einer unteren GI-Blutung eingeschätzt werden?

Anders als bei der oberen GI-Blutung existieren zur Einschätzung des Schweregrades keine allgemein gültigen Scrores. Aoki et al. (2016) konnten jedoch in einer Studie mit 439 Patienten acht Risikofaktoren identifizieren, die mit einem schwereren Verlauf assoziiert zu sein scheinen:

- Einnahme von nicht-steroidalen Antiphlogistika (NSAR)
- Diarrhoe
- Abdominelle Abwehrspannung
- Systolischer Blutdruck unter 100 mmHg
- Thrombozytenaggregationshemmung
- Albuminspiegel unter 3 g/dl
- Mehrere Begleiterkrankungen (Charlson Comorbidity Index ≥ 2)
- Synkope/Kollaps („NOBLADS-Score")

5.4 Was sind Risikofaktoren für einen schweren Verlauf einer unteren GI-Blutung?

Risikofaktoren für schwere Verläufe sind fortgeschrittenes Alter (< 75 J), Einnahme von NSAR bzw. Thrombozytenaggregationshemmern, genetisch determinierte Gerinnungsstörungen, v.-Willebrandt-Jürgens-Syndrom, erworbene Gerinnungsstörungen durch Vollantikoagultion oder Verbrauchskoagulopathie. Des Weiteren ist bei multimorbiden Patienten mit schwereren Verläufen zu rechnen.

5.5 Sind Hämostasesprays zur Blutstillung bei unterer GI-Blutung sinnvoll (siehe auch ▸ Frage 2.21)?

Hemospray ist bei einer unteren GI-Blutung vergleichbar effektiv wie bei Einsatz im oberen Gastrointerstinaltrakt, d. h. im Einzelfall durchaus effektiv. Eine Zulassung besteht jedoch nicht, sodass bei Verwendung Off-Label erfolgt.

5.6 Welche Bildgebung ist bei persistierender unterer GI-Blutung sinnvoll?

Die Endoskopie stellt unumstritten die diagnostische Methode der Wahl bei unterer GI-Blutung dar. Die Detektionshäufigkeit bei diesem Verfahren liegt unabhängig von der Blutungsursache mit und ohne vorbereitende Maßnahmen bei 60–80 %. Bei fortgesetzter Blutung mit wiederholt fehlender endoskopischer Detektion der Blutungsquelle besteht die Möglichkeit zur Durchführung einer CT-Angiografie, wobei hier die minimale Flussgeschwindigkeit der Blutung bei etwa 0,5–1 ml/min liegen muss, um identifiziert zu werden. In Ausnahmefällen lässt sich auch der Gefäßstumpf ohne Zeichen einer akuten Blutung darstellen. Der große Vorteil der Angiografie ergibt sich durch die genaue Lokalisierbarkeit der Blutung und der direkten Möglichkeit der Intervention. Eine weitere Option stellt die Szintigrafie dar, diese ist zwar sensitiver als die CT-Angiografie, jedoch fehlt hier bei zusätzlich geringerer Spezifität vor allem die Möglichkeit der Intervention, sodass sie an Stellenwert in der Diagnostik der akuten unteren GI-Blutung eingebüßt hat. Lediglich zur Detektion intermittierender, langsamer Blutungen wird sie noch gelegentlich eingesetzt.

5.7 Wie wird eine ischämische Kolitis diagnostiziert?

Endoskopisch zeigt sich in der Regel ein typisches Bild (Blickdiagnose), in Zweifelsfällen erfolgt der histologische Nachweis.

5.8 Wie wird die ischämische Kolitis behandelt? Sollte immer operiert werden?

Die Therapie erfolgt zunächst mittels Low-dose-Antikoagulation, auch wenn dies bei wahrscheinlich vorliegendem peranalen Blutabgang erst einmal widerstrebt. Eine CT-angiologische Darstellung ist zu empfehlen. Der Verschluss eines großen Gefäßes kann interventionell-radiologisch erfolgen. Die Operation stellt die Ultima Ratio dar.

5.9 Ein Patient setzt rektal Blut ab. Soll er noch in der Nacht für eine Koloskopie vorbereitet werden?

In der Regel ja, dies sollte in Rücksprache mit dem Endoskopiedienst geschehen. Grundsätzlich erscheint eine frühe Koloskopie sinnvoll. Studien belegen, dass Patienten, die früh (innerhalb von 12–24 h) koloskopiert werden, eine kürzere Krankenhausverweildauer haben verglichen mit Patienten, die eine späte Koloskopie erhielten (> 72 h). Unterschiede bzgl. Morbidität und Letalität ergeben sich jedoch nicht.

5.10 Wie wird eine Divertikelblutung behandelt? Wann muss operiert werden?

Eine Divertikelblutung wird, sofern sie detektiert werden kann, mit den vorhandenen endoskopischen Techniken behandelt. Diese umfassen in der Regel die Unterspritzung mit Suprarenin (1:10.000), Fibrinkleber und/oder Clipapplikation.

Sollte dies nicht zum gewünschten Erfolg führen oder ist die Blutungsquelle endoskopisch nicht eruierbar, ist eine CT-Angiografie die zweite Wahl. Hier besteht die Therapieoption des radiologisch interventionellen Gefäßverschlusses. Ist auch hier bei persistierender Blutung eine Versorgung nicht möglich, ist eine operative Therapie zu erwägen. Grundsätzlich sind nahezu 90 % aller Divertikelblutungen unter Gerinnungsoptimierung selbstlimitierend.

5.11 Wie ist das weitere Vorgehen, wenn eine Divertikelblutung vermutet wird, die Blutungsquelle jedoch in der Koloskopie nicht detektiert werden kann und die Blutung nicht selbstständig sistiert?

Zum Ausschluss einer oberen GI-Blutung ist eine ÖGD erforderlich. Auch wenn bei Hämatochezie und Absetzen von frisch rotem Blut eine Blutungsquelle im Kolon wahrscheinlich ist, ist die Möglichkeit einer obere GI-Blutung immer in Betracht zu ziehen. Nach Ausschluss einer oberen GI-Blutung sollte mindestens eine weitere Koloskopie erfolgen. Bei klinischen Zeichen einer aktiven Blutung liegt die endoskopische Detektionsrate bei etwa 20 %.

Ein eventuell notwendiger Gerinnungsausgleich sollte bereits bei Auftreten der GI-Blutung erfolgen. Gelegentlich lohnt sich jedoch eine erneute Untersuchung der Fibrinogenwerte und FXIII-Spiegel, da bei großen Blutverlusten auch hier ein ggf. substitutionswürdiger Verbrauch zu erwarten ist.

Bei weiterhin persistierender Blutung ist eine CT-Angiografie zur genauen Lokalisation der Blutungsquelle in Erwägung zu ziehen. Voraussetzung ist jedoch, dass die Blutungsquelle zum Zeitpunkt der Untersuchung noch ausreichend (mit min. 0,5–1 ml/min) blutet.

5.12 Peranaler Blutabgang – an welche Differenzialdiagnosen ist zu denken?

Hellrote Blutungen am Toilettenpapier oder Abgang von geringsten Mengen von frischem Blut sind recht häufig (bei etwa 15 %) der Bevölkerung anzutreffen. Diese sind mit hoher Wahrscheinlichkeit, unter Betrachtung der Gesamtsituation, als harmlos einzustufen.

Typisch für das Vorliegen einer unteren GI-Blutung ist eine Hämatochezie, seltener das Auftreten von Meläna. Bei bis zu 15 % der Patienten liegt die Blutungsquelle trotz typischer Symptome einer unteren GI-Blutung im oberen GI-Trakt. In diesem Fall ist häufig eine Kreislaufinstabilität zu beobachten.

Die Unterscheidung zwischen oberer und unterer GI-Blutung ist unter anderem erschwert, da Hämatin genauso durch den bakteriellen Abbau des Blutes im Kolon wie durch Kontakt des Blutes mit Magensäure entstehen kann. Die Blutungsquelle liegt in diesem Fall in der Regel im proximalen Kolon. Bis zur klinischen Manifestation des Blutungsereignisses und Beginn der Blutung können 4–20 h vergehen.

5.13 Wie erfolgt die Therapie?

Primäres Behandlungsziel sollte eine Kreislaufstabilisierung mittels Volumensubstitution, u. a. durch Gabe von Erythrozytenkonzentraten (falls erforderlich), sein.

Letzteres sollte individuell entschieden werden. Daten belegen ein besseres Gesamtergebnis bei zurückhaltendem Transfusionsmangement ab Hb-Werten von 7 g/dl. Bei instabiler Situation ist eine intensivmedizinische Überwachung notwendig.

Eine Gerinnungsoptimierung ist unbedingt anzustreben. Diese umfasst neben einer eventuellen Substitution von Thrombozyten bei einem Wert $< 50 \times 10^9/l$ [4] die Korrektur der plasmatischen Gerinnung. Übertherapeutische Antikoagulation, mittels DOAKs oder Vitamin-K-Antagonisten, sollte vor dem Eingriff antagonisiert bzw. ausgeglichen werden. Hier sollten primär spezifische Antidote verwendet werden, dies ist bei Antikoagulation mit Dabigatran möglich. Bei Xa- oder Vitamin-K-Antagonisten steht PPSB oder Feiba zur Verfügung. Bei Vitamin-K-Antagonisten sollte zusätzlich Vitamin K i. v. verabreicht werden. FFP (Fresh Frozen Plasma) kann in Erwägung gezogen werden, ist aber aufgrund der Problematik der Volumenüberladung und der mangelnden Option der spezifischen und somit optimalen Gerinnungssubstitution nicht als erste Wahl anzusehen. Zusätzlich besteht häufig bei länger bestehenden Blutungen ein relevanter Faktor-XIII-Mangel, auch dieser sollte behoben werden, um eine Fibrinstabilisierung zu ermöglichen. Hier sind in der Blutungssituation Werte > 70 % anzustreben.

In der Regel liegt bei o. g. Szenario die Blutungsquelle im Kolon. Im Großteil der Fälle ist eine Endoskopie nach abführenden Maßnahmen als sinnvoll zu erachten. Der optimale Zeitpunkt zur Durchführung einer Koloskopie wird, aufgrund der hohen Rate an spontan sistierenden Blutungen, bei < 24h angesehen. Bei vermuteter tiefer unterer GI-Blutung aus dem Rektum oder Sigma kann eine Sigmoidoskopie nach abführenden Maßnahmen von anal zielführend sein. Die Möglichkeiten der blutstillen Maßnahmen entsprechen denen bei oberen GI-Blutung (Fibrinkleber, Suprarenin, Clipapplikation, OTSC® [Over-the-scope-Clip] und Hemospray; ▶ Kap. 2).

5.14 Welches sind die Differenzialdiagnosen einer Eisenmangelanämie?

Im ersten Schritt erfolgt die Evaluation der Ernährungsgewohnheiten. Europaweit haben bis zu 15 % der Kinder ernährungsbedingt eine Eisenmangelanämie (Aggett et al. 2002). Bei ausreichender Zufuhr durch die Nahrung müssen weitere Ursachen in Betracht gezogen werden, hierzu gehören Resorptionsprobleme aufgrund einer Zoeliakie und/oder chronisch-entzündlichen Darmerkrankung. Letztere können auch mit einem erhöhten Verlust aufgrund chronischer Blutungen einhergehen. In Einzelfällen können auch genetische Veränderungen (Iron-resistant Iron Deficiency Anemia, IRIDA) und eine idiopathische pulmonale Hämosiderose ursächlich sein.

Weitere Differenzialdiagnosen sind selbstverständliche Blutverluste jeglicher Art, denen auch Malignome, z. B. ein Kolonkarzinom, zugrunde liegen können.

Neben der renalen Anämie kommen seltene Differenzialdiagnosen infrage:

- Heterozygote β-Thalassaemia minor (HbA2 erhöht; RDW normal)
- α-Thalassaemia minor (RDW normal; molekulargenetischer Nachweis)
- Weitere seltene Hämoglobinopathien (z. B. HbSC, HbCC, HbS-β-Thalassämie, thalassämische Hämoglobinopathie)
- **Tipp:** Mentzer-Index berechnen!
- Bleiintoxikation (in Deutschland selten; basophile Tüpfelung)
- Sideroblastische Anämien und hereditäre Störungen des Eisenmetabolismus (selten; differenzierte hämatologische Spezialdiagnostik inklusive Hepcidinmessung im Urin und molekulargenetischer Nachweis)
- Pyropoikilozytose

5.15 Ein Patient mit Colitis ulcerosa unter anti-TNF-Therapie und bis dato gutem Ansprechen stellt sich mit neu aufgetretenen blutigen Durchfällen in der Notaufnahme vor. Woran ist zu denken?

Neben einem erneuten Schub der bekannten Grunderkrankung ist an eine CMV-Infektion zu denken. Hier sollten CMV-IgG, IgM im Serum sowie CMV-DNA aus Vollblut bestimmt werden. Des Weiteren sollte eine Kolonbiopsie bzgl. dieser Fragestellung erfolgen. Zusätzlich sollte auch an bakterielle Infektionen, z. B. durch *Colstridium difficile*, gedacht werden. Wenn die genannten Optionen ausgeschlossen sind, kommt eine Kortison-Stoßtherapie infrage.

5.16 Was ist die Ursache von Rektumulkusblutungen?

Im klinischen Alltag treten Ulkusblutungen häufig im Rahmen von Druckulzerationen bei Intensivpatienten, die mit einem Stuhlkollektor versorgt sind, auf. Weitere Ursachen sind in ▶ Tab. 5.1 dargestellt.

Tab. 5.1 Ursachen und Therapiemöglichkeiten rektaler Ulzera (nach Winkler 2001)

Ursache	Therapieoption
Colitis ulcerosa	Endoskopisch / chirurgisch
Proktitiden (toxisch / bakteriell / radiogen / nicht klassifizierbar / sonstige)	Endoskopisch
Ulcus recti simplex	Endoskopisch / chirurgisch
Verletzungen	Endoskopisch / chirurgisch
Rektumkarzinom	Chirurgisch (endoskopisch)

5.17 Welche Therapieoptionen bestehen bei Rektumulkusblutungen?

Die endoskopischen Therapiemöglichkeiten sind vergleichbar mit denen bei einer oberen ulkusassoziierten GI-Blutung. Häufig wird eine Kombination endoskopischer Verfahren auf Basis der Injektion (NaCl, Adrenalin 1:10000, Fibrinkleber) sowie z. B. Hämoclip und/oder APC-Therapie eingesetzt.

Literatur

Aggett P J, et al. Iron metabolism and requirements in early childhood: do we know enough. a commentary by the ESPGHAN Committee on Nutrition. J Pediatr Gastroenterol Nutr. 2002; 34(4): 337–45.

Aoki T. Development and Validation of a Risk Scoring System for Severe Acute Lower Gastrointestinal Bleeding. Clin Gastroenterol Hepatol. 2016; 14(11): 1562–1570 e2.

Behnisch W, Muckenthaler M, Kulozik A. S1-Leitlinie 025–021: Eisenmangelanämie. AWMF online, 2016. 025/021.

Classen M. Gastroenterologische Endoskopie. Thieme: Stuttgart, 2004.

Farrell JJ, Friedman LS. Review article: the management of lower gastrointestinal bleeding. Aliment Pharmacol Ther. 2005; 21(11): 1281–98.

Fries D. Gerinnungsmanagement in der Intensivmedizin. http://www.oegari.at/web_files/dateiarchiv/editor/im_gerinnungsmanagement_in_der_intensivmedizin_2012_2.pdf 2012.

Ghassemi KA, Jensen DM. Lower GI bleeding: epidemiology and management. Curr Gastroenterol Rep. 2013; 15(7): 333.

Holzheimer RG. Hemorrhoidectomy: indications and risks. Eur J Med Res. 2004; 9(1): 18–36.

Iolascon A, De Falco L, Beaumont C. Molecular basis of inherited microcytic anemia due to defects in iron acquisition or heme synthesis. Haematologica 2009; 94(3): 395–408.

Jensen DM. Urgent colonoscopy for the diagnosis and treatment of severe diverticular hemorrhage. N Engl J Med. 2000; 342(2): 78–82.

Mourad FH, Leong RW. Role of hemostatic powders in the management of lower gastrointestinal bleeding: A review. J Gastroenterol Hepatol. 2018; 33(8): 1445–1453.

Sun H. Detection and localization of active gastrointestinal bleeding with multidetector row computed tomography angiography: a 5-year prospective study in one medical center. J Clin Gastroenterol. 2012; 46(1): 31–41.

Talley N J, Jones M. Self-reported rectal bleeding in a United States community: prevalence, risk factors, and health care seeking. Am J Gastroenterol 1998; 93(11): 2179–83.

Talley NJ, Jones M. Self-reported rectal bleeding in a United States community: prevalence, risk factors, and health care seeking. Am J Gastroenterol. 1998; 93(11): 2179–83.

Villanueva C, et al. Transfusion strategies for acute upper gastrointestinal bleeding. N Engl J Med. 2013; 368(1): 11–21.

Walker HK, Hurst JW. Clinical Methods: The history, physical and laboratory examinations. 3rd edition. Boston: Butterworths, 1990.

Winkler R. Anal- und Rektumulcera — Ätiologie, Diagnostik, Therapie (Ulcus recti simplex, radiogenes Ulcus, CED) / Perianal. Deutsche Gesellschaft für Chirurgie 2001: 114–119.

Zaets S B, et al. Recombinant factor XIII mitigates hemorrhagic shock-induced organ dysfunction. J Surg Res. 2011; 166(2): e135–42.

Zuckerman GR, Prakash C. Acute lower intestinal bleeding: part I: clinical presentation and diagnosis. Gastrointest Endosc. 1998; 48(6): 606–17.

6 Obstipation

Marko Weber

6.1 Wann liegt eine Obstipation vor?

Gemäß der Leitlinie der DGVS liegt eine chronische Obstipation vor, wenn über unbefriedigende Stuhlentleerungen berichtet wird, die mindestens zwei der folgenden Leitsymptome aufweisen:

- Starkes Pressen
- Klumpiger oder harter Stuhl
- Subjektiv unvollständige Entleerung
- Subjektive Obstruktion oder
- Manuelle Manöver zur Erleichterung der Defäkation
- Jeweils bei ≥ 25 % der Stuhlentleerungen oder
- < 3 Stühle pro Woche

Die Symptome können gelegentlich oder akut auftreten. Die Definition wird also durch die subjektiv vom Betroffenen empfunden Symptome bestimmt.

6.2 Was ist eine chronische Obstipation?

Hält die Obstipation über 3 Monate an, spricht man von einer chronischen Obstipation.

6.3 Wie häufig ist die Obstipation in Deutschland?

Chronische Obstipationsbeschwerden zählen mit einer Prävalenz von 5–15 % zu den häufigen Gesundheitsstörungen in Deutschland, wobei die Prävalenz mit dem Alter zunimmt und Frauen im Verhältnis 2:1 deutlich häufiger betroffen sind als Männer.

6.4 Wie ist die Lebensqualität bei Patienten mit chronischer Obstipation?

Die Beeinträchtigung der Lebensqualität chronisch obstipierter Menschen ist mit der bei anderen chronischen Erkrankungen zu vergleichen, z. B. mit Refluxkrankheit, arterieller Hypertension, Diabetes und Depression.

6.5 Welches sind häufige primäre Ursachen einer Obstipation?

In der Literatur wurden Assoziationen zwischen Obstipation und faserarmer Kost, verminderter Flüssigkeitsaufnahme, mangelnde Bewegung sowie Unterdrückung des Defäkationsreizes und Änderung der Lebensumstände diskutiert. Eine evidenzbasierte Grundlage für diese Faktoren findet sich jedoch nicht.

Strukturelle intestinale Passagestörungen können zu einer Obstipation führen. Hierzu zählen v. a. die Rektozele, Enterozele oder eine Intussception, welche zu einer anorektalen Entleerungsstörung führen. Ein Tumor oder ein mechanisches Hindernis führt hingegen eher zu einem (Sub-)Ileus als zu einer chronischen Obstipation.

6.6 Was ist eine rektale Outlet-Obstruktion?

Die rektale Outlet-Obstruktion ist eine Form der chronischen Obstipation. Synonym wird der Begriff anorektale Stuhlentleerungsstörungen verwandt.

6.7 Was ist eine Rektozele?

Eine Rektozele ist eine Hernierung des unteren Mastdarms direkt oberhalb des Schließmuskels. Sie entsteht fast ausschließlich bei Frauen. Meist handelt es sich um eine Aussackung der Mastdarmvorderwand zur Vagina aufgrund einer Schwäche der Wandschichten (lat. Septum rectovaginale; ▶ Abb. 6.1). Häufig ist eine Rektozele vergesellschaftet mit einer Beckenbodensenkung, vorbestehender Neigung zu Verstopfung und mehreren stattgehabten Geburten. Bedeutsam für die Obstipation sind insbesondere die distalen, direkt oberhalb des Sphinkterapparats gelegenen Rektozelen. Rektozelen sind grundsätzlich Normalbefunde, die sich bei mehr als 80 Prozent beschwerdefreier Frauen und bei 15 Prozent gesunder Männer finden. Pathologische Bedeutung kommt der Rektozele bei der Outlet-Obstipation lediglich dann zu, wenn es bei der Defäkation zur Retention von Stuhl in der Rektozele kommt, was die Patienten unter Umständen zu einer manuellen Unterstützung der Defäkation zwingt.

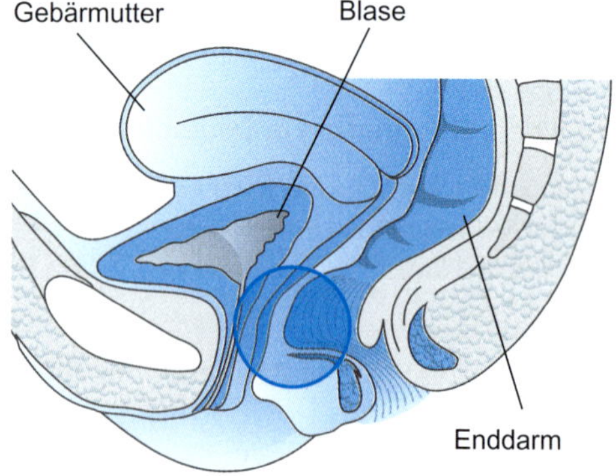

Abb. 6.1 Rektozele. [L138]

6.8 Was ist eine Enterozele?

Die Enterozele ist definiert durch einen Vorfall entweder von Dünndarm oder des Sigmas (Sigmoidozele) in den tiefgelegenen Douglasraum. Eine Stuhlretention in dem durchhängenden Colon sigmoideum (Cul de sac) oder eine Kompression des Rektums durch die Dünndarmschlingen kann zu einer Stuhlentleerungsstörung führen.

6.9 Was ist eine Intusseption?

Bei der distalen Rektum-Intussuszeption handelt es sich um eine innere Einstülpung der Mukosa oder der kompletten Rektumwand in das distale Rektumlumen oder den Analkanal. Die Symptomatik der Rektum-Intussuszeption beinhaltet das Gefühl der unvollständigen Entleerung, Inkontinenzbeschwerden, Analschmerzen sowie ein Prolapsgefühl.

6.10 Welche funktionellen Störungen führen zu einer Obstruktion?

Anders als mechanische Obstruktionen des Anorektums sind die reflektorisch bedingten Defäkationsstörungen funktioneller Genese. Hierzu gehören z. B. eine paradoxe Anspannung des Schließmuskels oder ein fehlender intrarektaler Druckaufbau bei der Defäkation. Diese anorektalen Fehlfunktionen können ebenfalls eine Behinderung der Entleerungspassage verursachen.

6.11 Welches sind sekundäre Ursachen einer Obstipation

Deutlich häufiger sind sekundäre Ursachen aufgrund von Medikamenten bzw. im Rahmen von neurologischen, endokrinologischen und systemischen Erkrankungen. ▶ Tab. 6.1 gibt einen Überblick über diese Ursachen.

Insgesamt überwiegen die sekundären Ursachen einer chronischen Obstipation, sodass diese im Anamnesegespräch sorgfältig überprüft werden sollten.

Tab. 6.1 Mögliche sekundäre Ursachen einer chronischen Obstipation in Anlehnung an Andresen et al.

Medikamente (Nebenwirkungen)	
Opiate	
Anticholinergika	
Trizyklische Antidepressiva	
Neuroleptika	
Monoaminooxidase-Hemmer	
Antiepileptika	
Antihistaminika	
Kalziumhaltige Antazida	
Antihypertensiva	
Spasmolytika	
Sympathomimetika	
Diuretika	
Colestyramin	
Neurologische Erkrankungen	
Zentralnervensystem	Morbus Parkinson Multiple Sklerose Zerebrovaskuläre Erkrankungen (Apoplex, Demenz) Morbus Recklinghausen (Neurofibromatose) Tabes dorsalis
Peripheres Nervensystem	Autonome Neuropathie (Diabetes mellitus) Polyneuritis Guillan-Barré

Tab. 6.1 Mögliche sekundäre Ursachen einer chronischen Obstipation in Anlehnung an Andresen et al. *(Forts.)*

Traumatische Läsionen	Rückenmarksquerschnitt Läsion vegetativer Nervengeflechte (z. B. nach Beckenoperationen)
Endokrine Erkrankungen bzw. Ursachen	
Hypothyreose	
Hyperparathyreoidismus (Hyperkalzämie)	
Schwangerschaft (3. Trimenon)	
Zyklus (2. Zyklushälfte)	
Systemische Erkrankungen	
Kollagenosen / Sklerodermie	
Amyloidose	

6.12 Wie können Obstipationsbeschwerden quantifiziert werden?

Hilfreich ist hier einerseits ein Stuhltagebuch, um die genaue Anzahl der Stuhlgänge pro Woche über einen größeren Zeitraum überblicken zu können. Zur qualitativen Beurteilung empfiehlt sich darüberhinaus der Einsatz der Bristol Stool Scale (▶ Abb. 6.2).

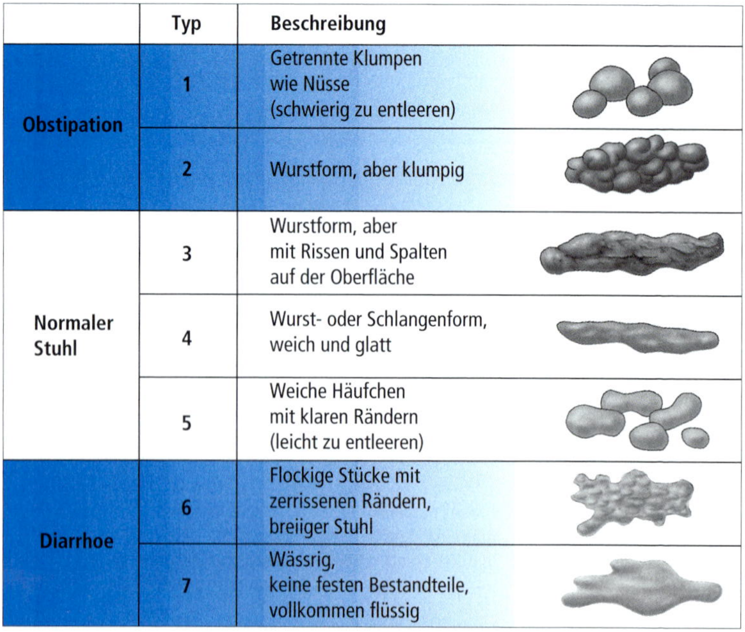

	Typ	Beschreibung
Obstipation	1	Getrennte Klumpen wie Nüsse (schwierig zu entleeren)
	2	Wurstform, aber klumpig
Normaler Stuhl	3	Wurstform, aber mit Rissen und Spalten auf der Oberfläche
	4	Wurst- oder Schlangenform, weich und glatt
	5	Weiche Häufchen mit klaren Rändern (leicht zu entleeren)
Diarrhoe	6	Flockige Stücke mit zerrissenen Rändern, breiiger Stuhl
	7	Wässrig, keine festen Bestandteile, vollkommen flüssig

Abb. 6.2 Bristol Stool Scale. [L138]

6.13 Welche Diagnostik sollte bei Vorliegen von Obstipationsbeschwerden durchgeführt werden?

Als Basisdiagnostik sollte eine genaue Anamnese der Beschwerden einschließlich Stuhlfrequenz und Beschaffenheit erfolgen. Darüber hinaus sollten mögliche sekundäre Ursachen einer chronischen Obstipation gemäß ▶ Tab. 6.1 soweit möglich anamnestisch ausgeschlossen werden. Dazu gehört v.a. eine differenzierte Medikamentenanamnese. Zur Basisdiagnostik gehört ebenfalls eine vollständige körperliche Untersuchung einschließlich der Inspektion des Anus und einer digital-rektalen Untersuchung mit Prüfung von Sphinktertonus, Kneifdruck und Defäkationsversuch (Pressen). Ziel dieser Basisuntersuchungen ist eine Differenzierung zwischen einer Stuhlentleerungs- und einer Kolontransitstörung. Laborchemisch wird z.T. die Bestimmung von Blutbild, TSH und Kalzium vor dem Hintergrund sekundärer Ursachen empfohlen, wird aber selten diagnostisch weiterhelfen.

6.14 Gibt es Warnsymptome, die einer dringenden Abklärung bedürfen?

Warnsymptome auf das Vorliegen eines kolorektalen Karzinoms oder einer systemischen, konsumierenden Erkrankung sind Blut im Stuhl, Anämie, unklarer Gewichtsverlust, tastbare Resistenz in der körperlichen Untersuchung oder paradoxe Diarrhoen. Darüberhinaus sollten die Empfehlungen der Darmkrebsvorsorge beachtet und Patienten mit einer positiven Fremd- oder Eigenanamnese für Malignome oder Alter > 50 Jahre oder auch bei einem rasch progredienten Verlauf eine Koloskopie empfohlen werden. Allen anderen Patienten kann zunächst eine probatorische Therapie angeboten werden.

HINWEIS

Bei neu aufgetretener Obstipation und oder Alarmsymptomen immer Kolonkarzinom ausschließen!

6.15 Welche weiterführende Diagnostik ist bei einer chronischen Obstipation angeraten?

Die weiterführende Diagnostik dient einerseits dem Ausschluss organischer Ursachen und erst in zweiter Linie der genaueren Differenzierung der Obstipation mithilfe von Funktionsuntersuchungen.

Um Hinweise für eine organische Ursache zu finden, sollten Blutbild und Entzündungsparameter sowie Elektrolyte, Nierenretentionswerte, Leber- und Pankreasenzyme, TSH und der Blutzucker bzw. HbA1c bestimmt werden. Darüber hinaus sollten eine Sonografie des Abdomens sowie eine Ileokoloskopie erfolgen.

Zur weiteren Differenzierung einer chronischen, therapiefrefraktären Obstipation schließen sich die anorektale Manometrie, idealerweise mit Ballonexpulsionstest, sowie eine Defäkografie, die heutzutage im MRT erfolgt, und eine Kolontransitbestimmung an. Dadurch soll eine Differenzierung zwischen Stuhlentleerungsstörung, Kolontransitstörung und Obstipation bei normalem Kolontransit möglich sein.

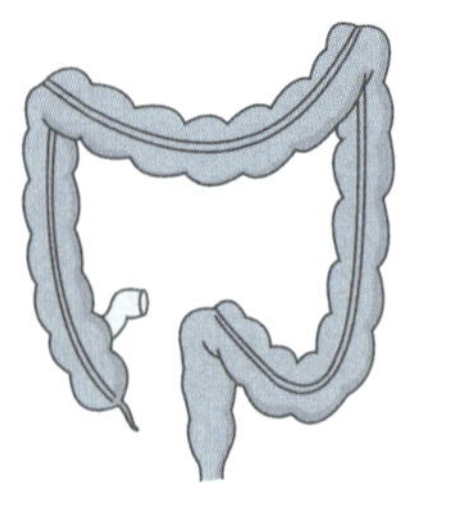

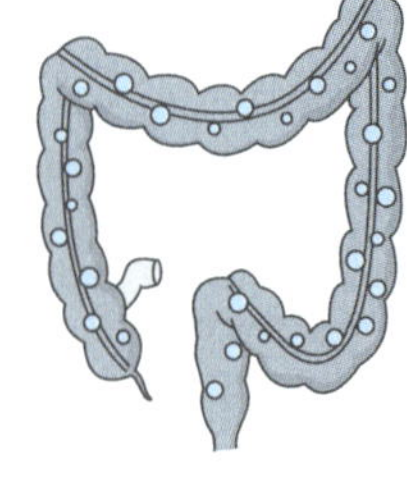

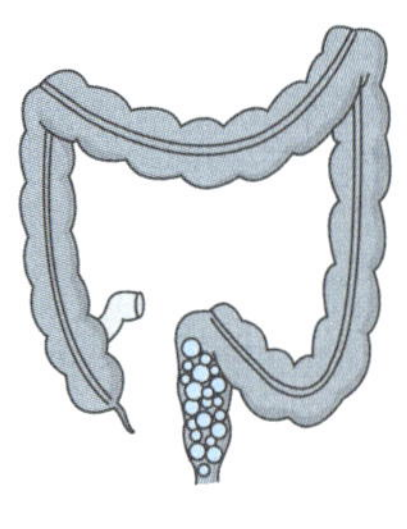

Abb. 6.3 Bestimmung der Kolontransitzeit. [L138]

6

6.16 Was ist der Hinton-Test?

Der Hinton-Test dient der Bestimmung der Kolontransitzeit, die normalerweise bei 68–72 h liegt. Der Patient nimmt über 6 Tage verschieden aussehende, röntgendichte Marker zu sich. An Tag 4 und 7 erfolgt eine Abdomenübersichtsaufnahme mit Auszählung der Marker. Anhand der Formel:

ausgezählte Marker × 1,2 = Passagezeit in Stunden

lässt sich die Kolontransitzeit abschätzen. Befinden sich mehr als 20 % der Marker im Körper, gilt der Test ebenfalls als pathologisch. Aufschlussreich ist zudem die Verteilung der Marker in den Abdomenübersichtsaufnahmen. Eine Akkumulation der Marker im Anorektum weist auf eine Entleerungsstörung hin. Bei einer gleichmäßigen Verteilung der Marker im Kolon spricht dies für eine Hypomotilität bzw. Kolontransitstörung (▶ Abb. 6.3).

6.17 Wie erfolgt die Therapie der Obstipation?

Therapeutisch kann zwischen Basismaßnahmen, die dem Zusammenhang zwischen Lebensstil und Auftreten einer Obstipation Rechnung tragen, und einer stufenweisen medikamentösen Therapie unterschieden werden. Wichtig ist für diese v. a. der Ausschluss oder Nachweis einer Entleerungsstörung, da diese anders therapiert wird. Von der DGVS wird gemäß der Leitlinie Chronische Obstipation ein Stufenschema empfohlen (▶ Abb. 6.4).

6.18 Welches sind die Basismaßnahmen der Therapie einer chronischen Obstipation?

Als allgemeine Basismaßnahmen zur Therapie der Obstipation werden empfohlen:

- Ballaststoffe, natürliche (z. B. Kleie) oder lösliche („Flohsamenschalen"), ca. 30 g/d
- Ausreichende Trinkmenge von 1,5–2 l/d
- Regelmäßige, körperliche Aktivität
- Stuhldrang nicht unterdrücken

Als Basismaßnahmen sollten zunächst diätetische Empfehlungen, z. B. eine ballaststoffreiche Ernährung, gegeben werden. Neben Vollkornprodukten, Obst und Gemüse sollten bei leichten Verlaufsformen auch Trockenfrüchte versucht werden. Führt dies nicht zu einer relevanten Besserung, kann die Ernährung um die Einnahme

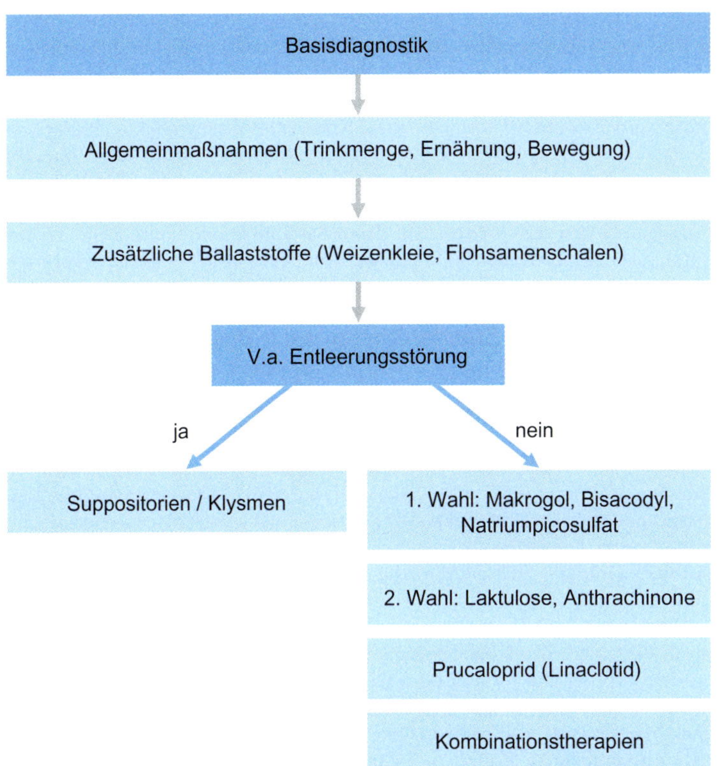

Abb. 6.4 Diagnostischer Algorithmus. [L138]

von Weizenkleie oder Flohsamenschalen ergänzt werden. Insbesondere im Alter wird häufig die tägliche empfohlene Trinkmenge nicht erreicht, was möglicherweise eine Ursache für das häufigere Auftreten einer Obstipation im Alter ist. Eine über die genannten 2 l hinausgehende Trinkmenge hat keinen weiteren positiven Effekt auf die Obstipation. Immobilität oder körperliche Inaktivität begünstigt eine Obstipation, weshalb den Patienten eine regelmäßige körperliche Aktivität empfohlen werden sollte.

6.19 Welche Maßnahmen sind sinnvoll, wenn Ballaststoffe nicht helfen?

Bei fehlender Wirksamkeit und/oder Auftreten unangenehmer Begleitsymptome sollte die Zufuhr von Ballaststoffen reduziert und andere Maßnahmen zur Obstipationstherapie bevorzugt werden. So können Ballaststoffe oft unangenehme Begleitsymptome, z. B. Blähungen und abdominelle Krämpfe, auslösen. Nebenwirkungen treten sowohl bei natürlichen (Kleie etc.) wie auch den löslichen Ballaststoffen (Flohsamenschalen etc.) auf.

6.20 Wie erfolgt die Therapie bei V. a. eine Entleerungsstörung?

Bei V.a. eine Entleerungsstörung sollten primär Suppositorien und Klysmen eingesetzt werden. Die höchste Evidenz besteht für Bisacodyl-Zäpfchen und CO_2-freisetzende Suppositorien, die auch dauerhaft und in der Schwangerschaft eingesetzt werden können. Phosphalthaltige Klysmen sind zwar effektiv, können aber bei Daueranwendung zu Elektrolytstörungen führen, weshalb diese bevorzugt bedarfsweise eingesetzt werden sollten. Führen diese Maßnahmen nicht zu einer substantiellen Besserung der Beschwerden, sollte eine differenzierte Diagnostik (▶ Frage 6.15) erwogen werden, auf deren Basis über eine funktionelle Therapie im Rahmen eines Biofeedback-Trainings, Kombinationstherapien oder ggf. strukturelle, d.h. operative Maßnahmen, entschieden werden.

6.21 Wie erfolgt die Standardtherapie der Obstipation ohne V. a. Entleerungsstörung?

6

Mittel der ersten Wahl bei akuter oder chronischer Obstipation sind Makrogol, Natriumpicosulfat und Bisacodyl. In Abhängigkeit von den Beschwerden muss zwischen bedarfsweiser und kontinuierlicher Gabe entschieden werden. Insbesondere Makrogol (PEG = Polyethylenglykol 3350/4000) ist auch in der Langzeitanwendung sicher und effektiv. Der Patient muss jedoch instruiert werden, begleitend ausreichend Flüssigkeit zu sich zu nehmen. Da die Substanz nur minimal resorbiert wird, gilt auch die Einnahme während der Schwangerschaft als unbedenklich. In größeren Mengen und mit Elektrolytzusatz wird die Substanz auch zur Darmlavage vor der Koloskopie eingesetzt. Natriumpicosulfat ist ein Derivat des Bisacodyl. Beide Substanzen stimulieren die Darmtätigkeit, hemmen die Wasserresorption und fördern die Sekretion ins Kolon. Aufgrund der motilitätsfördenden Wirkung sind krampfartige Bauchschmerzen möglich. Als zweite Stufe können idealerweise als Bedarfsmedikation bei unzureichender Wirkung der o.g. Erstlinientherapeutika Zucker und Zuckeralkohole (Laktulose, Lactitol, Sorbit) sowie Anthrachinone eingesetzt werden. Zucker sind osmotisch wirksam und werden im Kolon unter Gasbildung verstoffwechselt, was häufig zu Blähungen führt.

6.22 Welche Therapeutika können bei Obstipation in der Schwangerschaft eingesetzt werden?

Alle oben genannten Substanzen können dauerhaft und in der Schwangerschaft/Stillzeit angewendet werden. Die vorliegenden Daten bestätigen nicht die häufig geäußerte Angst einer Gewöhnung an die genannten Abführmittel.

6.23 Was sind neuere therapeutische Ansätze bei therapierefraktären Formen?

Im Falle einer chronischen, therapierefraktären Obstipation gibt es einzelne Substanzen, die z.T. in Deutschland nicht (mehr) verfügbar sind, aber z.B. über internationale Apotheken bezogen werden können. Zu diesen Reservesubstanzen gehören Prucaloprid, Lubiproston und Linaclotid. Prucaloprid ist ein 5HT4-Agonist, der zur Behandlung der chronischen Obstipation zugelassen ist, die auf die konventionelle Therapie nicht angesprochen haben. Ein therapeutischer Effekt ist v.a. bei Transitstörungen zu erwarten. Lubiproston ist ein Chlorid-Kanal-Aktivator, der in Deutschland nicht zugelassen ist, obgleich die Wirksamkeit bei chronischer Obstipation und obstipationsdominantem Reizdarmsyndrom belegt ist. Hauptnebenwirkung ist Übelkeit; außerdem steht die Substanz im Verdacht, die Frühgeburtsrate zu erhöhen. Linaclotid war passager in Deutschland zugelassen. Die Substanz ist ein Guanylatzyklase-C-Agonist, der zu einer Wasser- und Chloridsekretion ins Darmlumen führt. Die Substanz hat ein günstiges Nebenwirkungsprofil und wurde v. a. bei obstipationsdominantem Reizdarmsyndrom eingesetzt.

6.24 Welche Möglichkeiten gibt es bei einer opiatinduzierten Obstipation?

Opiate haben in der Therapie starker Schmerzen einen bedeutenden Stellenwert und kommen hier auch längerfristig zum Einsatz. Neben der gewünschten Analgesie, die über μ-Opioidrezeptoren im Gehirn vermittelt wird, führen Opioide durch Aktivierung peripherer μ-Opioidrezeptoren im enterischen Nervensystem zu verschiedenen gastrointestinalen Nebenwirkungen. Ein wichtiges Problem stellt dabei die opioidinduzierte Obstipation dar, die nicht nur die Lebensqualität der Patienten beeinträchtigt, Therapieabbrüche fördert und Komplikationen verursachen, sondern auch Hospitalisationen begründen kann. Periphere Opiatantagonisten (Methylnaltrexon, Alvimopan, Naloxon in oraler Applikation) können die periphere Opiatwirkung am Darm blockieren, ohne die zentral schmerzlindernden Effekte zu vermindern. Auf diese Weise können die Substanzen eine opiatbedingte Obstipation (z. B. im Rahmen einer dauerhaften Schmerztherapie mit Opiaten oder beim postoperativen Ileus) lindern.

6.25 Welche Rolle spielt die Chirurgie bei einer chronischen Obstipation?

Nach differenzierter Diagnostik und Ausschöpfung aller konservativen Therapieoptionen können auch chirurgische Verfahren diskutiert werden. Bei einer schweren, therapierefraktären Slow-Transit-Obstipation und/oder einem idiopathischen Megakolon ist die Kolonresektion als subtotale Kolektomie das Verfahren der Wahl, wobei die Indikation zurückhaltend gestellt werden sollte. Zuvor kann ein passageres Ileostoma angelegt werden, um die Wirksamkeit vor diesem Eingriff zu überprüfen. Hintergrund ist die z. T. begleitende Neuropathie des Dünndarms, die ein Risiko für eine postoperative Beschwerdepersistenz darstellt. Alternativ kann z. B. bei älteren, multimorbiden Patienten die definitive Anlage eines doppelläufigen oder endständigen Ileostomas erfolgen. Selbst bei einer strukturellen anorektalen Entleerungsstörung sollten zunächst konservative Maßnahmen und insbesondere die Biofeedbacktherapie ausgeschöpft werden, bevor eine Operation erwogen wird. Zu den Erkrankungen, die unter diesen Voraussetzungen chirurgisch therapiert werden können, zählen die Rektozele, die Intussuszeption und der Rektumprolaps.

6.26 Wie ist das Vorgehen bei einer Koprostase?

Die Koprostase ist gewissermaßen eine Sonderform der Obstipation mit Nachweis von festem Stuhl oder Stuhlballen (Skybala) z. B. in der Röntgenübersichtsaufnahme. Die Patienten stellen sich in der Regel mit mehr oder weniger akuten abdominellen Schmerzen vor. Neben dem Ausschluss eines Ileus und freier Luft kann durch die einfache Röntgenaufnahme oder z. T. auch sonografisch die Koprostase nachgewiesen werden. Bei schweren Verlaufsformen sind gelegentlich einzelne Spiegel sichtbar! Therapeutisch helfen salinische Einläufe oder ein Laktulose-Einlauf (50 % Laktulose: 50 %, NaCl 0,9 %). Bei unzureichendem Ansprechen ist gelegentlich ein manuelles Ausräumen notwendig. Auch Makrogol-Präparate, wie sie zur Darmlavage vor Endoskopien eingesetzt werden, können unterstützend wirken, wenn der Stuhlgang durch Klysma o. ä. bereits in Gang gekommen ist. Erst von unten lösen, dann von oben spülen!

6.27 Gibt es Motilitätsstörungen des Dünndarms?

Motilitätsstörungen des Dünndarms sind selten und schwer zu diagnostizieren. Am häufigsten ist die chronische intestinale Pseudoobstruktion, die durch eine schwere Störung der Dünn- und Dickdarmmotilität gekennzeichnet ist und bei der primäre und sekundäre Ursachen unterschieden werden. Durch die Motilitätsstörung entsteht häufig eine bakterielle Überwucherung, die zu Diarrhoen führt, sodass sich Phasen der Diarrhoe und der Obstipation abwechseln. Im Vordergrund der Beschwerden steht jedoch meist eine Obstruktionssymptomatik mit Erbrechen, Übelkeit und abdominellen Schmerzen. Diagnostisch hinweisend können dilatierte Darmschlingen in der Röntgenübersichtsaufnahme sein, ggf. ist auch die orale Gabe eines wasserlöslichen Kontrastmittels mit anschließend wiederholten Röntgenaufnahmen (Magen-Darm-Passage) zur Differenzierung gegenüber einem Ileus aufschlussreich und kann durch die abführende Wirkung des Kontrastmittels auch eine symptomatische Besserung bewirken. Medikamentös bietet sich darüberhinaus der Einsatz indirekter Cholinergika (Prostigmin, Neostigmin), Prokinetika (Metoclopramid) oder Opiatantagonisten (Naloxon, Naltrexon) an. Die Therapie der bakteriellen Fehlbesiedlung erfolgt antibiotisch.

6.28 Was ist der Morbus Hirschsprung?

Der Morbus Hirschsprung (MH) ist charakterisiert durch das Fehlen von Ganglienzellen im Plexus submucosus (Meissner-Plexus) bzw. myentericus (Auerbach-Plexus). Dadurch kommt es zu einer Engstellung des betroffenen aganglionären Segments, das sich bei drei Viertel der Patienten im Rektum und Sigma befindet. Der MH tritt bei 1 von 5000 Geburten auf und betrifft häufiger Jungen. Zumeist kommt es in der Neonatalperiode zum sog. Mekonium-Ileus mit Erbrechen und aufgetriebenem Leib. Aufgrund der Stase vor dem erkrankten Darmsegment kann es zu einer Durchwanderungsperitonitis mit Sepsis kommen. Bei einem geringer ausgeprägten MH wird die Erkrankung gelegentlich erst im Erwachsenenalter symptomatisch und diagnostiziert.

6.29 Welche Diagnostik sollte beim Morbus Hirschsprung erfolgen?

Goldstandard ist die Rektumbiopsie durch Saug- oder tiefe Zangenbiopsie aus der Rektumhinterwand. Als Ultima Ratio gilt die endoskopische Vollwandresektion mit Auszählung der Ganglienzellen. Hinweise geben zudem die Röntgenaufnahme des Abdomens mit Luftfüllung des Rektums, vorgeschaltet erweiterten Darmschlingen oder Nachweis eines Kalibersprungs. Auch endoskopisch ist die Rektumampulle leer und vorgeschaltete Darmabschnitte sind erweitert und stuhlgefüllt. Zusätzlich lässt sich mit der Analmanometrie mit Ballonexpulsion eine fehlende Relaxation nachweisen.

6.30 Wie erfolgt die Therapie des Morbus Hirschsprung?

Therapeutisch muss das aganglionäre Segment reseziert und der gesunde Darmabschnitt im Analkanal anastomosiert werden. Dies erfolgt sowohl laparoskopisch als auch transanal. Wichtig ist die Erhaltung der Kontinenz, was nicht immer gelingt. Ist lediglich ein ultrakurzes Segment betroffen, kann auch weniger invasiv durch eine Sphinkteromyektomie therapiert werden. Alternativ kann eine Botulinumtoxininjektion erfolgen, wobei der Effekt meist auf wenige Monate begrenzt ist.

Literatur

Andresen V, Enck P, Frieling T, Herold A, Ilgenstein P, Jesse N et al. S2k guideline for chronic constipation: definition, pathophysiology, diagnosis and therapy. Z Gastroenterol 2013; 51(7): 651–72.

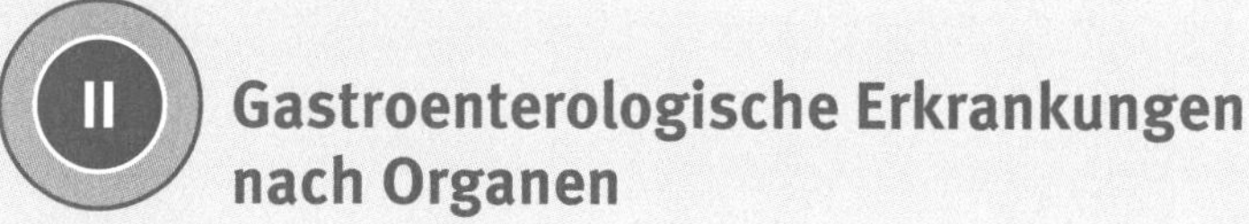

II Gastroenterologische Erkrankungen nach Organen

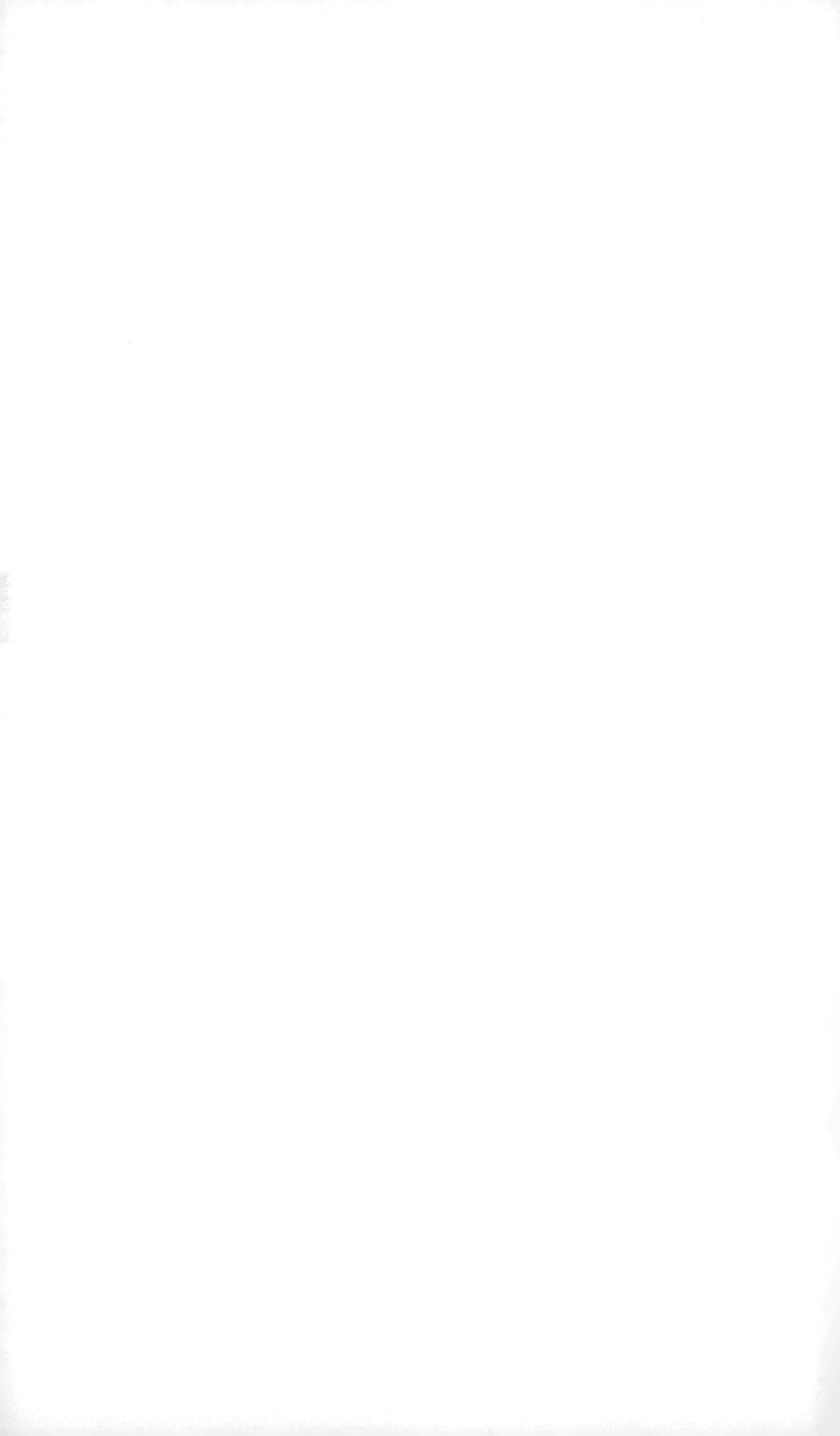

7 Erkrankungen des Ösophagus

Martin Bürger

Ösophageale Refluxkrankheit

7.1 Wie häufig ist die gastrosöphageale Refluxkrankheit?

Die gastroösophageale Refluxkrankheit ist eine der häufigsten Oberbaucherkrankungen: Bis zu einem Viertel der Menschen berichten von Sodbrennen mindestens einmal pro Woche und bis zu 7 % von täglichen Beschwerden. Die Symptomatik kann sehr individuell ausfallen, von leichtem Sodbrennen bis hin zu starken Thoraxschmerzen. Grund der Erkrankung ist der Rückfluss von saurer Magensäure bedingt durch einen insuffizienten Verschluss des gastroösophagealen Übergangs.

7.2 Wie kommt es zu Refluxbeschwerden?

Die Ursachen sind äußerst vielfältig. Der Grundmechanismus jedoch ist ein Verlust des Druckgradienten zwischen dem unteren Ösophagussphinkter und dem Magen; erst dann kann überhaupt ein Säurereflux entstehen. Die Erkrankung ist multifaktoriell bedingt; vor allem handelt es sich um eine Motilitäts- und Funktionsstörung des (unteren) Ösophagus und des gastroösophagealen Übergangs mit einer unphysiologischen Erschlaffung des unteren Ösophagussphinkters. Anatomische Veränderungen wie Hiatushernien oder Schwangerschaft, Adipositas, gestörte Motorik und entzündliche Veränderungen der Speiseröhre, Magenentleerungsstörungen etc. prädisponieren zur Entstehung von Reflux (Holloway 1991).

7.3 Welche Symptome kann der gastroösophageale Reflux hervorrufen?

Nach der Montreal-Klassifikation ist die gastroösophageale Refluxkrankheit gekennzeichnet durch Symptome bzw. Komplikationen die durch den Reflux von Mageninhalt bedingt sind (▶ Abb. 7.1, Montreal-Klassifikation nach Vakil et al. 2006).

7.4 Welche Alarmsymptome sollten in der Anamnese erfragt werden?

Die vollständige Anamnese sollte immer die Frage nach einer möglichen B-Symptomatik beinhalten. Zudem sollten Dys- und Odynophagie erfragt und in der klinischen Untersuchung Hinweise auf Raumforderungen bedacht werden.

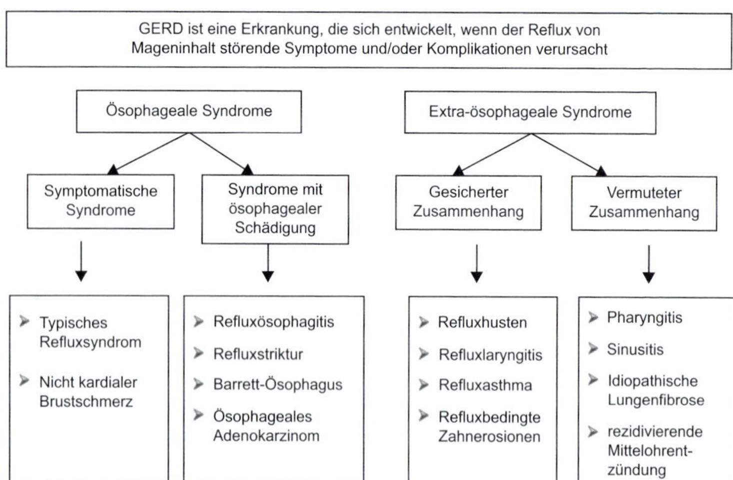

Abb. 7.1 Definition der GERD und ihrer zugehörigen Syndrome (Montreal-Definition und Klassifikation nach Vakil et al. 2006). [F421-002]

Wichtig hierbei ist auch die Familienanamnese bezüglich Tumorerkrankungen. Tauchen Alarmsymptome auf, sollte eine endoskopische/apparative Abklärung erfolgen. Ist die Diagnose einer Refluxerkrankung nicht eindeutig, muss immer eine weitere Abklärung erfolgen. Die oftmals nicht eindeutigen Symptome (insbesondere extraösophageale Symptome) können die Diagnosestellung erschweren.

7.5 Welche Komplikationen können bei der Refluxkrankheit auftreten?

Durch den sauren Reflux kann es zur säurebedingten erosiven Schädigung der Ösophagusschleimhaut bis hin zu Ulzerationen und deren Komplikationen bis hin zur Perforation kommen. Bei einem Teil der Patienten (etwa 10 %) entwickelt sich aufgrund des sauren Refluxes eine metaplastische Veränderung des Plattenepithels in einschichtiges Zylinderepithel, die sogenannte Barrett-Schleimhaut. Hier besteht das Risiko der Entstehung einer Neoplasie bis hin zu einem Adenokarzinom.

7.6 Welche klinischen Einteilungen existieren für Veränderungen der Ösophagusschleimhaut?

Handelt es sich um erosiv bedingte Veränderungen, so können zur Schweregradunterteilung die klinisch etablierten Savary-und-Miller- (▶ Tab. 7.1) oder die Los-Angeles-Klassifikation (▶ Tab. 7.2) verwendet werden. Die Verwendung der Los-Angeles-Klassifikation wird in der deutschen Leitlinie der DGVS empfohlen.

Ist ein Barrett-Ösophagus diagnostiziert worden, kann die klinische Ausbreitung durch die Kombination zweier Maßangaben (c und m) anhand der **Prag-Klassifikation** (in cm) dokumentiert werden: „c" beschreibt die Länge der zirkumferenziellen Metaplasie und „m" die der zungenförmigen Ausläufer; immer beginnend (d. h. „c" als auch „m") ab dem gastroösophagealen Übergang Richtung proximal bzw. oral.

Tab. 7.1 Savary-und-Miller-Klassifikation

Stadieneinteilung	Klinische Präsentation
Stadium I	Fleckförmige Läsionen; weitere Differenzierung mittels 1a (ohne) und 1b (mit fibrinösem Belag) auf den vorhandenen Läsionen
Stadium II	Streifige Läsion; weitere Differenzierung mit 2a + b analog zu Stadium I
Stadium III	Zirkulär konfluierende Läsionen
Stadium IV	Komplikationen wie Ulkus, Stenose oder Barrett-Ösophagus

Tab. 7.2 Los-Angeles-Klassifikation

Stadieneinteilung	Klinische Präsentation
Stadium A	Schleimhautläsionen (ein oder mehrere) < 0,5 cm
Stadium B	Mindestens eine Läsion > 0,5 cm
Stadium C	Erosionen greifen über mehrere Mukosafalten, ≤ 75 % der Zirkumferenz
Stadium D	Zirkuläre Läsionen mit > 75 % Gesamtumfang des Ösophagus

7

Die **MUSE-Klassifikation** nach Armstrong liefert mit den Parametern „M“-Metaplasie, „U“-Ulkus, „S“-Striktur und „E“-Erosion die nachvollziehbarste Beschreibung, allerdings auch die aufwendigste und hat sich bislang im klinischen Alltag nicht durchsetzten können.

7.7 Wie erfolgt die Diagnose Refluxösophagitis bzw. Barrett-Schleimhaut?

Neben einer ausführlichen Anamnese (Montreal-Klassifikation, ▸ Frage 7.3) steht die endoskopische Diagnostik im Vordergrund. Dabei können das Vorhandensein veränderter Schleimhaut, das Ausmaß der veränderten Areale und mögliche Komplikationen erfasst werden. Zudem müssen bei Verdacht auf meta- oder neoplastischer Veränderungen der Schleimhaut Biopsien entnommen werden. Gleichzeitig bietet die Endoskopie Färbeverfahren und optische Bildmodalitäten, um mögliche neoplastische Schleimhautveränderungen möglichst früh zu detektieren. **Aber:** etwa 60 % der Patienten mit Refluxsymptomen zeigen keine Veränderungen der Schleimhaut. Ist dies der Fall, so liegt eine „nicht-erosive Refluxkrankheit“ (NERD) vor, wenn die Beschwerden die Lebensqualität beeinträchtigen.

7.8 Muss jeder Patient mit Refluxsymptomatik endoskopiert werden?

Bei dieser Frage sollte der Patientenwunsch mit berücksichtigt werden. Besteht die Verdachtsdiagnose einer gastroösophagealen Refluxerkrankung mit typischen Symptomen und liegen keine Alarmsymptome vor, muss keine primäre Endoskopie erfolgen. Wünscht der Patient dies trotzdem, sollte dem Wunsch entsprochen werden. Es könnte in diesem Fall jedoch auch sofort mit einer empirischen Therapie begonnen werden. Patienten mit bereits mehrjähriger Refluxsymptomatik sollten jedoch endoskopiert werden, da mit der Dauer der Erkrankung das Risiko für einen Barrett-Ösophagus steigt!

INFO

Auch wenn nicht jeder Patient mit einer Refluxsymptomatik zwangsläufig zu endoskopieren ist, so hat die Durchführung Konsequenzen auf die leitliniengerechte Therapie: Die empfohlenen initialen Dosen der Protonenpumpenhemmer (PPI) unterscheiden sich je nachdem, ob der Patient gastroskopiert wurde oder nicht!

7.9 Falls eine Gastroskopie erfolgt: Welchen Zusatznutzen bringen Biopsien?

Zeigt die initiale Endoskopie die makroskopisch typischen erosiven Veränderungen, die zur Diagnose Refluxösophagitis führen, kann auf Biopsien verzichtet und die Therapie unverzüglich begonnen werden. Weiterhin liefern Biopsien keine pathognomonischen Erkenntnisse bezüglich der Diagnose einer nicht erosiven Refluxösophagitis. Anders verhält es sich bei dem Verdacht auf eine Schleimhautmetaplasie oder bei Ulzerationen sowie exophytischen Läsionen und Stenosen.

Da pH-Metrie wie auch die Ösophagusmanometrie keine weiteren behandlungsrelevanten Erkenntnisse bringen würden, kann auf diese weiteren diagnostischen Mittel zunächst verzichtet werden.

7.10 Welche Vorteile hat die pH-Metrie / Impedanzmessung im Vergleich zur 24 h-pH-Metrie?

Zeigen sich endoskopisch die makroskopisch darstellbaren typischen erosiven Veränderungen, kann sofort die Diagnose einer Refluxerkrankung gestellt werden. Anders verhält es sich, wenn die Schleimhaut sich blande zeigt: Hier helfen auch Biopsien zur Diagnosestellung einer nicht erosiven Refluxerkrankungen nicht weiter. In diesem Fall ist die 24 h-pH-Metrie mit einer hohen Sensitivität und Spezifität der Goldstandard für die Diagnose einer Refluxkrankheit. Die 24 h-pH-Metrie mit simultaner Impedanzmessung erlaubt eine noch differenziertere Beurteilung der verschiedenen Refluxvorkommnisse (diese kann auch den nicht sauren Reflux unterscheiden) und erzielt dadurch insbesondere bei der Diagnose der nicht erosiven Refluxkrankheit eine höhere Sensitivität. Weiterhin kann die Impedanzmessung den pH-Wert an mehreren Punkten messen und erlaubt so gleichzeitig eine Aussage über die Ausdehnung nach proximal. Zusätzlich erlaubt die Impedenzmessung an verschiedenen Punkten, zwischen Gasen und Flüssigkeiten zu unterscheiden, inklusive der Richtung (also z. B. Schlucken oder Aufstoßen). Bislang ist diese Methode jedoch nur begrenzt verfügbar.

7.11 Was muss der Patient während der 24 h-pH-Metrie beachten?

Die pH-Metrie-Messung sollte über mindestens 24 h durchgeführt werden. Hierbei ist es wichtig, dass der Patient sich nicht anders verhält (beibehalten der normalen Ernährung und Verhaltensweisen) und seinen normalen Tagesablauf beibehält, sodass ein für den Patienten typischer Tagesverlauf aufgezeichnet wird. Der Patient muss während der Aufzeichnung seine Refluxbeschwerden, Zeiten der Nahrungsaufnahme und Liegephasen dokumentieren. Es sollte auch darauf geachtet werden, dass keine PPI-Therapie vor pH-Metrie begonnen wird.

7.12 Wie wird die Diagnose eines hypersensitiven Ösophagus gestellt?

Hat der Patient während der pH-Metrie-Messung Refluxsymptome, so müssen diese dokumentiert werden, um eine Korrelation mit dem möglicherweise sauren Reflux nachweisen zu können. Meist erfolgt dies durch einen „Event-Marker" am Gerät. Ein kausaler Zusammenhang kann angenommen werden, wenn die vom Patienten erfassten Symptome innerhalb von 2 Minuten nach dem detektiertem Reflux entstanden sind; zudem sollten etwa 50 % der Symptome mit Reflux assoziiert sein. Besteht zwar eine Korrelation, aber die Refluxanteile liegen im Normbereich (ein Refluxanteil über 24 h von > 5,8 % gilt als pathologisch), so kann die Diagnose eines hypersensitiven Ösophagus gestellt werden.

7.13 Was ist der DeMeester-Score?

Im Prinzip lassen sich bei jedem Menschen mittels pH-Metrie Refluxereignisse nachweisen. Daher ist die Auswertung und Interpretation der Ergebnisse wichtig zur Diagnosestellung, wobei der DeMeester-Score hilft. In diesen Score gehen folgende Werte ein:

- Prozentualer Anteil der gesamten Messzeit mit einem pH-Wert < 4
- Aufschlüsselung der Zeit mit pH < 4 in aufrechter und liegender Position
- Anzahl der Refluxereignisse mit einer Dauer > 5 min
- Dauer des längsten Refluxereignisses
- Gesamtzahl der Refluxepisoden

7.14 Wann wird eine Manometrie benötigt?

Die High-Resolution-Ösophagusmanometrie ist der Goldstandard zur Diagnostik von Motilitätsstörungen des Ösophagus. Zur Diagnose der Refluxerkrankung wird diese jedoch nicht empfohlen. Obligat sollte die Ösophagusmanometrie jedoch vor jeder Antirefluxoperation durchgeführt werden. Da es sich bei der High-Resolution-Manometrie um eine recht junge Technik handelt, wird sie sich weiter etablieren und einen klinischen Stellenwert finden.

7.15 Welche bildgebenden Verfahren werden heutzutage nicht mehr zum Refluxnachweis eingesetzt?

Röntgenuntersuchungen bzw. der radiologische Nachweis (z. B. die Doppelkontrastuntersuchung des Ösophagus) von Reflux werden aufgrund der Strahlenbelastung nicht mehr eingesetzt. Zudem sind diese Untersuchungen der endoskopischen Diagnostik weit unterlegen.

7.16 Welche therapeutischen Basismaßnahmen können dem Patienten empfohlen werden?

Die sorgfältige Aufklärung des Patienten über die Bedeutung der **Lebensstilveränderungen** und deren **guten Erfolge** ist wichtig. Hierzu gehören das Meiden von tonusmindernden Substanzen zu später Stunde (Kaffee, säurehaltige Getränke, fettreiche Speisen, Alkohol, Schokolade). Weiterhin kann durch gewichtsreduzierende Maßnahmen der Druck auf den gastroösophagealen Übergang gemindert werden, ebenso durch das Tragen von lockerer Kleidung, die den Bauch nicht einengt.

7

Tab. 7.3 Wirksamkeit von Allgemeinmaßnahmen bei GERD

Maßnahme	Effekt auf GERD-Parameter	Belegt durch	Empfehlung
Gewichtsabnahme	Verbesserung von Symptomen und ösophagealem pH	Fall-Kontroll-Studie	Für Patienten mit Übergewicht bzw. Gewichtszunahme in der letzten Zeit
Erhöhung des Kopfendes des Betts	Verbesserung von Symptomen und ösophagealem pH	RCT	Für Patienten mit nächtlichen Refluxbeschwerden
Vermeidung von Spätmahlzeiten	Verbesserte nächtliche Azidität	Fallkontrollstudie	Für Patienten mit nächtlichen Refluxbeschwerden
Rauchstopp, Alkoholreduktion	Kein Effekt auf Symptome und ösophagealen pH	Fallkontrollstudie	Keine Therapie für GERD-Symptome, allgemein gute Empfehlung
Verzicht auf Schokolade, Koffein, scharfe Speisen, Zitrusfrüchte, kohlensäurehaltige Getränke	Keine spezifischen Studien durchgeführt	Keine Evidenz	Keine generelle Empfehlung; Rat zum Verzicht bei individueller Unverträglichkeit

Beim Schafen empfiehlt es sich, den Oberkörper hoch zu lagern, um den Reflux zu mindern. ▶ Tab. 7.3 zeigt verschiedene potente und durch Studien belegte Allgemeinmaßnahmen (Katz 2013).

7.17 Welche medikamentösen Therapieansätze gibt es?

Die **medikamentöse Therapie** der Wahl sind Protonenpumpenhemmer (PPI). Die empfohlenen Therapiestrategien unterscheiden sich abhängig von den durchgeführten diagnostischen Untersuchungen und den Ergebnissen, die diese erbracht haben:

Erfolgt eine **empirische Therapie ohne initiale Gastroskopie,** so wird mit PPI in der Standarddosis über 4 Wochen behandelt; dies sollte zur Abheilung möglicher vorhandener erosiver Läsionen und bei der nicht erosiven Refluxerkrankung zum Therapieerfolg führen. Ist die Akuttherapie erfolgreich, kann folgend die Therapie bei Bedarf in halber Standarddosis erfolgen.

Ist der Reflux-Patient **initial endoskopiert** worden und zeigt einen **unauffälligen Befund,** beginnt die PPI-Therapie in halber Standarddosis über 4 Wochen. Falls kein adäquates Ansprechen zu verzeichnen ist, kann die Therapiedauer verlängert, eine Medikamentendosiserhöhung vorgenommen oder aber der PPI gewechselt werden.

Bei einer **Refluxösophagitis** Los Angeles A / B bzw. B / C sollte mit einem PPI in Standarddosis über 4 bzw. 8 Wochen behandelt werden. Ist die Akuttherapie erfolgreich, kann ein Auslassversuch bei der Refluxösophagitis Los Angeles A / B erfolgen. Die **Rezidivraten sind hoch** (in den ersten 6 Monaten 60–70 %) und falls dies eintritt, kann symptomorientiert mittels PPI weiterbehandelt werden: kontinuierlich, intermittierend oder nach Bedarf. Bei der Refluxösophagitis C / D sollte nach Akuttherapie eine (mit Versuch der Reduktion) Langzeittherapie begonnen werden.

Dies begründet sich auf der hohen Rezidivrate von etwa 90 % nach Absetzen der PPI-Medikation nach erfolgreicher Akuttherapie. Hierbei reicht im Gegensatz zur Refluxösophagitis Los Angeles A / B eine symptomgesteuerte Therapie nicht aus! Ist eine stabile Remission erreicht worden (nach etwa 1 Jahr), kann ein **Auslassversuch** unter schrittweiser (beachte möglichen Reboundeffekt bei abruptem Absetzen der PPI!) Dosisreduktion erfolgen.

7.18 Wie lange kann eine PPI-Therapie durchgeführt werden?

Prinzipiell kann eine Protonenpumpenhemmer-Therapie lebenslang durchgeführt werden. Dies kann auch indiziert sein: Bei Vorliegen einer komplizierten gastroösophagealen Refluxkrankheit rät die DGVS-Leitlinie vom Absetzen der PPI-Therapie ab, da das Risiko einer erneuten Komplikation höher ist als die Risiken einer Langzeit-PPI-Therapie. Nach längerer PPI-Therapie kann es zu einem Säurerebound mit dyspeptischen Beschwerden kommen. Hier empfiehlt sich daher eine schrittweise Reduktion bzw. Ausschleichen der PPI-Therapie, zeitlich adaptiert an den endoskopisch diagnostizierten Schweregrad der Refluxösophagitis. Gelingt dies nicht, existieren verschiedene Strategien einer kontinuierlichen, intermittierenden oder aber bedarfsorientierten Therapie. Die Gabe von H_2-Blockern nach Beendigung der PPI-Therapie mit dem Ziel der Reboundvermeidung hat sich nicht bewährt, da es auch nach Absetzen der H_2-Blocker zu einer erheblichen Säurehypersekretion kommen kann.

7

7.19 Welchen Stellenwert haben H_2-Rezeptorantagonisten?

Protonenpumpeninhibitoren haben sich therapeutisch hinsichtlich des primären Therapieziels Symptomfreiheit im Vergleich zu H_2-Rezeptorantagonisten und Prokinetika als überlegen gezeigt. Bei den H_2-Rezeptorantagonisten ist dies durch die Tachyphylaxie bedingt. Zeigt ein Protoneninhibitor keinen Erfolg, ist es sinnvoll, auf einen anderen zu wechseln, da hier individuell unterschiedliche Ansprechraten zu verzeichnen sind. Trotzdem kann im Bedarfsfall nach erfolgreicher Initialtherapie mit einem PPI im Einzelfall auch eine Bedarfstherapie mit H_2-Rezeptorantagonisten erfolgen.

7.20 Welche interventionellen / operativen Therapieansätze gibt es?

Es gibt mehrere chirurgische Verfahren der Antirefluxtherapie. Die besten Ergebnisse liefern die laparoskopischen Verfahren nach Toupet und Nissen. Grundzüge der Verfahren sind die Rekonstruktion der natürlichen Refluxbarriere durch Anlage einer Manschette im Bereich des gastroösophagealen Übergangs (Fundoplikatio) und bei Vorhandensein einer Hernie die Naht des Zwerchfellbruchs (Hiatoplastik). Je nach Spezialisierung und Erfahrung der jeweiligen Zentren werden verschiedene Methoden bevorzugt. Das Ausmaß der Fundoplikatio kann unterschiedlich ausfallen, bis zur klassischen 360°-Manschette nach Nissen, wobei mögliche Komplikationen, z. B. eine Dysphagie, mit dem Ausmaß der Manschette zunehmen. Insgesamt sind diese Verfahren sehr sicher und komplikationsarm. Anfängliche dysphagische Beschwerden sind meist spontan rückläufig, können bei Peristenz jedoch durch endoskopische Ballondilatation behandelt werden. Wie bei allen interventionellen / chirurgischen Verfahren hat die Expertise des Operateurs signifikanten Einfluss auf das (funktionelle) Ergebnis.

Minimal-endoskopische Verfahren werden aktuell entwickelt, stehen allerdings in der klinischen Routine bislang nicht zur Verfügung.

Ein laparoskopisches Verfahren mit Implantation eines Magnetrings um die Kardia zur Verengung und damit Verbesserung des Refluxes ist das sogenannte Linx-System. Langzeiterfahrungen stehen hierbei allerdings noch aus.

7.21 Wann sollte eine operative Therapie (nicht) durchgeführt werden?

Durch die operative Antirefluxtherapie wird mittels Änderung der anatomischen Verhältnisse versucht, den mechanischen Reflux zu verringern bzw. zu beheben. Dies setzt voraus, dass der Reflux auch vorhanden ist und vor allem die zugrundeliegende Ursache darstellt. Ist dies nicht zweifelsfrei geklärt, so sollte keine Operation erfolgen. Wird diese Korrelation jedoch durch eine ausführliche (!) Funktionsdiagnostik klar belegt, so kann eine Antirefluxopertion als mögliche Therapie erfolgen. Dies setzt natürlich ein vorheriges klares **Therapieversagen** der medikamentösen Therapie (möglicherweise inklusive trizyklischer Antidepressiva und Serotoninwiederaufnahmehemmer zur Senkung der Sensitivität der Ösophagusschleimhaut) voraus, denn der Therapieerfolg einer korrekten PPI-Therapie ist vergleichbar mit einer laparoskopischen Fundoplikatio! Indikationen zur operativen Antirefluxtherapie sind außerdem gegeben bei PPI-Unverträglichkeit und bei Volumenreflux. Äußerst kritisch beurteilt werden muss die OP-Indikation bei Patienten die zusätzlich eine psychische Erkrankung haben.

7.22 Muss eine Kontrollendoskopie erfolgen?

Bei zuvor endoskopisch diagnostizierter Refluxösophagitis muss nicht zwangsläufig eine Kontrollendoskopie erfolgen. Die Dauer der Therapie mit PPIs orientiert sich an dem Schweregrad der initial gesehenen Refluxösophagitis, da Studien mit Kontrollendoskopie eine gute Korrelation des Schweregrades mit der 4 bzw. 8 wöchigen Therapiedauer und entsprechendem Abheilungserfolg zeigen konnten. Liegt jedoch ein Versagen der PPI-Therapie vor (d.h. unzureichende Symptomkontrolle und/oder nicht heilende Ösophagitis nach 8 Wochen PPI-Therapie in Standardosis + 8 Wochen in doppelter Standarddosis), sollte eine endoskopische Kontrolle inklusive Biopsie und Funktionsdiagnostik erfolgen. Bei fehlendem Therapieerfolg ist wie bei allen medikamentösen Therapien zu allererst die Compliance des Patienten zu eruieren!

7.23 Was sind die Risiken einer PPI-Langzeittherapie?

Insgesamt ist das Risiko einer PPI-Langzeittherapie gering. Unterschieden werden muss, warum ein PPI eingenommen wird: als Hauptmedikament oder z.B. als präventive Säurehemmung unter Einnahme eines nichtsteroidalen Antirheumatikums (NSAR), da sich die in der Literatur vorhandenen Analysen bezüglich möglicher Komplikationen unterscheiden. Die Einnahme von PPI kann das Risiko für bakterielle Infektionen (Salmonellen, Campylobacter, *Clostridioides difficile*) erhöhen sowie eine bakterielle Fehlbesiedlung des Dünndarms begünstigen, ebenso wie eine moderate Erhöhung für das Auftreten von ambulant erworbenen Pneumonien. Bei Atemwegsinfekten scheint dies aber kein Risiko zu sein, wenn die PPI als Ko-Medikation eingenommen werden. Gerade für ältere Patienten wichtig sind die erhöhten Risiken für Wirbelkörper- und Schenkelhalsfrakturen. Weiterhin gibt es Fallbeispiele einer ausgeprägten Hypomagnesiämie, die bei Absetzen der Medikation verschwindet, aber bei erneuter Einnahme wieder auftritt. Auch Interaktionen müssen bedacht werden, z. B. die möglichen Interaktionen mit Clopidogrel aufgrund des gemeinsamen Metabolismus über das Enzym Cytochrom 2C19, wenn auch dies klinisch vermutlich irrelevant scheint. Bei Patienten mit Leberzirrhose sollten PPI nur bei klarer Indikation eingesetzt werden, da die PPI einen Risikofaktor für eine spontan bakterielle Peritonitis darstellen können.

7.24 Welchen Zusammenhang haben PPI und *Helicobacter pylori*?

Bei Patienten mit Gastritis und zusätzlicher *Helicobacter-pylori-Infektion* kann es zu einer beschleunigten Atrophieentwicklung kommen, indem unter der Gabe von Protonenpumpenhemmern *H. pylori* bevorzugt den Magenkorpus befällt und in diesem Bereich die entzündlichen Reaktionen aggraviert. Durch die zunehmende Korpusschleimhautentzündung wird die Säureproduktion zusätzlich gehemmt, was die häufige Beobachtung der höheren Wirksamkeit von PPI bei Patienten mit *H.-pylori*-Infektion erklärt.

Barrett-Ösophagus

7.25 Was ist die diagnostische Besonderheit eines Barrett-Ösophagus?

Ein Barrett-Ösophagus kann nur endoskopisch und bioptisch diagnostiziert werden. Liegen endoskopisch/makroskopisch suspekte Areale vor, die möglicherweise einer intestinalen Metaplasie entsprechen, so muss dies mittels Biopsie untersucht werden. Hierzu werden Quadrantenbiopsien (je eine Biopsie aus allen 4 Quadranten im Abstand von 1–2 cm) aus dem Areal entnommen. Verschiedene Färbemethoden mit z. B Essigsäure oder Indigokarmin sowie optische Verfahren (NBI, FICE, I-scan) zur Kontrastverstärkung sind verfügbar. Diese Methoden ersetzen jedoch nicht die initiale Inspektion mit der hochauflösenden Weißlichtendoskopie. Trotz aller modernen Bildgebungen steht und fällt die Detektionsrate mit der Expertise des Untersuchers. Falls suspekte Areale gefunden werden, sind diese zunächst von distal nach proximal zu biopsieren und folgend die Quadrantenbiopsien zu entnehmen.

INFO

Je kleiner die suspekten Areale einer intestinalen Metaplasie sind, desto geringer ist die Wahrscheinlichkeit diese auch mittels Biopsie nachzuweisen. Besteht also endoskopisch ein klinischer Verdacht ohne den histologischen Nachweis, sollte eine zeitnahe Kontrolle inklusiver erneuter Biospien erfolgen, um einen möglichen initialen „sampling error“ auszugleichen.

7.26 Warum ist eine Referenzhistologie bei einer „Low-grade-Neoplasie“ aus einem Barrett-Areal obligat?

Entzündliche und regeneratorische Veränderungen der Ösophagusschleimhaut können sich in ähnlicher Weise wie neoplastische Veränderungen präsentieren; nicht nur makroskopisch, sondern auch histologisch. Daher wird die Histologie häufig falsch-positiv beurteilt. Die „echte" Low-grade intraepitheliale Neoplasie stellt eine manifeste Erkrankung mit hoher Progressionsrate in Richtung High-grade-Neoplasie und Adenokarzinom dar und muss daher sorgfältig kontrolliert werden (initial nach 6 Monaten, dann jährlich) (siehe auch ▶ Frage 2.27). Eine wichtige Ausnahme stellt die Low-grade-Neoplasie inklusive makroskopischer Veränderungen dar: Finden sich sichtbare Läsionen, muss dieses Areal endoskopisch reseziert werden. Eine unnötige Kontrollendoskopie würde die notwendige Therapie nur verzögern.

7.27 Ist eine Therapie eines Barrett-Ösophagus immer notwendig?

Liegt lediglich eine Barrettschleimhaut ohne nachgewiesene neoplastische Areale vor, soll dieses Areal nicht behandelt werden. Wichtig ist aber die sorgfältige Nachkontrolle bzw. Überwachung, um eine mögliche neoplastische Veränderung zu erkennen; d. h. nach einem Jahr erfolgt die erste Kontrolle und bei weiterhin fehlender Neoplasie Kontrolluntersuchungen alle 3–4 Jahre. Bei durch einen Referenzpathologen bestätigter **Low-grade-Neoplasie** ohne sichtbare Veränderungen werden diese initial nach 6 Monaten und dann jährlich kontrolliert. Eine alternative Behandlung zur 6-Monats-Kontrolle stellt die Radiofrequenztherapie dar, mit der die Progression der Neoplasien verhindert werden soll. Zeigt sich bei der Kontrolle erneut eine Low-grade-Neoplasie, beginnt das Kontrollintervall erneut nach 6 Monaten und folgend jährlich. Eine Ausnahme bildet die Low-grade-Neoplasie mit Läsion, die zeitnah endoskopisch reseziert und histologisch untersucht werden muss, da sich in diesem Bereich oftmals bereits eine High-grade-Neoplasie oder ein Adenokarzinom befinden kann, ohne dass dies in der Biopsie erfasst wurde. Die **High-grade-Neoplasie** oder aber **ein mukosales Karzinom** stellt eine klare Indikation zur Therapie dar: Mittels endoskopischer Resektion kann das Areal en-bloc entfernt werden und folgend eine histologische Aufarbeitung inklusive Staging erfolgen, um eine Risikostratifizierung vorzunehmen und eventuelle folgende Therapiemaßnahmen (z. B. chirurgische Resektion) zu planen. Vor endoskopischer Resektion sollte ein endosonografisches Staging durchgeführt werden.

7.28 Wo liegt der Stellenwert des endosonografischen Stagings?

Mittel Endosonografie kann mit einer höheren Genauigkeit im Vergleich zur Computertomografie die Frage nach befallenen Lymphknoten anhand bestimmter Ultraschallkriterien wie Größe, Echomuster, Lagebeziehung zum Tumor und Anzahl beantwortet werden. Allerdings ist es nicht möglich, Frühkarzinome von intraepithelialen Neoplasien zu differenzieren.

7.29 Was sind die Risikofaktoren für ein Rezidiv nach endoskopischer Resektion?

Risikofaktoren für ein Rezidiv nach endoskopischer Resektion eines mukosalen Karzinoms sind:

- Endoskopische Resektion in „Piece-meal"-Technik
- Lange Dauer der endoskopischen Resektion
- Multifokale Neoplasien
- Nicht behandelte (durch Ablation) Rest-Barrettschleimhaut
- Schlechter Differenzierungsgrad des Tumors (G3)

7.30 Wo liegen die Limitationen der zur endoskopischen Resektion / Therapie angewandten Verfahren?

Zur endoskopischen Resektion im Ösophagus können verschiedene Resektionstechniken eingesetzt werden. Meist wird das zu resezierende Areal mittels Kappentechnik oder Ligaturset angesaugt und mit einer Schlinge entfernt. Diese effektiven Methoden eignen sich für eine En-bloc-Resektion jedoch nur bei Läsionen bis zu einer Größe von etwa 15 mm. Bei größeren Läsionen sollte die endoskopische Submukosadissektion angewandt werden, allerdings erfordert diese Technik eine hohe Expertise und Erfahrung des Untersuchers. Die endoskopische R0-Resektion dieser Läsionen gelingt nur bei etwas mehr als einem Drittel der Patienten; andere Studien erreichen bei fast 84 % der Patienten eine R0-Resektion. Von hoher Wichtigkeit ist die nachfolgende Ablationsbehandlung der verbliebenen nicht neoplastischen Barrett-Schleimhaut, wodurch das Rezidivrisiko signifikant verringert wird (Auftreten von Rezidiven und metachronen Neoplasien bis zu 30 %!). Ablative Verfahren sind jedoch nicht die primäre Behandlungsmethode für histologisch nachgewiesene High-grade-Dysplasien oder mukosale Karzinome. Nur wenn eine High-grade-Neoplasie (nach vorheriger histologischer Sicherung) auch in einer Kontrolluntersuchung bestätigt wird, jedoch endoskopisch nicht zu identifizieren ist, kann primär eine Ablation des gesamten Barrett-Areals erfolgen.

7.31 Was sind mögliche Komplikationen nach endoskopischer Resektion?

Zu den schwerwiegendsten und gefürchtetsten Komplikationen (bis zu 5 %) gehört die Ösophagusperforation. Daher ist es wichtig, dass komplexe endoskopische Interventionen nur an Zentren durchgeführt werden, die eine rasche chirurgische Versorgung sicherstellen können und große Erfahrung in der endoskopischen Therapie besitzen. Weitere relevante Komplikationen sind Blutungen und Stenosen nach größerflächigen / zirkumferenten Resektionen. Werden die Resektionen an Zentren durchgeführt, liegt das Risiko einer relevanten Komplikation < 3 %.

7.32 Warum sollte nicht die gesamte Barrett-Schleimhaut endoskopisch reseziert werden?

Die komplette Resektion der Barrett-Schleimhautfläche wäre, insbesondere bezüglich der hohen Rezidivraten und metachronen Neoplasien, eine überlegenswerte Option. Problematisch sind jedoch die hohen Raten an folgenden Stenosen (bis zu 88 %) und es konnte gezeigt werden, dass das Kombinationsverfahren mit initialer endoskopischer Resektion und folgender Radiofrequenzablation das überlege Verfahren darstellt.

7.33 Warum sind kurzfristige Nachsorgeintervalle nach endoskopischer Resektion von entscheidender Bedeutung?

Nach Resektion sollte eine endoskopische Kontrolle initial nach 3 Monaten, dann über 2 Jahre halbjährlich und folgend jährlich erfolgen. Dies begründet sich in den hohen Rezidivraten und dem Auftreten von metachronen Läsionen. Werden diese frühzeitig in der Nachsorge erkannt, ergibt sich meist die Möglichkeit einer erneuten endoskopischen Therapie. Um die notwendige Adhärenz bezüglich der endoskopischen Kontrollen zu erreichen, muss der Patient über die Bedeutung der Nachsorge sorgfältig aufgeklärt werden.

Ösophagusverletzungen

7.34 Wie ist die Klinik einer Ösophagusruptur?

Meist präsentieren sich die Patienten mit heftigen retrosternalen Schmerzen, die sich beim Schlucken oder Atmen weiter verstärken können. Kleine Perforationen im Frühstadium können mitunter initial asymptomatisch sein. Hierzu zählen vor allem die iatrogenen Läsionen durch z. B. in die Speiseröhre eingebrachte Instrumente. Dies ändert sich jedoch spätestens, wenn Komplikationen wie eine Mediastinitis, Abzess oder Pneumothorax entstehen, die lebensbedrohlich sind und eine unverzügliche Behandlung bedürfen. Tritt freie Luft ins Mediastinum, kann sich dies als palpables subkutanes Emphysem im Halsbereich und auskultatorisch als knisternde Atemgeräusche manifestieren. Die Verläufe der Ösophagusrupturen unterscheiden sich deutlich, wenn Mageninhalt in das Mediastinum gelangt.

7.35 Welche Differenzialdiagnosen können täuschend ähnlich sein?

7

Gerade beim älteren Patienten kann der Thoraxschmerz nur schwach ausgeprägt sein und daher nicht als immer vorhandenes Symptom angesehen werden. Ähnlich können sich z. B. ein akuter Myokardinfarkt, ein Pneumothorax, eine Pankreatitis oder auch eine anderweitige Bauchorganruptur manifestieren. Zu beachten ist ebenfalls, dass ein Mediastinalemphysem Zeit braucht, um sich zu entwickeln, bis es klinisch manifest wird.

7.36 Welche Ösophagusverletzungen können durch Erbrechen ausgelöst werden?

Das Boerhaave- und das Mallory-Weiss-Syndrom können durch erhöhten intraösophagealen Druck, beispielsweise bedingt durch Erbrechen, Würgen oder starke Hustenanfälle, entstehen. Dabei kommt es zu einem Schleimhauteinriss (Mallory-Weiss-Syndrom) oder gar zu einer kompletten Ösophagusruptur (Boerhaave-Syndrom). Erschwerend kommt bei letzterem die Möglichkeit des Austritts von Mageninhalt in das Mediastinum hinzu, was einen unverzüglich zu behandelnden Notfall darstellt. Beim Mallory-Weiss-Syndrom hingegen kommt es meist zur Blutung durch einen Schleimhauteinriss im Bereich des gastroösophagealen Übergangs, möglicherweise unter Einbezug gastraler Schleimhaut, die beim Erbrechen in den Ösophagus prolabiert.

7.37 Worin unterscheidet sich die Therapie der beiden Syndrome?

In der endoskopische Untersuchung finden sich beim Mallory-Weiss-Syndrom die typischen Schleimhauteinrisse. Häufig sistieren diese Blutungen spontan. Falls nicht, lassen sie sich mittels Unterspritzen und / oder Clipapplikation gut behandeln.

Anders verhält es sich beim Boerhaave-Syndrom: Hier muss unverzüglich die Chirurgie involviert werden. Das Boerhaave-Syndrom geht mit hoher Letalität einher: unbehandelt liegt diese bei > 90 %.

7.38 Wonach sollte bei einem Patient mit thorakalen Schmerzen immer gefragt werden?

Stellt sich ein Patient mit thorakalen Schmerzen vor, sollte standardmäßig die Frage nach Erbrechen gestellt werden. Hierbei kann dann die sogenannte **Mackler-Trias** wegweisend für das Boerhaave-Syndrom sein mit:

- Explosionsartigem Erbrechen
- Retrosternalem Vernichtungsschmerz
- Haut- oder Mediastinalemphysem / Pleuraerguss, Pleuraempyem

Lauge- und Salzsäureingestion

7.39 Worin unterscheiden sich die Ingestion pädiatrischer und erwachsener Patienten?

Im Kindesalter passieren die meisten Ingestionen von verätzenden Substanzen im Haushalt; sie sind in den meisten Fällen akzidenteller Natur, wobei Kinder unter 10 Jahren etwa 80 % der Patienten mit gastrointestinaler Verätzung ausmachen. Beim Erwachsenen hingegen besteht meist eine suizidale Absicht, diese Patienten haben daher meist auch eine ungünstigere Prognose. Die Prognose nach Verschlucken von Laugen oder Säuren hängt von der Konzentration der Substanz (also der H^+- bzw. OH^--Ionen), der Substanzklasse und von der aufgenommenen Menge bzw. der Kontaktzeit mit der Organwand ab. So kann das Ausmaß der Schädigung von einem lokalen Ödem bis zur nekrotischen Schädigung variieren.

7.40 Worin besteht der Unterschied zwischen Säure- und Laugenverätzungen?

Der Unterschied besteht in dem hervorgerufenen Schädigungsmechanismus: Säuren verursachen Koagulationsnekrosen, wohingegen Laugen eine Kolliquationsnekrose hervorrufen. Die chemischen Eigenschaften der Substanzen bedingen die Art der Schädigung: Durch den Kontakt der Säuren mit Schleimhaut kommt es zur Denaturierung der Proteine in einen geleeartigen Zustand (Koagulationsnekrose), was die weitere Ausbreitung der Säure eindämmt. Bei Laugen verflüssigt sich hingegen das Gewebe (Kolliquationsnekrose), wodurch die fortschreitende Schädigung begünstigt wird.

7.41 Welchen Stellenwert hat die Endoskopie beim diagnostischen Vorgehen bei ingestiver Verätzung?

Zunächst muss der Patient immer stabilisiert werden. Ist dies geschehen, kommt dem Endoskopiker die Aufgabe zu, das Ausmaß der Schädigung zu beurteilen, um so die weitere Behandlung entscheidend mitzubestimmen: Finden sich Zeichen einer **leichten Verätzung** (Schleimhautreizung, Ödem, Erosion), kann eine weitere Behandlung auf der Normalstation erfolgen. Liegen **schwere Verätzungen** (Blutungen, Ulzera, oberflächige Schleimhautnekrosen mit darunter noch vitalen Anteilen) vor, muss eine intensivstationäre Überwachung folgen. **Schwerste Verätzungen** mit endoskopisch nicht mehr zu beurteilenden Wandschichten bzw. vollständiger Nekrotisierung bedürfen der intraoperativen Inspektion und Behandlung.

Bei Verdacht auf eine Perforation sollte zunächst immer eine radiologische Bildgebung erfolgen: kann diese ausgeschlossen werden folgt die Endoskopie, wird die **Perforation** bestätigt, muss der Patient operiert werden.

Jeder Patient mit einer ingestiven Verätzung muss im **interdisziplinären Team** inklusive Toxikologie und Chirurgie besprochen werden!

MERKE

Finden sich bei einem Patienten mit dem Verdacht auf ingestiver Verätzung bei der Inspektion des Mund-Rachen-Raums keine entsprechenden Verletzungen bzw. Hinweise, so schließt dies mögliche relevante Läsionen weiter distal im Ösophagus / Magen nicht aus!

7

7.42 Welche Maßnahmen sind kontraindiziert?

Auch wenn die Substanz erst vor kurzer Zeit verschluckt wurde, verbietet sich **induziertes Erbrechen,** z. B. mittels Emetika. Dadurch kämen die Organwände ein zweites Mal in Kontakt mit dem verätzenden Agens und könnten erneut bzw. weiter geschädigt werden. Auch eine **Magenspülung** darf nicht durchgeführt werden, da durch die intraluminale Druckerhöhung Perforationen induziert werden können. Aufgrund von chemischen Vorgängen mit möglicherweise thermisch induzierten weiteren Schädigungen muss von einem Versuch der **Antagonisierung** der jeweiligen Substanz abgeraten werden!

7.43 Welche Komplikationen können im Verlauf auftreten?

Eine typische Komplikation nach Ingestion verätzender Substanzen ist die Entwicklung von Ösophagusstrikturen, die schwerwiegende dysphagische Störungen hervorrufen können und der zeitnahen Behandlung bedürfen. Die Stenosen entwickeln sich bei einer Mehrzahl der Patienten mit zirkulären Ulzerationen und bei allen Patienten mit sichtbaren Nekrosen. Bei symptomatischen Stenosen sollte eine frühzeitige (mit Beginn innerhalb der ersten 2 Wochen) Bougierungstherapie erfolgen. Die endoskopische Bougierung bzw. die Erweiterung mittels Ballondilatation ist eine erfolgreiche Methode, wenn auch mit häufigen Rezidiven behaftet, die wiederum therapiert werden können. Teils können die Patienten angelernt werden, selbstständig regelmäßige Bougierungen durchzuführen. Eine endgültige Sanierung kann operativ erfolgen, allerdings mit einem hohen Mortalitäts- und Morbiditätsrisiko. Eine absolute Indikation zur operativen Behandlung besteht bei vollständigem Verschluss der Speiseröhre, wenn endoskopisch nicht interveniert werden kann und dem Patienten keine Nahrungsaufnahme mehr möglich ist. Eine additive Kortisonbehandlung wird heutzutage nicht mehr durchgeführt.

7.44 Muss ein asyptomatischer Patient mit Ingestionsverätzung nachgesorgt werden?

Patienten mit Ingestionsverätzung haben mittel- und langfristig ein deutlich erhöhtes (bis etwa 7 %) Karzinomrisiko des Ösophagus, womit die Verätzung bzw. Striktur als Präkanzerose aufzufassen ist. Daher sollte eine regelmäßige endoskopische Überwachung etwa 10 Jahre nach Ingestion alle 1–3 Jahre erfolgen. Hierbei tragen Patienten mit Z. n. Laugenverätzungen das größere Risiko.

Ösophagusdivertikel

7.45 Bei welchen Symptomen muss an Ösophagusdivertikel gedacht werden?

Berichten Patienten von Mundgeruch und Rugurgitation von Nahrungsresten von Mahlzeiten vergangener Tage, so deutet dies auf ein mögliches Divertikel hin. Weiterhin sind Dysphagie bis hin zu einem Verschluss durch Kompression eines mit Nahrungsresten gefüllten großen Divertikels möglich. Häufig berichten Patienten davon, beim Essen nachtrinken zu müssen und teils von einem hörbaren gurgelnden Geräusch. Problematisch kann hierbei die Aspiration von im Divertikel gefangenen Nahrungsresten sein. Kleinere Divertikel dagegen sind meist asymptomatisch.

7.46 Was sind typische Lokalisationen von Ösophagusdivertikeln?

Divertikel sind Ausstülpungen der Ösophaguswand und lassen sich in „echte" (gesamte Ösophaguswand / Traktionsdivertikel) und „falsche" (Schleimhautsackaustritt aus Muskellücke nach außen / Pseudodivertikel / Pulsionsdivertikel) Divertikel unterteilen. Echte Divertikel / Traktionsdivertikel finden sich im Bereich der Trachealbifurkation und sind meist ein symptomloser endoskopischer Zufallsbefund, meist ohne Behandlungsbedarf. Pulsationsdivertikel im Bereich des proximalen und distalen Ösophagus sind deutlich häufiger. Prädisponierend sind anatomische „Schwachstellen" wie das Kilian-Dreieck (muskuläre Schwachstelle im Übergang von Pharynx- zur Ösophagusmuskulatur im Bereich der dorsalen Ösophaguswand). Vor allem beim alten Patienten kann sich hier das häufigste, sogenannte Zenker-Divertikel ausbilden. Im Bereich des distalen Ösophagus finden sich die epiphrenalen Divertikel. Diese sind eher selten und entstehen meist im Anfangsstadium einer Achalasie, bei der im epiphrenalen Bereich / distalen Ösophagus hohe Drücke entstehen können.

7

7.47 Müssen Ösophagusdivertikel immer therapiert werden?

Ist der Patient beschwerdefrei, müssen Divertikel nicht behandelt werden; meist genügt eine Behandlung der zugrunde liegenden Ursache (z.B. Achalasie bei epiphrenischen Divertikeln). Die echten Divertikel im Bereich der Trachealbifurkation sind meist nicht behandlungsbedürftig. Ist das **Zenker-Divertikel** mit Halithosis, Regurgitation und möglicherweise Aspiration symptomatisch, ist die endoskopische Therapie mittels **Divertikelspaltung** etabliert. Hierbei wird das Zenker-Divertikel zunächst fixiert und unter Sicht durchtrennt. Handelt es sich um ein großes Divertikel, kann eine erneute Behandlung notwendig werden. Die chirurgische Therapie ist deutlich aufwendiger und vor allem komplikationsreicher, sodass diese Option in den Hintergrund getreten ist.

Diverse Ösophagusanomalien

7.48 Welche Ösophagusanomalie manifestiert sich bei Neugeborenen?

Fallen Neugeborene durch Husten, Speicheln oder wiederholte Aspirationspneumonien auf, muss an eine mögliche Ösophagusatresie gedacht werden. Die Ösophagusatresie manifestiert sich bei Neugeborenen und häufig bei

Frühgeborenen. Sie ist eine Fehlbildung mit kongenitaler Kontinuitätsunterbrechung des Ösophagus in unterschiedlicher Ausprägung: als Blindsack oder aber auch als Kombination mit trachealen Fisteln. Die verschiedenen Ausprägungen und Fistelkombinationen werden nach Vogt unterteilt. Wichtig ist die frühzeitige operative Therapie, nach der die Prognose sehr gut ist. Limitierend sind die weiteren häufig in Kombination auftretenden Fehlbildungen (VACTERL-Assoziation: Vertebra, Analatresie, Cardial, Tracheo-Esophageal, Renal, Limbs).

7.49 Ab welchem Durchmesser werden Ösophagusengen klinisch relevant?

Symptomatisch wird eine Einengung meist erst, wenn der Ösophagus-Durchmesser < 13 mm liegt. Meist fällt die Dysphagie bei festen Speisen auf und kann zu einem Bolusgeschehen führen. Neben Neoplasien und Motilitätsstörungen können auch „Ringe" und „Webs" zu symptomatischen Einengungen des Ösophagus führen. Die häufigste Ringbildung auf Mukosaebene ist der sogenannte **Schatzki-Ring,** dessen Genese bislang unbekannt ist; eine mögliche Assoziation mit Refluxösophagitis und Hiatushernien wird diskutiert. Diese ringförmige Verdickung findet sich meist im Bereich des gastroösophagealen Übergangs (Typ B) oder weiter proximal (Typ A). Werden Schatzki-Ringe symptomatisch, können sie erfolgreich endoskopisch bougiert werden. **Muskuläre Ringbildungen** sind sehr selten und finden sich meist bei Kindern. **Webs** hingegen sind mukosale Membranen, die sich zumeist in der Pars cervicalis mit semi- bis zirkulärer Ausbreitung zeigen.

Hernien des Ösophagus

7.50 Was ist eines der häufigsten asymptomatischen Zufallsbefunde während einer Gastroskopie?

Die axiale Hiatushernie zählt zu den häufigsten asymptomatischen endoskopischen Zufallsbefunden, im sechsten Lebensjahrzehnt mit einer Prävalenz von bis zu 60 %, mit zunehmendem Alter steigend. Hierbei verlagert sich die Kardia über den Hiatus in Richtung Thorax. Trotzdem kann diese Art der Hernie Symptome wie Sodbrennen hervorrufen, da die Sphinkterfunktion gestört sein kann. Ob mit oder ohne Symptomatik sollten diese Befunde gut dokumentiert werden, sodass eine mögliche Progredienz nachvollziehbar ist. Seltener ist die paraösophageale Hernie. Hierbei hat sich ein Anteil des Magens durch den Hiatus an der Kardia vorbei in den Thorax geschoben. Auch diese Variante der Hernie kann asymptomatisch sein, kann aber auch von leichten Symptomen wie Dysphagie bis zu erheblichen Komplikationen wie Ulzerationen und Inkarzerationen begleitet sein. Entsteht durch die Hernierung der Magenanteile eine Gastritis, kann sich ein chronischer Blutverlust entwickeln. Eine Maximalvariante ist der sogenannte „upside-down stomach" mit kompletter intrathorakaler Verlagerung des Magens.

7.51 Was sind die Charakteristika des Roehmheld-Syndroms?

Das seltene Roehmheld-Syndrom (meist postprandial) bezeichnet reflektorische Herzbeschwerden, z. B. Angina pectoris oder Tachykardie, die durch Verdrängung des Herzens enstehen können. Dies kann bedingt sein durch ausgeprägte Hernien, aber auch durch extreme Gasansammlung im Magen und Darm.

7.52 Was sind weitere muskuläre Schwachstellen des Zwerchfells?

Weitere Schwachstellen mit möglichen Durchtrittsstellen sind die Larrey-Spalten und das Bochdalek-Dreieck. Entstehen hier Hernien, müssen diese aufgrund der Inkarzerationsgefahr operiert werden. Aufgrund der Leber kommt es meist auf der linken Seite zu einer Hernierung.

Achalasie

7.53 Welcher Erkrankung liegt ein Untergang von (enterischen) Ganglienzellen zugrunde?

Bei der Achalasie kommt es aufgrund des Unterganges der intramuralen Ganglienzellen im myenterischen Plexus der Speiseröhre zu einer Öffnungsstörung des unteren Ösophagussphinkters und einer Reduktion (bis Aufhebung) der Motilität der Speiseröhre. Daraus resultieren die klinischen Leitsymptome Dysphagie, retrosternales Druckgefühl und Reguritationen. Im fortgeschrittenen Stadium der Erkrankung kommt es bei fast allen Patienten zu einem ungewollten (langsam fortschreitenden) Gewichtsverlust.

7

7.54 Welche infektiöse Erkrankung kann eine Achalasie auslösen?

Die Chagas-Krankheit wird durch den Einzeller *Trypanosoma cruzi* ausgelöst und ist eine infektiöse Parasitose. Hierbei kann es zum Untergang der enterischen Neurone und schließlich zur Achalasie kommen. Die Erkrankung wird durch den Kot der Raubwanze übertragen: Sie sticht mit Vorliebe in Regionen mit dünner Haut (z.B. im Bereich der Lippen oder Augen) und defäkiert gleichzeitig. Wird nun der erregerhaltige Kot durch den Menschen in die frische Wunde oder aber Schleimhaut verrieben, kommt es zur Infektion.

7.55 Welche Erkrankungen müssen differenzialdiagnostisch bei V.a. Achalasie bedacht werden?

Neoplastische Erkrankungen des Ösophagus / Magens, aber auch Tumorkompression von außen und paraneoplastischer Untergang der inhibitorischen Neurone durch z.B. kleinzellige Bronchialkarzinome und Hypernephrome können eine achalasieähnliche Symptomatik hervorrufen und werden unter dem Begriff der sekundären Achalasie subsumiert. Aber auch entzündliche oder peptische Stenosen können zu ähnlicher Symptomatik führen. Die Diagnose der Achalasie muss zweifelsfrei abgeklärt werden, um die therapeutischen Maßnahmen einzuleiten. Hierzu gehört initial die ausführliche Anamnese: Kommen hier Zweifel auf oder es handelt sich um eine untypische bzw. rasch fortschreitende Symptomatik (mittlere Dauer zwischen Symptombeginn und Diagnose beträgt bei der Achalasie 2–7 Jahre!), sollten neben der endoskopischen Diagnostik (inklusive Biopsien!) und Ösophagusmanometrie zusätzlich die Endosonografie und CT zum Ausschluss einer sekundären Achalasie erfolgen.

7.56 Was ist ein häufiges Problem während der Endoskopie bei Patienten mit Achalasie?

Mit Fortschreiten der Erkrankung kommt es zur Dilatation des unteren Ösophagus aufgrund der Speiseretention, bis ganze Mahlzeiten dort Platz finden können.

Dies kann zu einer Retentionsösophagitis führen. Eine schwerwiegende Komplikation ist die Aspiration von den verbliebenden Nahrungsresten. Um bei einer Ösophagogastroskopie dies möglichst zu vermeiden, empfiehlt es sich, auf die Gabe eines Rachenanästhetikum zu verzichten und die Untersuchung in leichter Oberkörperhochlagerung und nur in Linksseitenlage durchzuführen. Finden sich dann retinierte Speisereste, die sich nicht absaugen lassen, sollte die Untersuchung abgebrochen und nach erneuter 24-h-Nüchternphase wiederholt werden.

7.57 Ist eine Manometrie bei der Diagnosestellung der Achalasie obligat?

Die Ösophagusmanometrie ist obligat bei der Achalasie und stellt den Goldstandard für die Diagnose dar. Insbesondere sollte heutzutage die High-Resolution-Manometrie eingesetzt werden: Diese erstellt ein Druckprofil des gesamten Ösophagus und erlaubt so auch die Detektion lokalisierter Motilitätsstörungen, die bei der konventionellen Ösophagusmanometrie übersehen werden können. Achalasietypische Befunde sind die fehlende Relaxation im unteren Ösophagussphinkter und die gestörte tubuläre Ösophagusmotilität. Gerade bei ausgeprägten Befunden der Achalasie mit deutlich erweitertem Ösophagus und möglicherweise Divertikeln kann die Platzierung der Manometriesonde schwierig sein und eine endoskopische Platzierung notwendig machen. Neben der Diagnostik wird die Manometrie auch zur Erfolgskontrolle nach erfolgter Therapie eingesetzt.

Ösophagusmotilitätsstörungen

7.58 Welche Erkrankung verbirgt sich hinter der Bezeichnung „Korkenzieherösophagus“?

Der Achalasie am nächsten und teils mit fließenden Übergängen kommt der **diffuse Ösophagusspasmus.** Dabei kommt es aufgrund der Störung der propulsiven Aktivität (meist im distalen Bereich) mit diffusen Ösophaguskontraktionen zur Unterbrechung des Schluckakts mit möglicherweise Steckenbleiben der Nahrung. Die Hauptsymptome Dysphagie und Thoraxschmerz können aber auch ohne Beziehung zur Nahrungsaufnahme auftreten. Die Diagnose wird mittels Ösophagusmanometrie und Röntgenbreischluck gestellt. Aufgrund der teils nur intermittierend auftretenden Beschwerden kann die Diagnosestellung schwierig sein und häufigere Untersuchungen erfordern, was für den Patienten sehr unangenehm ist. Im Röntgenbreischluck kann sich der klassische „Korkenzieherösophagus“ zeigen, wenn die Kontraktionen spiralförmig auftreten (▶ Abb. 7.2). Dies wird auch in der Manometrie sehr anschaulich dargestellt.

7.59 Was sind die manometrischen Kriterien zur Diagnose eines Ösophagusspasmus?

Unterschieden werden obligatorische und fakultative Kriterien. Obligatorisch sind die intermittierend unauffällige Ösophagusperistaltik und die simultanen spastischen Kontraktionen bei mindestens 20 % der Schluckakte. Die fakultativen Kriterien enthalten die > 6 s verlängerte Schluckdauer und verstärkte Kontraktionen mit > 150 mmHg sowie repetetive, spontane und verlängerte Kontraktionen. Weiterhin kann der untere Ösophagussphinkter einen hypertonen Ruhedruck sowie möglicherweise eine inkomplette Relaxation zeigen. Der obere Ösophagus ist von den Störungen nicht betroffen. Ausgeschlossen werden sollte immer mittels Endoskopie die Refluxösophagitis bzw. mittels pH-Metrie eine nicht erosive Refluxerkrankung, da diese einen diffusen Ösophagusspasmus auslösen können.

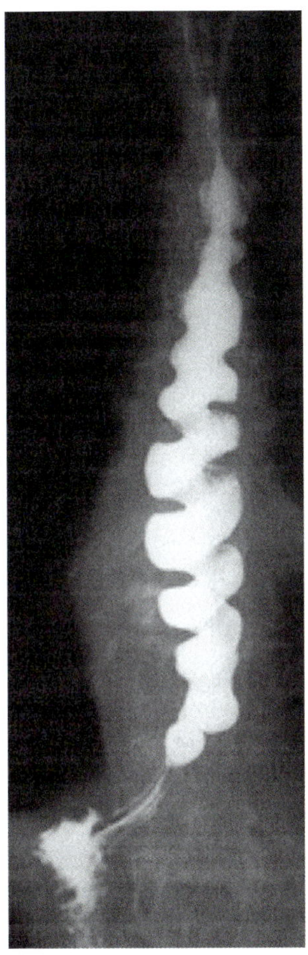

Abb. 7.2 Ösophagusspasmus. [P558]

7.60 Welche Motilitätsstörung tritt bei zahlreichen systemischen Erkrankungen auf?

Hier sind die sekundären hypomotilen Kontraktionsstörungen der Speiseröhre gemeint. Sekundär, weil sich die Motilitätsstörungen als Folge einer systemischen Erkrankung entwickeln. So können entzündliche Myopathien (z.B. im Rahmen einer Dermatomyositis), neurologische Erkankungen (z.B. Morbus Parkinson, Chorea Huntington, Multiple Sklerose etc.), (autonome) Neuropathien hervorgerufen durch Diabetes, Alkohol, Medikamente etc. zu erheblichen Funktionsstörungen führen. Je nach zugrunde liegender Erkrankung können die proximalen (quergestreiften) oder aber distalen (glatte Muskulatur) Anteile des Ösophagus betroffen sein. Wichtig ist, die Grunderkrankung zu behandeln. Aufgrund der verminderten Kontraktionskraft bis hin zur Aperistaltik kommt es häufig zu einem zusätzlichen Refluxgeschehen, das ebenfalls behandelt werden muss.

7.61 Welche weiteren Motilitätsstörungen des Ösophagus können mittels Ösophagusmanometrie abgegrenzt werden?

Die Diagnose des **hyperkontraktilen Ösophagus** beispielsweise kann meist nur durch die Ösophagusmanometrie gestellt werden. Diese propulsive hyperkontraktile Motilitätsstörung äußert sich durch intermittierend auftretende, starke retrosternale Schmerzen, die initial häufig als akutes Koronarsyndrom (teils inklusive Ausstrahlung in den Kiefer, Arm, Schulterblatt etc.) gedeutet werden. Eine Dysphagie muss nicht zwangsläufig vorhanden sein, trotzdem kann ein

Patient auch mit einer Bolusobstruktion vorstellig werden. Manometrisch zeigen sich eine über 6 s verlängerte Kontraktionsdauer sowie die charakteristischen erhöhten Kontraktionsamplituden (mittlere Kontraktionsamplitude bei 10 Nassschluckakten > 180 mmHg). Die Funktion und insbesondere Relaxation des unteren Ösophagussphinkters zeigt sich manometrisch unauffällig. **Beim hypertensiven unteren Ösophagussphinkter** hingegen findet sich eine isolierte Tonuserhöhung >45 mmHg. Die schluckinduzierte Relaxation bleibt jedoch erhalten mit einer normalen propulsiven Ösophagusmotilität. Daher berichten die Patienten häufig über ein kontinuierliches epigastrisches Druckgefühl und weniger über dysphagische Probleme.

7.62 Was verbirgt sich hinter der „Chicago-Klassifikation"?

Mittels der Chicago-Klassifikation (Bredenoord 2012) können die in der High-Resolution-Manometrie zusammengetragenen Messwerte anhand standardisierter Auswertung interpretiert und so letztlich eine Diagnose gestellt werden. Durch die Entwicklung der Chicago-Klassifikation sollte die Interpretation der umfangreichen Daten aus der High-Resolution-Manometrie erleichtert werden. Messgrößen wie Drücke (auch in Bezug auf den Magendruck), Dauer der Kontraktionen und Schluckakt, Lokalisation der Störung etc. gehen in diese Klassifikation ein.

7.63 Welche Therapieoptionen ergeben sich bei dem diffusen Ösophagusspasmus?

Nach kardialer Ausschlussdiagnostik können verschiedene Medikamente – Kalziumantgonisten, Nitrate, aber auch Antidepressiva – die Symptome bessern, meist jedoch ohne langfristige Wirkung. Interventionell-endoskopisch kann eine Injektion von Botulinumtoxin eine Erleichterung der Beschwerden bringen, jedoch muss die Behandlung nach limitierter Wirkdauer von etwa 9–12 Monaten wiederholt werden. Gleiches gilt für den hyperkontraktilen Ösophagus.

INFO

Essentiell ist die ausführliche Anamnese: Meist stellen sich die Patienten mit der Symptomatik eines akuten Koronarsyndroms vor und die Beschwerden bessern sich unter der Gabe von Nitrospray, was dann erneut fehlgedeutet werden kann. Gerade von den dysphagischen Problemen berichten die Patienten erst auf Nachfrage.

7.64 Warum stellt die Botulinumtoxininjektion nur eine alternative Therapieoption der Achalasiebehandlung dar?

Mittels endoskopischer intersphinkterer Injektion von Botulinumtoxin A wird hochspezifisch die Azetylcholinfreisetzung gehemmt und damit das in- und exhibitorische Ungleichgewicht ausgeglichen. Diese Methode ist zwar kurzfristig sehr erfolgreich, jedoch aufgrund der kurzen Wirkdauer von 9–12 Monaten mit nur schlechten langfristigen Ergebnissen verbunden, sodass diese Behandlung als Überbrückung oder aber in Einzelfällen (z. B. Risikopatienten) angewendet werden kann.

7.65 Wie wird die Achalasie vorrangig therapiert?

Die Behandlung der ersten Wahl unter Berücksichtigung der Achalasie-Subtypen stellt die **pneumatische Dilatation** dar. Hierbei wird mittels Ballonkatheter die „Engstelle“ im Bereich des unteren Ösophagussphinkters aufgedehnt, was zu einer hohen Erfolgsrate führt. Weiterhin kann dieses Verfahren mehrfach bei z. B. initial ausbleibendem Erfolg oder später eintretendem Therapieversagen wiederholt werden. **Bei jüngeren Patienten < 20 Jahren** hat sich jedoch die operative Behandlung, die **chirurgische Kardiomyotomie** (meist nach Gottstein-Heller), deutlich erfolgreicher gezeigt, sodass die primäre chirurgische Behandlung angestrebt werden sollte. Bei diesem bereits über 100 Jahre altem Verfahren wird eine **Muskelspaltung** im Bereich des Übergangs des Ösophagus zum Magen vorgenommen, was die Aufhebung der Dysphagie erreicht. Neuerungen dieses Verfahrens in den letzten Jahren bertreffen vor allem den operativen **Zugangsweg.**

7.66 Was steckt hinter der Abkürzung POEM?

Einen neuen **Zugangsweg** nimmt auch das endoskopische Verfahren der peroralen endoskopischen Myotomie „POEM“ (erstmals 2008 in Japan durchgeführt) ein: Dabei wird etwa 10–15 cm proximal des unteren Ösophagussphinkter endoskopisch eine submukosale Tunnelung geschaffen, über die dann der untere Ösophagussphinkter mit dem Gastroskop erreicht werden kann. Dieser Tunnel wird bis unterhalb der Kardia fortgeführt und folgend proximal der Kardia mit der eigentlichen Myotomie im gefertigten Tunnel bis in die Kardia hinein begonnen. Abschließend wird die mukosale Eintrittspforte mit Clips verschlossen.

Vorteil gerade dieser Methode besteht in der Möglichkeit der ausgedehnten, langstreckigen Muskelspaltung, was insbesondere beim spastischen Achalasie Subtyp III Vorteile darstellen kann, ebenso wie bei hyperkontraktilen Motilitätsstörungen des Ösophagus. Gerade die langstreckige Muskelspaltung in Richtung des oberen Ösophagus kann chirurgisch nicht erreicht werden. Komplikationen wie z. B. die gastroösophageale Refluxentstehung scheinen in Pilotstudien eher gering und der technische Erfolg hoch. Trotzdem ist einer der gravierendsten Komplikationen sicherlich die mögliche Perforation, welche auch bei der Dilatation entstehen kann!

7.67 Bedarf jede Perforation (als Komplikation einer endoskopischen Dilatation) einer chirurgische Therapie?

Kommt es während einer endoskopischen Dilatation zu einer Perforation, stellt dies zwar eine erhebliche Komplikation dar, bedarf aber nicht zwangsläufig einer chirurgischen Therapie. Ist die Perforation gering, kann eine endoskopische Versorgung mittels Clip als initialer Behandlungsversuch gerechtfertig sein. Wichtig ist aber immer die interdisziplinäre Zusammenarbeit und/oder Entscheidungsfindung mit den Chirurgen.

Eosinophile Ösophagitis

7.68 Welche Differenzialiagnose bei Bolusgeschehen erfordert die Entnahme von mehreren Biopsien?

Hier kommen neben lumenverengenden (neoplastischen) Erkrankungen vor allem die eosinophile Ösophagitis und Veränderungen der Speiseröhre durch die

Refluxösophagitis infrage. Bei V.a. eine eosinophile Ösophagitis bedarf es der Entnahme von mindestens 6 Biopsien, davon je 2 aus dem unteren, mittleren und oberen Drittel der Speiseröhre. Die Diagnose der eosinophilen Ösophagitis erfolgt wie die der Barrett-Schleimhaut histologisch. Diese wird gestellt, wenn der Pathologe eine Infiltration von ≥ 15 Eosinophilen pro High Power Field sieht. Dies muss dann noch in den Kontext der klinischen Symptomatik des Patienten mit dysphagischen und/oder epigastrischen Beschwerden gesetzt werden. Wichtig hierbei ist, dass eine Refluxerkrankung ausgeschlossen wird, es muss also eine normale pH-Metrie vorliegen!

7.69 Welche typischen endoskopischen Befunde können bei der eosinophilen Ösophagitis vorliegen?

Endoskopische Veränderungen des Ösophagus sind abhängig vom Stadium der eosinophilen Ösophagitis. Gerade im Anfangsstadium der Erkrankung können diese Veränderungen sich nur äußerst diskret zeigen und bedürfen der hohen Aufmerksamkeit des Untersuchers. So können sich zu Beginn der Erkrankung dezente Schleimhautunregelmäßigkeiten wie Mukosaringe oder weißlich fleckige Verfärbungen der Schleimhaut zeigen. In fortgeschrittenen Stadien zeigt sich die Schleimhaut meist leicht kontaktvulnerabel mit auffällig gefurchten/netzförmigen Schleimhautveränderungen, bis es im Spätstadium zu einer Engstellung des Ösophaguslumens und Stenosen/Ringen kommen kann. Spätestens dann sind die klinischen Symptome der Dysphagie manifest. Vor allem bei Patienten mit Bolusgeschehen im Ösophagus ohne direkt klaren kausalen Grund sollte sehr gründlich nach endoskopischen Merkmalen der eosinophilen Ösophagitis gesucht werden.

7.70 Warum ist eine Allergietestung für eine folgende Therapie hilfreich?

Einer der Grundpfeiler der Therapie der eosinophilen Ösophagitis ist möglichst die Meidung von Nahrungsmittelallergenen als auslösendes Agens der entzündlich veränderten Ösophagusschleimhaut. Daher ist eine vorherige Allergietestung von hoher Bedeutung für eine erfolgreiche Therapie: Dem Patienten kann darauf basierend eine Diätempfehlung ausgesprochen werden. Weiterhin ist es wichtig den Patienten über diese Notwendigkeit aufzuklären.

7.71 Worüber muss ein Patient vor Therapiebeginn aufgeklärt werden?

Neben der Vermeidung von auslösenden allergischen Substanzen ist die Behandlung der lokalen Entzündung mittels Kortikosteroiden eine weitere grundlegende Säule der Therapie der eosinophilen Ösophagitis. Hierbei liegen die größten Erfahrungswerte mit Fluticasonpropionat vor, das ursprünglich zur Therapie des Asthma bronchiale eingesetzt wird. Anders als bei der Asthmatherapie soll zur Behandlung der eosinophilen Ösophagitis das Medikament verschluckt werden, um gerade im Bereich der entzündeten Ösophagusschleimhaut zu wirken. Budesonid-Schmerztabletten (Jorveza®) sind heute Therapie der 1. Wahl.

Arzneimittel- und radiogene Ösophagitis

7.72 Welche Ösophagusveränderungen manifestieren sich meist lokal klar abgegrenzt?

Zeigt sich eine klar abgegrenzte Ulzeration vor allem im Bereich der physiologischen Ösophagusengen (hier insbesondere das mittlere Drittel) und nimmt der Patient Medikamente ein, die Ursache einer Arneimittel-Ösophagitis sein können, so ist dies verdächtig auf eine durch Medikamente verursachte Läsion. Umgebend der Ulzeration ist die Schleimhaut größtenteils unauffällig, teils kann man noch Reste der Tabletten in der Läsion selbst finden.

7.73 Welche Patienten sind für eine Arzneimittel-Ösophagitis prädestiniert?

Aus Medikamenten- und Sozialanamnese ergeben sich meist die prädestinierenden Umstände, die zu einer Arzneimittelretention im Ösophagus führen können: Vor allem bettlägerige ältere Patienten, die zudem wenig Flüssigkeit zu sich nehmen, haben ein erhöhtes Risiko für eine Tablettenretention im Ösophagus. Insbesondere können stattgehabte Thoraxoperationen mit Änderung der Anatomie eine Passageverzögerung hervorrufen. Häufig wird ein zeitlicher Zusammenhang mit der Tabletteneinnahme und den Beschwerden, z.B. retrosternale Schmerzen und Odynophagie, angegeben. Zusätzlich erschwerend kommen die physiologischen Engstellen hinzu, die eine Passage der Medikamente in den Magen behindern. Führend hierbei ist die mittlere Enge hinter dem linken Vorhof. Verbleibt das Medikament lang genug an einer Stelle, verursachen die dann lokal konzentriert vorliegenden ätzenden Verbindungen bestimmter Medikamente die lokale Ausbildung einer chemischen Ösophagitis mit der möglichen Folge von Ulzerationen.

7.74 Welchen Stellenwert hat die Endoskopie?

Mittels Endoskopie kann die Diagnose in Zusammenschau mit der Anamnese gestellt werden; zugleich können mögliche maligne Entartungen mittels Biopsieentnahme ausgeschlossen werden. Extrem selten sind endoskopische therapeutische Maßnahmen notwendig, z.B. die Stenosebehandlung einer möglichen postentzündlich enstandenen Striktur.

7.75 Wie wird die Arzneimittel-Ösophagistis therapiert?

Im Vordergrund der Behandlung stehen die sorgfältige Aufklärung des Patienten (wenn dies nicht möglich, auch die der Angehörigen/Pflegeperson) über Allgemeinmaßnahmen wie Tabletteneinnahme mit genügend Flüssigkeit, das Absetzen des Medikaments oder aber die Verschreibung in einer anderen (flüssigen) Darreichungsform. Eine evidenzbasierte medikamentöse Behandlung gibt es nicht, allerdings werden gerne PPI oder auch z.B. Sulcralfat verschrieben, um einen möglichen zusätzlich bestehenden Reflux zu minimieren und so die Abheilung der Läsion zu unterstützen.

7.76 Was sind häufige Komplikationen nach radiotherapeutischer Behandlung im Bereich des Ösophagus?

Durch radiotherapeutische Behandlungen im Ösophagus, aber auch angrenzender Strukturen, d.h. Mund-Rachen-Raum, Mediastinum/Thorax etc., können erhebliche funktionelle Veränderungen entstehen. Diese Veränderungen sind dann meist funktioneller Art, im Sinne von Dysphagie bzw. Odynophagie bei akuter entzündlicher Reizung in Form einer Strahlenmukositis. Im weiteren Langzeitverlauf treten radiogene Spätfolgen mit Stenosebildungen im Ösophagus oder aber Fistelbildung nach tracheal auf.

7.77 Worauf muss bei Z. n. Radiotherapie eines Malignoms mit späterer Stenosebildung besonders geachtet werden?

Kommt es nach der radiotherapeutischen Behandlung eines Malignoms des Ösophagus zu einer Stenosierung, ist es wichtig, differenzialdiagnostisch ein mögliches Tumorrezidiv auszuschließen. Dazu werden suspekte Areale biopsiert und gegebenenfalls eine weitere Bildgebung, z. B. die Endosonografie oder eine andere radiologische Bildgebung, veranlasst. Ist ein Rezidiv ausgeschlossen und es handelt sich um eine „benigne" Stenose aufgrund der vorherigen Strahlenbehandlung, kann der symptomatische Patient mittels Bougierungen effektiv und sehr erfolgreich behandelt werden.

7.78 Was ist eine der ältesten Formen in der therapeutischen Endoskopie im Gastrointestinaltrakt?

Bereits die Ägypter erkannten die Möglichkeit der Aufdehnung von Engstellen: Sie dehnten mittels Vogelfedern Strikturen der Harnröhre und konnten so Behandlungserfolge vorweisen. Der eigentliche Begriff der Bougierung stammt aus Frankreich im 16. Jahrhundert, wo mittels Wachsstäben („Bougie" [französisch]: Wachskerze) blind Impaktionen des Ösophagus behandelt werden konnten. Sir Thomas Willis nutze ein Jahrhundert später zur Bougierung einen Walknochen und dehnte so eine Achalasie.

Heutzutage ist die Bougierungstherapie nach wie vor sehr erfolgreich und kann dem Patient ohne eine chirurgische Therapie klinische Beschwerdefreiheit oder zumindest eine deutliche Beschwerdelinderung bringen. Dazu wird über ein Endoskop unter Sicht ein Draht bis in den Magen bzw. das Duodenum gelegt und über diesen Führungsdraht in Seldingertechnik nach und nach an der Spitze konisch zulaufende und mit dem Durchmesser weiter werdende Bougies (meist Savary-Gilliard-Bougies aus Polyvinyl) durch die Enstelle geführt. Dabei merkt der Untersucher mit jedem größer werdenden Bougie einen stetig zunehmenden Druck. Dadurch kommt es dann zur Zerreißung des Gewebes und zur Erweiterung der Engstelle. Schwerwiegende Komplikation ist die Perforation; insgesamt ist die Bougierung in der Hand eines erfahrenen Untersuchers sehr sicher. Um dies möglichst zu vermeiden, sollte nicht unkontrolliert Kraft auf die Engstelle ausgeübt werden, sondern maximal nicht mehr als drei Bougies nach initialem Widerstand benutzt werden (Bougies gibt es in 1 mm Abständen, d. h. eine Erweiterung nicht mehr als insgesamt 3 mm in einer Sitzung durchführen). Sollten die Beschwerden persistieren oder aber rezidivieren, so kann die Behandlung erneut oder in Abständen (5–7 Tage) wiederholt werden. Dies gilt nicht nur für Stenosen bedingt durch radiogene Therapien, sondern auch peptische Stenosen, Schatzki-Ringe, Strikturen durch eosinophile Ösophagitiden etc. also immer, wenn eine benigne Erkrankung zu Stenosen geführt hat.

Literatur

Bredenoord AJ, Fox M, Kahrilas PJ, Pandolfino JE, Schwizer W, Smout AJ; International High Resolution Manometry Working Group. Chicago classification criteria

of esophageal motility disorders defined in high resolution esophageal pressure topography. Neurogastroenterol Motil 2012; 24 Suppl 1: 57–65.
Holloway RH, Kocyan P, Dent J. Provocation of transient lower esophageal sphincter relaxations by meals in patients with symptomatic gastroesophageal reflux. Digestive diseases and sciences 1991; 36: 1034–1039.
Kähler G, Götz M, Senninger N. Therapeutische Endoskopie im Gastrointestinaltrakt. Berlin-Heidelberg: Springer-Verlag, 2015.
Katz PO, Gerson LB, Vela MF. Guidelines for the diagnosis and management of gastroesophageal reflux disease. Am J Gastroenterol 2013; 108: 308–328.
Koop H, Fuchs KH, Labenz J, et al. S2k Guideline: Gastroesophageal Reflux disease Guided by the German Sociciety of Gastroenterology, AWMF Register No. 021–013. Z Gastroenterol. 2014; 52: 1299–1346.
Messmann H. Klinische Gastroenterologie: Das Buch für Fort- und Weiterbildung plus DVD mit über 1.000 Befunden. Stuttgart: Georg Thieme Verlag, 2011.
Vakil N, van Zanten SV, Kahrilas P, Dent J, Jones R. The Montreal definition and classification of gastroesophageal reflux disease: a global evidence-based consensus. The American journal of gastroenterology 2006; 101: 1900–1920.
Zeitz M, Schmidt H, Bojarski C (Hrsg.) Harrisons Gastroenterologie und Hepatologie. Berlin: ABW Wissenschaftsverlagsgesellschaft, 2011.

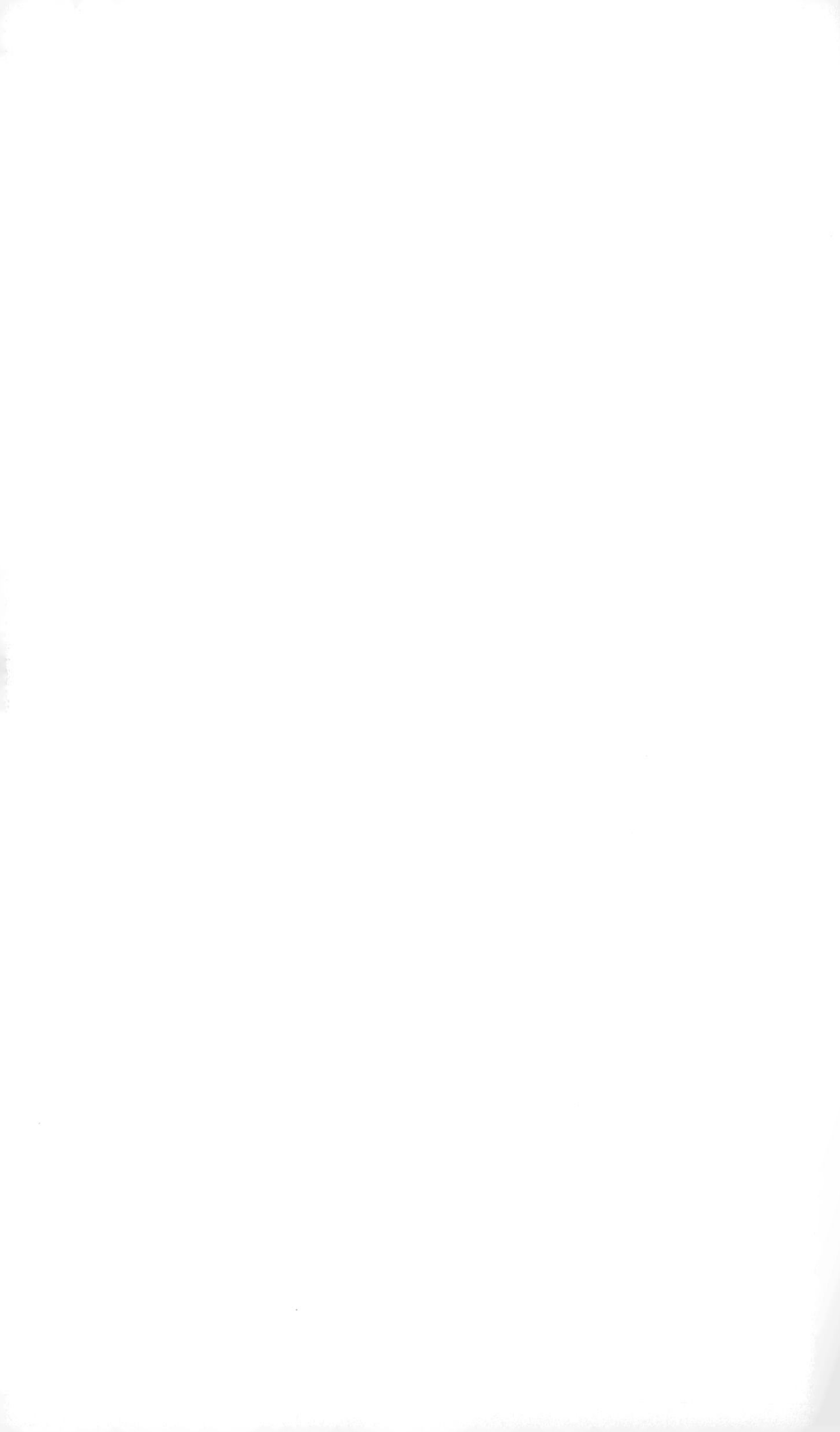

8 Erkrankungen des Magens

Jonas Zeitz

Anatomie und Physiologie des Magens

8.1 Welche Drüsen sind im Magenkorpus und -fundus anzutreffen und welche Funktion haben sie?

Der Magen ist anatomisch in verschiedene Abschnitte unterteilt. Im Bereich der Kardia mündet die Speiseröhre in den Magen. Der obere Abschnitt des Magens wird Fundus genannt, an diesen schließt sich der Korpus an, der den Großteil des Magens bildet. Auf den Magenkorpus folgt das Magenantrum und der Pylorus bildet den Übergang zum Duodenum. Im Magenkorpus und -fundus existieren drei verschiedene Drüsenarten: Neben-, Haupt- und Parietalzellen. Die Nebenzellen sind für die Schleimbildung zuständig, die Hauptzellen bilden Pepsinogen und die Parietalzellen sind für die Bildung von Säure und den Intrinsic Faktor zuständig.

8.2 In welche Phasen lässt sich der Sekretionsmechanismus des Magens gliedern?

Der Sekretionsmechanismus des Magens lässt sich in drei Phasen gliedern. In der cephalischen Phase kommt es durch Reizung von Chemorezeptoren der Mundschleimhaut und durch Sinneseindrücke zu einer Vagusreizung, die zur Magensaftsekretion führt. In der gastrischen Phase wird durch Gastrinfreisetzung aus den G-Zellen weiterer Magensaft sezeniert. In der intestinalen Phase kommt es durch Freisetzung von Sekretin, Glukagon, GIP (Gastric Inhibitory Peptide) und VIP (Vasoactive Intestinal Polypeptide) zu einer Hemmung der Gastrinfreisetzung.

Akute und chronische Gastritis

8.3 Wie werden entzündliche Erkrankungen des Magens unterschieden?

Entzündliche Erkrankung des Magens können grob in Gastrititiden und Gastropathien unterteilt werden. Eine Gastritis ist primär ein entzündliches Geschehen der Magenmukosa, während die Gastropathie mit einer Schädigung der Magenmukosa mit wenig oder keiner entzündlichen Komponente einhergeht. Zusätzlich kann ein entzündliches Geschehen im Magen in akut und chronische Erkrankungen unterteilt werden. Zur Unterscheidung ist in der Regel eine Biopsie der Magenmukosa notwendig.

8.4 Welches sind die häufigsten ätiologischen Faktoren, die zu einer akuten Gastritis führen?

Die häufigsten Ursachen für eine akute Gastritis umfassen:

- Medikamente (z. B. NSAR, ASS, Kortikosteroide, Zytostatika)
- Alkohol, Nikotin
- Bakterien (insbesondere *Helicobacter pylori*)
- Stress (z. B. Verbrennungen, Trauma, Schock)
- Gallensäuren

8.5 Wie wird eine akute Gastritis therapiert?

Der Verlauf hängt von der Ätiologie der Gastritis ab. Meist kommt es unter vermeiden der auslösende Noxen (▶ Frage 8.4) zu einer Spontanheilung. Die Therapie erfolgt meist symptomatisch, zusätzlich kann vorübergehend eine Therapie mit einem Protonenpumpeninhibitor (PPI) durchgeführt werden.

8.6 In welche Formen lässt sich die chronische Gastritis klassifizieren?

Es existiert keine allgemein akzeptierte Einteilung der Gastritis. Im klinischen Alltag wird häufig die die sogenannte ABC-Klassifikation verwendet. Dabei wir die Typ-A-Gastritis (Autoimmungastritis) von der Typ-B-(bakterielle) und der Typ-C-(chemische)-Gastritis unterschieden.

8

8.7 Wodurch ist die Typ-A-(Autoimmun-)Gastritis gekennzeichnet?

Die Typ-A-Gastritis ist durch eine autoimmune Reaktion gekennzeichnet, bei der antikanalikuläre Parietalzell-, H^+/K^+-ATPase- sowie Intrinsicfactor-Antikörper gebildet werden. In der Folge kommt es zu einem Rückgang der Parietalzellen was letztendlich zu einer Achlorhydrie führt. Die Spätfolge ist durch das Fehlen des Intrinsic-Factors die sogenannte perniziöse Anämie, die durch eine Vitamin-B_{12}-Mangelanämie gekennzeichnet ist.

8.8 Wodurch ist die Typ-B-(bakterielle)Gastritis gekennzeichnet?

Die Typ-B-Gastritis ist durch eine Infektion des Magens mit Bakterien, meist mit *Helicobacter pylori* gekennzeichnet. *H. pylori* ist ein spiralförmiges, mikroaerophiles, gramnegatives Bakterium und der häufigste Erreger einer chronischen bakteriellen Infektion des Menschen. Es wird davon ausgegangen, dass ca. 50 % der Weltbevölkerung mit *H. pylori* infiziert sind. In Entwicklungsländern sind die meisten Kinder bereits mit 10 Jahren infiziert. In der westlichen Welt ist eine Infektion von Kindern selten, die Prävalenz steigt jedoch mit dem Alter, wobei ca. 50 % der Menschen über 60 Lebensjahre infiziert sind. Durch die Produktion von Urease und die Fähigkeit, am Epithel des Magens zu haften, *H. pylori* in der Lage, im gastrischen Milieu zu überleben.

8.9 Wie wird *Helicobacter pylori* übertragen?

Die Übertragung von *H. pylori* erfolgt von Mensch zu Mensch. Der genaue Übertragungsmodus (oral-oral, gastral-oral, fäkal-oral bzw. deren Kombination) ist nicht zweifelsfrei geklärt. *H. pylori* kann aus Erbrochenem, Stuhl und Speichel kultiviert werden. Insbesondere der erbrochene Mageninhalt weist eine hohe Bakteriendichte auf.

Innerhalb von Familien ist die Übertragung von *H. pylori* gut belegt. Vor allem ältere infizierte Geschwister stellen einen Risikofaktor für eine akute *H.-pylori*-Infektion dar. Die Inzidenzrate der *H.-pylori*-Infektion ist dabei am höchsten bei Kindern unter 3 Jahren und nimmt ab einem Alter von 5 Jahren deutlich ab. Es wurde postuliert, dass insbesondere in der Endoskopie arbeitendes Personal einem höheren Risiko für eine *Helicobacter-pylori*-Infektion ausgesetzt ist. Als gesichert gilt, dass der direkte ärztliche oder pflegerische Patientenkontakt keinen relevanten Risikofaktor für eine *H.-pylori*-Infektion darstelltstellt.

8.10 Kann man sich mit *Helicobacter pylori* erneut infizieren?

Die Rate an Rezidivinfektionen bei Erwachsenen nach erfolgreicher Eradikationstherapie ist in Industrieländern niedrig und liegt bei liegt bei ca. 2 % pro Jahr in Industrieländern und bei 6–12 % in Entwicklungsländern.

8.11 Wodurch ist die Typ-C-(chemische)Gastritis gekennzeichnet?

Bei der Typ-C-Gastritis kommt es zu einer chemischen Reizung bzw. Schädigung der Magenmukosa. Die Typ-C-Gastritis wird zum einen durch Medikamente verursacht, wobei nichtsteroidale Antirheumatika (NSAR) die wichtigste Rolle spielen. Ein weiterer ätiologischer Faktor ist Gallereflux vom Duodenum in den Magen. Therapeutisch sollte das auslösende Medikament gestoppt werden, zusätzlich kann eine PPI-Therapie erfolgen.

8.12 Welche klinischen Tests existieren zum Nachweis von *H. pylori*?

Vor Diagnostik auf *H. pylori* sollte eine Protonenpumpeninhibitor-Therapie 2 Wochen pausiert und 4 Wochen vorher keine antibiotische Therapie eingenommen werden. Der Nachweis von *H. pylori* kann mit verschiedenen Methoden erfolgen: Urease-Test, Histologie, Kultur aus Magenbiopsien, PCR aus Magenbiopsien bzw. aus dem Stuhl, Antigen-Stuhltest und Harnstoff-Atemtest. Zusätzlich kann ein serologischer *H.-pylori*-Antikörpernachweis durchgeführt werden. Während der Harnstoff-Atemtest, der Urease-Test aus Magenbiopsien, die Histologie, die Kultur, die PCR aus Magenbiopsien und der Antigen-Stuhltest eine aktive *H.-pylori*-Infektion nachweisen können, kann die Serologie nicht zwischen einer stattgehabten Infektion („Seronarbe“) und einer aktiven Infektion unterscheiden (▶ Tab. 8.1).

Tab. 8.1 Aus S2k-Leitline DGVS: Methoden zum H. pylori-Nachweis

		Sensitivität (%)	**Spezifität (%)**
Invasive Methoden	Kultur	70–90	100
	Histologie	80–98	90–98
	Urease-Schnelltest	90–95	90–95
	PCR	90–95	90–95
Nichtinvasive Methoden	Harnstoff-Atemtest	85–95	85–95
	Stuhl-Antigentest auf Basis monoklonaler Antikörper	85–95	85–95
	IgG-Antikörpernachweis im Serum	70–90	70–90

8.13 Wieviele Biopsien werden zum *Helicobacter-pylori*-Nachweis benötigt?

Wird der *Helicobacter-pylori*-Nachweis durch Biopsien geführt, sollten für die Histologie zwei aus dem Antrum, 2–3 cm vor dem Pylorus, sowie zwei aus dem mittleren Korpus, jeweils eine von der großen und kleinen Kurvatur entnommen werden. Die Sensitivität der Histologie zum Nachweis von *H. pylori* kann durch folgende Spezialfärbungen gegenüber der HE-Färbung ohne Verlust an Spezifität erhöht werden: Giemsa, Warthin-Starry, Immunhistochemie. Für den Nachweis durch Urease-Test, Kultur und PCR sollen ebenfalls Biopsien aus dem Magenantrum und Korpus entnommen werden. Hierbei ist jeweils nur eine Biopsie aus der großen Kurvatur ausreichend.

8.14 Wann wird eine *Helicobacter-pylori*-Gastritis behandelt?

Gemäß der aktuellen S2k-Leitlinie der Deutschen Gesellschaft für Gastroenterologie, Verdauungs- und Stoffwechselkrankheiten (DGVS) sollte vor Einleitung einer Therapie einer *Helicobacter-pylori*-Infektion neben einer Prüfung der allgemein akzeptierten Indikation der Nachweis der Infektion geführt worden sein. Zu den akzeptierten häufigsten Indikationen zählen:

- Peptisches Ulkus ventrikuli oder duodeni
- *H.-pylori*-positive gastrale MALT-Lymphome
- Funktionelle Dyspepsie (Reizmagen) und *H.-pylori*-Infektion
- Diffuse großzellige B-Zell-Lymphome (DLBCL) des Magens mit oder ohne MALT-Komponente im Stadium I–II
- Idiopathische thrombozytopenische Purpura (ITP)
- Lymphozytäre Gastritis und nachgewiesene *H.-pylori*-Infektion
- Ungeklärte (nach adäquater Diagnostik) Eisenmangelanämie und *H.-pylori*-Infektion
- Morbus Menetrier und nachgewiesene *H.-pylori*-Infektion

Zusätzlich sollten Patienten vor einer geplanten Dauermedikation mit niedrig dosiertem ASS mit einer Ulkusanamnese auf eine *H.-pylori*-Infektion untersucht und bei Keimnachweis einer Eradikationstherapie zugeführt werden. Eine *H.-pylori*-Eradikation unter präventiven Gesichtspunkten sollte bei Patienten mit einem Risiko für die Entwicklung eines Magenkarzinoms durchgeführt werden. Dazu gehören u. a. Patienten mit langfristiger PPI-Einnahme und Verwandte ersten Grades von Patienten mit Magenkarzinom.

8.15 Welche Voraussetzungen sollten für eine zuverlässige Eradikationskontrolle von *H. pylori* erfüllt sein?

Es sollten mindestens 4 Wochen nach *H.-pylori*-Eradikationstherapie oder sonstiger antibiotischer Therapie vergangen sein. Eine Protonenpumpeninhibitor-Therapie sollte für 2 Wochen pausiert sein.

8.16 Wann sollte eine *H.-pylori*-Resistenztestung bei Therapieversagen erfolgen?

Wichtig bei jeder *H.-pylori*-Therapie ist es, die Compliance des Patienten bezüglich der Medikamenteneinnahme zu überprüfen, da eine lückenhafte Einnahme der Eradikationstherapie den Therapieerfolg deutlich verringern kann. Sollte nach zweimaliger leitliniengerechter Therapie *H. pylori* weiterhin nachweisbar sein, dann sollte eine Resistenztestung aus während einer Gastroskopie entnommenen Biopsien durchgeführt werden. Nachfolgend kann gemäß Resistenzmuster ein kalkuliertes Therapieregime ausgewählt werden.

Magen- und Duodenalulkus

8.17 Was sind die beiden häufigsten Ursachen für ein Magen- oder Duodenalulkus?

Die häufigsten Ursachen für die Entwicklung eines Magen- oder Duodenalulkus sind zum einen die *H.-pylori*-Infektion des Magens und zum anderen die Einnahme von NSAR (nichtsteroidale Antirheumatika) oder ASS (Acetylsalicylsäure).

8.18 Was sind die häufigsten klinischen Manifestationen eines peptischen Magen- oder Duodenalulkus?

Ein peptisches Ulkus ist ein Defekt der Magen- oder Duodenalmukosa, der sich über die Muskularis mukosae hinaus in tiefere Wandschichten erstreckt. Bei klinischem Verdacht auf ein Magenulkus wird die Diagnose primär mittels oberer Endoskopie gestellt.

8

In ca. 70 % der Fälle sind peptische Ulzera asymptomatisch. Mögliche klinische Präsentationen umfassen Dyspepsie, Blutung, Magenausgangsstenose (einhergehend mit frühem Sätigungsgefühl, Übelkeit, Erbrechen, Aufgeblähtsein, postprandiale epigastrische Schmerzen und Gewichtsverlust) sowie Perforation oder Fistulierung.

8.19 Was sind endoskopische Zeichen für ein malignes Magen- / Duodenalulkus?

Folgende endoskopische Zeichen sind verdächtig auf ein maliges Geschehen:

- Irreguläre und verdickte Ränder des Ulkus
- Magenfalten, die das Ulkus umgeben, sind nodulär, verbacken oder enden kurz vor dem Ulkusrand
- Nachweis einer ulzerierten Raumforderung, die in das Lumen wächst

Ein Magenulkus muss immer – wenn möglich – zum Ausschluss eines malignen Geschehens biopsiert werden (bis 10 Biopsien aus dem Ulkusrand) und es sollte eine Verlaufsendoskopie zur Abheilungskontrolle durchgeführt erfolgen. Ein unkompliziertes peptisches Duodenalulkus ohne Zeichen für ein malignes Geschehen erfordert bei gutem klinischen Verlauf keine endoskopische Nachkontrolle.

8.20 Gibt es endoskopische Zeichen für ein benignes Magen- / Duodenalulkus?

Folgende endoskopische Zeichen deuten auf ein benignes Magen- / Duodenalulkus hin:

- Weiche und runde Berandung des Ulkus
- Flache und weiche Basis des Ulkus

8.21 Wie wird das blutende Magen- / Duodenalulkus endoskopisch charakterisiert / eingeteilt (siehe auch ▶ Frage 2.16)?

Ein Magen- oder Duodenalulkus wird nach der Forrest-Klassifikation eingeteilt:

- **I – Aktive Blutung**
  - Ia – spritzende arterielle Blutung
  - Ib – Sickerblutung
- **II – Stattgehabte Blutung**
  - IIa – Gefäßstumpf sichtbar
  - IIb – Koagel
  - IIc – Hämatinbelag
- **III – Keine** Anzeichen für **stattgehabte Blutung**

8.22 Wie wird ein blutendes Magen- / Duodenalulkus therapiert?

Bei V. a. auf eine obere gastrointestinale Blutung erfolgt nach Stabilisierung des Patienten zur Blutungsquellensuche und Therapie die Gastroskopie. Sollte sich eine Blutung aus z. B. einem Ulkus oder eine Schleimhautläsion im Magen nachweisen lassen, gibt es verschiedene Methoden zur Hämostase. Primär erfolgt meist die Injektion von verdünntem Adrenalin, um eine initiale Blutstillung zu erreichen und nachfolgend eine bessere Übersicht über das Untersuchungsgebiet zu erhalten. Anschließend kommen verschiedene Methoden zum Einsatz: Zum einen können Klammern („Clips") appliziert werden, zusätzlich kann eine Thermokoagulation der Läsion erfolgen (mittels Heater Probe, Argon, Laser oder Elektrokoagulation) oder es kann in die Läsion ein sklerosierendes Agens (z. B. Fibrin) injiziert werden. Es sollte immer eine Kombination aus zwei Hämostasemethoden erfolgen, da der therapeutische Erfolg in der Kombination besser ist als ein alleiniges Therapieverfahren. Des Weiteren wird zusätzlich medikamentös eine hochdosierte säuresupprimierende Therapie mit einem Protonenpumpenhemmer (PPI) eingeleitet.

8.23 Wie werden Clips endoskopisch platziert?

Die „konventionellen" Clips zur Blutstillung werden durch den Arbeitskanal geführt („through the scope" [TTS]) und bewirken durch mechanische Kompression des blutenden Gefäßes eine Hämostase. Die Effektivität dieser Clips ist in vielen Studien belegt; die Clip-Applikation stellt in Deutschland die Standardtherapie zur Blutstillung dar.

8.24 Was sind Over-The-Scope-Clips (OTSC)? Was ist eine Bärenkralle?

Das OTSC-System wurde ursprünglich für die Therapie kleinerer Perforationen, Leckagen und Fisteln entwickelt und ist für diese Indikationen ein etabliertes Therapieverfahren. Der aus Nitinol gefertigte Clip wird anders als TTS-Clips nicht durch den Arbeitskanal an die Läsion herangeführt, sondern sitzt auf einer Plastikkappe, die auf die Spitze des Endoskops geschoben wird („over the scope"). Nach Einstellen der Blutungsquelle wird die Kappe an die Wand des Gastrointestinaltrakts gepresst und das Gewebe zentral eingesaugt. Durch Drehen eines am Endoskop montierten Handrads wird der Clip dann ähnlich wie bei der Gummibandligatur über einen Fadenzugmechanismus von der Kappe „abgeschossen". Aufgrund der speziellen Memory-Eigenschaften des Nitinols geht der

Clip unmittelbar nach Freisetzung in seinen geschlossenen Zustand über. Aufgrund seines Design mit „Zähnen" bzw. „Bärenkrallen" besitzt dieser Clip einen besseren Halt in fibrotischem Gewebe und ist in der Lage, zentrale Gefäße effektiv zu komprimieren. Zudem sind Blutungsquellen bei schwieriger Anatomie und engen Platzverhältnissen (z. B. Bulbus-duodeni-Hinterwand) mithilfe der Kappe oft einfacher einzustellen und der Clip ist hier einfacher zu applizieren.

Tumore des Magens

Magenpolypen

8.25 Welche Magenpolypen werden unterschieden?

Bei Ösophagogastroduodenoskopien werden Magenpolypen in ca. 6 % der Fälle, meist als Zufallsbefunde, nachgewiesen. Meist sind diese asymptomatisch. Man unterscheidet hyperplastische Polypen, Drüsenkörperzysten, Magenadenome, inflammatorische fibroide Polypen und neuroendokrine Tumoren des Magens (Korzinoide). Die Diagnose und Unterscheidung der Polypen erfolgt mittels endoskopischem Bild und ggf. Biopsieentnahme. In der westlichen Welt, wo eine hohe Prävalenz von PPI-Therapie und eine niedrigere Rate an *H.-pylori*-Infektionen vorliegt, sind die Drüsenkörperzysten die häufigste Form von Magenpolypen. In Regionen, in denen jedoch eine hohe Prävalenz für *H. pylori* vorliegt, sind hyperplastische Polypen und Magenadenome häufiger anzutreffen.

8

8.26 Wie ist das Vorgehen bei Polypen des Magens?

Bezüglich des Vorgehens bei Nachweis von Magenpolypen gibt es kein allgemein akzeptiertes Schema. Kleinere Polypen sollten i. d. R. wenn immer möglich zur histologischen Sicherung biopsiert oder entfernt werden. Größere Polypen mit mehr als 1 cm Durchmesser sollten wenn möglich immer entfernt werden, da Biopsien bei diesen Polypen eine höhergradige Dysplasie oder ein Frühkarzinom nicht ausschließen können. Zusätzlich sollten Biopsien aus dem Magenantrum und -korpus entnommen werden, um eine *H.-pylori*-Infektion auszuschließen. Bei positivem *H.-pylori*-Nachweis sollte eine entsprechende Eradikationstherapie erfolgen.

8.27 Was sind hyperplastische Polypen des Magens?

In Regionen, in denen eine hohe Prävalenz für *H. pylori* vorliegt, sind hyperplastische Polypen des Magens die häufigsten Magenpolypen und meist Zufallsbefunde einer Ösophagogastroduodenoskopie. Diese sind meist asymptomatisch und bleiben häufig über die Zeit größenstabil oder können sich nach einer *H.-pylori*-Eradikationstherapie zurückbilden. Selten können Blutungen durch eine Erosion der Polypenoberfläche oder Obstruktion durch den Pylorus prolabierende Polypen auftreten. Eine *H.-pylori*-Infektion sollte gesucht und wenn vorhanden eradiziert werden.

8.28 Müssen hyperplastische Polypen entfernt werden?

Bis zu 20 % der hyperplastischen Polypen können fokal dysplastische Veränderungen enthalten, insbesondere wenn sie >1 cm Größe aufweisen. Hyperplastische Polypen > 1 cm sollten daher komplett entfernt werden.

8.29 Was sind Drüsenkörperzysten?

In der westlichen Welt mit hoher Prävalenz von PPI-Einnahme und niedrigerer Prävalenz einer *H.-pylori*-Infektion sind Drüsenkörperzysten die am häufigsten anzutreffenden Magenpoylpen. Meist treten diese sporadisch auf, können jedoch auch im Rahmen verschiedender Polyposis-Syndrome wie der familiären adenomatösen Polyposis (FAP) auftreten. Zusätzlich sind Drüsenkörperzysten mit Hypergastrinämie, Zollinger-Ellison-Syndrom oder Langzeit-PPI-Therapie assoziiert. Meist sind multiple Drüsenkörperzysten nachweisbar und sie sind meist asymptomatisch. Selten können sie eine Größe erreichen, die zu Beschwerden wie Schmerzen oder Obstruktion führen. Diagnostisch sind Biopsien von einigen repräsentativen Polypen meist ausreichend. Polypen ≥ 1 cm, Polypen mit ulzerierten Anteilen oder solche, die im Magenantrum lokalisiert sind, sollten zum Ausschluss von Dysplasie / Neoplasie komplett entfernt werden. Bei Patienten mit ≥ 20 Drüsenkörperzysten, Lokalisation der Polypen im Antrum und Auftreten von Drüsenkörperzysten < 40 Lebensjahren sollte das Vorliegen eines familiären Polyposis-Syndroms evaluiert werden.

8.30 Was sind Magenadenome?

Bis zu 10 % der Magenpolypen sind Magenadenome. Sie sind der häufigste neoplastische Polyp des Magens und entstehen meist vor dem Hintergrund einer chronischen atrophischen Gastritis. Die meisten Magenadenome sind asymptomatisch, selten können sie bluten oder zu Obstruktionen führen. Bis zu 60 % der Magenadenome können mit einem synchronen Magenkarzinom assoziiert sein, je größer das Adenom, desto größer das Risiko. Daher sollten alle Magenadenome komplett entfernt und der Magen nach weiteren Adenomen oder Karzinomen sorgfältig untersucht werden. Eine *H.-pylori*-Infektion sollte in allen Fällen gesucht und falls nachgewiesen eradiziert werden.

8.31 Was sind inflammatorische fibroide Polypen des Magens?

Imflammatorische fibroide Polypen sind extrem selten und entstehen aus der Mukosa und Submukosa des Gastrointestinaltrakts. Sie sind meist asymptomatisch, größere Polypen können zu abdominellen Schmerzen, Blutung, Anämie und Obstruktion führen. Inflammatorische fibroide Polypen werden als benigne Veränderungen angesehen, nach ihrer Entfernung ist keine Nachkontrolle indiziert.

8.32 Was sind neuroendokrine Tumoren des Magens?

Neuroendokrine Tumoren des Magens (auch Karzinoide genannt) entstehen aus enterochromaffinen (ECL) Zellen. Sie werden in 3 Typen unterteilt. Der Typ 1 macht bis zu 80 % der neuroendokrinen Tumoren des Magens aus und ist mit einer Hypergastrinämie, insbesondere bei der autoimmunen atrophen Gastritis, assoziiert. Typ 2 macht bis zu 8 % aus und ist Folge einer Hypergastrinämie durch einen gastrinsezernierenden Tumor. Die Typ-3-Tumoren treten sporadisch auf und machen ca. 20 % der neuroendokrinen Tumoren des Magens aus. Typ 1 und Typ 2 zeigen i. d. R. einen gutartigen Verlauf, der Typ 3 kann einen aggressiven Verlauf nehmen und ist häufig mit lokalen oder Lebermetastasen vergesellschaftet. Neuroendokrine Tumoren des Magens vom Typ 1 oder 2, die kleiner 1–2 cm sind, werden primär endoskopisch entfernt. Typ-3-Karzinoide werden in der Regel operativ behandelt (partielle oder totale Gastrektomie mit Lymphadenektomie).

8.33 Welche Erkrankungen gehen mit einem erhöhten Risiko für Magenkarzinome einher?

Die Infektion mit *Helicobacter pylori* stellt einen wichtigen Risikofaktor für die Entwicklung eines Magenkarzinoms dar. Weitere Risikofaktoren sind die chronische Autoimmungastritis, das Vorhandensein von adenomatösen Magenpolypen, Morbus Ménétrier und ein Zustand nach Magenteilresektion. Zusätzlich sind verschiedene genetisch bedingte Erkrankungen wie HNPCC (Hereditary Non-polyposis Colorectal Cancer, hereditäres kolorektales Karzinom ohne Polyposis, auch Lynch-Syndrom), das Peutz-Jeghers-Syndrom, die familiäre adenomatöse Polyposis (FAP) und das Li-Fraumeni-Syndrom mit einem erhöhten Magenkarzinomrisiko assoziiert.

8.34 Sollte bei Patienten mit einer Atrophie bzw. einer intestinalen Metaplasie eine endoskopische Überwachung zur Frühdiagnose eines Magenkarzinoms durchgeführt werden?

Die Atrophie und intestinale Metaplasie (IM) sind histologische Diagnosen. Das Risiko für ein Magenkarzinom erhöht sich bei IM und/oder Atrophie jeweils um das 5-Fache. Bei Detektion von entsprechenden Veränderungen kann eine endoskopisch-bioptische Überwachung angeboten werden; die Intervalle sind nicht definiert.

8.35 Was sind klinische Symptome eines Magenkarzinoms?

Bei Erstdiagnose sind abdominelle Schmerzen und Gewichtsverlust die häufigsten Symptome eines Magenkarzinoms. Der Gewichtsverlust ist meist durch eine reduzierte Kalorienaufnahme bedingt, die durch Übelkeit, abdominelle Schmerzen, Dysphagie und/oder frühes Sättigungsgefühl verursacht sein kann. Die abdominellen Schmerzen sind meist epigastrisch und zu Beginn der Erkrankung nur leichtgradig, bevor die Intensität im Verlauf der Erkrankung zunimmt. Des Weiteren kann es zu okkultem gastrointestinalem Blutverlust kommen, der mit einer Eisenmangelanämie vergesellschaftet sein kann. Zu sichtbaren Blutungen wie Hämatemesis oder Meläna kann es bei 20 % der Patienten kommen. Bei weiterem Fortschreiten der Erkrankung treten Zeichen der Tumorausbreitung/Metastasierung auf.

8.36 Wie oft tritt ein Magenkarzinom auf?

Das Magenkarzinom ist in Deutschland die achthäufigste Krebserkrankung bei Frauen und die fünfthäufigste bei Männern. Er macht 4 % bzw. 5 % aller Krebserkrankungen in Deutschland aus und verursacht 5 % aller Krebssterbefälle. Frauen erkranken im Mittel mit 75, Männer mit 71 Jahren an Magenkrebs.

8.37 Nach welcher Klassifikation werden die Adenokarzinome des ösophagogastralen Übergangs eingeteilt?

Die Adenokarzinome des ösophagogastralen Übergangs werden nach der Siewert-Klassifikation (AEG-Klassifikation) anhand der anatomischen Lokalisation eingeteilt.

AEG I: Der Typ-I-Tumor ist zwischen 5 cm und 1 cm proximal der Z-Linie lokalisiert. Er entsteht in der Regel aufgrund spezialisierter intestinaler Metaplasie des Ösophagus (Barrett-Mukosa) und kann den gastroösophagealen Übergang von proximal infiltrieren.

AEG II: Der Typ-II-Tumor ist 1 cm proximal und 2 cm distal der Z-Linie lokalisiert. Er entsteht aus dem Epithel der Kardia des Magens oder aus kurzen Segmenten von Barrett-Mukosa im Bereich des gastroösophagealen Übergangs.

AEG III: Der Typ-III-Tumor ist zwischen 2 cm und 5 cm distal der Z-Linie lokalisiert. Es handelt sich um ein subkardiales Karzinom, das den gastroösophagealen Übergang und den distalen Ösophagus von distal infiltriert.

8.38 Wie wird das Wachstumsmuster von Magenkarzinomen eingeteilt?

Das Wachstumsmuster der Magenkarzinome wird nach der Laurén-Klassifikation eingeteilt und mithilfe von Biopsien bestimmt:

Intestinaler Typ: Der Intestinale Typ wächst typischerweise polypös in den Magen vor und ist gut begrenzt. Er entsteht eher im höheren Alter und hat eine bessere Prognose.

Diffuser Typ: Der diffuse Typ wächst infiltrierend und ist schlecht begrenzt. Es kommt häufig auch zu Tumorinfiltration in unverdächtige Magenmukosa. Aufgrund früher Lymphknotenmetastasierung ist die Prognose ungünstiger als beim intestinalen Typ.

Mischtyp: Beim Mischtyp ist nach der Laurén-Klassifikation keine eindeutige Zuordnung möglich.

8.39 Welche Diagnostik wird bei einem Magenkarzinom durchgeführt?

Bei Verdacht auf ein Magenkarzinom sollte eine prompte Diagnostik durchgeführt werden. Zur genauen anatomischen Lokalisation und histologischen Sicherung erfolgt als primäre Diagnostik eine Gastroskopie mit Biopsieentnahme. Bei der Endoskopie sollte jede suspekte Läsion oder Ulzeration biopsiert werden, dabei sollten multiple Biopsien entnommen werden.

Das Staging der Erkrankung erfolgt durch obere Endosonografie. Dabei können die Tiefenausdehnung und auch mögliche Lymphknotenmetastasen beurteilt werden. Die Endosonografie stellt die verlässlichste (nicht-chirurgische) Diagnostik zur Beurteilung der Invasionstiefe von Magenkarzinomen dar. Für eine erweiterte Diagnostik zum Ausschluss von Metastasen werden die Abdomensonografie, die Computertomografie von Thorax und Abdomen, ein PET-CT und ggf. eine Staging-Laparoskopie (Verdacht auf eine Peritonelakarzinose) durchgeführt.

8.40 Auf welchen Wegen erfolgt die Metastasierung des Magenkarzinoms?

Zum einen erfolgt eine Metastasierung lymphogen in drei Kompartimente: in die Lymphknoten der großen und kleinen Kurvatur sowie in Lymphknoten im Bereich des Truncus coeliacus und in paraaortale und mesenteriale Lymphknoten. Die hämatogene Metastasierung erfolgt von der Leber in die Lunge und in Knochen und Gehirn. Per continuitatem erfolgt eine Ausbreitung zum Ösophagus, Pankreas, Kolon und Duodenum. Per contingentatem kann es zu einer Bauchfellkarzinose kommen. Des Weiteren können Abtropfmetastasen in den Ovarien (sog. Krukenberg-Tumor) oder im Douglas-Raum entstehen.

8.41 Wie wird das Magenkarzinom therapiert?

Die Therapie des Magenkarzinoms richtet sich nach dem Stadium des Tumors. Die Festlegung der Therapie erfolgt in der Regel im Rahmen eines interdisziplinären Tumorboards, bei dem u. a. Gastroenterologen, Onkologen und Chirurgen zugegen sind.

Primäres Ziel bei der Therapie eines Magenkarzinoms stellt die vollständige Resektion des Tumors (sogenannte R0-Resektion) dar. Bei Magenfrühkarzinomen, die auf die Mukosa beschränkt sind, kann auch eine endoskopische Entfernung angestrebt werden (endoskopische Mukosaresektion). Bei fortgeschrittenen Tumoren kommt ein multimodales Therapiekonzept mit perioperativer Chemotherapie und nachfolgender Operation zum Einsatz.

8.42 Wie ist die Überlebensrate beim Magenkarzinom?

Die relativen 5-Jahres-Überlebensraten bei Patienten mit Magenkarzinom haben sich in den letzten Jahren zwar verbessert, im Vergleich mit anderen Krebserkrankungen sind sie jedoch mit Werten um 30 % weiterhin eher ungünstig.

8.43 Welche Nachsorge sollte bei Patienten mit Magenkarzinom durchgeführt werden?

Aufgrund der insgesamt deutlich eingeschränkten Möglichkeiten einer Therapie von Rezidiven oder Metastasen beim Magenkarzinom ist ein individuelles, auf den Patienten ausgerichtetes Nachsorgeprogramm zu empfehlen. So kann nach R0-Resektion und Aussicht auf Therapie eines eventuell auftretenden Rezidivs (jugendlicher Patient, Magenfrühkarzinom) eine intensive onkologische Nachsorge einschließlich sonografischer Untersuchungen, Röntgen-Thoraxaufnahmen und endoskopischer Verfahren (nicht bei gastrektomierten Patienten) durchgeführt werden. Nach Palliativoperationen oder bei fehlenden weiteren Therapiemöglichkeiten sind rein supportive Maßnahmen und eine psychoonkologische Betreuung sinnvoll.

8.44 Was ist ein GIST?

Die Abkürzung GIST steht für „gastrointestinaler Stromatumor". GIST sind die häufigsten subepithelialen mesenchymalen Neoplasien des Gastrointestinaltrakts und am häufigsten im Magen und proximalen Anteil des Dünndarms lokalisiert. Sie treten meist im mittleren oder im höheren Alter auf. 90 % der GIST sind durch eine Mutation im Tyrosin-Kinase-Rezeptoren KIT verursacht, immunhistochemisch sind diese KIT-(CD117)positiv.

Einige GIST sind asymptomatisch, sie werden häufig im Rahmen der Abklärung von unspezifischen Abdominalbeschwerden diagnostiziert. Sie können jedoch auch durch Ulzeration, Blutungen oder Größenwachstum und mit Schmerzen und Obstruktionssymptomatik klinisch auffällig werden. Im Rahmen der weiterführenden

Diagnostik und des Stagings hat die Endosonografie eine entscheidende Bedeutung. Alternativ kann eine Computertomografie mit Kontrastmittel bzw. eine Magnetresonanztomografie (MRT) durchgeführt werden. Eine Biopsie ist bei Läsionen, die typisch für einen GIST und operable sind, nicht generell indiziert.

8.45 Wie werden GIST therapiert?

Für resektable GIST steht die operative R0-Entfernung als Therapie im Vordergrund. Eine adjuvante Tyrosinkinase-Inhibitor-Therapie für i. d. R. 1 Jahr findet bei Patienten mit Risikokonstellation wie GIST > 3 cm Größe oder hoher Mitoserate statt. Bei inoperablen GIST erfolgt eine Tyrosinkinase-Inhibitor-Therapie.

8.46 Was ist ein MALT-Lymphom?

Ein MALT-Lymphom ist ein extranodales Marginalzonen-B-Zell-Lymphom vom MALT-Typ (Mucosa Associated Lymphoid Tissue) und das häufigste gastrointestinale Lymphom. Es entsteht in Epithelien ohne lymphatisches Gewebe (Magen, z. B. gMALT, Dünndarm, Speicheldrüse, Schilddrüse, Lunge) und ist durch eine Akkumulation von B-Zellen nach Immunstimulation gekennzeichnet. Die Immunstimulation kann z. B. durch eine *H.-pylori*-Infektion des Magens oder Autoimmunerkrankungen (rheumatoide Arthritis, Sjögren-Syndrom, systemischer Lupus erythematodes, Morbus Wegener) verursacht sein. Das MALT Lymphom ist durch ein langes lokales (indolentes) Wachstum gekennzeichnet und neigt häufig zu Rezidiven. Potenziell ist eine systemische Ausbreitung und Transformation möglich.

8

Das mittlere Alter bei Diagnose eines gMALT ist 66 Jahre und die Inzidenz beträgt 0,4 / 100000. Ungefähr 90 % der gMALT Fälle sind *Helicobacter-pylori*-positiv. Die 10-Jahres-Überlebensrate beträgt ca. 90 % unabhängig vom Stadium.

8.47 Welche Diagnostik sollte bei einem gMALT durchgeführt werden?

Aufgrund der Assoziation mit *H.-pylori* sollte eine entsprechende Diagnostik durchgeführt werden. Die *H.-pylori*-Histologie aus Magenbiopsien ist bei 92 % der gMALT-Fälle positiv. Ist diese negativ, sollte eine *H.-pylori*-Serologie und / oder *H.-pylori*-Stuhlantigen-Diagnostik erfolgen. Für die Diagnostik eines gMALT ist primär eine Gastroskopie indiziert. Dabei sollten multiple Biopsien im Sinne eines „Magenmapping" genommen werden, des Weiteren sollten auffällige Befunde getrennt biopsiert werden. Zur Ausbreitungsdiagnostik sollte eine Computertomografie des Thorax, Abdomen und Becken erfolgen. Ggf. kann zusätzlich ein MRT vom Kopf und Hals erfolgen. Eine obere Endosonografie (EUS) wird zur Beurteilung der Infiltrationstiefe und mit der Frage nach regionalen Lymphknoten durchgeführt. Zusätzlich wird eine zytogenetische Analyse zur Suche nach einer t(11;18)-Translokation durchgeführt. Beim gMALT ist eine Knochenmarkpunktion nicht gefordert.

8.48 Wie wird ein gastrales MALT-Lymphom therapiert?

Die Therapie eines Magenlymphoms richtet sich nach dem histologischen Typ und dem Stadium der Erkrankung. Die Therapie erfolgt unter kurativer Zielsetzung. Dabei kommt zum einen eine *H.-pylori*-Eradikationstherapie zum Einsatz. Weitere Therapieoptionen, einzeln oder in Kombination, umfassen Strahlentherapie, Chemotherapie und / oder Operation.

Sonstiges

8.49 Welche Auffälligkeiten des Magens treten in der Endoskopie bei einem Patienten mit Leberzirrhose auf?

Bei Patienten mit Leberzirrhose stehen die Komplikationen der portalen Hypertension im Vordergrund. Dabei ist häufig das Bild einer portal-hypertensiven Gastropathie zu beobachten, das sich endoskopisch als ein feines weißes retikuläres Muster mit dazwischen liegender geröteter Magenmukosa präsentiert (▶ Frage 8.50). Eine weitere mögliche Komplikation der portalen Hypertension ist die Entwicklung von Fundusvarizen, die sich endoskopisch als pathologische Erweiterungen intramuraler und/oder submuköser Venen im Bereich des Magenfundus präsentieren (▶ Frage 8.51). Zusätzlich können die Patienten ein GAVE-Syndrom entwicklen (▶ Frage 8.52).

8.50 Was ist eine portal-hypertensive Gastropathie?

Eine portale Hypertension entwickelt sich meist im Rahmen einer chronischen Hepatopathie mit Zirrhose. Eine klinisch signifikante portale Hypertension kann zu verschiedenen Komplikationen führen. Im Magen kann es zur Entwicklung einer portal-hypertensiven Gastropathie kommen, ursächlich ist sowohl eine Stauung als auch Hyperämie des Magens. Patienten mit portal-hypertensiver Gastropathie sind häufig asymptomatisch, die Diagnose wird meist nebenbefundlich im Rahmen einer Ösophagogastroduodenoskopie zur Varizen-Suche gestellt. Die portal-hypertensive Gastropathie kann auch zu chronischem Blutverlust führen, selten kann es zu akuter schwerer Blutung kommen. Eine portal-hpertensive Gastropathie sollte bei Patienten mit entsprechenden Risikofaktoren und klinischen Zeichen für akuten oder chronischen Blutverlust vermutet werden. Die Diagnose wird mittels Ösophagogastroduodenoskopie gestellt, dabei stellt sich die Magenmukosa typischerweise mit einem feinen weißen retikulären Muster mit dazwischenliegender geröteter Mukosa dar, was dem Magen ein Mosaikmuster verleiht. Im englischen Sprachraum wird auch von einem „Snakeskin"-Muster gesprochen. Meist ist das makroskopische Erscheinungsbild für die Diagnosesicherung ausreichend, selten sind Biopsien zur Diagnosesicherung notwendig.

8

8.51 Was sind die wichtigsten Ursachen von Fundusvarizen des Magens?

Fundusvarizen sind pathologische Erweiterungen intramuraler und/oder submuköser Venen im Bereich des Magenfundus. In 90 % der Fälle sind sie durch eine portale Hypertension verursacht. Patienten mit Fundusvarizen sind meist asymptomatisch, diese werden i. d. R. entweder durch eine akute gastrointestinale Blutung symptomatisch oder werden als Zufallsbefund bei einer Ösophagogastroduodenoskopie diagnostiziert. In der Regel erfolgt keine prophylaktische Therapie, sondern regelmäßige endoskopische Nachkontrollen. Eine prophlyaktische Therapie kann jedoch durchgeführt werden, insbesondere wenn in der Vergangenheit bereits Meläna unklarer Ätiologie bestanden hat. Dabei kommt primär eine lokale Injektion von Histo-Acryl zum Einsatz. Ca. 10 % der Fundusvarizen sind jedoch durch eine Milzvenenthrombose verursacht, die durch eine Pankreatitis oder Tumoren im Bereich der Milzvene verursacht sein kann. Diese haben therapeutisch eine Sonderstellung, da die Therapie der Wahl die Splenektomie darstellt.

8.52 Was ist das GAVE-Syndrom (siehe auch ▶ Frage 2.6)?

GAVE bedeutet „gastric antral vascular ectasie". Aufgrund des charakteristischen endoskopischen Bildes wird auch von einem „Wassermelonenmagen" gesprochen. Endoskopisch zeigen sich bei Patienten mit GAVE-Syndrom rötliche, streifige flache Schleimhautveränderungen, die sich longitudinal vom Pylorus über das Antrum erstrecken. Das GAVE-Syndrom ist meist Folge einer Leberzirrhose, aber auch bei Patienten mit systemischer Sklerose beschrieben. Klinisch kommt es häufig zu einem chronischen Blutverlust mit Eisenmangelanämie, selten sind auch akute Blutungen möglich. Therapeutisch sind bei einigen Patienten wiederholte Bluttransfusionen notwendig. Endoskopisch kommen lokale Therapiemaßnahmen der Läsionen mittels Argon-Plasma-Gas-Koagulation (APC), Lasertherapie oder Bi-polarer Probe in Betracht.

8.53 Was ist ein Dieulafoy-Ulkus?

Ein Dieulafoy-Ulkus (auch Exulceratio simplex genannt) ist eine seltene Ursache einer blutenden Magenerosion, die durch eine Anomalie von arteriellen Blutgefäßen direkt submukosal in der Magenwand verursacht ist. Die Diagnose eines Dieulafay-Ulkus kann insbesondere schwierig sein, wenn die Blutung spontan sistiert hat, da dieses dann häufig endoskopisch nicht aufgefunden werden kann. Ein Dieulafoy-Ulcus kann prinzipiell in allen Bereichen des Magens entstehen, überwiegend entsteht dieses jedoch im Bereich des Magenfundus und der kleinen Kurvatur. Therapeutisch kann es endoskopisch, z. B. mittels Adrenalin-Injektion und nachfolgender Clip-Applikation, oder mittels Gummibandligatur versorgt werden.

8

8.54 Was sind Cameron-Läsionen im Magen?

Cameron-Läsionen (▶ siehe auch Frage 1.24), auch Cameron-Ulzera genannt, sind Erosionen oder Ulzera im Bereich einer axialen Hiatushernie. Cameron-Ulzera sind in der Regel asymptomatisch, können jedoch Ursache einer akuten oder auch chronischen gastrointestinalen Blutung mit Eisenmangelanämie sein. Die Diagnose erfolgt mittels Ösophagogastroduodenoskopie. Die Therapie richtet sich nach der klinischen Präsentation. Eine akute Blutung wird mittels verschiedener Hämostasetechniken im Rahmen einer Endoskopie behandelt. Bei chronischem Blutverlust kann eine PPI-Therapie und zusätzlich Eisensubstitution versucht werden. Bei therapierefraktären Fällen kann eine chirurgische Hernienreparatur durchgeführt werden.

8.55 Was ist der Morbus Ménétrier?

Der Morbus Ménétrier ist eine seltene erworbene Erkrankung des Magens und wird auch Riesenfaltengastritis genannt. Die Erkrankung betrifft hauptsächlich Männer im mittleren Alter, eine spezielle Variante betrifft Kinder. Die Ätiologie ist bislang nicht vollständig geklärt, es kommt zu einer extremen foveolären Hyperplasie und glandulären Atrophie mit ausgeprägter Vergrößerung der Magenfalten. Klinisch werden die Patienten mit epigatsrischen Schmerzen,

Gewichtsverlust, Übelkeit, Erbrechen, gastrointestinaler Blutung, Diarrhoe und Eiweißverlust-Syndrom vorstellig. Die Diagnose wird mittels Ösophagogastroduodenoskopie mit Biopsieentnahme aus dem Magen gestellt. Zusätzlich sollten die Patienten auf Zytomegalie-Virus (CMV) und *H. pylori* getestet und wenn positiv entsprechend therapiert werden. Therapeutisch werden neben einer etwaigen CMV-/*H.-pylori*-Therapie antisekretorische Medikamente wie PPI oder H2-Rezeptor-Anatgonisten eingesetzt. Zusätzlich kann eine Therapie mit dem Somatostatinanalogon Octreotid versucht werden. Ultima Ratio ist die Gastrektomie.

8.56 Was ist das Zollinger-Ellison-Syndrom?

Das Zollinger-Ellison-Syndrom (ZES, auch Gastrinom genannt) ist durch einen gastrinproduzierenden neuroendokrinen Tumor des Duodenums oder Pankreas gekennzeichnet. Dies führt zu einer Magensäurehypersekretion mit schweren peptischen Ulzera, Reflux, Gewichtsverlust, gastrointestinaler Blutung und kann mit chronischer Diarrhoe vergesellschaftet sein kann. Der überwiegende Anteil der Gastrinome entsteht sporadisch, jedoch sind 20–30 % mit der multiplen endokrinen Neoplasie Typ 1 (MEN1) assoziiert. Diagnostisch sollte bei Patienten mit Verdacht auf ZES eine Serum-Gastrin-Bestimmung durchgeführt werden. Ein Wert, der über dem 10-Fachen der Norm liegt, in Verbindung mit einem pH Wert im Magen von < 2 ist diagnostisch für eine ZES. Zusätzlich kann ein Sekretin-Stimulationstest durchgeführt werden. Sobald die Diagnose eines ZES gestellt wurde, muss der gastrinproduzierende Tumor lokalisiert werden. Dabei kommen neben einer obligatorischen Ösophagogastroduodenoskopie eine Computertomografie mit Kontrastmittel, MRT, Ga-68-DOTATATE PET/CT und/oder eine obere Endosonografie (EUS) zum Einsatz. Zusätzlich sollten alle Patienten mit Diagnose eines ZES auf das Vorliegen eines MEN1-Syndroms untersucht werden.

8.57 Was versteht man unter einer Gastroparese?

Die Gastroparese ist ein Syndrom, das durch eine objektivierbare verzögerte Magenentleerung gekennzeichnet ist, in Abwesenheit einer mechanischen Obstruktion. Die Hauptsymptome sind frühes Sättigungsgefühl, Übelkeit, Erbrechen, Aufgebläht sein und/oder abdominelle Schmerzen.

8.58 Was sind die häufigsten Ursachen für eine Gastroparese?

Eine Gastroparese kann verschiede Ursachen haben. Unterschieden werden die postoperative (z. B. durch beabsichtigte oder versehentliche Verletzung des N. vagus), diabetische und idiopatische Gastroparese.

Weitere Ursachen sind: virale Infekte, medikamentöse Nebenwirkungen (z. B. trizyklische Antidepressiva, Calciumkanalblocker, Alpha-2-adrenerge Agonisten, Dopaminagonisten), im Rahmen neurologischer Erkrankungen (Multiple Sklerose, Hirnstamminsult oder -tumor, Morbus Parkinson, diabetische oder Amyloid-Neuropathie) und autoimmunes Geschehen (autoimmune gastrointestinale Dysmotilität).

8

Komplikationen nach Magenoperationen

8.59 Welche zwei bariatrischen Operationen des Magens werden am häufigsten durchgeführt?

Die beiden häufigsten durchgeführten bariatrischen Magenoperationen sind die Sleeve-Gastrektomie und der Y-Roux-Magenbypass.

Bei der Sleeve-Gastrektomie (sog. Schlauchmagenbildung) werden in der Regel im Rahmen eines laparoskopischen Eingriffs 75 % des Magens entlang der großen Magenkurvatur entfernt, wodurch der Magen nachfolgend die Form eines Schlauchs erhält.

Beim Y-Roux-Magenbypass wird aus einem kleinen Anteil des Magens ein Pouch (Magenbeutel) gebildet, der unter Umgehung des Duodenums an eine weiter distal gelegene Dünndarmschlinge (alimentäre Schlinge) anastomisiert wird. Die Nahrung gelangt nachfolgend von der Speiseröhre in den Magenpouch und von diesem direkt in den Dünndarm. Das Duodenum wird im Sinne eines biliopankreatischen Schenkels ca. 100–150 cm distal der alimentären Schlinge anastomisiert, wo sich Verdauungssäfte und Nahrungsbrei vermischen.

8.60 Was ist eine Billroth-Operation?

8

Die Billroth-Magenteilresektionen sind nach deutschen Chirurgen Christian Albert Theodor Billroth (1829–1894) benannt. Man unterscheidet die Billroth-I- und die Billroth-II-Magenresektion.

Bei der Billroth-I-Resektion werden die distalen 2/3 des Magens entfernt und der Restmagen wird im Sinne einer Gastroduodenostomie mit dem Duodenum anastomisiert.

Bei der Billroth-II-Resektion werden die distalen 2/3 des Magens abgesetzt und der Duodenalstumpf wird blind verschlossen. Nachfolgend wird eine Jejunumschlinge an den Magen hochgezogen und dort im Sinne einer Gastrojejunostomie anastomosiert. Zur Verbesserung des Abflusses des Duodenalsekrets wird eine Braun-Fußpunktanastomose angelegt, bei der am Fußpunkt des Bogens der Jejunalschlinge eine Anastomose angelegt wird.

8.61 Was versteht man unter dem „Dumping-Syndrom"?

Unter einem „Dumping-Syndrom" versteht man die rasche Entleerung von hyperosmolarem Mageninhalt in das Duodenum. Dieses tritt bei bis zu 20 % der Patienten nach distaler Gastrektomie oder Pyloroplastik auf. Nach der klinischen Präsentation unterscheidet man das Früh- und das Spät-Dumping.

Beim Früh-Dumping entwickeln Patienten 15–30 min nach einer Mahlzeit Übelkeit, Erbrechen, Bauchkrämpfe und Diarrhoe. Zusätzlich kann es zu vasomotorischen Symptomen wie Flush-Symptomatik, Schwitzen und Palpitationen kommen.

Beim Spät-Dumping treten diese Beschwerden erst einige Stunden nach einer Mahlzeit auf und sind hauptsächlich durch einen postprandialen Insulinanstieg, der zu Hypoglykämie führt, verursacht.

Die Diagnose wird meist ohne zusätzliche Diagnostik anhand der klinischen Symptomatik bei Patienten mit stattgehabter Magenoperation gestellt. Therapeutisch erfolgt in der Regel eine Anpassung der Ernährungsgewohnheiten (z. B. vermeiden von Kohlenhydraten), in therapierefraktären Fällen kann einer Therapie mit Octreotid versucht werden. In Einzelfällen muss eine erneute Operation durchgeführt werden.

8.62 Was ist das Roux-Stase-Syndrom?

Das Roux-Stase-Syndrom ist eine Komplikation nach Gastrektomie. Die betroffenen Patienten entwickeln Bauchschmerzen sowie persistierende Übelkeit und Erbrechen. Ursächlich ist im Rahmen einer Gastrektomie mit Y-Roux-Rekonstrukton eine zu lang angelegte Y-Schlinge, was zu einer retrograden Kontraktion in der abführenden Dünndarmschlinge führen kann.

8.63 Was ist das Afferent-loop-Syndrom?

Das Afferent-loop-Syndrom (Syndrom der zuführenden Schlinge) ist eine Komplikation, die nach einer Billroth-II-Operation auftreten kann. Es kommt dabei zu einer Passagestörung der zuführenden Schlinge im Bereich der Gastrojejunostomie. Die Patienten präsentieren Symptome wie abdominelle Schmerzen und Völlegefühl. Die Therapie besteht im Aufheben des Passagehindernisses durch eine operative Umwandlung der Billroth-II-Situation in eine Y-Roux-Rekonstruktion.

8.64 Was ist das Efferent-loop-Syndrom?

Das Efferent-loop-Syndrom (Syndrom der abführenden Schlinge) ist eine Komplikation, die nach einer Billroth-II-Operation auftreten kann. Es kommt dabei zu einer Passagestörung der abführende Schlinge durch Anastomosenstenosen, Tumorrezidiv oder Invagination. Die Patienten präsentieren Symptome wie früh nach den Mahlzeiten auftretende Nausea und schwallartiges Erbrechen. Die Therapie besteht im Aufheben des Passagehindernisses durch eine operative Umwandlung der Billroth-II-Situation in eine Y-Roux-Rekonstruktion.

8.65 Was ist das Postvagotomie-Syndrom?

Der N. Vagus (X. Hirnnerv) ist ein afferenter und efferenter Nerv, der unter anderem den oberen Gastrointestinaltrakt versorgt. Bei einer Verletzung oder Durchtrennung des Nervs kommt es zu Motilitätsstörungen in Abhängigkeit von der Lokalisation der Läsion. Eine Läsion auf Höhe des Ösophagus führt zu Motilitätsstörungen der Speiseröhre und des unteren Ösophagussphinkters. Bei einer Läsion von Nervenfasern, die den Magenfundus und -korpus versorgen, kommt es zu einer Störung des Akkomodationsreflexes, der den Magenfundus bei Aufnahme von Nahrung relaxiert. Dadurch entwickeln die Patienten ein frühes Sättigungsgefühl und ein abdominelles Druckgefühl nach den Mahlzeiten, das durch den erhöhten Mageninnendruck bedingt ist und auch zu einer beschleunigten Magenentleerung führt.

8.66 Wann entsteht ein Magenstumpfkarzinom?

Das Magenstumpfkarzinom ist eine Komplikation nach Magenresektion, die mit einer Latenz von 20–45 Jahren nach stattgehabter Operation auftritt. Ursächlich wird eine chronisch atrophe Gastritis im Restmagen mit Entwicklung einer intestinalen Metaplasie oder auch Dysplasie angesehen. Bei Patienten mit stattgehabter Magenresektion sollten daher nach 15 Jahren regelmäßige Screening-Untersuchungen erfolgen.

Fehlbildungen des Magens im Kindes- und Erwachsenenalter

8.67 Was ist die häufigste Fehlbildung des Magens im Kindesalter?

Die häufigste Fehlbildung des Magens im Kindesalter ist die hypertrophe Pylorusstenose mit einer Inzidenz von ca. 2 pro 1000 Neugeborenen. Die Kinder entwickeln eine Hypertrophie der Muskulatur im Bereich des Pylorus, was klinisch durch die Passagestörung zu starkem Erbrechen führt. Die Therapie ist in der Regel eine operative Spaltung des hypertrophierten Muskels (operative Pylorotomie nach Weber-Ramstedt).

8.68 Was sind die häufigsten Fehlbildungen des Magens im Erwachsenenalter?

Die häufigsten Fehlbildungen des Mages im Erwachsenenalter sind der Magenvolvolus und das Magendivertikel.

Beim **Magenvolvolus** kommt es durch eine Lockerung des Halteapparats zu einer Drehung des Magens um mindestens 180° in der Längs- oder Transversalachse. Die Patienten präsentieren sich mit abdominellen Schmerzen, Übelkeit und Erbrechen. Als Komplikation können zusätzlich gastrale Blutung, Perforationen, Peritonitis sowie Milzruptur und Pankreatitis auftreten. Die Diagnose wird mittels Computertomografie, Röntgenuntersuchung mit wasserlöslichem Kontrastmittel oder endkoskopisch mittels Ösophagogastroduodenoskopie gestellt. Die Therapie besteht in der operativen Sanierung mit Fixierung des Magens (Gastropexie).

Magendivertikel sind meist Traktionsdivertikel (Ausstülpung der gesamten Magenwand), die durch benachbarte Prozesse verursacht sind, Pulsionsdivertikel sind selten anzutreffen. In den meisten Fällen verursachen Magendivertikel keine Beschwerden und sind Zufallsbefunde im Rahmen einer Ösophagogastroduodenoskopie. In einigen Fällen kann es jedoch auch zu Ulzerationen, Blutungen oder Perforation oder im Rahmen einer Stieldrehung des Divertikels zu einem akuten Abdomen kommen. Asymptomatische Divertikel erfordern keine Therapie, bei Auftreten von Komplikationen (insbesondere Perforation oder Stieldrehung) erfolgt eine Operation.

8.69 Was ist ein Upside-down-stomach?

Ein Upside-down-stomach ist charakterisiert durch das Auftreten eines Magenvolvolus in einer supradiaphragmalen Hernie. Dabei verlagert sich der Magen nach intrathorakal durch die supradiaphragmale Hernie und rotiert. Die Patienten präsentieren häufig initial Beschwerden wie abdominelles Druck- oder Völlegefühl sowie Aufstoßen, Übelkeit und Erbrechen. Durch den verdrängenden Effekt intrathorakal können postprandial auch Atembeschwerden auftreten. Des Weiteren kann es zu Refluxberschwerden kommen. Im Verlauf kann sich eine Ischämie, Blutung oder Perforation entwicklen. Die Diagnose wird mittels

Computertomografie, Röntgenuntersuchung mit wasserlöslichem Kontrastmittel oder endoskopisch mittels Ösophagogastroduodenoskopie gestellt. Die Therapie erfolgt durch eine operative Versorgung einschließlich Hiatoplastik, Fixierung des Magens (Gatsropexie) und ggf. Fundoplicatio.

8.70 Welche Formen der Hiatushernie werden unterschieden?

Bei der Hiatushernie, umgangssprachlich „Zwerchfellbruch" genannt, kommt es zur Verlagerung von Magenanteilen durch die Zwerchfellöffnung (Hiatus oesophageus) nach proximal in den Thoraxraum. Es werden drei Formen der Hiatushernie unterschieden.

Bei der axiale Hiatushernie kommt zu einer Verlagerung von Kardia und Magenfundus durch den Zwerchfellhiatus in den Thoraxraum unter Mitnahme des Peritoneums. Bei der paraösophageale Hernie verschiebt sich ein Magenanteil neben dem Ösophagus mit peritonealem Bruchsack in den Thoraxraum. Die kardiofundale Fehllage ist eine Vorstufe der axialen Hiatushernie. Durch Lockerung des Bänderapparats im Bereich der Kardia entsteht ein stumpfer His-Winkel (ösophagogastraler Winkel).

Funktionelle Erkrankungen des Magens

8.71 Was versteht man unter funktioneller Dyspepsie?

Die Diagnose der funktionellen Dyspepsie wird nach den Rom-IV-Kriterien gestellt. Für die Diagnose dürfen klinisch (auch in der Ösophagogastroduodenoskopie) keine Hinweise auf eine organische Erkrankung vorliegen, welche die Beschwerden wahrscheinlich erklären können. Die Hauptdifferenzialdiagnosen einer funktionellen Dyspepsie sind eine chronische Gastritis mit peptischen Ulzera und die gastroösophageale Refluxerkrankung.

Die funktionellen Dyspepsie ist nach den Rom-IV-Kriterien difiniert durch:

- Anhaltend persistierende oder rezidivierende Dyspepsie über mehr als 3 Monate innerhalb der letzten 6 Monate
- Kein Nachweis einer organischen Ursache, die die Beschwerden erklären kann, bei der endoskopischen Abklärung
- Kein Hinweis dafür, dass die Dyspepsie nur durch die Stuhlentleerung erleichtert wird, oder dass eine Assoziation der Beschwerden mit Stuhlunregelmäßigkeiten besteht

[Quelle: ROME IV Criteria; http://theromefoundation.org].

8.72 Wie ist das diagnostische Vorgehen bei Patienten mit funktionellen Magenbeschwerden?

Bei Patienten, die mit abdominellen Beschwerden, die auf eine funktionelle Dyspepsie hindeuten (▶ Frage 8.71), erstmalig vorstellig werden, ist eine genaue Anamnese der Beschwerden wichtig. Dabei sollte insbesondere auf Alarmsymptomen wie Gewichtsverlust, Fieber, rezidivierendes Erbrechen, Dysphagie oder Ikterus geachtet werden. Zusätzlich sollte bei der Familienanamnese das Vorkommen von Zöliakie, Karzinomen des Gastrointestinaltrakts oder chronisch-entzündlichen Darmerkrankungen (Morbus Crohn und Colitis ulcerosa) erfragt werden. Auch die Medikamentenanamnese hat eine große Bedeutung, da z. B. insbesondere nicht-steroidale Antirheumatika (NSAR) und die Acetylsalicylsäure (ASS) häufig abdominelle Beschwerden verursachen können. In der weiteren Abklärung gehören eine Blutabnahme, eine Ösophagogastroduodenoskopie einschl. Biopsien aus dem Magen zum Ausschluss von *H. pylori* und aus dem Duodenum zum Ausschluss einer Zöliakie (einschl. Abnahme einer Zöliakie-Serologie) sowie eine Abdomensonografie zum initialen Abklärungsalgorithmus.

8.73 Was sind die therapeutischen Optionen bei funktioneller Dyspepsie?

Die funktionelle Dyspepsie zeigt in der Regel einen chronischen langjährigen Verlauf. Unterschieden werden medikamentöse von nicht-medikamentösen Therapieoptionen. Bei der medikamentösen Therapie kann ein Therapieversuch mit einem Protonenpumpenhemmer (PPI) oder H_2-Rezeptorantagonist unternommen werden. Eine weitere Option stellen Prokinetika aus der Gruppe der Dopaminrezeptorblocker (Domperidon und Metoclopramid) und das Neuroleptikum Sulpirid dar. Darüber hinaus zeigen pflanzliche Arzneimittel zum Teil gute Wirksamkeit bei Patienten mit funktioneller Dyspepsie. Diese werden in der Regel aus verschiedenen Pflanzen gewonnen, ein wichtiger Vertreter ist Iberogast, das Extrakte von neun Pflanzen beinhaltet.

Bei positivem Nachweis von *H. pylori* wird zusätzlich in der Regel eine entsprechende Eradikationstherapie durchgeführt, auch wenn der Nutzen in der Literatur bis dato eher gering eingeschätzt wird. Bei fehlendem Ansprechen auf oben genannte Therapien oder primär kann auch eine Beeinflussung der viszeralen Hypersensitivität mit einem niedrig dosiertem trizyklischem Antidepressivum oder Serotonin-Wiederaufnahmehemmer (SSRI) versucht werden. Um den Therapieerfolg beurteilen zu können, sollte jedem Therapieversuch genug Zeit eingeräumt werden, bevor ein Wechsel der Therapie stattfindet (z. B. mindestens 6 Wochen).

Begleitend kann eine psychosomatische Evaluation und Therapie (u. a. psychodynamische und kognitive Verhaltenstherapie, Hypnose, Progressive Muskelrelaxation) erfolgen.

9 Erkrankungen des Pankreas

Katharina Grotemeyer

9.1 Wie wird eine akute Pankreatitis diagnostiziert?

Typisch für das Vorliegen einer akuten Pankreatitis ist der gürtelförmige Oberbauchschmerz, den etwa 90 % aller Patienten mit dieser Erkrankung angeben. Bei weiteren 80 % der Patienten besteht Erbrechen, etwas seltener kommt es zu einem paralytischen Ileus oder Subileus (70 % der Fälle), bei 60 % tritt Fieber auf oder der für eine Pankreatitis wegweisende Gummibauch. Die bläulich-livide Verfärbung periumbilikal (Cullen-Zeichen) oder im Bereich der Flanke (Gery-Turner-Zeichen), ist selten, jedoch prognostisch ungünstig (siehe auch Frage ▶ 3.12).

Der wichtigste laborchemische Parameter ist die Serumlipase, die eine Sensitivität und Spezifität von 82–100 % aufweist. Eine Korrelation von Höhe der Lipase zu der Schwere der Pankreatitis besteht nicht. Die Amylase ist weniger spezifisch als die Lipase bei jedoch gleicher Sensitivität. Es ergibt sich allerdings kein Zusatznutzen durch die Bestimmung der Amylase gegenüber der alleinigen Lipasebestimmung (Keim 1998).

9.2 Anhand welcher prognostischen Kriterien wird die Schwere der Pankreatitis beurteilt?

Zur Einschätzung der Prognose der akuten Pankreatis wird der Ranson-Score herangezogen. Dieser umfasst die in ▶ Tab. 9.1 aufgelisteten Werte und stellt diese in Bezug zum klinischen Outcome des Patienten (▶ Tab. 9.2; Ranson 1974).

Tab. 9.1 Risikofaktoren für einen schweren Verlauf bei Pankreatitis nach Ranson et al.

Erstuntersuchung	Nach 48 Stunden
Alter > 55 Jahre	Volumendefizit > 6 l
Leukozyten > 16 G / l	Anstieg des Serum-Harnstoffs um > 5 mg / dl
GOT > 255 U / L	Basendefizit > 4 mmol / l
LDH > 350 U / L	Abfall des PaO_2 auf < 60 mmHg
Blutzucker > 200 mg / dL	Abfall des Serum-Kalziums auf < 2 mmol / l

Tab. 9.2 Letalität bei akuter Pankreatitis nach Ranson et al.

Punktsumme nach 48h	Letalität (Angabe in %)
0–2	< 1%
3–4	15 %
5–6	40 %
> 6	100 %

Eine Prognose und Einschätzung der Schwere ist erst 48 h nach Beginn der Erkrankung möglich. Neben dem seit über 40 Jahre etablierten Ranson-Score existiert der relativ komplexe intensivmedizinischer APACHE-II-Score, der auch Vorerkrankungen des Patienten einschließt. Auch hier ist eine Abschätzung des Verlaufs erst 48 h nach Beginn der Erkrankung möglich.

9.3 Was sind die häufigsten Ursachen für eine akute Pankreatitis?

Die beiden häufigsten ätiologischen Faktoren für eine akute Pankreatitis sind biliäre Ursachen (25–50 %) und Alkoholkonsum (20–30 %), diese sind bei ca. 75 % aller Fälle ursächlich. Trotz ausgiebiger Diagnostik ist bei 15–25 % der Fälle keine klare Ursache zu identifizieren, in diesem Fall spricht man von einer idiopathischen akuten Pankreatitis. Seltenere Ursachen sind z.B. eine Hypertriglyzeridämie (1–3,8 %) und Medikamente (0,3–1,4 %; AGA-Guidelines 2007, Yadav 2010).

9.4 Welche Aufnahmeindikationen bestehen bei Pankreatitis?

Jede akute Pankreatitis sollte stationär überwacht werden. Patienten, bei denen ein hohes Risiko für einen schweren Verlauf besteht, sollten primär auf einer Intensivstation überwacht werden.

9.5 Welche ist die beste Schmerztherapie bei akuter Pankreatitis?

Eine Schmerztherapie bei akuter Pankreatitis ist in der Regel zwingend erforderlich. Zum einen, um die akuten Schmerzen zu nehmen, zum anderen, um ein chronisches Schmerzsyndrom zu vermeiden. Hierzu stehen verschiedene Medikamente bzw. Substanzklassen zur Auswahl.

Erste Wahl sind Nicht-Opioidanalgetika, allen voran Metamizol, entweder als diskontinuierliche Gabe mit 0,5–1 g 4x/d oder besser als kontinuierliche Gabe mittels Perfusor, der mit 5 g Metamizol (ad 45 ml NaCl 0,9 %) gerichtet und mit einer Laufgeschwindigkeit von 2–4 ml/h infundiert wird. Daneben besteht die Möglichkeit der additiven Gabe von Paracetamol 1 g rektal, ebenfalls bis 4x/d (Cave: Leberinsuffizienz).

Ist diese Form der Analgesie nicht ausreichend, sollten stark wirksame Opiode, z. B. Pethidin, hinzugenommen werden. Die Dosierung beträgt maximal 4–6 × 50–75 mg i. m., i. v. oder s. c., ebenfalls ist hier eine Gabe über Perfusor, gerichtet mit 200 mg Pethidin und einer Laufgeschwindigkeit von mit 2–8 ml/h, möglich.

Sollte auch hierunter keine suffiziente Schmerzstillung möglich sein, kann diese Medikation um eine intravenöse Lokalanästhesie mit z. B. 1–2 g Procain in 500 ml NaCl 0,9 % über 24 h ergänzt werden.

Bei fehlendem Ansprechen unter o. g. Medikation ist eine Anlage eines PDA-Katheters zu erwägen.

9.6 Soll Morphin vermieden werden?

In einer vergleichenden Studie mit Metamizol und Morphinen konnte kein schlechteres Outcome bei Morphingabe belegt werden (Peiro 2008). In einem Mausmodell konnte jedoch eine Verschlechterung der Pankreatitis unter Morphin beobachtet werden (Barlass 2017), sodass dieses weiterhin mit Zurückhaltung eingesetzt werden sollten.

9.7 Gibt es außer der Symptomatik bei einem Schub einer chronischer Pankreatitis laborchemische Werte, die wegweisend sind?

Bei der chronischen Pankreatitis stehen die Anamnese, die klinische Untersuchung und die bildgebende Diagnostik im Vordergrund. Laborchemische Untersuchungen sollten erfolgen, um Komplikationen wie sekundäre Infektionen zu erfassen, spielen aber im Bezug auf das Monitoring der chronischen Pankreatitis eine untergeordnete Rolle.

9.8 Wann soll bei akuter Pankreatitis eine Computertomografie durchgeführt werden?

Eine bildgebende Diagnostik ist frühestens 48 h nach Symptombeginn sinnvoll, zur besseren Einschätzung der Schwere der Erkrankung ist jedoch eine späte Computertomografie nach 7 Tagen zu erwägen. Eine frühe CT unterschätzt regelhaft das Ausmaß der Erkrankung.

9.9 Wann sollen Patienten mit biliärer Pankreatitis cholezystektomiert werden?

Hier ist der Schweregrad der Pankreatitis entscheidend. Liegt eine milde Pankreatitis mit oder ohne biliäre Komplikationen vor, ist eine frühelektive Cholecystektomie (CHE) noch während des stationären Aufenthalts und nach Möglichkeit innerhalb von 7 Tagen indiziert. Eventuell sollte dieser eine ERCP vorangehen, diese sollte, falls notwendig, innerhalb von 24 h erfolgen.

Bei einer schweren biliären Pankreatitis ist bei Steinnachweis ebenfalls schnellstmöglich (< 24–72 h) eine ERCP indiziert. Anschließend sollte eine CHE im Intervall nach etwa 4–6 Wochen nach Abklingen der Entzündung bzw. septischen Phase erfolgen.

9.10 Akute Pankreatitis – wann muss der Patient auf eine Intensivstation?

Alle Patienten, bei denen ein hohes Risiko für eine nekrotisierende Pankreatitis besteht, sollten auf einer Intensivstation überwacht werden. Zur Einschätzung Ranson-Score heranziehen (▶ Tab. 9.1); daneben gibt es Hinweise, dass Patienten mit schwerer Pankreatitis sich auch frühzeitiger ärztlich vorstellen. Ferner sollten je nach Vorerkrankungen individuelle Entscheidungen bzgl. erweitertem Monitoring oder Überwachung auf einer Intensivstation getroffen werden. Dies gilt zum Beispiel für Patienten mit bekannter Herzinsuffizienz. Aufgrund der erhöhten Volumengabe zur Therapie der Pankreatitis ist mit der Verschlechterung der kardialen Dekompensation bei erniedrigter Pumpleistung zu rechnen.

9.11 Welche Ursachen sollten bei jungen Patienten mit akuter Pankreatitis in Betracht gezogen werden?

Initial ist die Abgrenzung der biliären Pankreatitis von jeglicher anderen Form der Pankreatitis, da hier für den Patienten prognostisch bedeutsam ist, dass dieser bei fehlendem spontanem Steinabgang schnellstmöglich einer ERCP zugeführt wird. Etwa gleich häufig wie die biliäre Pankreatitis ist die alkoholische Pankreatitis, hier lässt sich häufig bereits während der Anamnese die Verdachtsdiagnose stellen. Ebenfalls in ihrer Häufigkeit nicht zu unterschätzen ist die durch Rauchen ausgelöste Pankreatitis. Oft besteht eine Co-Abhängigkeit von Tabak und Alkohol, die die Schwere der Pankreatits beeinflussen.

Seltene Ursachen sind die verschiedenen Formen der Hyperlipidämien (Typ I, IV, V), Hyperkalziämie, medikamenteninduzierte Ursachen, z. B. durch die Einnahme von Azathioprin, Valproinsäure und/oder Virostatika. Daneben sind Pankreatitiden bei Pankreas divisum beschrieben. Bei der autoimmunen Pankreatitis liegt in der Regel ein erhöhter IgG4-Wert vor. Weitere Ursachen sind Virusinfekte wie etwa Mumps, post-ERCP-induziert sowie posttraumatisch oder postoperativ. Die idiopathischen Pankreatitis bleibt eine Ausschlussdiagnose.

9.12 Wie wird die akute Pankreatitis therapiert?

Die Therapie der akuten Pankreatitis umfasst neben der ggf. bei biliärer Pankreatitis notwendigen ERCP vor allem die Gabe von Volumen sowie je nach Verlauf und Infektparametern die Einleitung einer antibiotischen Therapie. Je nach Schwere des Verlaufs kommt in Einzelfällen auch die chirurgische Therapie in Betracht.

9.13 Wie wird die Volumentherapie bei akuter Pankreatitis durchgeführt?

Die Volumentherapie nimmt bei der Pankreatitis einen wichtigen Stellenwert ein. Aufgrund der intravaskulären Hypovolämie ist eine suffiziente Volumenzufuhr zum Erhalt von möglichst viel vitalem Pankreasgewebe unerlässlich. In vielen Leitlinen werden Gaben von mindestens 2–4 l parenteraler Flüssigkeit empfohlen. Der tatsächliche Bedarf kann in Einzelfällen deutlich über diesen Empfehlungen liegen. Gleichzeitig besteht die Sorge vor einer kardialen Dekompensation bzw. pulmonaler Volumenüberladung. Dennoch scheint die forcierte Volumentherapie mit einem Ziel-Hämatokrit von unter 35 % als einzige Therapie die Nekrosebildung im Pankreas zu vermindern. Aufgrund dessen erscheint ein frühes hämodynamisches Monitoring gerechtfertigt, das prinzipiell über die ZVD-Messung erfolgen kann. Hiermit wird jedoch lediglich der Innendruck der Vena cava superior (VCS) gemonitort, der Außendruck, der im Normalfall dem atmosphärischen Druck entspricht, kann jedoch aufgrund verschiedener Pathomechanismen im Rahmen der Pankeratitis ansteigen. Ursächlich hierfür sind z. B. mechanische Beatmung, Erhöhung des intraabdominellen Drucks oder Pleuraergüsse. In der Folge kommt es zu „falsch" niedrigen ZVD-Messungen und die Vorlast wird unterschätzt. Abhilfe könnte hier z. B. eine intraabdominelle Druckmessung schaffen.

9.14 Wann und welche bildgebende Diagnostik sollte bei klinischer Verschlechterung 24 h nach Aufnahme eines Patienten durchgeführt werden, wenn bereits eine CT-Untersuchung am Tag der Aufnahme durchgeführt wurde?

Da davon auszugehen ist, dass das CT der Notaufnahme die Schwere der Pankreatitis unterschätzt hat, sollte eine erneute bildgebende Diagnostik angestrebt werden. Grundsätzlich bietet ein CT 7 Tage nach Erstsymptomatik die beste Einschätzung bzgl. der Schwere der Pankeratitis. Dennoch sollte bei klinischer Verschlechterung zügig eine CT durchgeführt werden.

9.15 Ist bei Vorliegen einer chronischen Pankreatitis eine normale Serumlipase mit einem erneuten Schub vereinbar?

Sind die Schmerzen typisch für das Erkrankungsbild der Pankreatitis, ist von einem erneuten Schub der chronischen Pankreatitis auszugehen. Die ggf. nicht oder nur geringfügig erhöhte Lipase passt zu dem Bild der chronischen Pankreatitis und schließt diese in einem solchem Fall nicht aus.

9.16 Wie ist die chronische Pankreatitis definiert und wie unterscheidet sie sich von der akuten Pankreatitis?

Die chronische Pankreatitis ist eine entzündliche Erkrankung, die zu strukturellen Veränderungen des Pankreas führt, die schlussendlich zu einer Einschränkung der exokrinen und endokrinen Funktion des Pankreas führen. Während die akute Pankreatitis in den meisten Fällen mit Schmerzen vergesellschaftet ist, kann die chronische Pankreatitis über lange Zeit asymptomatisch sein und auch nur durch Symptome der Pankreasinsuffizienz auffällig werden. Anders als bei der akuten Pankreatitis sind bei der chronischen Pankreatitis Serum-Amylase und Lipase häufig normwertig. Morphologisch ist die chronische Pankreatitis durch ein ungleichmäßig verteiltes mononukleäres Infiltrat und Fibrose gekennzeichnet, während die akute Pankreatitis meist einen Großteil bis hin zum ganzen Pankreas betrifft und eine neutrophile entzündliche Reaktion zeigt.

9.17 Was sind die wichtigsten ätiologischen Ursachen der chronischen Pankreatitis?

In der westlichen Welt ist der Alkoholabusus Hauptursache für die Entwicklung einer chronischen Pankreatitis. Andere Ursachen umfassen genetische Veränderungen, Obstruktionen des Duktus hepatikus durch Strikturen, Hypertriglyzeriemie, Hyperkalzämie und Autoimmundefizite.

9.18 Was sind die Symptome einer chronischen Pankreatitis?

Patienten mit chronischer Pankreatitis werden typischerweise mit epigastrischen Schmerzen, die in den Rücken ausstrahlen, vorstellig. Zusätzlich kann Übelkeit und Erbrechen auftreten. Die Schmerzen verstärken sich häufig postprandial, jedoch haben 20 % der Patienten mit endo-/exokriner Dysfunktion keine Schmerzen. Patienten mit schwerer exokriner Pankreasdysfunktion können Nahrungsmittelbestandteile nicht richtig verdauen und absorbieren. Die exokrine Pankreasdysfunktion führt zu Diarrhoe, Steatorrhoea und Gewichtsverlust. Die Steatorrhoea ist durch fettige, übelriechende Stuhlgänge gekennzeichnet, die sich schwer wegspülen lassen. Zusätzlich kann eine Malabsorption für die fettlöslichen Vitamine A, D, E und K auftreten. Jedoch treten diese Beschwerden erst auf, wenn > 90 % der Pankreasfunktion verloren gegangen ist. Ein pankreoptiver Diabetes tritt typischerweise erst spät im Verlauf der Erkrankung auf. Die Patienten sind i. d. R. insulinpflichtig.

9.19 Wie wird die endokrine Insuffizienz bei chronischer Pankreatitis behandelt?

Hierbei handelt es sich um einen pankreopriven Diabetes mellitus (Typ 3c), Ursache ist die Zerstörung der insulinproduzierenden Zellen des Pankreas mit einem konsekutiven Insulinmangel. Aufgrund dieses Pathomechanismus sind orale Antidiabetika oft wirkungslos. Neben einer entsprechenden Diät werden hauptsächlich Insuline eingesetzt. Aufgrund der in der Regel nicht vorhandenen Insulinresistenz sind oft geringe Insulinmengen ausreichend.

9.20 Wie funktioniert der Kostaufbau nach akuter Pankreatitis?

Die enterale Ernährung sollte, zumindest bei milder oder moderater Pankreatitis, so früh wie möglich begonnen werden. Im klinischen Alltag wird häufig mit der enteralen Ernährung bei Beschwerdefreiheit begonnen. Die Höhe der Lipasewerte erscheint dabei irrelevant. Wichtiger erscheint der Patientenwunsch nach Wiederaufnahme der oralen Ernährung. Große Studien, die dieses Vorgehen rechtfertigen, fehlen, jedoch legt eine große Metaanalyse nahe, dass zumindest infektiöse Komplikatonen durch diese Maßnahmen verringert werden. Ein Einfluss auf die Letaltät ergab sich jedoch nicht (Buchler et al. 2000). Zusätzlich konnte belegt werden, dass weiche einer flüssigen Kost überlegen ist, sodass der Kostaufbau mit leichter Vollkost begonnen werden sollte.

9.21 Welche funktionellen Untersuchungen sind bei chronischer Pankreatitis sinnvoll?

Patienten mit klinischen Beschwerden, z.B. Blähungen, Diarrhoe und/oder Fettstühlen, sollten weiterführender Diagnostik hinsichtlich exokriner Pankreasinsuffizienz zugeführt werden. Die geschieht über die Bestimmung der Pankreaselastase im Stuhl.

Weitere Pankreasfunktionstests sind möglich, werden aber teilweise aufgrund der geringen Verfügbarkeit, teilweise aufgrund des hohen Aufwands nicht regelhaft durchgeführt: Messung der Stuhlfettausscheidung, Messung der Chymotrypsinaktivität im Stuhl, Atemtests mit 13C-markierten Substraten (bevorzugt 13C-markierte gemischte Triglyceride) sowie der Sekretin-Test.

Des Weiteren ist bei schwerer Insuffizienz häufig ein Mangel der fettlöslichen Vitamine (A, D, E und K) ebenso wie Nährstoffmangel und Mangel und einigen wasserlöslichen Vitaminen zu beobachten (Kalzium, Magnesium, Zink, Thiamin und Folsäure), sodass auch hier ggf. substituiert werden muss.

Daneben ist die Durchführung eines Blutzuckertagesprofils zu empfehlen, da Hypergylkämien häufig unbemerkt bleiben. Bei erhöhten Blutzuckerwerten sollte neben einer Diät ggf. eine Insulintherapie etabliert werden.

9.22 Wie werden Pankreasenzyme substituiert und dosiert?

Ob eine Substitution von Pankreasenzymen notwendig ist, ist abhängig von der klinischen Symptomatik des Patienten. Im allgemeinem wird ein Gewichtsverlust von 10 % des Ausgangsgewichts, Fettstühle mit Ausscheidung von mehr als 15 g Fett/d, Diarrhoe und dyspeptische/meteoristische Beschwerden als Therapieindikation angesehen. Jedoch wird ebenfalls eine Substitution empfohlen, wenn Zeichen der Malassimilation vorliegen, auch wenn weniger als 15 g Fett/d ausgescheiden werden. Grundsätzlich muss hier erwähnt werden, dass die Stuhlfettbestimmung im klinischen Alltag eher eine untergeordnete Rolle spielt und die Substitution häufig aufgrund anderer Kriterien erfolgt.

Die Substitution und richtige Dosierung wird von dem Sisiteren der Symtomatik abhängig gemacht. Dies wird als wichtiges Zeichen einer erfolgreichen Substitution gewertet.

Pankreatinpräparate werden anhand der Lipaseaktivität dosiert.

Pro Hauptmahlzeiten sollten 20.000–40.000 Einheiten (Ph. Eur.) als Einstiegsdosis verabreicht werden, für die Verdauung kleinerer Zwischenmahlzeiten ca. 10.000 (bis 20.000) Lipaseeinheiten. Hat der Patient unter dieser Mediaktion weiterhin Symptome und Zeichen der Malapsorption sollte die Enzymdosis verdoppelt, ggf. verdreifacht werden. Falls unter dieser Maßnahme weiterhin der Eindruck der unzureichenden Wirksamkeit entsteht, kann Pankreatinpulver oder -granulat mit einem Säureinhibitor kombiniert werden.

Kommt es unter o.g. Therapien nicht zu einer Verbesserung der Symptomatik sollten andere Ursachen in Betracht gezogen werden.

9.23 Welche Möglichkeiten bestehen in der Schmerztherapie der chronischen Pankreatitis?

Schmerzen bei chronischer Pankeratitis sind ursächlich auf Druckerhöhungen durch Stenosen und / oder Steine im Bereich des Pankerasgangs, aber auch auf entzündliche des Pankreasparenchyms und der Nervenscheiden zurückzuführen. Die operative Therapie zeigte die besten Ergebnisse in Bezug auf die Schmerzen. Insbesondere zeigte sich dies auch im direkten Vergleich zwischen Pankreatikojejunostomie und endoskopischer Therapie. Daneben existiert eine Empfehlung zur Verbareichung und Dosierung von Analgetika durch die WHO (▶ Tab. 9.3).

9

Tab. 9.3 Dosierungsempfehlungen zur analgetischen Therapie bei chronischer Pankreatitis nach Richtlinien der Weltgesundheitsorganisation

Wirkstoff	Dosierung	Analgetikum
Paracetamol	2–3 × 500–1000 mg	Peripheres Analgetikum
Metamizol	1–4 × 500–1000 mg	Peripheres Analgetikum
Tramadol	4 × 100 mg, 2–3 × 200 mg ret.	Niederpotentes zentrales Analgetikum
Tilidin	3 × 50–200 mg	Niederpotentes zentrales Analgetikum
Buprenorphin	3–4 × 0,2–0,4 mg	Hochpotentes zentrales Analgetikum
Morphin	Individuelle Dosierung, je nach Wirksamkeit	Hochpotentes zentrales Analgetikum
Levopromazin	3–5 × 10 mg	Trizyklisches Antidepressivum
Clomipramin	1 × 50–100 mg	Trizyklisches Antidepressivum

Literatur

AGA-Guidelines. Gastroenterology 2007; 132: 2022.

Arvanitakis M. Computed tomography and magnetic resonance imaging in the assessment of acute pancreatitis. Gastroenterology 2004; 126(3): 715–23.

Banks P A, Freeman ML. Practice Parameters Committee of the American College of, Practice guidelines in acute pancreatitis. Am J Gastroenterol. 2006; 101(10): 2379–400.

Barlass U, et al. Morphine worsens the severity and prevents pancreatic regeneration in mouse models of acute pancreatitis. Gut 2017.

Braun R. Manual der Schmerztherapie. Thieme, 2002.

Brown A. Can fluid resuscitation prevent pancreatic necrosis in severe acute pancreatitis? Pancreatology 2002; 2(2): 104–7.
Bruno M J. Comparative effects of adjuvant cimetidine and omeprazole during pancreatic enzyme replacement therapy. Dig Dis Sci. 1994; 39(5): 988–92.
Buchler M W. Acute necrotizing pancreatitis: treatment strategy according to the status of infection. Ann Surg. 2000; 232(5): 619–26.
Cahen D L. Endoscopic versus surgical drainage of the pancreatic duct in chronic pancreatitis. N Engl J Med 2007; 356(7): 676–84.
Chronic Pancreatitis German Society of. S3-Consensus guidelines on definition, etiology, diagnosis and medical, endoscopic and surgical management of chronic pancreatitis German Society of Digestive and Metabolic Diseases (DGVS)]. Z Gastroenterol. 2012; 50(11): 1176–224.
Dite P. A prospective, randomized trial comparing endoscopic and surgical therapy for chronic pancreatitis. Endoscopy 2003; 35(7): 553-8.
Fan S T. Early treatment of acute biliary pancreatitis by endoscopic papillotomy. N Engl J Med 1993; 328(4): 228–32.
Fölsch U R. Early ERCP and papillotomy compared with conservative treatment for acute biliary pancreatitis. The German Study Group on Acute Biliary Pancreatitis. N Engl J Med 1997; 336(4): 237–42.
Greer J B, Thrower E, Yadav D. Epidemiologic and Mechanistic Associations Between Smoking and Pancreatitis. Curr Treat Options Gastroenterol. 2015; 13(3): 332-46.
Heinrich S. Evidence-based treatment of acute pancreatitis: a look at established paradigms. Ann Surg, 2006; 243(2): 154–68.
Heinrich S. Evidence-based treatment of acute pancreatitis: a look at established paradigms. Ann Surg. 2006; 243(2): 154–68.
Hoffmeister A. Method report to the S3 guideline chronic pancreatitis: definition, etiology, diagnostics and conservative, interventional endoscopic and surgical therapy of the chronic pancreatitis. Z Gastroenterol. 2012; 50(11): 1225–36.
Huber W, Schmid RM. Diagnosis and treatment of acute pancreatitis. Current recommendations. Internist 2011; 52(7): 823–30, 832.
Keim V, et al. A comparison of lipase and amylase in the diagnosis of acute pancreatitis in patients with abdominal pain. Pancreas 1998; 16(1): 45–9.
Knaus W A, et al. APACHE II: a severity of disease classification system. Crit Care Med. 1985; 13(10): 818–29.
Lankisch P G, Burchard-Reckert S, Lehnick D. Underestimation of acute pancreatitis: patients with only a small increase in amylase/lipase levels can also have or develop severe acute pancreatitis. Gut 1999; 44(4): 542–4.
Mayerle J. Chronic pancreatitis – definition, etiology, investigation and treatment. Dtsch Arztebl Int 2013; 110(22): 387–93.
Mayerle J. Chronic pancreatitis. Diagnosis and treatment. Chirurg 2004; 75(7): 731–47; quiz 748.
Nealon W H, Bawduniak J, Walser EM. Appropriate timing of cholecystectomy in patients who present with moderate to severe gallstone-associated acute pancreatitis with peripancreatic fluid collections. Ann Surg. 2004; 239(6): 741–9; discussion 749–51.
Ockenga J. Importance of nutritional management in diseases with exocrine pancreatic insufficiency. HPB (Oxford) 2009; 11 Suppl 3: 11–5.
Peiro A M, et al. Efficacy and tolerance of metamizole versus morphine for acute pancreatitis pain. Pancreatology 2008; 8(1): 25–9.
Ranson J H, et al. Prognostic signs and the role of operative management in acute pancreatitis. Surg Gynecol Obstet. 1974; 139(1): 69–81.
Runzi M, et al. The therapy of acute pancreatitis. General guidelines. Working group of the Society for Scientific-Medical Specialties. Z Gastroenterol. 2000; 38(7): 571–81.
Sahin-Toth M, Hegyi P. Smoking and Drinking Synergize in Pancreatitis: Multiple Hits on Multiple Targets. Gastroenterology 2017; 153(6): 147–-1481.

Sathiaraj E. Clinical trial: oral feeding with a soft diet compared with clear liquid diet as initial meal in mild acute pancreatitis. Aliment Pharmacol Ther. 2008; 28(6): 777–81.
Schreyer A G, et al. S3 guideline for chronic pancreatitis–diagnosis, classification and therapy for the radiologist. Rofo. 2014; 186(11): 1002–8.
Teich N. Optimal timing of oral refeeding in mild acute pancreatitis: results of an open randomized multicenter trial. Pancreas 2010; 39(7): 1088–92.
Uhl W. Acute gallstone pancreatitis: timing of laparoscopic cholecystectomy in mild and severe disease. Surg Endosc. 1999; 13(11): 1070–6.
Uhl W. IAP Guidelines for the Surgical Management of Acute Pancreatitis. Pancreatology 2002; 2(6): 565–73.
Working Party of the British Society of. UK guidelines for the management of acute pancreatitis. Gut, 2005. 54 Suppl 3: p. iii1-9.
Yadav, Nature Rev Gastroenterol Hepatol 2010; 7:131.

10 Erkrankungen an Gallenblase und Gallenwegen

Beate Appenrodt

10.1 Wie viele Erwachsene in Deutschland haben Gallensteine?

Bis zu 15–20 % der deutschen Bevölkerung haben Gallensteine. Jährlich werden in Deutschland mehr als 200.000 Cholezystektomien durchgeführt.

10.2 Was bezeichnet die Charcot-Trias?

Bei der Charcot-Trias handelt es sich um das Auftreten von 3 klinischen Symptomen, die mit einer akuten Cholangitis assoziiert sind:
1. Schmerzen im rechten Oberbauch
2. Fieber
3. Ikterus

10.3 Ist diese Trias bei jeder akuten Cholangitis vorhanden?

Die Charcot-Trias ist nicht pathognomisch für eine akute Cholangitis. Jedes Symptom für sich genommen kann zu einer anderen Erkrankung passen, z. B. Ikterus zu einer akuten Hepatitis. Daten zur Häufigkeit des Vorhandenseins der Charcot-Trias und einer akuten Cholangitis liegen nicht vor.

Eine akute Cholangitis kann sich klinisch auch schmerzarm bis schmerzlos darstellen, z. B. bei einem tumorösen Abflusshindernis oder einem Verschluss eines Stents im Gallengang. Die symptomatische Choledocholithiasis, der „eingeklemmte Stein", verursacht die typischen rechtsseitigen kolikartigen Beschwerden.

10.4 Gibt es weitere Scoring-Systeme?

Neben der Charcot-Trias existiert ein Scoring-System nach den Tokyo-Guidelines 2013. Die Kriterien sind in der ▶ Tab. 10.1 aufgeführt.

Tab. 10.1 Kriterien für das Vorliegen einer akuten Cholangitis (nach Tokyo-Guidelines 2018)

Kategorie	
A Systemische Inflammation	• Fieber und / oder Schüttelfrost • Labor: erhöhte Entzündungsparameter
B Cholestase	• Ikterus • erhöhte Cholestase- / Leberwerte
C Bildgebung	• Gallenwegserweiterung • Nachweis der Ursache (z. B. Striktur)
Verdachtsdiagnose	1 Kriterium aus A + 1 Kriterium aus B oder C
Definitive Diagnose	1 Kriterium aus A + 1 Kriterium aus B + C

10.5 Wie soll man sich nach einer Cholezystektomie ernähren?

Es gibt keine spezifische Empfehlung zur Ernährung nach Cholezystektomie. Zahlreiche Untersuchungen haben gezeigt, dass eine „Gallenschonkost" keinen Nutzen für die Patienten hat. Anhand eines Ernährungstagebuchs können individuelle Unverträglichkeiten ermittelt werden.

Sowohl präventiv als auch postoperativ ist eine mäßig fettarme Ernährung unter Vermeidung von Übergewicht empfehlenswert. Besteht bereits eine Adipositas, so sollte diese langsam reduziert werden. Weiterhin ist eine ballaststoffreiche Kost zu empfehlen (s. a. Empfehlungen der Deutsche Gesellschaft für Ernährung).

10.6 Welche Leberwerte sind im klinischen Alltag für die Differenzierung der unterschiedlichen Lebererkrankungen in der Initialdiagnostik entscheidend?

Zu den Leberwerten werden als Indikatorparameter für eine Cholestase das direkte und indirekte Bilirubin, die γ-Glutamyltransferase und die alkalische Phosphatase zusammengefasst. Die Transaminasen GPT (ALT) und GOT (AST) gehören weiterhin zu den Leberwerten, die einen Leberzellschaden anzeigen können. Dabei ist die GPT ein leberzellspezifischer Parameter.

10.7 Welches sind die Differenzialdiagnosen einer Leberwerterhöhung?

10

Ein akuter Anstieg der Leberwerte kann Ausdruck einer viralen Hepatitis (Hepatitis A, E oder selten B und C oder einer anderen viralen Infektion, wie EBV-, Herpes- oder CMV-Hepatitis) sein.

Eine weitere Differenzialdiagnose ist die Autoimmunhepatitis. Eine andere, sehr häufige Ursache von Leberwerterhöhungen ist ein medikamentös-toxischer Schaden.

Weitere Ursachen können Veränderung des Leberparenchyms und der Gefäße, z. B. ein Verschluss der Lebervenen (Budd-Chiari-Syndrom) oder Raumforderungen (Metastasen oder lebereigene Tumore, Abszesse, zystische Formationen) sein.

Eine Leberverfettung und eine akute Alkohol- oder Fettleberhepatitis verursachen ebenfalls Leberwerterhöhungen.

Speicher- und angeborene Stoffwechselerkrankungen, z. B. Hämochromatose oder Morbus Wilson, gehen ebenfalls mit Leberwerterhöhungen einher.

10.8 Was zeigt eine Erhöhung der Cholestaseparameter an?

Als „Cholestaseparameter" werden insbesondere Bilirubin, alkalische Phosphatase und γ-Glutamyltransferase zusammengefasst. Eine Erhöhung dieser Parameter ist Ausdruck einer Störung der Gallesekretion. Ursachen können ein Abflusshindernis wie Tumore des Gallenwegssystems, Metastasen oder typischerweise das Pankreaskopfkarzinom sein. Des Weiteren gehen auch cholestatische Lebererkrankungen mit einem Defekt auf zellulärer Ebene einher (▶ Frage 10.27 und ▶ Frage 10.28).

10.9 Was kann eine Erhöhung der Transaminasen bedeuten?

Bei Schädigung der **Hepatozyten** werden verschiedene **Enzyme** frei, die im **Blut** nachgewiesen werden können und zum Teil eine Aussage über den Schweregrad der Schädigung zulassen.

Transaminasen übertragen Aminogruppen und werden daher auch Aminotransferasen genannt. ALT (GPT) und AST (GOT) haben zum einen eine unterschiedliche Organspezifität und zum anderen eine unterschiedliche subzelluläre Lokalisation.

Organspezifität:

- **ALT** ist leberzellspezifisch
- **AST** kommt in **Leber, Herz,** Muskel und **Erythrozyten** vor

Subzelluläre Lokalisation:

- **ALT** und **AST** kommen beide im Leberzellzytoplasma vor
- **AST** ist zusätzlich in den **Mitochondrien** lokalisiert
- **AST / ALT = De-Ritis-Quotient**

Allgemein bedeutet daher ein Anstieg beider Transaminasen meist eine Leberzellschädigung. Bei einem singulären Anstieg der AST ist differenzialdiagnostisch auch an einen Zellschaden von Herz oder Muskel zu denken.

10.10 Was ist ein schmerzloser Ikterus?

Der Begriff Ikterus kommt aus dem Altgriechischen und bedeutet **Gelbsucht.** Durch Bilirubinablagerung kommt es zu einer Gelbfärbung von **Haut**/Schleimhaut und Skleren. Einem **Ikterus** liegt ein erhöhtes Serumbilirubin zugrunde. Das Serumbilirubin spiegelt das Gleichgewicht aus Bilirubinproduktion und hepatobiliärer Ausscheidung wider. Die Ursachen können auf prähepatischer, hepatischer und posthepatischer Ebene liegen. Ein **Sklerenikterus** liegt bei Serumbilirubinwerten > 2 mg/dl und ein Hautikterus bei Serumbilirubinwerten > 3-4 mg/dl vor.

10

10.11 Welche Differenzialdiagnosen kommen bei Cholestase infrage?

Eine Bilirubin-Erhöhung kann unterschiedliche Ursachen haben, die differenzialdiagnostisch herausgearbeitet werden müssen. ▶ Tab. 10.2 gibt eine Einteilung der unterschiedlichen Formen der Cholestase wieder.

Tab. 10.2 Einteilung: Formen der Cholestase
Nicht-obstruktive intrahepatische Cholestase
Obstruktive intrahepatische Cholestase
Obstruktive extrahepatische Cholestase
Hämolyse

10.12 Welche klinische Bedeutung hat die Unterscheidung des gesamten Bilirubins in das unkonjugierte und in das konjugierte Bilirubin?

Unterschieden werden das unkonjungierte (indirekte) Bilirubin und das konjugierte (direkte) Bilirubin. Von einer **Hyperbilirubinämie** spricht man bei einer Gesamt-Bilirubinkonzentration im **Blut** von ≥ 1,1 mg/dl.

Anstieg unkonjugiertes (indirektes) **Bilirubin:**
- Überproduktion bzw. vermehrter Anfall
- Gestörte hepatische Aufnahme
- Gestörte hepatische Konjugation

Anstieg konjugiertes (direktes) **Bilirubin:**
- Beeinträchtigte Ausscheidung über die **Gallenwege**
- Rückdiffusion

Alle cholestatisch verlaufenden akuten oder chronischen Lebererkrankungen können differentialdiagnostisch in Betracht kommen. Diese zeigen jedoch fast ausnahmslos weitere pathologische **Leberwerte.**

10.13 Welche Hyperbilirubinämie-Syndrome sind klinisch relevant?

Klinisch sind die **Hyperbilirubinämie-Syndrome** nur selten relevant. Das gemeinsame Symptom ist ein fluktuierender **Ikterus.** Die Differenzialdiagnose ist bei Kenntnis der Charakteristika einfach und ohne großen Aufwand möglich. Therapeutisch muss nur beim **Crigler-Najjar-Syndrom** interveniert werden, während ansonsten keine Maßnahmen notwendig sind. Die Prognose der meisten familiären Hyperbilirubin-Syndrome ist gut.

Erhöhtes indirektes Bilirubin	• Morbus Meulengracht / Morbus Gilbert • Crigler-Najjar-Syndrom
Erhöhtes direktes Bilirubin	• Dubin-Johnson-Syndrom • Rotor-Syndrom

10.14 Wann ist eine (Notfall-)ERCP indiziert?

10

Es gibt zwei Notfall-Indikationen für die ERC-Untersuchung:
- Akute Cholangitis
- Biliäre Pankreatitis

Das typische klinische Bild einer akuten Cholangitis sind Schmerzen im Oberbauch, Fieber und Ikterus (Charcot-Trias). Bei Verdacht auf eine akute Cholangitis bei Abflusshindernis (z. B. Konkrement, Stentverschluss, maligne Stenose) sollte umgehend – noch vor der ERC-Untersuchung – eine empirische intravenöse antibiotische Therapie begonnen werden.

Bei einem zusätzlich septischen Krankheitsbild sollte innerhalb der kommenden 6 h eine ERC-Untersuchung durchgeführt werden, bei allen anderen Patienten mit akuter Cholangitis innerhalb der kommenden 24 h.

Bei biliärer Pankreatitis mit Cholestase bzw. Ikterus soll die ERC-Untersuchung mit Steinextraktion so rasch wie möglich durchgeführt werden. Bei zusätzlicher Cholangitis innerhalb von 24 h (s. o.); bei schwerer Pankreatitis innerhalb von 72 h nach Symptombeginn.

10.15 Cholangitis – wann ist eine umgehende ERCP erforderlich?

Eine Cholangitis stellt in der Regel eine Indikation für eine ERC-Untersuchung dar, wenn die Ursache hierfür eine behebbare Cholestase ist, z. B. Konkrementverlegung oder Stentverschluss. Diese ERC-Untersuchung stellt eine Notfallindikation dar und sollte innerhalb der ersten 24 h durchgeführt werden. Eine rasche initiale antibiotische Therapie muss bereits vor der ERC bei V. a. Cholangitis gestartet werden.

10.16 Wie wird eine akute Cholezystitis therapiert?

Bei dem Bild einer akuten Cholezystitis sollte eine frühzeitige Cholezystektomie angestrebt werden (▶ Frage 10.17). Eine begleitende antibiotische Therapie ist notwendig und sollte rasch empirisch bei Verdacht auf Cholezystitis begonnen werden (▶ Frage 10.15).

10.17 In welchem Zeitraum muss operiert werden?

Bei dem Bild einer akuten Cholezystitis sollte eine frühzeitige Cholezystektomie angestrebt werden. In der multizentrischen ACDC-Studie konnte gezeigt werden, dass Patienten, die innerhalb von 24 h nach der stationären Aufnahme eine Cholezystektomie erhielten, im Mittel 5 Tage weniger im Krankenhaus verbrachten und weniger Komplikationen erlitten.

10.18 Welche Therapiemöglichkeiten gibt es bei Cysticussteinen?

Konkremente im Gallenblasenhals können symptomatisch werden. Es handelt sich um das Mirizzi-Syndrom, nach dem argentinischen Chirurgen Pablo L. Mirizzi. Dabei handelt sich um eine seltene Form des Verschlussikterus, bei dem ein Konkrement im Gallenblasenhals oder im Ductus cysticus den Ductus hepaticus communis komprimiert. Hierdurch kann es zu einer Cholestase und durch Verlegung der Gallenblase zu einer Cholezystitis kommen. Die Folge ist eine Kombination aus einer Cholangitis und einer Cholezystitis. Dabei unterscheidet man verschiedene Formen mit einfachen Kompressionen bis zu Penetration in Nachbarorgane (▶ Tab. 10.3).

Die Therapie der Wahl ist die Cholezystektomie. Ein laparoskopisches Vorgehen ist möglich, bei schwierigen Verhältnissen ist jedoch eine Konversion in ein offenes Verfahren häufig.

Tab. 10.3 Formen des Mirizzi-Syndroms nach McSherry
Typ I: Stein im Ductus cysticus komprimiert DHC (klassische Form), eine Penetration ist im Verlauf möglich
Typ II: Steine sind aus dem Ductus cysticus in den DHC penetriert, cholecysto-choledochale Fistelbildung
Typ III: Bei chronischer Cholezystitis und Penetration von Steinen in benachbarte Strukturen wie DHC, Ductus cysticus, Leber und Darm

10.19 Muss ASS mono vor einer ERC-Untersuchung mit Papillotomie immer abgesetzt werden?

Die Therapie mit ASS mono muss vor Sphinkterotomien pausiert werden.

10.20 Wie hoch ist das Blutungsrisiko ohne und mit Plättchenaggregationshemmung?

Nach den S2k-Leitlinien zur Qualitätsanforderung in der Endoskopie ist die biliäre Sphinkterotomie als eine Intervention mit hohem Blutungsrisiko klassifiziert. Eine Ballondilatation < 10 mm der Papille ist als Eingriff mit niedrigem Blutungsrisiko graduiert worden.

Sowohl die retrospektive als auch die prospektive Datenlage zum Blutungsrisiko nach Sphinkterotomie unter Therapie mit ASS zeigen kein erhöhtes Risiko. ASS kann daher bei Sphinkterotomie fortgesetzt werden. Eine kleine Studie konnte auch bei einer dualen Plättchenaggregationshemmung kein erhöhtes Blutungsrisiko nach Sphinkterotomie zeigen. Wegen der geringen Datenlage wird jedoch empfohlen, den ADP-Rezeptorantagonisten in einer dualen Plättchenaggregationshemmung zu pausieren. Sollte eine Pausierung des ADP-Rezeptorantagonisten nicht möglich sein, so ist entweder eine Ballondilatation mit einem kleinen Ballon < 10 mm oder die Anlage eines schmalkalibrigen Stents ohne Sphinkterotomie zu empfehlen. Im Einzelfall sollte ansonsten der Patient über ein erhöhtes Blutungsrisiko unter dualer Plättchenaggregationshemmung aufgeklärt werden.

10.21 Welche Bakterien verursachen am häufigsten eine akute Cholangitis oder Cholezystitis?

Typische Erreger sind *E. coli*, Klebsiellen oder Enterobacter. Dies bedeutet für die empirische antibiotische Therapie, dass Ampicillin / Sulbactam oder Cephalosporine der 3. Generation angewendet werden können. Enterokokken oder Anaerobier lassen sich seltener nachweisen. Dies sollte beim Einsatz von Cephalosporinen der 3. Generation bei bekannter „Enterokokkenlücke" in ihrem Wirkspektrum bei fehlendem klinischen Ansprechen bedacht werden.

10.22 Gibt es eine Prävention von Gallenblasensteinen?

Es gibt unterschiedliche Ansätze einer Primärprävention von Gallenblasensteinen wie körperliche Aktivität oder medikamentöse Einstellung. Auf der anderen Seite stehen Konstellationen, die mit einem erhöhten Risiko der Bildung von Gallenblasensteinen einhergehen, z.B. starker Gewichtsverlust, z.B. nach bariatrischer Chirurgie, oder lange parenterale Ernährung. In dieser Konstellation kann die zusätzliche tägliche Gabe von mind. 500 mg Ursodeoxycholsäure das „Steinrisiko" minimieren. Beendet werden kann diese Prophylaxe bei erreichter Gewichtsstabilisierung. Das Risiko, Gallensteine zu entwickeln, sinkt unter einer solchen Therapie von 23 auf 5 %.

Ein weiterer Ansatz der Primärprävention ist körperliche Aktivität. Es konnte gezeigt werden, dass körperliche Aktivität das Auftreten von Gallenkoliken um 30 % reduziert (körperliche Aktivität von 1h pro Tag bei ansonsten sitzender Tätigkeit). Diesem Effekt scheinen ein Anstieg des HDL-Cholesterins und ein verminderter Insulinspiegel unter körperlicher Aktivität zugrunde zu liegen.

10.23 Welche Patienten profitieren von einer Therapie mit Ursodeoxycholsäure?

Die Indikation für eine generelle Prophylaxe mit Ursodeoxycholsäure besteht nicht.

Eine primärpräventive Indikation besteht vor bariatrischer Chirurgie mit einer schnellen Gewichtsabnahme von > 1,5 kg/Woche Es wird eine Dosis von 500 mg täglich empfohlen. Weiterhin wird eine Therapie bzw. Prophylaxe mit Ursodeoxycholsäure bei Patienten mit speziellen Risikofaktoren wie genetische Defekte im Gallensäuremetabolismus empfohlen, hierzu zählt das Low-phospholipid-associated-cholelithiasis-Syndrom (▶ Frage 10.30).

10.24 Warum entwickeln Patient mit Cholestase Juckreiz?

Cholestatischer Pruritus ist ein führendes Symptom bei Patienten mit cholestatischen Erkrankungen bzw. genetischen Defekten. Gemein ist allen Patienten mit Pruritus mit unterschiedlichen Erkrankungen (z. B. PBC; Schwangerschaftscholestase oder PFIC) eine erhöhte Konzentration von Gallensäuren und Opioden im Blut. Das Enzym Autotaxin (ATX) wurde initial bei Melanomzellen nachgewiesen und wird als autokriner Zellmotilitätsfaktor beschrieben. ATX konnte auch extrazellulär mit Lysophospholipase-D-Aktivität nachgewiesen werden, was im Gallesäuremetabolismus eine Rolle spielt. Daneben führt ein Anstieg von Gallensäuren und endogenen Opiodpeptiden zum Pruritus, diese werden als Pruritrogene eingeordnet. Pruritus ist bei cholestatischen Erkrankungen ein häufiges Symptom und findet sich z. B. bei ca. 70 % der Patienten mit primär biliärer Cholangitis (PBC). Typisches Merkmal des cholestatischen Pruritus ist das Vorkommen auf primär unauffälliger Haut. Es können jedoch sekundär ausgeprägte Hautläsionen wie Exkoriationen bei ausgeprägtem Kratzverhalten auftreten.

10.25 Welche Medikamente lindern den Juckreiz?

Die Schwere des Juckreizes beeinflusst die Therapieentscheidung. Bei milden Formen des Pruritus kann initial eine lokale Therapie vor allem bei zusätzlich trockener Haut mit rückfettenden, ggf. kühlenden Salben und ausreichender Raumbefeuchtung begonnen werden. Bei fehlendem Ansprechen auf die topische Behandlung sollte eine systemische, medikamentöse Therapie erfolgen (▶ Tab. 10.4). Eine Therapie mit Antihistaminika führt zu keinem ausreichenden antipruritischen Effekt.

Unkontrollierten Fallstudien zufolge ist der Anionenaustauscher Colestyramin, das einzige für den cholestatischen Juckreiz zugelassene Medikament, nebenwirkungsarm. Als Alternative steht das neuere Austauscherharz Colesevelam (Colestagel ®), das Gallensalze bindet, zur Verfügung, das jedoch nicht überlegen erscheint.

Aufgrund der Interaktion dieser Präparate mit der Resorption anderer Medikamente, z. B. Digoxin, Warfarin oder fettlöslicher Vitamine, ist ein mehrstündiger Abstand (2–4 h) zwischen Einnahme der Austauscherharze und anderer Medikamente notwendig.

Eine weitere medikamentöse Therapieform ist das Rifampicin, ein Agonist des Pregnane-X-Rezeptors (PXR). Als Nebenwirkung kann jedoch eine schwere Hepatitis auch mehrere Wochen bzw. Monate nach Rifampicintherapie auftreten. Eine Kontrolle der Transaminasen ist daher während und nach der Therapie notwendig.

Tab. 10.4 Stufenschema der Therapie des chologenen Pruritus
1. Cholestyramin 4–16 g / d
2. Rifampicin 150–600 mg / d
3. Naltrexon 50 mg / d
4. Sertralin 100 mg / d
5. Extrakorporale Albumindialyse oder Anlage einer nasobiliären Sonde
6. Experimentelle Ansatzpunkte wie UV-Bestrahlung
7. Evaluation zur Lebertransplantation

Der Opioidantagonist Naltrexon hat ebenfalls einen positiven Effekt auf die Intensität des Juckreizes. Allerdings ist zu beachten, dass es zu einer (Opiod-)ähnlichen Entzugssymptomatik kommen kann. Die intravenöse Gabe von Naloxon kann dem jedoch gegensteuern.

Der selektive Serotonin-Re-Uptake-Inhibitor Sertralin zeigt ebenfalls eine wenn auch leichte bis moderate Wirkung. Als Alternativpräparat kann Paroxetin angewandt werden.

Nach Ausschöpfung dieser Therapiemöglichkeiten scheinen auch die Medikamente Gabapentin und Benzafibrat eine Reduktion des Juckreizes zu bewirken.

Als invasive Maßnahme steht die extrakorporale Albumindialyse (z. B. Molecular Adsorbent Recirculating System [MARS®]) oder eine Plasmapherese zur Verfügung. Die Anlage einer nasobiliären Sonde mit Unterbrechung des enterohepatischen Kreislaufs ist ebenfalls als Möglichkeit bei Therapieversagen der medikamentösen Optionen zu werten.

UV-Licht hat möglichweiser einen positiven Effekt. Bei Therapieversagen dieser Möglichkeiten und refraktärem Juckreiz ist eine Lebertransplantation zu evaluieren.

10.26 Warum reduziert eine Plasmapherese den Juckreiz?

Durch die Plasmapherese können die pruritrogenen Substanzen wie Gallensäuren extrakorporiert werden.

10.27 Bei welchen Patienten mit primär sklerosierender Cholangitis ist eine Cholezystektomie indiziert?

10

Eine generelle Indikation zur Cholezystektomie bei Patienten mit primär sklerosierender Cholangitis (PSC) besteht nicht.

Allerdings sieht man in ca. 6–13 % aller Patienten mit PSC Raumforderungen oder Polypen der Gallenblase. Dabei finden sich in ca. der Hälfte der Fälle in der histologischen Aufarbeitung Malignome. Eine frühzeitige Cholezystektomie sollte daher als präventive Maßnahme durchgeführt werden. Das Risiko für ein Gallenblasenkarzinom steigt mit der Größe des Polypen. Bei einer Polypengröße > 0,8 cm sollte eine Cholezystektomie erfolgen, bei Polypen < 0,8 cm ist diese zu erwägen. Für eine Empfehlung auch bei einer Polypengröße < 0,8 cm spricht auch die Gefahr einer zunehmenden Leberfunktionsverschlechterung bei PSC mit erhöhter Komplikationsrate der Operation.

10.28 Welche Kriterien müssen bei Patienten mit PSC auf der Warteliste zur Lebertransplantation erfüllt sein, um eine Organallokation nach der Länge der Wartezeit zu ermöglichen?

Die Voraussetzung für eine Lebertransplantation ist dann gegeben, wenn es sich um eine „nicht rückbildungsfähige, fortschreitende, das Leben des Patienten gefährdende Lebererkrankung handelt, wenn keine akzeptable Behandlungsmöglichkeit besteht und keine Kontraindikation für eine Transplantation vorliegt". Weiterhin können Patienten in die Warteliste aufgenommen werden, wenn die „Überlebenswahrscheinlichkeit und / oder die Lebensqualität mit Transplantation größer ist als ohne" (zitiert aus den Richtlinien der deutschen Ärztekammer nach § 16 Abs. 1 S. 1 Nrn. 2 u. 5 TPG).

Eine fortschreitende PSC ist als eine solche Lebererkrankung zu werten und das Kriterium für die Aufnahme auf die Warteliste ist gegeben.

Zusätzliche Punkte, die die Wartezeit verkürzen können, können bei Eurotransplant gefordert werden, wenn bestimmte Komplikationen der PSC auftreten: rezidivierende Cholangitiden mit Sepsis, Gewichtsverlust oder dominante Stenosen in den Gallenwegen. Die genaue Beschreibung der Kriterien ist in der o. g. Richtlinie der Deutschen Ärztekammer nach § 16 Abs. 1 S. 1 Nrn. 2 u. 5 TPG zur Wartelistenführung aufgeführt.

10.29 Welche Kriterien müssen bei PSC mit Cholangiokarzinom erfüllt sein, um diese Patienten lebertransplantieren zu können?

Ein Cholangiokarzinom ist eine Komplikation der PSC. Eine Lebertransplantation stellt hier eine kurative Therapie dar. Allerdings muss nach der Richtlinie für Wartelisteführung zur Lebertransplantation nach § 16 Abs. 1 S. 1 Nrn. 2 u. 5 TPG ein extrahepatisches Tumorwachstum ausgeschlossen werden. Weiterhin dürfen generell Patienten in fortgeschrittenen Stadien bösartiger Erkrankungen nur im Rahmen von kontrollierten Studien transplantiert werden. Die genaue Beschreibung der Kriterien ist in der o. g. Richtlinie der deutschen Ärztekammer nach § 16 Abs. 1 S. 1 Nrn. 2 u. 5 TPG zur Wartelistenführung aufgeführt.

10.30 Bei welchen Patienten mit rezidivierenden Steinen im DHC ist eine dauerhafte Therapie mit Ursodesoxycholsäure (UDCA) indiziert?

Eine generelle Indikation zur primärpräventiven Therapie mit UDCA besteht nicht.

Es gibt jedoch Risikofaktoren, die eine dauerhafte Therapie mit UDCA in der Primär- und Sekundärprophylaxe notwendig machen. Dazu zählen genetisch bedingte cholestatische Erkrankungen, z. B. das Low-phospholipid-associated-cholelithiasis-Syndrom (LPAC). Hierbei entstehen vermehrt Cholesteringallensteine, da es aufgrund der Variante des Gens *ABCB4* zu einer verminderten biliären Phospholipidsekretion kommt, was in einer Übersättigung von Cholesterin resultiert. Das LPAC-Syndrom führt häufig insbesondere zu intrahepatischer (Mikro-) Lithiasis bei Patienten jünger als 40 Jahre. Typischerweise entwickeln sich die Gallengangssteine häufig nach einer Cholezystektomie. Weiterhin finden sich eine positive Familienanamnese und eine leichtgradige laborchemische Cholestase. Eine Assoziation zur Schwangerschaftscholestase besteht.

Eine medikamentöse Therapie mit UDCA kann zu einer raschen Besserung der Symptome führen. Innerhalb weniger Wochen verschwinden die Konkremente. Daher ist das Erkennen des LPAC-Syndroms mit einer therapeutischen Konsequenz verknüpft.

10.31 Welches bildgebende Verfahren sollte bei Verdacht auf Choledocholithiasis eingesetzt werden?

Die Diagnostik der 1. Wahl ist die transabdominelle Sonografie in der ersten Stufe. Trotz hoher Sensitivität bei Nachweis eines erweiterten D. choledochus kann diese Methode nicht zu 100 % Gallengangskonkremente nachweisen. Daher werden weitere bildgebende Verfahren wie die Magnetresonanzcholangiopankreatikografie (MRCP) und die Endosonografie empfohlen.

10.32 Welchen Unterschied in der Validität gibt es zwischen MRCP und Endosonografie?

Beide Verfahren sind letztlich als gleichwertig zu betrachten. Eine aktuelle Cochrane-Analyse (18 Studien mit 2366 Patienten) konnte zusammenfassend eine Gleichwertigkeit beider Verfahren hinsichtlich Sensitivität und Spezifität, jeweils über 90 %, zeigen.

10.33 Wie häufig tritt eine simultane Choledocholithiasis bei Cholecystolithiasis auf?

Bei ca. 3–16 % der Patienten mit Gallenblasensteinen finden sich entweder primär oder durch Migration Konkremente in den Gallengängen. In ca. 10 % werden diese dann symptomatisch.

10.34 Welche Prädiktoren gibt es für eine simultane Choledocholithiasis bei Cholecystolithiasis?

Ein wesentlicher Prädiktor ist der Nachweis von Konkrementen in der Gallenblase. Anstieg der Cholestasewerte und der Transaminasen sowie der sonografische Nachweis einer Dilatation des D. hepatocholedochus über 7 mm sind weitere Prädiktoren. Daneben ist der Nachweis der Charcot-Trias (▶ Frage 10.2) als Ausdruck einer Cholangitis ein Hinweis auf eine komplizierte Choledocholithiasis.

10.35 Was sind familiäre intrahepatische Cholestasen?

Die Erkrankungen BRIC und PFIC gehören zu den familiären intrahepatischen Cholestasen bzw. genetisch cholestatischen Lebererkrankungen (▶ Tab. 10.5). Der beiden Erkrankungen zugrunde liegende genetische Defekt (BRIC und PFIC1) liegt in einer Mutation des FIC1-Gens auf Chromosom 18q21-q22. Die Typen PFIC2 und 3 liegen auf anderen Chromosomen.

Tab. 10.5 Übersicht der familiären intrahepatischen Cholestasen

Erkrankung	Chromosom	Genetischer Defekt
PFIC-1 (Morbus Byler)	18q21-q22	Mutation im FIC1-Gen
PFIC-2	2q24	Mutation im BSEP-Gen
PFIC-3	7q21	Mutation im MDR3-Gen
BRIC	18q21-q22	Mutation im FIC1-Gen
Alagille-Syndrom	20p12	Mutation im JAG1-Gen

10.36 Wofür steht die Abkürzung PFIC?

Die Abkürzung PFIC steht für progressive familiäre intrahepatische Cholestase und umfasst eine Reihe von genetisch determinierten Erkrankungen, die durch Transportdefekte von Galle in der Leber charakterisiert sind. Drei Formen der PFIC werden unterschieden. Die Defekte auf den unterschiedlichen Genen (FIC1, BSEP und MDR3) führen zu den unterschiedlichen klinischen Typen.

Das Protein BSEP transportiert monovalente Gallensäuren und das MDR3-P-Glykoprotein transportiert Phospholipide. Das ATP8-B1-Protein (FIC1) transportiert Phosphatidylserin von der äußeren zur inneren Membranschicht.

Bei einem ATP8-B1-Mangel (FIC1-Mangel, auch PFIC-1, Byler-Syndrom) zeigen sich gelegentlich auch extrahepatische Organmanifestationen wie Diarrhoe, Pankreatitiden oder Hörstörungen.

Bei einem BSEP-Mangel (auch PFIC-2) ist die Serumaktivität der GGT wie beim ATP8-B1-Mangel und anders als bei den übrigen cholestatischen Lebererkrankungen normal.

Histologisch findet man in den frühen Stadien das Bild einer Riesenzellhepatitis und progressiven Fibrose, die in eine Leberzirrhose übergehen kann. Sehr häufig entsteht im ersten bzw. zweiten Lebensjahrzehnt das Bild einer Leberzirrhose.

Der MDR3-Mangel (auch PFIC-3) unterscheidet sich von den anderen progressiven Cholestasen laborchemisch durch eine erhöhte Serumaktivität. Weiterhin scheinen Kleinwuchs und Pruritus stärker ausgeprägt zu sein. Neben der Cholestase leiden viele Kinder unter einer Gedeihstörung oder auch unter Kleinwuchs.

Die Differenzierung gegenüber einer Gallengangsatresie ist wichtig, da bei diesen Patienten eine Operation nach Kasai vermieden werden muss. Die Diagnose erfolgt über eine genetische Untersuchung der o. g. Mutationen.

Bei progredienter Erkrankung muss langfristig eine Lebertransplantation evaluiert werden. Das Risiko eines hepatobiliären Malignoms ist erhöht, die eine regelmäßige Kontrolle als Surveillance nötig macht.

10.37 Wofür steht die Abkürzung BRIC?

BRIC steht für benigne rekurrierende intrahepatische Cholestase und ist eine sehr seltene **cholestatische** Erkrankung, die nach den Erstbeschreibern auch unter dem Namen Summerskill-Walshe-Tygstrup-Syndrom bekannt ist und meist im Jugendalter diagnostiziert wird. Die Erkrankung äußert sich durch rezidivierende Cholestase. Ein progressiver Verlauf mit dem Bild einer Leberzirrhose ist jedoch untypisch. Laborchemisch fällt eine Erhöhung der Gallensäuren im Blut auf. Erst spät kommt es zusätzlich zu einem Anstieg der Cholestase-Werte. Die Transaminasen sind normal oder nur leicht erhöht.

Literatur

Banim PJ, Luben RN, Wareham NJ, Sharp SJ, Khaw KT, Hart AR. Physical activity reduces the risk of symptomatic gallstones: a prospective cohort study. Eur J Gastroenterol Hepatol 2010; 22(8).

Davit-Spraul A, Gonzales E, Baussan C, Jacquemin E. The spectrum of liver diseases related to ABCB4 gene mutations: pathophysiology and clinical aspects. Semin Liver Dis 2010; 30: 134–146.

Denzer U. U. Beilenhoff, A. Eickhoff et al. S2k-Leitlinie Qualitätsanforderungen in der gastrointestinalen Endoskopie. Z Gastroenterol 2015; 53: E1–E227.

Grotemeyer KC, Lammert F. Gallensteine – Ursachen, Folgen und Therapieoptionen. Dtsch Med Wochenschr 2016, 141:1677–1682.

Gutt CN, Encke J, Köninger J. et al. Acute cholecystitis: early versus delayed cholecystectomy, a multicenter randomized trial (ACDC study). Ann Surg 2013; 258(3): 385–93.

Jansen PL, Sturm E. Genetic cholestasis, causes and consequences for hepatobiliary transport. Liver Int 2003; 23: 315–322.

Kremer AE, Martens JJ, Kulik W. Lysophosphatidic acid is a potential mediator of cholestatic pruritus. Gastroenterology 2010; 139(3): 1008–18.

Lammert F, Gurusamy K, Ko CW, et al. Gallstones Nat Rev Dis Primers. 2016; 2: 16024.

Lammert F., Acalovschi M., Ercolani G. et al. EASL Clinical Practice Guidelines on the prevention, diagnosis and treatment of gallstones. J Hepatol 2016; 65: 146–181.

Luketic VA, Shiffman ML. Benign recurrent intrahepatic cholestasis. Clinics in liver disease 2004; 8 (1): 133–49.

Rosmorduc O, Hermelin B, Boelle PY, Parc R, Taboury J, Poupon R. ABCB4 gene mutation-associated cholelithiasis in adults. Gastroenterology 2003; 125(2): 452–9.

Stokes CS, Gluud LL, Casper M, Lammert F. Ursodeoxycholic acid and diets higher in fat prevent gallbladder stones during weight loss: a meta-analysis of randomized controlled trials. Clin Gastroenterol Hepatol 2014; 12(7): 1090–1100.

Strassburg CP, Beckebaum S.,Geier et al. S2k-Leitlinie Autoimmune Lebererkrankungen. Z Gastroenterol 2017; 55: 1135–1226.

11 Erkrankungen der Leber

Marcin Krawczyk

11.1 Wie erfolgt die Segmenteinteilung der Leber?

Die Leber wird in folgende Segmente eingeteilt: I, II, III, IVa, IVb, V, VI, VII und VIII (▶ Abb. 11.1).

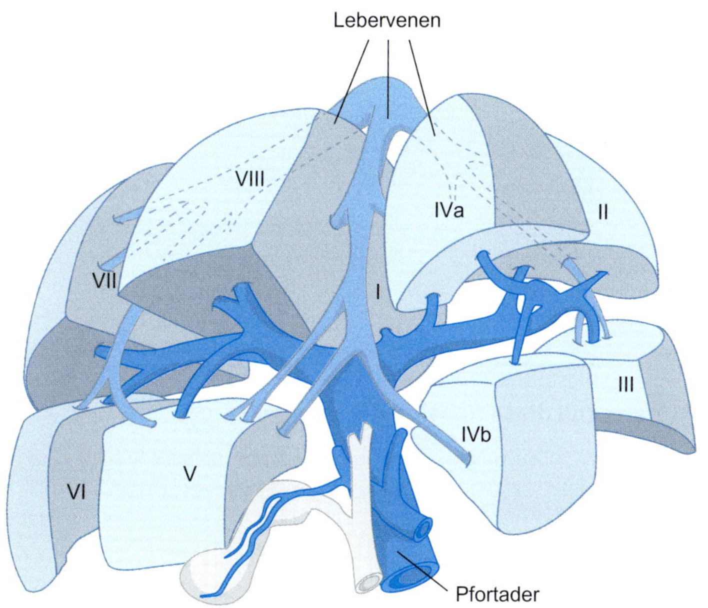

Abb. 11.1 Segmenteinteilung der Leber [L138]

11.2 Wie werden erhöhte Leberwerte abgeklärt?

Die initialen Untersuchungen sollten neben einer Abdomen-Sonografie mindestens folgende Laborwerte umfassen („Hepatopathie-Screening"):

- ALT, AST, γ-GT, AP, Bilirubin
- Immunglobuline (IgG, IgA, IgM)
- Autoantikörper: ANA, AMA, SMA
- Ferritin und Transferrinsättigung
- α_1-Antitrypsin
- Anti-HAV(-IgM), HBV-DNA (anti-HBc, HBs-Antigen), HCV-RNA (HCV-Antikörper), HEV-RNA (anti-HEV-IgG / IgM), ggf. CMV-DNA und EBV-DNA

11.3 Welche Indikationen bestehen für eine Leberpunktion (▶ Tab. 11.1)?

Tab. 11.1 Indikationen zur Leberbiopsie (nach Tannapfel 2012*)

	Diagnose	Staging / Prognose	Therapie
Hepatitis B	-	+++	++
Hepatitis C	-	+++	+
AIH	+++	+++	+++
PSC	++	+++	-
PBC	++	+++	+++
Alkoholische Leberkrankheit	+	+++	+
Hämochromatose	+++	+++	+++
Morbus Wilson	+++	+++	-
A1AT-Mangel	+	++	-
Akutes Leberversagen	+++	+++	-
Abstoßung, Reinfektion (nach LTX)	+++	++	+++
HCC	++	-	-

- nicht relevant
\+ in Einzelfällen relevant
++ überwiegend relevant
+++ sehr relevant
* Tannapfel a. et al. Indikationen zur Leberbiopsie Dtsch Arztebl Int 2012; 109(27-28): 477-83

11.4 Wann soll diese transjugulär erfolgen?

Eine transjuguläre Leberpunktion soll in folgenden Situationen anstelle einer perkutanen Biopsie durchgeführt werden:

- Schwere Gerinnungsstörungen
- Massiver Aszites
- Adipöse Patienten
- Erfolglose perkutane Leberbiopsie

11.5 Ist eine Biopsie nötig, um eine Leberzirrhose zu diagnostizieren?

Eine Leberzirrhose kann anhand klinischer Zeichen oder mithilfe bildgebender Verfahren (z. B. transiente Elastografie, MR-Elastografie) auch ohne Biopsie diagnostiziert werden.

11.6 Welche Grenzwerte gelten bei der transienten Elastografie für eine signifikante Fibrose und Zirrhose?

Die Grenzwerte der transienten Elastografie für Leberzirrhose variieren geringfügig mit der Grunderkrankung. Grundsätzlich spricht eine Lebersteifigkeit ≥ 13,0 kPa für eine Zirrhose. In den aktuellen Empfehlungen zur transienten Elastografie der American Gastroenterology Association werden folgende krankheitsspezifische Grenzwerte vorgeschlagen:

- Zirrhose bei chronischer Hepatitis B: 11,0 kPa
- Signifikante Fibrose bei chronischer Hepatitis C: 9,5 kPa

- Zirrhose bei chronischer Hepatitis C: 12,5 kPa
- Zirrhose bei alkoholischer Leberkrankheit: 12,5 kPa

11.7 Wann sind die Werte falsch erhöht?

Die Lebersteifigkeit kann durch eine vorangegangene Nahrungsaufnahme, Cholestase, Lebertumoren im rechten Leberlappen und Herzinsuffizienz (mäßig) zunehmen; falsch negative Werte treten hingegen nicht auf. Eine signifikant erhöhte Lebersteifigkeit ist damit grundsätzlich abklärungsbedürftig.

11.8 Welche Grenzwerte gelten für CAP-Werte zur Beurteilung der Fettleber?

Nach der aktuellen Studienlage haben folgende CAP-Werte die besten prädiktiven Werte:

- Stetaosegrad S1: ≥ 248 dB/m
- Steatosegrad S2: ≥ 268 dB/m
- Steatosegrad S3: ≥ 280 dB/m

Diese Grenzwerte gelten für einen Body-Mass-Index (BMI) zwischen 20 und 30 kg/m^2, wobei für jede Einheit oberhalb (unterhalb) von 25 kg/m^2 werden 4,4 dB/m^2 abgezogen (addiert) werden. Bei NAFLD/NASH und Diabetes werden vor der Kategorisierung pauschal 10 dB/m^2 subtrahiert.

11.9 Kann ein Patient mit Leberzirrhose normale Transaminasen haben?

Patienten mit Leberzirrhose zeigen vielfach normale AST- oder ALT-Aktivitäten im Serum. Aussagekräftiger können die Syntheseparameter (Albumin, INR/Quick, Pseudocholinesterase) sein. Am sensitivsten sind transiente Elastografie und MR-Bildgebung.

11.10 Wann soll eine diagnostische Aszitespunktion durchgeführt werden?

11

Eine diagnostische Aszitespunktion sollte in der Regel bei neu aufgetretenem Aszites erfolgen. Weiterhin sollte sie bei allen Patienten mit dekompensierter Zirrhose und bei nicht elektiver stationärer Aufnahme durchgeführt werden. Dieses ist eine Notfalluntersuchung.

11.11 Wie erfolgt die Aszitespunktion?

Die Parazentese wird nach Aufklärung des Patienten unter sterilen Kautelen durchgeführt. Die erste Punktion sollte unter sonografischer Kontrolle erfolgen. Eine Venenverweil- oder eine andere Punktionskanüle wird an geeigneter Stelle (typische Stelle: rechter unterer Quadrant des Bauchs) durch die Bauchdecke in den Aszites vorgeschoben.

11.12 Unter welcher Gerinnungskonstellation kann punktiert werden? Wann und wie sollte eine Gerinnungssubstitution vor der Aszitespunktion erfolgen?

Eine Aszitespunktion kann in den meisten Fällen ohne prophylaktische Gabe von Gerinnungsfaktoren und Thrombozyten erfolgen. Voraussetzung für eine Punktion sind eine Thrombozytenzahl > 20.000/µl und ein Quick > 20 % bzw. INR < 2,5.

11.13 Welche diagnostischen Parameter sind in der initialen Aszitespunktion zwingend und optional zu bestimmen?

Obligate Untersuchungen: Bei der initialen Aszitespunktion sollten die Zellzahl, nach Möglichkeit mit Zelldifferenzierung, und das Gesamteiweiß im Aszites bestimmt sowie eine mikrobiologische Kultur angelegt werden. Eine Beimpfung von aeroben und anaeroben Blutkulturflaschen sollte bei der initialen Aszitesdiagnostik, bei stationären Patienten sowie bei der Diagnostik einer spontan bakteriellen Peritonitis (SBP) erfolgen. Dies sollte unmittelbar am Patientenbett unter sterilen Bedingungen durchgeführt werden.

Optionale Untersuchungen: Bei Verdacht auf malignen Aszites soll eine zytologische Diagnostik veranlasst werden. Eine zusätzliche Bestimmung der Cholesterin- oder CEA-Spiegel im Aszites kann zur Differenzierung maligner/nicht maligner Aszites erfolgen. Die Bestimmung des Serum-Aszites-Albumin-Gradienten (SAAG) ist im Regelfall nicht erforderlich. Die Anwendung von Leukozytenteststreifen („Urinstix") zum semiquantitativen Nachweis von Leukozyten im Aszites wird als alleiniges Nachweisverfahren nicht empfohlen.

11.14 Welche diagnostischen Parameter sind in den folgenden Aszitespunktionen zu bestimmen?

Nach Diagnose einer SBP sind bei der folgenden Punktion die Leukozyten und nach Möglichkeit die neutrophilen Granulozyten in der Differenzierung erneut zu bestimmen. Zudem sollten erneut Kulturen angelegt werden.

11.15 Wie wird Aszites bei Leberzirrhose behandelt?

Patienten mit schwierig zu behandelndem Aszites sollten eine diätetische Kochsalzrestriktion (max. 5 g/d NaCl, entsprechend 85 mmol Natrium) einhalten. Bei Patienten mit einem Serum-Natrium von > 125 mmol/l ist eine Flüssigkeitsrestriktion nicht erforderlich, bei Patienten mit einer ausgeprägten Hyponatriämie (< 125 mmol/l) kann eine Flüssigkeitsrestriktion von 1,5 l/d sinnvoll sein.

Als Diuretikum der ersten Wahl soll der orale Aldosteronantagonist Spironolacton eingesetzt werden. Die Initialdosis beträgt in der Regel 100 mg/d. Bei unzureichender Aszitesmobilisation sollte die Medikation um ein Schleifendiuretikum ergänzt werden. Bei Patienten mit ausgeprägtem oder länger bestehendem Aszites sollte initial eine Kombinationstherapie aus Spironolacton und einem Schleifendiuretikum erwogen werden. Bei Hyponatriämie < 125 mmol/l, klinisch manifester hepatischer Enzephalopathie oder einer deutlichen Nierenfunktionsverschlechterung sollte auf Diuretika verzichtet werden.

Der therapierefraktäre Aszites ist als diuretikaresistenter Aszites definiert, d.h. inadäquates Ansprechen auf Natriumrestriktion und eine hoch dosierte diuretische Therapie (Spironolacton max. 400 mg/d und Furosemid max. 160 mg/d). Bei Durchführung einer großvolumigen Parazentese (> 5 l) soll eine intravenöse Albumingabe (6–8 g/l Aszites) erfolgen.

Bei therapierefraktärem oder rezidivierendem Aszites ist die TIPS-Anlage bei fehlenden Kontraindikationen wiederholten großvolumigen Parazentesen vorzuziehen. Eine TIPS-Anlage zur Aszitestherapie ist in der Regel kontraindiziert bei vorbestehender chronischer hepatischer Enzephalopathie > Grad 1 oder einem Serum-Bilirubin > 5 mg/dl.

11

11.16 Maligner Aszites: Gibt es eine Indikation zu Substitution mit Albumin?

Es gibt keine zwingende Indikationen zur Albuminsubstitution nach Parazentese bei einem malignen Aszites.

11.17 Maligner Aszites: Gelten dieselben Kriterien für die Diagnose einer SBP wie beim portalen Aszites?

Zur Diagnose einer SBP gilt ein Grenzwert von ≥ 250 neutrophilen Granulozyten (hilfsweise ≥ 500 Leukouyten) pro µl Aszites (ohne Hinweise auf eine andere intraabdominelle Infektion). Dieser Grenzwert hilft jedoch nicht bei der Unterscheidung von infiziertem und malignem Aszites. Deshalb sollte bei der Erstdiagnose von Aszites auch eine zytologische Untersuchung erfolgen. Der Nachweis von malignen Zellen im Aszites definiert eine Peritonealkarzinose.

11.18 Besteht eine Indikation zur Ösophagogastroduodenoskopie (ÖGD) bei Patienten mit chronischem Alkoholabusus und akuten retrosternalen Schmerzen?

Bei Patienten mit chronischem Alkoholabusus, bei denen grundsätzlich der Verdacht auf eine Leberzirrhose besteht, müssen sämtliche Differenzialdiagnosen der thorakalen Schmerzen in Betracht gezogen werden (Myokardinfarkt, Lungenembolie, rupturiertes Aortenaneurysma, Refluxkrankheit, Mallory-Weiss-Läsion u. a.). Eine notfallmäßige ÖGD ist bei Zeichen der gastrointestinalen Blutung wie Hämatemesis oder Meläna indiziert.

11.19 Warum entwickeln Patienten mit Leberzirrhose Ösophagusvarizen?

Patienten mit Leberzirrhose entwickeln aufgrund der portalen Hypertension Ösophagusvarizen. Bei Patienten mit chronischen Leberkrankheiten kommt es zur Vernarbung der Leber, die einen erhöhten portalen Druck (> 12 mmHg) verursacht. Bei Patienten mit normaler Leberfunktion fließt das Blut vom Magen-Darm-Trakt über die Pfortader zur Leber und von dort in die untere Hohlvene. Bei einer portalen Hypertension werden Umgehungskreisläufe eröffnet, über die das Pfortaderblut an der Leber vorbei in die obere bzw. untere Hohlvene gelangt. Ein besonders wichtiger Umgehungskreislauf führt zu den Gefäßgeflechten der Speiseröhre, die sich zu Krampfadern erweitern und in die Lichtung der Speiseröhre vorwölben. Bei einer Spiegelung des oberen Magen-Darm-Trakts (Endoskopie) sind Ösophagusvarizen somit leicht zu diagnostizieren.

11.20 Wann ist bei Leberzirrhose eine Gastroskopie zum Varizenscreening indiziert?

Bei allen Patienten mit Leberzirrhose ist grundsätzlich eine Gastroskopie zum Varizenscreening indiziert. Die Screening-Endoskopie ist verzichtbar, wenn die Lebersteifigkeit in der transienten Elastografie < 20 kPa und die Thrombozyten > 150 G/l betragen. Dann sollten jedoch jährliche Kontrollen der Elastografie und des Blutbilds erfolgen.

11.21 Wie werden Magenvarizen klassifiziert?

Für Magenvarizen wird die folgende Klassifikation verwendet:
- Gastroösophageale Varizen Typ 1 nach Sarin: Fortsetzung der Ösophagusvarizen zur kleinen Kurvatur über das Niveau der Kardia hinaus mit meist gestrecktem Verlauf
- Gastroösophageale Varizen Typ 2 nach Sarin: Varizen ziehen über die Kardia zur großen Kurvatur in den Fundus ventriculi mit häufig gewundenem traubenartigen Verlauf
- Isolierte gastrische Varizen Typ 1: Varizen, die in Magenfunuds oder Kardia verlaufen, jedoch nicht in den Ösophagus ziehen bzw. die Kardia nicht erreichen
- Isolierte Magenvarizen Typ 2: ektope Varizen in anderen Abschnitten des Magens

11.22 Protonenpumpeninhibitoren (PPI) erhöhen das Risiko infektiöser Komplikationen bei Patienten mit Leberzirrhose. Gibt es eine Indikation für PPI bei Ösophagus- oder Magenvarizen?

PPI werden aktuell bei Ösophagusvarizen nicht empfohlen.

11.23 Ab welchem Hb-Wert sollen Patienten mit Leberzirrhose nach stattgehabter gastrointestinaler Blutung eine Bluttransfusion erhalten?

Die Entscheidung soll anhand der klinischen Symptomatik erfolgen. Bei ansonsten stabilem Patienten soll die Transfusion nach einer gastrointestinalen Blutung bei Hb-Wert unter 7,0 g/dl durchgeführt werden. Durch die Gabe von Erythrozytenkonzentraten sollte ein Hb-Wert zwischen 7–9 g/dl angestrebt werden. Diese Grenzwerte gelten auch für Patienten mit Leberzirrhose und stabiler koronarer Herzkrankheit.

11.24 Wie erfolgt die Gerinnungssubstitution bei Leberzirrhose?

Bei Patienten mit Leberzirrhose kann die Gerinnungssubstitution mittels PPSB, gefrorenem Frischplasma und ggf. Thrombozytenkonzentraten erfolgen. Diese kann bei akuter Blutung um Tranexamsäure erweitert werden.

11.25 Welche Thromboseprophylaxe sollte bei Leberzirrhose verordnet werden?

Zur Thromboseprophylaxe kann bei Patienten mit Zirrhose ein NMH eingesetzt werden. Die Dosierung ist an die Nierenfunktion anzupassen.

11.26 Welche Konsequenz hat eine Pfortaderthrombose?

Die akute Pfortaderthrombose kann entweder symptomlos verlaufen oder abdominelle Schmerzen, Fieber und Symptome der intestinalen Ischämie (Ileus, rektale Blutung, Aszites) verursachen. Bei verzögertem Behandlungsbeginn tritt in einigen Fällen eine Darmnekrose mit Peritonitis und Multiorganversagen auf. Bei chronischer Pfortaderthrombose kann es zu kavernöser Transformation mit daraus resultierender portaler Hypertension kommen. In dieser Situation ist technisch keine Lebertransplantation mehr möglich.

11.27 Sollte bei Patienten mit Leberzirrhose und frischer Pfortaderthrombose trotz gestörter Gerinnung eine Antikoagulation erfolgen?

Eine Antikoagulation ist nur bei Patienten, die zukünftig für eine Lebertransplantation gelistet werden, indiziert. Diese kann zum Beispiel mit NMH in niedriger therapeutischer Dosierung erfolgen.

11.28 Was muss bei neu diagnostiziertem Aszites weiter abgeklärt werden?

Das Auftreten von Aszites signalisiert in der Regel eine schwere Erkrankung. Neben der Anamnese und der körperlichen Untersuchung gehören Laboruntersuchungen der Leberwerte, Nierenfunktion sowie der Serum- und Urinelektrolyte zur Primärdiagnostik. Bei 75 % der Patienten ist die Ursache im Bereich der Leber zu finden (▶ Tab. 11.2). Hierzu zählen auch die vaskulären Erkrankungen der Leber, insbesondere das Budd-Chiari- und das sinusoidale Obstruktionssyndrom. Wesentlich für die Differenzialdiagnostik des Aszites ist die diagnostische Parazentese. Sie muss insbesondere die Fragen klären, ob es sich um einen malignen oder infizierten Aszites handelt. Hier kann der makroskopische Aspekt erste Hinweise geben. Hämorrhagischer Aszites kann ein Zeichen für Malignität sein, jedoch kann dieser auch Folge einer Pankreatitis oder einer Peritonealtuberkulose sein. Trüber Aszites kann Ausdruck einer hohen Leukozytenzahl oder eines hohen Eiweißgehalts sein. Milchig-trüber bzw. chylöser Aszites ist pathognomonisch für eine hohe Konzentration an Chylomikronen und Triglyzeriden. Die häufigsten Ursachen des chylösen Aszites sind maligne Erkrankungen und die portale Hypertension. Eine laborchemische und zytologische Aufarbeitung des Punktats ist obligatorisch.

Tab. 11.2 Ursachen des Aszites

Hepatische Ursachen	• akute oder chronische Leberschädigung • Budd-Chiari-Syndrom / sinusoidales Obstruktionssyndrom
Kardiale Genese	• Rechtsherzinsuffizienz • Pericarditis constrictiva • Globalherzinsuffizienz
Maligne Ursachen	• Peritonealmetastasen • Malignom der Leber
Entzündliche Ursachen	• bakterielle (sekundäre) Peritonitis • tuberkulöse Peritonitis • nephrotisches Syndrom
Pankreatitis, Pankreasfisteln	
Myxödem	
Lymphfistel	
Biliäre Genese	• Gallefisteln nach Gallenblasen / -gangs-Operationen • Gallenblasenruptur / -perforation

11.29 Unter welchen Voraussetzungen sollte eine antibiotische Prophylaxe der spontanen bakteriellen Peritonitis bei Leberzirrhose begonnen werden?

Eine Primärprophylaxe kann bei Vorliegen eines Aszites mit erniedrigtem Gesamteiweißgehalt (< 1,5 g/dl) erfolgen. Bei Patienten mit zusätzlichem Vorliegen eines der beiden Kriterien (1) Child-Pugh-Score > 9 mit Bilirubin > 3 mg/dl oder (2) Niereninsuffizienz mit Serum-Kreatinin > 1,2 mg/dl, Harnstoff > 25 mg/dl oder Natrium < 130 mmol/l sollte eine antibiotische Primärprophylaxe erfolgen.

11.30 Was ist ein TIPS und wofür wird er eingesetzt?

TIPS ist die Abkürzung für transjugulären intrahepatischen portosystemischen (Stent) Shunt (▶ Abb. 11.2). Der TIPS wird zur Senkung des Pfortaderhochdrucks

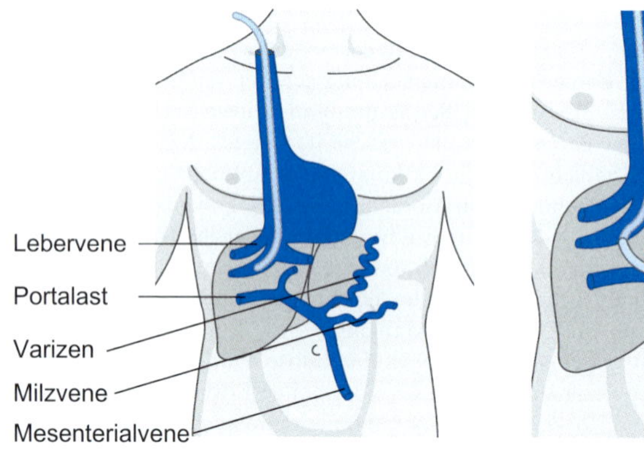

a Nach transjugulärer Katheterisierung der rechten Lebervene Einlegen des Katheters und Vorführen der Punktionsnadel durch den Katheter.
Punktion eines ultraschallmarkierten intrahepatischen Hauptasts der Pfortader.

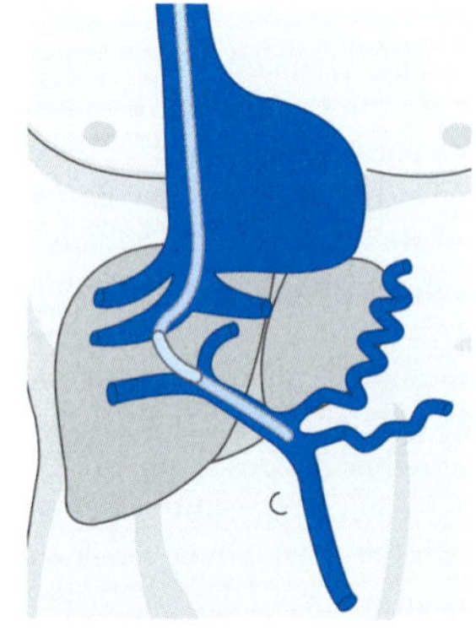

b Stabilisierung des Punktionswegs über einen steifen Führungsdraht und Nachführen des Katheters, Entfernung der Punktionsnadel.

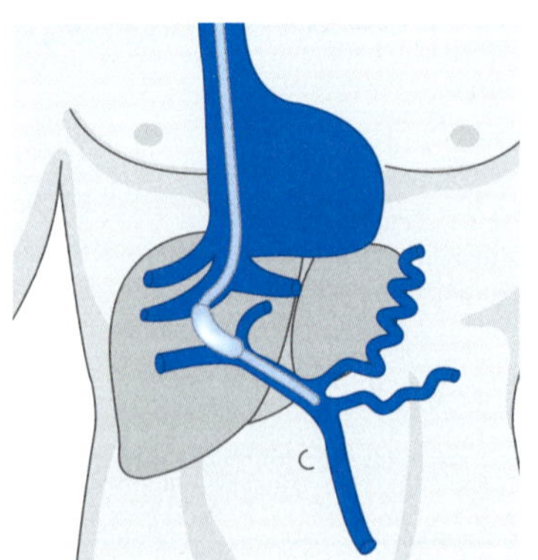

c Dilatation des Parenchymtrakts zwischen Lebervene und Pfortaderast durch einen Ballonkatheter.

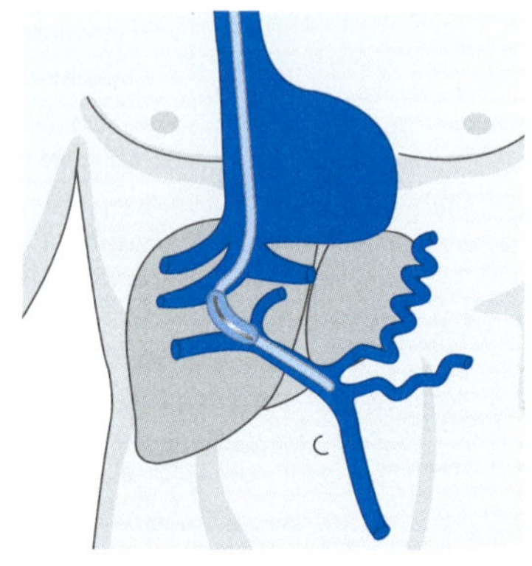

d Schienung des Parenchymtrakts durch den anschließend eingeführten und auf den endgültigen Druchmesser dilatierten Metallstent (nach Rössle).

Abb. 11.2 TIPS [L138]

eingesetzt. Er reduziert das Risiko einer Varizenblutung und verlängert das Überleben bei therapierefraktärem Aszites.

11.31 Welche Medikamente sollten Patienten nach einer TIPS-Anlage erhalten?

Nach Anlage eines gecoverten TIPS wird eine Antikoagulation mit niedermolekularem Heparin (z. B. Clexane® 1 × 40 mg s. c.) für 48 h durchgeführt. Anschließend ist keine dauerhafte Antikoagulation notwendig.

Nach einer erfolgreichen TIPS-Implantation sollen alle Diuretika vollständig abgesetzt bzw. rasch reduziert werden. Dies gilt ebenso für nicht-selektive β-Blocker.

11.32 Welche Auslöser der Enzephalopathie sind zu beachten?

Zu den häufigsten Auslösern der hepatischen Enzephalopathie gehören:

- Gastrointestinale Blutungen
- Diätfehler (zu eiweißreiche Kost)
- Medikamente wie Diuretika oder Sedative
- Exsikkose
- Infektionen (Harnwegsinfekt, spontane bakterielle Peritonitis, Bronchitis, Pneumonie)
- Anlage eines transjugulären intrahepatischer Stent-Shunt (TIPS, ▶ Frage 11.30)

11.33 Die Konzentration von Ammoniak im Plasma und der Grad der hepatischen Enzephalopathie korrelieren nicht eng miteinander. Welchen Stellenwert hat die Ammoniak-Bestimmung in der Klinik?

Der erhöhte Ammoniakspiegel im Plasma stützt die Diagnose, die durch psychometrische Tests oder die (nur in Zentren verfügbare) Flimmerfrequenzanalyse erhärtet werden kann. Das Untersuchungsmaterial ist EDTA-Plasma, nicht Serum, in dem höhere Konzentrationen gemessen werden. Es ist auf kurze Venenstauung, frische Plasmagewinnung (max. 30 min nach Probenentnahme) und einen Probentransport bei 4 °C zu achten, da sonst infolge Desaminierung von Amiden und Nukleotiden durch hohe γ-GT oder Hämolyse falsch hohe Konzentrationen gemessen werden. Die Aufbewahrung der Probe bei Raumtemperatur erzeugt innerhalb weniger Stunden eine Verdopplung bis Verdreifachung der Messwerte.

11.34 Wann ist eine antibiotische Therapie mit Rifaximin bei hepatischer Enzephalopathie indiziert?

Eine Primärprophylaxe der hepatischen Enzephalopathie ist grundsätzlich bei Leberzirrhose nicht indiziert, außer bei Patienten mit speziellen Risikofaktoren. Nach einer Enzephalopathie-Episode sollte eine Sekundärprophylaxe mit Rifaximin durchgeführt werden, da diese die Anzahl weiterer Episoden und Krankenhausaufenthalte signifikant reduziert.

11.35 Wie wird Rifaximin bei hepatischer Enzephalopathie dosiert?

Rifaximin wird *per os* verabreicht. Die empfohlene Dosierung beträgt 1 Tablette à 550 mg morgens und abends.

11.36 Besteht die Indikation zu einer zerebralen Bildgebung bei Patienten mit dekompensierter Leberzirrhose, die zunehmend zeitlich und räumlich desorientiert sind, oder wird primär die hepatische Enzephalopathie behandelt?

Die hepatische Enzephalopathie gehört zum klinischen Spektrum der dekompensierten Leberzirrhose. Daher ist regelhaft in einer solchen Situation primär von einer hepatischen Enzephalopathie auszugehen und keine kraniale Computertomografie indiziert. Sollte sich unter der adäquaten Therapie der Enzephalopathie der Zustand des Patienten nicht bessern oder insbesondere bei einer Sturzanamnese, soll eine Bildgebung zum Ausschluss anderer Ursachen der neurologischen Symptomatik (insbesondere eines zerebralen Hämatoms) erfolgen.

11.37 Welche Behandlungsmöglichkeiten bestehen bei hepatischer Enzephalopathie? Wann soll der Patient auf die Überwachungsstation verlegt werden?

Bei Patienten mit dekompensierter Leberzirrhose stellt eine beginnende Enzephalopathie keine Indikation zur Verlegung auf eine Intensivstation dar. Bei einer akuten Verschlechterung der hepatischen Enzephalopathie (Stadium III–IV) bildet die Überwachung der Vitalfunktionen, der Ein- und Ausfuhr, des Elektrolyt- und Säure-Basen-Haushalts sowie der Leber- und Nierenfunktion die Grundlage der Therapie. Zunächst sind die ursächlichen Faktoren zu behandeln (Blutung, Infektion, Medikamente, Hypoglykämie). Die therapeutischen Maßnahmen umfassen an erster Stelle wiederholte Einläufe mit Laktulose und die Ausschöpfung der medikamentösen Therapie der Enzephalopathie (Rifaxminin, Ornithinaspartat i. v., Zink, verzweigtkettige Aminosäuren). Unter diesen Maßnahmen kommt es zu einer Besserung bei > 75 % der Patienten. Die Therapie mit Benzodiazepinantagonisten (Flumazenil) ist insbesondere dann indiziert, wenn eine Benzodiazepinintoxikation vermutet wird. Falls sich die Situation dennoch weiter verschlechtert und der Patient komatös wird, ist die Verlegung zur weiteren Behandlung sinnvoll.

11.38 Wie kann die Agitation bei einem Patienten mit hepatischer Enzephalopathie behandelt werden?

Bei Patienten mit hepatischer Enzephalopathie sollen Sedativa primär nicht eingesetzt werden, da diese zur Verschlechterung der Enzephalopathie führen können. Auch für die neuen Benzodiazepinrezeptoragonisten („Z-Drugs" wie Zolpidem oder Zopiclon u. a.) wurde gezeigt, dass bei Patienten mit Leberzirrhose die orale Clearance signifikant reduziert sein kann. Es soll bei solchen Patienten, je nach Schweregrad, die entsprechende Therapie der hepatischen Enzephalopathie begonnen bzw. eskaliert werden.

11.39 Welches Schlafmittel ist bei Leberzirrhose erlaubt?

Grundsätzlich sollen bei Patienten mit Leberzirrhose keine Schlafmittel eingesetzt werden. Die Gabe von Sedativa kann zur protrahierten Somnolenz führen oder eine hepatische Enzephalopathie auslösen.

11.40 Welche medikamentösen Therapieoptionen bestehen beim hepatorenalen Syndrom?

Bei Patienten mit hepatorenalem Syndrom sollten nephrotoxische Medikamente abgesetzt und ein Schockgeschehen behandelt werden; zudem ist eine parenchymatöse Nierenerkrankung auszuschließen (keine Proteinurie > 500 mg/d, unauffälliges Urinsediment, keine Mikrohämaturie > 50 Erythrozyten/HP, unauffällige Nierensonografie).

Die Basis der pharmakologischen Behandlung sind Humanalbumin und das Vasopressin-Analogon Terlipressin. Die intravenöse Albumingabe zum Ausschluss eines Volumenmangels bzw. zur Sicherung der Diagnose eines hepatorenalen Syndroms sollte in einer Dosierung von 1 g/kg KG, bis maximal 100 g/d, erfolgen. In der Kombinationsbehandlung beträgt die Albumindosis 20–40 g/d; für Terlipressin wird eine kontinuierliche Infusion mit 2–4 mg/24 h i.v. bevorzugt. Unter dieser Therapie sind die Patienten sorgfältig zu überwachen, um Ischämiezeichen (Angina, Extremitäten) rechtzeitig zu erfassen.

11.41 Welche Kriterien müssen bei hepatopulmonalem Syndrom und portopulmonaler Hypertension erfüllt sein, um eine Listung mit Organallokation nach der Länge der Wartezeit zu ermöglichen?

Hepatopulmonales Syndrom (alle Kriterien müssen erfüllt sein):
1. PaO_2 < 60 mmHg (im Sitzen bei Raumluft)
2. Keine weitere pulmonale Pathologie
3. Nachweis intrapulmonaler Shunts und Ausschluss intrakardialer Shunts durch Kontrast-Echokardiografie
4. Nachgewiesene Lebererkrankung

Portopulmonale Hypertension (alle Kriterien müssen erfüllt sein):
1. Mittlerer Pulmonalarteriendruck (mPAP) 25–35 mmHg (mit oder ohne Therapie)
2. Pulmonaler Gefäßwiderstand ≥ 240 dyn/s
3. Pumonalkapillarer Wedgedruck ≤ 15 mmHg
4. Messung dieser Werte durch Rechtsherzkatheter
5. Nachgewiesene Lebererkrankung

11.42 Ist eine Leberbiopsie notwendig, um NASH zu diagnostizieren?

Die Leberbiopsie stellt aktuell die einzige Methode dar, die es erlaubt, die Diagnose einer NASH zu stellen. Surrogatmarker im Serum stehen bisher nicht für die Routine zur Verfügung.

11.43 Wie viel Alkohol pro Tag dürfen Patientin mit NAFLD trinken?

Patienten mit Lebererrkankungen dürfen grundsätzlich keinen Alkohol trinken. Das gilt auch für die Patienten mit NAFLD.

11.44 Wie wird der aktuelle Alkoholkonsum ermittelt? Wie ist ein riskanter Alkoholkonsum definiert?

Eine Frau sollte maximal 1 Glas Alkohol pro Tag und an mindestens 2 Tagen pro Woche keinen Alkohol trinken; ein Mann sollte maximal 2 Gläser Alkohol pro Tag und ebenfalls an mindestens 2 Tagen pro Wochen keinen Alkohol trinken. Ein

Standardglas enthält ungefähr 10 g reinen Alkohol. So viel ist z. B. in einem Glas Bier (0,25 l), einem Glas Sekt/Wein (0,1 l) oder einem Schnaps (4 cl) enthalten. Werden diese Grenzwerte überschritten, ist von einem riskanten Alkoholkonsum auszugehen.

Folgende Fragen sind bei der Anamnese hilfreich:

- An wie vielen Tagen pro Woche trinken Sie Alkohol?
- Was trinken Sie in der Regel?
- Seit wann trinken Sie Alkohol in den angegebenen Mengen?
- Männer: Wie häufig trinken Sie mehr als 3 Flaschen Bier à 0,5 l oder eine 0,7 l-Flasche Wein?/Frauen: Wie häufig trinken Sie mehr als 2 kleine Flaschen Bier à 0,33 l oder 2 Gläser Wein?
- Welches war die größte Menge, die Sie bei einem Trinkanlass im letzten Monat getrunken haben?

11.45 Wie lauten die CAGE-Fragen zur Erfassung der Alkoholtrinkgewohnheiten?

- **C**ut Down Drinking: Haben Sie jemals daran gedacht, weniger zu trinken?
- **A**nnoyance: Haben Sie sich schon einmal darüber geärgert, dass Sie von anderen wegen Ihres Alkoholkonsums kritisiert wurden?
- **G**uilty: Haben Sie sich jemals wegen Ihres Trinkens schuldig gefühlt?
- **E**ye Opener: Haben Sie jemals morgens als Erstes Alkohol getrunken, um sich nervlich zu stabilisieren oder einen Kater loszuwerden?

Bei zwei oder mehr Ja-Antworten ist ein Alkoholmissbrauch oder eine Alkoholabhängigkeit wahrscheinlich. Um differenzialdiagnostisch eine Alkololabhängigkeit auszuschließen, ist anschließend die Anwendung weiterer Instrumente (z. B. ICD-10-Kriterien) notwendig.

11.46 Wie wird der abhängige Alkoholkonsum ermittelt?

11

Nach ICD-10 sind folgende Merkmale für Alkoholabhängigkeit kennzeichnend:

- Craving: gesteigertes, fast unbezwingbares Verlangen nach Alkohol
- Verminderte Kontrollfähigkeit: Beginn, Menge und Beendigung des Alkoholkonsums sind nicht voll kontrollierbar
- Toleranzentwicklung: zunehmend größere Menge wird vertragen und benötigt; nach langjähriger Abhängigkeit erfolgt Toleranzminderung
- Entzugssymptome: körperliche Symptome (z. B. Erbrechen, Übelkeit) oder psychische Symptome (Angst, innere Unruhe) bei Abfall des Alkoholspiegels; Verschwinden der Symptome bei Alkoholkonsum
- Einengung auf Substanzgebrauch: Anlegen von (heimlichen) Alkoholvorräten; Organisation des Tagesablaufs, sodass Alkoholkonsum möglich ist; fortschreitende Vernachlässigung anderer Interessen
- Konsum trotz schädlicher Folgen: Fortsetzung des Alkoholkonsums, obwohl körperliche Schäden, negative soziale Folgen oder psychische Veränderungen wahrgenommen werden

Durch die folgenden Fragen können diese Merkmale geprüft werden:

- Spüren Sie (häufig) einen starken Drang, eine Art unbezwingbares Verlangen, Alkohol zu trinken?
- Kommt es vor, dass Sie nicht mehr aufhören können zu trinken, wenn Sie einmal begonnen haben?

- Trinken Sie manchmal morgens, um eine bestehende Übelkeit oder das Zittern (z. B. Ihrer Hände) zu lindern?
- Brauchen Sie zunehmend mehr Alkohol, bevor Sie eine bestimmte (die gewünschte) Wirkung erzielen?
- Ändern Sie Tagespläne, um Alkohol trinken zu können bzw. richten Sie den Tag so ein, dass Sie regelmäßig Alkohol konsumieren können?
- Trinken Sie, obwohl Sie spüren, dass der Alkoholkonsum zu schädlichen körperlichen, psychischen oder sozialen Folgen führt?

Die Diagnose einer Alkoholabhängigkeit gemäß ICD-10 sollte nur gestellt werden, wenn mindestens drei dieser Fragen positiv beantwortet werden.

11.47 Wie erfolgt die medikamentöse Therapie bei alkoholischer Hepatitis?

Bei Patienten mit schwerer alkoholischer Hepatitis (Bilirubin ≥ 4,7 mg/dl, Maddrey-Score ≥ 32) werden Kortikosteroide (Prednisolon 1 × 40 mg/Tag) empfohlen. Diese Medikamente senken die 28-Tages-Mortalität bei alkoholischer Hepatitis geringfügig von 17 % auf 14 %. Allerdings haben Steroide Nebenwirkungen (Hyperglykämie, Hypokaliämie, Infektneigung), daher kann eine prophylaktische Antibiotikagabe initiiert werden. Die Gabe von Steroiden ist bei Patienten mit Nierenversagen, gastrointestinaler Blutung und Infektionen sorgfältig abzuwägen. Infektionen sollten vor, unter und nach der Steroidtherapie sorgfältig monitoriert werden. Wenn das Bilirubin nach 7 Tagen nicht gesunken ist, wird die Therapie beendet; ansonsten wird sie für insgesamt 28 Tage durchgeführt.

11.48 Bei einem Patienten mit chronischer Hepatopathie wird im Rahmen der Diagnostik der anti-Hbs-Anitkörper-Titer bestimmt. Er liegt unter 100 IE / l. Die Impfung wurde vor mehr als 10 Jahren durchgeführt, und der Titer wurde im weiteren Verlauf nicht mehr bestimmt. Soll man eine Auffrischimpfung verabreichen?

Grundsätzlich ist nach einer dokumentierten Grundimmunisierung gegen Hepatitis B keine Auffrischimpfung notwendig.

11.49 Wann muss eine chronische Hepatitis-B-Infektion behandelt werden?

Folgende Patienten sollen behandelt werden:

- HBeAg positiv, HBV-DNA > 2.000 IE/ml, ALT erhöht oder Histologie > minimale entzündliche Aktivität/geringe Fibrose
- HBeAg negativ, HBV-DNA > 2.000 IE/ml, ALT erhöht oder Histologie > minimale entzündliche Aktivität/geringe Fibrose
- HBV-DNA-positive Patienten mit deutlicher oder fortschreitender Fibrose
- Patienten mit (dekompensierter) Zirrhose bei Virusnachweis

11.50 Wann sollte eine akute Hepatitis-C-Virus(HCV)-Infektion behandelt werden?

Eine akute HCV-Infektion heilt entweder spontan aus oder führt zur einer chronischen Infektion. Die akute Hepatitis C stellt im Allgemeinen keine

Therapieindikation dar, in der Regel kann der Spontanverlauf abgewartet werden. Eine Therapie kann nach einer Nadelstichverletzung (um die Wiederaufnahme der beruflichen Tätigkeit zu ermöglichen) oder bei Patienten mit schweren Komorbiditäten oder extrahepatischen Manifestationen erwogen werden.

11.51 Wann sollte eine chronische Hepatitis-C-Virus(HCV)-Infektion behandelt werden?

Aufgrund der sehr guten Wirksamkeit und Vertäglichkeit der neuen direkt antiviral wirksamen Medikamente ist grundsätzlich eine Therapie einer chronischen Hepatitis C bei allen Patienten indiziert. Erhöhte Transaminasen und/oder der Nachweis einer Fibrose sind keine notwendigen Voraussetzungen für die Indikationsstellung zur Therapie. Für Patienten mit einer fortgeschrittenen Fibrose bzw. kompensierter Zirrhose besteht eine dringliche Behandlungsindikation.

Die Therapieoptionen werden in der S3-Leitlinie der DGVS dargestellt (http://www.dgvs.de/).

11.52 Wie wird die Autoimmunhepatitis initial behandelt?

Die Therapie der Autoimmunhepatitis wird mit immunsuppressiver Medikation durchgeführt. Die Standardtherapie der AIH besteht in der Erstlinie aus Prednisolon und Azathioprin (Beginn mit 50 mg/d, Zieldosis 1–2 mg/kg/d). Zur Remissionsinduktion sollte Prednisolon in einer Dosis von 60 mg/d eingesetzt werden. Bei Patienten ohne Zirrhose kann alternativ Budesonid (9 mg/d) erwogen werden.

11.53 Wie wird ein Überlappungssyndrom zwischen AIH und PBC oder PSC diagnostiziert?

11

Aktuell gibt es keine allgemein akzeptierten Kriterien für die Diagnose des Overlap-Syndroms. Grundsätzlich sollten die Patienten besser nach den führenden Symptomen als AIH, PBC oder PSC kategorisiert werden. Alternativ werden die folgenden Kritirien der *European Association for the Study of the Liver* für ein AIH/PBC-Overlap-Syndrom verwendet, von denen jeweils mindestens 2 erfüllt sein müssen:

- AP > 2 × obere Grenze des Normbereichs oder γ-GT > 5 × obere Grenze des Normbereichs
- AMA > 1:40
- Histopathologisch floride Gallengangläsion

plus

- ALT > 5 × obere Grenze des Normbereichs
- IgG > 2 × obere Grenze des Normbereichs oder SMA $^{+}$
- Histopathologisch moderate oder schwere Interface-Hepatitis

Bei bis zu 10 % der PSC-Patienten ist ein Overlap-Syndrom mit einer AIH beschrieben worden. Insbesondere bei PSC-Patienten mit deutlich erhöhten Transaminasen und Serum-IgG-Konzentrationen sollte an eine zusätzlich bestehende AIH gedacht werden. Diagnostische Cut-offs, die hinweisend auf eine zusätzliche AIH sind, können derzeit nicht definiert werden.

11.54 Wie wird eine Hämochromatose genetisch diagnostiziert?

Für die Diagnose einer hereditären Hämochromatose (Typ 1) ist der Nachweis der Mutation p.C282Y im *HFE*-Gen in homozygoter Form notwendig. Bei Vorliegen anderer Genotypen (insbesondere der häufigen p.H63D-Variante) sind primär andere, nicht genetische Ursachen der Eisenüberladung anzunehmen (v.a. Alkoholkonsum). Patienten mit kombinierter p.C282Y- und p.H63D-Heterozygotie („Compound-Heterozygotie") haben ebenfalls nur ein gering erhöhtes Hämochromatose-Risiko, sodass eine Lebererkankung bei diesen Patienten meistens ebenfalls mit einem relevanten Alkoholkonsum einhergeht.

11.55 Welche Zielwerte sollten beim Hämochromatose-Patienten durch Aderlass angestrebt werden?

Die Therapie soll die Entspeicherung des Eisendepots gewährleisten. Diese dauert bei vielen Patienten mehrere Monate. Die Aderlässe werden fortgeführt, bis der Serumferritinwert unter 50 µg/l abfällt. Die Transferrinsättigung sollte gleichzeitig unter 50 % liegen.

11.56 Wie wird ein Morbus Wilson diagnostiziert bzw. ausgeschlossen?

Bei Verdacht auf Morbus Wilson sollen folgende Untersuchungen durchgeführt werden:

- Körperliche Untersuchung/Anamnese (Zeichen der Leberzirrhose bzw. des Leberversagens, neurologische Auffälligkeiten)
- Spezielle Augenuntersuchung (Kayser-Fleischer-Ring oft nur mit Spaltlampe zu erkennen, bei 50–60 % aller Patienten und bei 95 % der Patienten mit neurologischer Symptomatik vorhanden, jedoch nicht pathognomonisch!)
- Laborchemische Diagnostik
  - Coeruloplasmin im Serum < 20 mg/dl
  - Kupfer im Sammelurin > 100 µg/24 h
- Provokationstest mit D-Penicillamin (600 mg oral zu Beginn und nach 12 h mit Urinsammlung für 24 h)
  - Kupfer im Sammelurin > 500 µg/24 h (Verdacht), > 1600 µg/24 h (Diagnose)
- Leberpunktion zur histologischen Beurteilung
  - Kupfergehalt der Leber > 250 µg/g Lebertrockengewicht
- Genetische Diagnostik (Sequenzierung des *ATP7B*-Gens)

Aufgrund der mehr als 600 verschiedenen Mutationen wird beim Morbus Wilson (bislang) keine routinemäßige Bestimmung des Gens durchgeführt. Die häufigste Mutation in Europa ist p.H1069Q, die jedoch nur bei 15 % der Patienten homozygot vorliegt.

Da ein einzelner Parameter – auch die Genetik – meist nicht zur Diagnose oder zum Ausschluss eines Morbus Wilson führt, ist der folgende diagnostische Score (Leipzig-Score, Ferenci-Score) zur Beurteilung hilfreich:

Kayser-Fleischer-Ringe (Spaltlampenuntersuchung)	+	2
	-	0
Neuropsychiatrische Symptome (oder charakteristischer MR-Befund)	+	2
	-	0
Coombs-negative hämolytische Anämie (+ hohes Serumkupfer)	+	1
	-	0

11

Kupfer im Urin (nicht bei akuter Hepatitis)	Normal	0
	1–2 × ULN	1
	> 2 × ULN	2
	Normal, aber > 5 × ULN im Provokationstest mit D-Penicillamin	2
Kupfer in der Leber quantitativ	Normal	-1
	Bis zu 5 × ULN	1
	> 5 × ULN	2
Rhodanin-positive Hepatozyten (nur falls keine quantitative Kupferbestimmung verfügbar)	Vorhanden	0
	Nicht vorhanden	1
Coeruloplasmin im Serum	Normal (≥ 20 mg / dl)	0
	10–20 mg / d	1
	< 10 mg / dl	2
Mutationsanalyse	Krankheitsrelevante Mutationen auf beiden Chromosomen	4
	Krankheitsrelevante Mutationen auf einem Chromosom	1
	Keine Mutation	0
Beurteilung der Summe	≥ 4: Diagnose Morbus Wilson sehr wahrscheinlich 2–3: Diagnose Morbus Wilson wahrscheinlich, aber nicht gesichert 0–1: Diagnose Morbus Wilson unwahrscheinlich	

11.57 Welche Medikamente führen am häufigsten zu einer immunallergisch bedingten Leberschädigung?

In den größeren Registerstudien (USA, Spanien, Island) waren folgende, oft eingesetzte Medikamente am häufigsten mit einer immunallergischen („idiosynkratischen") Leberschädigung (Drug-induced Liver Injury [DILI]) assoziiert:

- Amoxicillin + Clavulansäure
- Isoniazid, Rifampicin, Pyrazinamid
- Nitrofurantoin
- Trimethoprim-Sulfamethoxazol
- Minocyclin
- Cefazolin
- Azithromycin
- Ciprofloxacin, Levofloxacin
- Diclofenac, Ibuprofen

Die beste Übersicht über DILI gibt die Datenbank LiverTox (https://livertox.nih.gov).

11.58 Welche Schmerzmittel sollten bei Leberzirrhose bevorzugt werden?

Paracetamol kann in niedriger Dosierung (2–3 g/d) über kurze Perioden bei Patienten mit Leberzirrhose eingesetzt werden. NSAID sollten bei Patienten mit Zirrhose nicht gegeben werden. Bei Patienten mit starken Schmerzen kann Hydromorphon oder Fentanyl eingesetzt werden.

11.59 Wann muss bei Patienten mit einer chronischen Lebererkrankung an eine Transplantation gedacht werden?

Patienten mit chronischer Hepatopathie sollen in einem Leberzentrum für eine Lebertransplantation evaluiert werden, wenn das Child-Pugh-Stadium B erreicht wird oder der MELD-Score ≥ 15 beträgt. Die Scores können mit Hilfe der iLiver-App berechnet werden (https://itunes.apple.com/us/app/iliver/).

11.60 Wie erfolgt die Umstellung von Tacrolimus auf einen mTOR-Inhibitor bei lebertransplantierten Patienten?

Bei einer Tacrolimusauslassindikation ist eine Spiegelhalbierung innerhalb von 2–6 Wochen mit anschließendem Auslass innerhalb der nächsten 2–6 Wochen anzustreben. Gleichzeitig soll der Spiegel von Sirolimus (initial 2 mg/d) auf 5–8 ng/ml eingestellt werden. Bei einer Kombination mit MMF ist entsprechend eine Dosishalbierung durchzuführen.

11.61 Welche Kriterien müssen bei einem Cholangiokarzinom erfüllt sein, um diese Patienten einer Lebertransplantation zuzuführen?

Die aktuellen Richtlinien der Bundesärztekammer fordern:

1. Nachweis biliärer Strikturen in Cholangiografie und Biopsie bzw. Zytologie mit Neoplasie (Aneuploidie gilt als Neoplasie)
2. Technisch bzw. aufgrund der Lebererkrankung nicht resezierbarer Tumor
3. Läsion (CT/MRT) < 3 cm im Durchmesser
4. Ausschluss intra- oder extrahepatischer Metastasen im CT/MRT (Thorax, Abdomen), keine Beteiligung regionaler Lymphknoten (Ausschluss in Laparotomie)
5. Die Transplantation sollte möglichst im Rahmen einer prospektiven Studie erfolgen.

11.62 Wie erkennt man ein akutes Leberversagen?

Das akute Leberversagen ist charakterisiert durch:

- Hepatische Enzephalopathie
- Schwere Leberfunktionsstörung mit Ikterus und Gerinnungsstörung (INR > 1,5)
- Ausschluss einer chronischen Leberkrankheit
- Symptomdauer < 6 Monate

11.63 Wie wird ein Paracetamol-induziertes akutes Leberversagen therapiert?

Zur Therapie des Paracetamol-induzierten Leberversagens soll N-Acetylcystein (NAC 300 mg/kg Gesamtdosis über 20 h) eingesetzt werden. Wichtigster Parameter für eine gute Prognose ist ein Therapiebeginn mit NAC innerhalb von 8–10 h nach akuter Überdosierung. NAC erhöht die Synthese und Verfügbarkeit von Glutathion und besitzt eine zusätzliche hepatoprotektive Wirkung. Deshalb ist NAC auch noch (wenn auch reduziert) wirksam, wenn erst nach über 15 h nach der Paracetamoleinnahme damit begonnen werden kann.

11.64 Wann muss eine High-urgency(HU)-Listung initiiert werden?

Eine HU-Listung soll bei Patienten vorgenommen werden, bei denen ohne Transplantation der Tod in wenigen Tagen droht. Indikationen für einen HU-Status sind:

- Akutes Leberversagen
- Akutes Transplantatversagen innerhalb von 14 Tagen nach Transplantation
- Akute Dekompensation bei Morbus Wilson und Budd-Chiari-Syndrom
- Lebensbedrohliches Lebertrauma
- Anhepatischer Zustand als Folge eines akuten Leberversagens mit toxischem Lebersyndrom

Bei Patienten mit akutem Leberversagen kann nach den aktuellen Richtlinien der Bundesärztekammer die Indikation zur Transplantation gestellt werden, wenn die hierfür entwickelten Prognosekriterien die Notwendigkeit einer solchen Transplantantion anzeigen. Danach werden Patienten mit an Sicherheit grenzender Wahrscheinlichkeit eine Transplantation benötigen, wenn folgende Befunde erhoben werden (King's College-Kriterien): Prothrombinzeit > 100 sec (= Quick < 7 % bzw. INR > 6,7) oder mindestens drei der Folgenden:

- Ungünstige Ätiologie: kryptogene Hepatitis, Halothan-Hepatitis, Medikamententoxizität
- Ikterus mehr als 7 Tage vor Enzephalopathie
- Alter < 10 Jahre oder > 40 Jahre
- Prothrombinzeit > 50 sec (= Quick < 15 % bzw. INR > 4)
- Serum-Bilirubin > 300 µmol/l

Für die Paracetamolintoxikation gelten die folgenden Spezialkriterien: arterieller pH < 7,3 oder alle drei Folgenden:

- Prothrombinzeit > 100 sec (= Quick < 7 % bzw. INR > 6,7)
- Kreatinin > 300 µmol/l
- Enzephalopathie Grad 3 oder 4.

Bei Empfängern mit viraler Hepatitis soll die Transplantationsindikation unter den folgenden Bedingungen gestellt werden (Clichy-Kriterien):

- Enzephalopathie Grad 3 und
- Faktor V < 20 % bei Empfängern < 30 Jahre oder
- Faktor V < 30 % bei Empfängern > 30 Jahre.

11.65 Wie wird die fokal noduläre Hyperplasie (FNH) therapiert?

Eine asymptomatische FNH bedarf in der Regel keiner Therapie. Symptomatische FNH sollen chirurgisch entfernt werden. Patientinnen mit FNH sollen eine orale Kontrazeption vermeiden.

11.66 Was sind sonografische Kriterien eines hepatozellulären Karzinoms (HCC) im Ultraschall?

HCC kann in einer konventionellen Abdomen-Sonografie (d. h. ohne Kontrastmittel) nicht sicher diagnostiziert werden. Die Diagnose basiert auf kontrastmittelverstärkten Verfahren (CE-MRT, CE-CT oder CE-US) durch Nachweis der arteriellen Hypervaskularisation mit raschem Auswaschen des Kontrastmittels und relativer Kontrastumkehr zum umgebenen Leberparenchym in einem dreiphasigen (spätarterielle, portalvenöse und eine Spätphase) Schnittbildverfahren.

12 Erkrankungen des Dünn- und Dickdarms

Marko Weber

Mittlere gastrointestinale Blutung

12.1 Was ist eine mittlere GI-Blutung?

Die mittlere gastrointestinale Blutung entsteht infolge einer Blutungsquelle im Dünndarm, distal des Treitzschen Bandes bis zum terminalen Ileum. Ursache einer akuten gastrointestinalen Blutung ist in 85 % der Fälle eine obere gastrointestinale Blutung. Die übrigen akuten gastrointestinalen Blutungen sind zu 90 % im Dickdarm und nur zu 1–2 % im Dünndarm lokalisiert.

12.2 Wie kann sich eine mittlere GI-Blutung manifestieren?

Bei einer sehr starken akuten mittleren gastrointestinalen Blutung können eine Hämatochezie oder Teerstuhl auftreten, wenn das Blut mit Magensäure in Kontakt kam. In diesem Fall handelt es sich um eine overte Blutung. Weitaus häufiger führt eine mittlere gastrointestinale Blutung zu einer Anämie mit dem positiven Nachweis von okkultem Blut im Stuhl (okkulte Blutung).

12.3 Welches sind die häufigsten Ursachen einer mittleren GI-Blutung?

Die häufigste Ursachen einer mittleren gastrointestinalen Blutung sind mit mehr als 50 % Angiodysplasien, gefolgt von Dünndarmtumoren und Ulzerationen aufgrund eines Dünndarmbefalls bei Morbus Crohn oder nach Einnahme nicht-steroidaler Antirheumatika. Seltene Ursachen sind Dünndarmdivertikel (z. B. Meckel-Divertikel), Jejunalvarizen oder eine aortoenterische Fistel bei Aortenaneurysma oder Z. n. Aneurysmaoperation.

12.4 Welche Diagnostik sollte bei einer mittleren GI-Blutung erfolgen?

Bei Zeichen einer **akuten overten Blutung** (Hämatochezie, Teerstuhl) stehen die Ösophagogastroduodenoskopie (ÖGD) und die Ileokoloskopie an erster Stelle, da hier deutlich häufiger eine Blutungsquelle gefunden und ggf. therapiert werden kann. Insbesondere bei fulminanten Blutungen sollte frühzeitig eine Angio-CT des Abdomens veranlasst werden, die einen KM-Austritt als Nachweis einer Blutungsquelle bei einem Blutverlust von > 0,5 ml/min (> 720 ml/24 h) nachweisen kann. Problematisch ist eine intermittierende Blutung, die zum Untersuchungszeitpunkt steht und somit nicht nachgewiesen werden kann. Vor diesem Hintergrund sollte die Schwelle zur Wiederholung bestimmter Untersuchungen niedrig liegen. Eine direkte Darstellung des Dünndarms und Therapie von Blutungsquellen ist mit Hilfe der Single- oder Doppelballonenteroskopie sowohl von oral als auch von peranal möglich. Da es sich um eine langwierige Untersuchung handelt, sollten zuvor Möglichkeiten der Lokalisationseingrenzung ausgeschöpft werden. Neben der Angio-CT bietet sich hierfür die Videokapselendoskopie an. Die diagnostische Ausbeute beträgt bei einer anhaltenden overten Blutung bis 90 %. Analog zur Koloskopie muss der Dünndarm hierfür gereinigt werden, sodass es sinnvoll sein kann, die Untersuchung direkt an ÖGD und Koloskopie anzuschließen. Als Ultima Ratio ist heutzutage nur selten eine Laparotomie mit intraoperativer Endoskopie notwendig.

Bei einer **okkulten gastrointestinalen Blutung** sollte analog zur Abklärung einer Eisenmangelanämie eine ÖGD inkl. Dünndarmbiopsien zum Ausschluss einer Zöliakie sowie eine Ileokoloskopie erfolgen. Die Videokapselendoskopie kann in dieser Situation in bis zu 60 % der Fälle eine Blutungsquelle nachweisen.

12.5 Was muss bei der Durchführung einer Videokapselendoskopie beachtet werden?

Zur Vorbereitung einer Videokapselendoskopie (VKE) muss der Dünndarm analog zur Koloskopie lavagiert werden. Hierfür eignen sich am besten Polyethylenglykol(PEG)-Lösungen. Auch die Einnahme von Entschäumern (Simethicon) verbessert die diagnostische Ausbeute. Kontraindikationen für die VKE sind Schwangerschaft, Schluckstörungen und Hinweise auf Stenosen im Gastrointestinaltrakt. Bei Patienten nach abdominellen Operationen (Verwachsungen?) oder bei bekanntem Morbus Crohn ist daher die Verwendung einer Dummy- oder Patency-Kapsel sinnvoll. Eine relative Kontraindikation stellt immer noch das Vorhandensein von Schrittmachern oder ICDs dar, obgleich bisher keine Interferenzen beobachtet wurden. Empfohlen wird hier eine stationäre Beobachtung und ggf. Schrittmacher-/ICD-Kontrolle im Anschluss an die Untersuchung. MRT-Untersuchungen sollten bis zum Ausscheiden von Video- oder Patency-Kapsel unterbleiben. Bei Schluckstörungen oder nach Operationen am oberen GI-Trakt ist auch eine endoskopische Platzierung der Videokapsel möglich.

12.6 Was ist eine Patency-Kapsel?

Eine Patency-Kapsel besteht aus Zellulose mit einem kleinen Metallkern. Sie beginnt nach 48 h sich aufzulösen und sollte daher innerhalb dieser Zeit ausgeschieden werden. Ist der Abgang der Kapsel nicht sicher reproduzierbar, kann eine Abdomenübersichtsaufnahme den Übertritt der Kapsel mit Metallkern ins Kolon nachweisen.

12.7 Was ist das Heyde-Syndrom?

Als Heyde-Syndrom wird das gleichzeitige Auftreten einer Aortenklappenstenose und gastrointestinalen Blutungen aus Angiodysplasien bezeichnet. Ein Sistieren der Blutungen nach operativem oder interventionellem Aortenklappenersatz wurde beschrieben. Scheinbar führt die Aortenklappenstenose nicht zu einem häufigeren Auftreten von Angiodysplasien, sondern aufgrund eines erworbenen

Von-Willebrand-Faktor-Mangels (Typ 2) zu einer gestörten Hämostase in angiodysplastischen, arteriovenösen Malformationen.

12.8 Wie werden gastrointestinale Angiodysplasien behandelt?

Angiodysplasien sind erworbene, oberflächliche Gefäßveränderungen, die sich typischerweise als irreguläre, hellrote, leicht erhabene Läsionen im Magen-Darm-Trakt präsentieren. Neben den häufigsten Lokalisationen im Zökum und Colon ascendens führen sie im Dünndarm zu okkulten gastrointestinalen Blutungen. Angiodysplasien treten gehäuft jenseits des 60. Lebensjahrs auf und werden bei Patienten mit einer Aortenklappenstenose, Von-Willebrand-Syndrom und chronischen Nieren- oder Lebererkrankungen klinisch apparent. Genaue Ursache und Entstehungsmechanismus der Angiodysplasien sind nicht bekannt. Endoskopisch ist die Therapie mittels Argon-Plasma-Koagulation Standard, wobei ein relevantes Rezidivrisiko besteht. Bei Vorliegen einer Aortenklappenstenose wird die operative Korrektur empfohlen. Bei disseminierten Formen kann eine Therapie mit Angiogenesehemmern wie Thalidomid versucht werden.

12.9 Wie häufig ist ein Meckel-Divertikel?

Beim Meckel-Divertikel handelt es sich um die häufigste kongenitale Anomalie des Gastrointestinaltrakts, bei der sich der embryonale Dottergang (Ductus omphaloentericus) nicht vollständig zurückgebildet hat. In Autopsieserien wird dieses echte Divertikel, das eine Aussackung aller Wandschichten betrifft, in 2–3 % der Fälle gefunden. Beschwerden treten nur zu einem geringen Prozentsatz und v. a. in jüngeren Jahren auf. Aufgrund des Vorhandenseins von ektoper Magenschleimhaut oder Pankreasgewebe (in nur 50 % der Divertikel) kann es zu gastrointestinalen Blutungen kommen. Auch Invaginationen oder ein Ileus kann durch das Meckel-Divertikel hervorgerufen werden.

12.10 Wie wird das Meckel-Divertikel diagnostiziert und therapiert?

Diagnostisch gelingt der Nachweis häufig im Röntgen- oder MRT-Sellink. Mitunter kann das Divertikel, das sich i. d. R. zwischen 30 und 100 cm aboral der IC-Klappe befindet, mithilfe der Videokapselendoskopie oder Ballonenteroskopie dargestellt werden. Szintigrafisch ist bei Vorhandensein von ektoper Magenschleimhaut die Darstellung mit Hilfe der Technetium-Szintigrafie möglich. Der Zufallsbefund eines Meckel-Divertikels muss nicht therapiert werden, bei Beschwerden oder Komplikationen wird das Divertikel i. d. R. laparoskopisch entfernt, ohne dass Darm reseziert werden muss (Meckel-Divertikulektomie).

12.11 Wie wird auf okkultes Blut getestet?

Klassischerweise wurde über Jahrzehnte der Guajak-Test auf okkultes Blut im Stuhl (z. B. hemoccult, HemoCARE, hemoFEC) eingesetzt. Hier erhält der Patient einen Brief mit drei Teststreifen bzw. guajakgetränkten Testfeldern. An drei aufeinanderfolgenden Tagen wird eine erbsengroße Portion Stuhl auf ein Testfeld aufgetragen. Im Labor erfolgt die Zugabe von Wasserstoffperoxidlösung. In Anwesenheit von Hämoglobin erfolgt aufgrund der Pseudoperoxidasewirkung des Hämoglobins eine Oxidation des Guajakharzes zu Guajakblau. Der Einsatz dieses Tests in der Darmkrebsvorsorge senkt die darmkrebsbezogene Mortalität um 25 %, wenn bei einem positiven Test eine Koloskopie folgt. Der Test ist fehleranfällig und z. B. falsch positiv nach Konsum von rotem Fleisch oder peroxidasehaltigem Gemüse wie Rettich oder Rüben. Seit April 2017 werden daher von den gesetzlichen Krankenkassen als Vorsorgeleistung immunologische Tests auf okkultes Blut im Stuhl erstattet, die weniger abhängig von der Nahrungsaufnahme sind.

Zöliakie

12.12 Was ist eine Zöliakie?

Die Zöliakie ist eine immunologisch vermittelte chronische Entzündung des Dünndarms bei Personen mit genetischer Disposition. Sie entsteht infolge einer überschießenden, fehlgerichteten Immunantwort auf Gluten und verwandte Proteine, die in Weizen, Roggen, Gerste und anderen Getreidearten enthalten sind. Durch die Schädigung der Dünndarmschleimhaut kann es zu einer Malabsorption von Nährstoffen und entsprechenden Folgeerscheinungen kommen. Früher galt die Zöliakie als eine Kinderkrankheit. Durch das vermehrte Bewusstsein und mit Einführung der Antikörpertests wird die Erkrankung häufiger und bis ins hohe Erwachsenenalter diagnostiziert. Darüberhinaus muss von einer hohen Dunkelziffer an Zöliakie erkrankter, aber nicht diagnostizierter Betroffener ausgegangen werden. Die Prävalenz der Zöliakie in Deutschland wird mit 0,8–1 % angegeben.

12.13 Was ist eine einheimische Sprue?

Der Begriff „einheimische Sprue“ wurde früher für die Zölakie des Erwachsenen verwandt. Er ist heute nicht mehr gebräuchlich und soll deshalb vermieden werden.

12.14 Welche Verlaufsformen der Zöliakie gibt es?

Die klinischen Symptome und das Erscheinungsbild der Zöliakie variieren sehr stark, was die Definition von typischen und charakteristischen Symptomen erschwert. Unterschieden werden sollte zwischen potenziellen, subklinischen, symptomatischen, klassischen und refraktären Formen.

Die klassische Zöliakie manifestiert sich als glutensensitive Enteropathie mit Zeichen der Malabsorption wie Gewichtsverlust, Steatorrhoe und Eiweißmangelödemen im Kleinkindalter.

Häufiger ist die symptomatische Zöliakie mit Zeichen der Dyspepsie, Flatulenz und Wechsel der Stuhlgewohnheiten. Begleitend können Müdigkeit, Schlaflosigkeit, Depression und Obstipation auftreten. Charakteristisch ist eine Anämie.

Von einer subklinischen Zöliakie spricht man bei Nachweis einer zöliakiespezifischen Serologie und histologischem Nachweis einer Schleimhautbeteiligung (mind. MARSH II) ohne entsprechende Klinik. Man geht jedoch davon aus, dass Minorsymptome bestehen und die Lebensqualität auch bei diesen Personen durch eine glutenfreie Diät gebessert werden kann.

Eine potenzielle Zöliakie bezeichnet den Nachweis zöliakiespezifischer Antikörper mit normaler Dünndarmschleimhaut bzw. nicht mehr als MARSH I. Diese Form findet sich häufig bei Angehörigen Zöliakie-Betroffener.

12.15 Was ist eine refraktäre Zöliakie?

Eine refraktäre Zöliakie kann vorliegen, wenn trotz mindestens 12-monatiger GFD sowohl die Zottenatrophie als auch intestinale oder extraintestinale Symptome als Folge der Malabsorption persistieren. Die refraktäre Zöliakie ist eine seltene Erkrankung, die bei ca. 1–2 % aller Zöliakiebetroffenen auftritt. Die refraktäre Zöliakie wird in einen Typ I und Typ II eingeteilt. Diese Einteilung erfolgt anhand der Charakterisierung der die Mukosa infiltrierenden T-Zellen, für die ergänzende immunhistologische und molekulare Analysen durchgeführt werden müssen. Während beim Typ I der refraktären Zöliakie im Allgemeinen keine T-Zell-Klonalität vorliegt und die gleichen Oberfächenantigene (CD3/CD8) wie bei der unkomplizierten Zöliakie nachgewiesen werden, lässt sich beim Typ II mithilfe der PCR-gestützten T-Zell-Rezeptor-Analyse eine T-Zell-Klonalität sowie immunhistologisch ein Verlust der Oberflächenantigene (CD3/CD8) in mehr als 50 % der intraepithelialen T-Zellen nachweisen. Insbesondere die RCD Typ II gilt als Vorläufererkrankung für ein enteropathie-assoziiertes T-Zelllymphom (EATL) mit sehr schlechter Prognose.

12.16 Ist die Weizenallergie eine Form der Zöliakie?

Nein, hierbei handelt es sich um eine echte IgE-vermittelte Allergie und/oder T-Zell-vermittelte Reaktion auf verschiedene Weizenallergene. Die Symptome reichen von Schwellung, Juckreiz und Kratzgefühl im Mund-Nasen- und Rachenraum über Reaktionen der Haut wie Urtikaria, Ekzem bis hin zu Atemnot und allergischem Asthma. Zusätzlich sind gastrointestinale Symptome wie Krämpfe, Diarrhoe, Übelkeit und Erbrechen möglich, welche die Unterscheidung von der Zöliakie erschweren.

12.17 Was ist eine Nicht-Zöliakie-Nicht-Weizenallergie-Weizenhypersensitivität?

Die Nicht-Zöliakie-Nicht-Weizenallergie-Weizenhypersensitivität ist ein erst in den letzten Jahren erkanntes Krankheitsbild. Bei Betroffenen löst eine weizenhaltige Kost abdominelle Beschwerden, Blähungen und Durchfälle und z. T. extraintestinale Symptome aus, die unter einer weizenfreien Diät verschwinden, ohne dass die Diagnosekriterien für eine Zöliakie erfüllt sind. Ursächlich scheinen die mit weizenhaltigen Produkten assoziierten Amylase-Tryptase-Inhibitoren (ATI) zu sein, die zu einer Aktivierung des angeborenen Immunsystems führen.

12.18 Bei welchen Erkrankungen sollte zusätzlich an eine Zöliakie gedacht und danach gefahndet werden?

Gemäß der Leitlinie der DGVS gibt es kein klinisches Bild, das eine Zöliakie ausschließt. So typisch Gewichtsverlust und Mangelerscheinungen sind, findet sich in systemischen Diagnosestudien bei 28 % ein Übergewicht und bei 11 % der Zöliakiepatienten zum Diagnosezeitpunkt eine Adipositas. Neben den in ▶ Tab. 12.1 genannten Erkrankungen sollte immer bei Diagnose einer klassischen Autoimmunerkrankung wie dem Typ-1-Diabetes, einer Autoimmunthyreoiditis oder Autoimmunhepatitis an die Zöliakie gedacht werden.

Tab. 12.1 Mit der Zöliakie assoziierte Erkrankungen, bei deren Nachweis der Ausschluss einer Zöliakie bedacht werden sollte
Autoimmunerkrankungen
Diabetes mellitus Typ 1
Hashimoto-Thyreoiditis
Autoimmunhepatitis, PBC
Kollagenosen (Sjögren-Syndrom / systemischer Lupus erythematodes)
Addison-Syndrom
Neurologisch-psychiatrische Krankheiten
Migräne
Epilepsie
Depression und Angststörungen
Hauterkrankungen
Dermatitis herpetiformis Duhring
Psoriasis
Genetische Syndrome
Down-Syndrom / Trisomie 21
Turner-Syndrom / Monosomie X
Weitere Erkrankungen bzw. Symptome oder Symptomkomplexe
Asthma bronchiale
Transaminasenerhöhungen
Selektiver IgA-Mangel
Osteopathie (Osteomalazie, Osteoporose)
Mikroskopische Kolitis
Reizdarmsyndrom
Lymphoproliferative Erkrankungen

12.19 Was ist eine Dermatitis herpetiformis Duhring (Morbus Duhring)?

Die Dermatitis herpetiformis Duhring (Morbus Duhring) ist eine blasenbildende Autoimmundermatose, die als Sonderform der Zöliakie gilt. Die Erkrankung zeigt herpesähnliche, gruppiert stehende Bläschen, hinzu kommen Rötungen, Ekzeme oder Quaddeln. Die betroffenen Areale (Ellenbogen, Knie, Kopfhaut, Oberschenkel und Brustbereich) neigen zu starkem, brennendem Juckreiz. Ursächlich scheinen die Ablagerungen von Komplexen aus epidermaler Transglutaminase und IgA zu sein. Bei nahezu allen Patienten ist mindestens eine subklinische Zöliakie nachweisbar. Neben einer glutenfreien Diät wird auch eine gastroenterologische Mitbetreuung empfohlen.

12.20 Welche weitere Hauterkrankung ist mit der Zöliakie assoziiert?

Nach dem Morbus Duhring ist die Psoriasis die zweithäufigste Zöliakie-assoziierte Hauterkrankung.

12.21 Wie wird eine Zöliakie diagnostiziert?

Bei der Verdachtsdiagnose oder zum Screening auf eine Zöliakie sollten primär serologische Tests eingesetzt werden. Empfohlen wird der Nachweis von Gewebstransglutaminase-IgA-Antikörper (tTGA-IgA-AK) mittels ELISA oder von Endomysium-IgA-Antikörpern durch direkte Immunfluoreszenz. Da 2–3 % der Zöliakiepatienten im Vergleich zu 0,2–0,3 % der Allgemeinbevölkerung einen selektiven IgA-Mangel aufweisen, muss gleichzeitig Gesamt-IgA bestimmt werden. Bei erniedrigtem Gesamt-IgA sollen IgG-Antikörper gegen Gewebstransglutaminase oder deamidierte Gliadinpeptide bestimmt werden. Diese Diagnostik ist nur aussagekräftig unter einer glutenhaltigen Kost bzw. Belastung, da die Antikörper unter einer strikten glutenfreien Diät negativ werden können.

Eine HLA-Diagnostik mit Bestimmung von DQ2 und DQ8 zum weitgehenden Ausschluss einer Zöliakie kann bei Patienten unter eine glutenfreien Diät oder bei diskrepanten Befunden erwogen werden. Negativität für HLA-DQ2 und HLA-DQ8 schließt eine Zöliakie zu 95–100 % aus.

Beim Erwachsenen sollte die Diagnose Zöliakie histologisch durch Entnahme von mindestens sechs Biopsien aus verschiedenen Bereichen des Duodenums (2 × Bulbus duodeni, 2 × proximales Duodenum, 2 × distales Duodenum) bestätigt werden. Die Sensitivität steigt mit der Anzahl der Biopsien, häufig liegt zudem ein fokales Verteilungsmuster vor. In Abhängigkeit von der Gesamtkonstellation gilt bei typischen Symptomen und Antikörpernachweis eine MARSH 2 als beweisend, bei subklinischen Verläufen eine MARSH 3. Insbesondere in der Kindheit wird eine Besserung der Symptome unter einer GFD gefordert.

TIPP

Eine sichere Diagnose der Zöliakie wie auch der Ausschluss ist nur unter einer glutenhaltigen Kost sicher möglich!

12.22 Was ist die MARSH-Klassifikation?

12

Für die Beurteilung der Dünndarmbiopsien hat sich die Marsh-Oberhuber-Klassifikation durchgesetzt, die neben der Erhöhung der Anzahl intraepithelialer Lymphozyten (IEL, normal < 25 / 100 IEL) Aussagen zur Krypten- und Zottenarchitektur berücksichtigt ▶ Tab. 12.2.

Tab. 12.2 MARSH-Klassifikation

	MARSH 0	MARSH 1	MARSH 2	MARSH 3a	MARSH 3b	MARSH 3c
IEL	< 25	> 25	> 25	> 25	> 25	> 25
Krypten	Normal	Normal	Hyperplasie	Hyperplasie	Hyperplasie	Hyperplasie
Zotten	Normal	Normal	Normal	Geringe bis mäßige Atrophie	Subtotale Atrophie	Totale Atrophie

12.23 Welche Laborparameter sollten bei Diagnose einer Zöliakie ebenfalls bestimmt werden?

Da die Zöliakie zu einer Malabsorption mit Mangel an bestimmten Nährstoffen, aber auch an Vitaminen und Spurenelementen führen kann, empfiehlt sich die Bestimmung von Blutbild, Vitamin B_{12}, Folsäure, Ferritin, Transaminasen, Kalzium, Albumin, Nüchternglukose, 25-OH-Vitamin-D_3, alkalischer Phosphatase, Zink und TSH. Bei Diagnose einer Zöliakie findet sich eine erhöhte Prävalenz eines Eisen-, Folsäure- und Vitamin-B_{12}-Mangels. Darüber hinaus ist das Risiko einer Osteoporose infolge einer gestörten Vitamin-D-Aufnahme erhöht, sodass auch eine Knochendichtemessung bei Erstdiagnose sinnvoll sein kann. Bei 4–10 % der Zöliakiepatienten findet sich eine Autoimmunthyreoiditis, weshalb eine TSH-Bestimmung empfohlen wird.

12.24 Wie wird die Zöliakie therapiert?

Symptomatische Patienten mit einer gesicherten Zöliakie sollen lebenslang mit einer glutenfreien Diät (GFD) behandelt werden. Ziel ist die Besserung oder das Verschwinden von gastrointestinalen und extraintestinalen Beschwerden. Voraussetzung scheint eine Normalisierung der Dünndarmschleimhaut zu sein, was z. T. erst nach Jahren der GFD erreicht wird. Bei subklinischen Verläufen sollten insbesondere im Kindesalter aufgrund der Gefahr einer Wachstumsretardierung und Störung des Knochenstoffwechsels eine GFD angeraten werden. Für Erwachsene ist der Effekt einer GFD auf eine subklinische Zöliakie nicht ausreichend untersucht. Potenziell negative Auswirkungen auf den Gesundheitszustand müssen als Folge einer unbehandelten Zöliakie erwartet werden, sodass Betroffene diesbezüglich beraten werden sollten.

12.25 Was ist Gluten?

Gluten – auch Klebereiweiß genannt – ist ein Sammelbegriff für Proteine, die in Weizen und in verwandten Getreidesorten enthalten sind. Gluten macht Teigwaren backfähig. Seit 2005 ist Gluten in Nahrungsmitteln kennzeichnungspflichtig, was es Betroffenen erleichtert, Produkte mit Gluten zu erkennen.

12.26 Welche Getreidesorten müssen bei der GFD gemieden werden? Welche sind erlaubt?

Zu den glutenhaltigen Getreiden, die bei einer glutenfreien Diät vermieden werden müssen, gehören Weizen, Dinkel, Grünkern, Roggen, Gerste, Triticale, Khorasan-Weizen, Emmer und Einkorn. Als unbedenklich gelten neben Hirse, Mais und Reis die glutenfreien Mehlpflanzen Qunioa, Buchweizen, Amaranth, Maniok und Kartoffeln. Das Hauptrisiko stellt jedoch die Kontamination von glutenfreien Lebensmitteln im Herstellungs- und Lagerungsprozess dar. Als glutenfrei gilt ein Lebensmittel mit einem Glutengehalt unter 20 ppm (mg/kg), wobei die tolerierte Glutenmenge beim Erwachsenen bei 10 mg/d zu liegen und es individuell starke Unterschiede in der Toleranz kleinster Glutenmengen zu geben scheint. Hafer in Form von sortenreinen Haferflocken muss bei einer GFD nicht ausgeschlossen werden und wird von den meisten Zöliakiepatienten toleriert, sofern keine Glutenkontamination vorliegt, erkennbar an einer Deklaration als glutenfrei.

12.27 Was sind andere Ursachen für eine intestinale Zottenatrophie?

Spätestens bei Patienten, die auf eine GFD keine Normalisierung der Dünndarmschleimhaut zeigen, sollten andere Ursachen einer Zottenatrophie bedacht und nach Möglichkeit ausgeschlossen werden. Auch bei Patienten, die keine Zöliakie haben, wird der Kliniker gelegentlich mit einer Zottenatrophie konfrontiert. Häufige Ursachen sind:

- Morbus Whipple, tropische Sprue, Tuberkulose
- Parasitäre Erkrankungen, v. a. Lambliasis
- Autoimmunenteropathie
- HIV-Enteropathie
- Common Variable Imunodeficiancy (CVID) und Hypogammagloblinämie
- Eosinophile Gastroenteritis
- Kollagene Sprue
- Intestinales Lymphom
- Bakterielle Überwucherung
- Morbus Crohn
- Medikation mit Olmesartan

12.28 Gibt es Patienten, die nicht auf eine GFD ansprechen?

Fehlendes oder unzureichendes Ansprechen auf eine GFD wird bei bis zu 30 % der Zöliakiepatienten beobachtet. Als häufigste Ursache muss ein Diätfehler durch nochmalige Diätberatung ausgeschlossen werden. Eine Normalisierung der Dünndarmschleimhaut sollte den Verdacht auf alternative Erkrankungen (Laktoseintoleranz, funktionelle Beschwerden, Pankreasinsuffizienz) als Ursache der Beschwerden lenken. Bevor man von einer refraktären Zöliakie (RCD) spricht, muss die Primärdiagnose überprüft werden.

12.29 Wie wird die refraktäre Zöliakie therapiert?

Aufgrund der Seltenheit der refraktären Zöliakie und der herausfordernden Differenzialdiagnostik sollte die Therapie in einem dafür ausgewiesenen Zentrum erfolgen. Die Therapie der RCD Typ I ist primär immunsuppressiv. Hier kommen Budesonid, Azathioprin, Calcineurininhibitoren und Anti-TNF-Antikörper zum Einsatz. Zudem wirkt eine oligopeptidbasierte Sonden- oder Trinknahrung einerseits immunmodulierend und verbessert zusätzlich die Ernährungssituation. Leichte Fälle einer RCD Typ II können ebenfalls mit Budesonid und Ernährungstherapie behandelt werden. Bei unzureichendem oder fehlendem Ansprechen erfolgt ein rascher „step-up" zu einer antineoplastischen Therapie mit Cladribin. Alternativ wurden Behandlungserfolge durch eine Chemotherapie nach dem CHOP-Schema oder autologe Stammzelltransplantation erreicht. Eine klassische Immunsuppression scheint den Progress zum EATL eher zu beschleunigen.

Kohlenhydratmalabsorption

12.30 Wie wird eine Kohlenhydratmalabsorption diagnostiziert?

Kohlenhydrate werden im Dünndarm resorbiert. Ist dieser Prozess gestört, gelangen die Kohlenhydrate ins Kolon und werden hier von Bakterien gespalten, wobei H_2 freigesetzt, über das Blut in die Lunge transportiert und abgeatmet wird. Im Falle einer bakteriellen Überwucherung kann dieser Prozess bereits im Dünndarm erfolgen, weshalb der H_2-Atemtest nach Glukoseeinnahme zur Diagnostik einer bakteriellen Überwucherung eingesetzt werden kann. Zusätzlich erlaubt der Test nach Einnahme einer definierten Menge Laktose oder Fruktose eine Diagnostik hinsichtlich Laktose- oder Fruktoseintoleranz.

Vor dem Test wird eine 12-stündliche Nahrungs- und Flüssigkeitskarenz empfohlen. Zusätzlich sollte am Vortrag auf Ballaststoffe verzichtet werden, die zu einem hohen Ausgangswert (Ziel < 10ppm) führen können. Falsch negative Befunde sind nach Antibiotikaeinnahme oder Abführmaßnahmen (Koloskopievorbereitung) möglich. Zusätzlich haben 10 % der Bevölkerung keine H_2-produzierenden Bakterien im Darm (sog. Non-Fermenter), sodass alle H_2-Atemteste negativ ausfallen. Dies kann durch einen Laktulose-Atemtest ausgeschlossen werden, der zusätzlich zur Bestimmung der Dünndarmtransitzeit eingesetzt werden kann. Ein Anstieg des H_2 in der Atemluft nach Laktose- oder Fruktoseexposition um 20 ppm gilt als pathologisch.

12.31 Welche Formen der Laktoseintoleranz gibt es?

Die Laktoseintoleranz ist in Nordeuropa mit 5–15 % der Bevölkerung insgesamt sehr häufig, betrifft in Teilen Asiens jedoch bis zu 100 % der Bevölkerung. Durch einen Mangel bzw. das Fehlen des Bürstensaumenzyms Laktase kann der Milchzucker Laktose nicht in Glukose und Galaktose gespalten und resorbiert werden. Die Laktose gelangt in das Kolon und wird hier bakteriell gespalten. Dabei entsteht H_2, was zu Blähungen und Flatulenz führt. Zusätzlich bewirkt die Laktose eine osmotische Diarrhoe. Unterschieden wird eine primäre, genetisch determinierte Laktoseintoleranz von einer sekundären, erworbenen Form. Letztere kann Folge einer passageren Schädigung, z. B. nach einer infektiösen Enteritis, aber auch Ausdruck einer strukturellen Mukosaschädigung durch eine chronische Darmentzündung (Morbus Crohn, Zöliakie) sein. Therapeutisch kann neben einer laktosefreien Kost eine bedarfsweise Laktasesubstitution erfolgen. Wichtig ist, bei dieser sonst harmlosen Erkrankung auf eine ausreichende Vitamin-D- und Kalziumeinnahme zu achten, um das Osteoporoserisiko nicht zu erhöhen.

MERKE

Bei Laktoseinteroleranz auf ausreichende Vitamin-D- und Kalziumeinnahme achten.

12.32 Welche weiteren Untersuchungen sind bei Nachweis einer Laktoseintoleranz nötig?

Nachdem im H_2-Atemtest aufgrund von Beschwerden und Anstieg des H_2 in der Atemluft eine Laktoseintoleranz diagnostiziert wurde, sollte in Nordeuropa aufgrund der verhältnismäßig geringen Inzidenz einer primären, angeborenen Laktoseintoleranz immer auch nach einer sekundären Ursache gesucht werden. Einerseits kann z. B. eine bakterielle Überwucherung dazu führen, dass jegliche Kohlenhydrate im Dünndarm zersetzt und nicht resorbiert werden. Die Symptome sind letztlich aufgrund der bakteriellen Zersetzung und Entstehung von H_2 dieselben. Ein Glukose-Atemtest schließt in dieser Situation die bakterielle Überwucherung ausreichend sicher aus. Auf eine Zöliakie (▶ Frage 12.12 ff) sollte serologisch mittels

Bestimmung der Gewebstransglutaminase-IgA-Antikörper und Gesamt-IgA gescreent werden. Ferner kann auch ein erhöhtes Calprotectin im Stuhl als Hinweis auf eine entzündliche Darmerkrankung gelten, was entsprechende endoskopische Untersuchungen inkl. Biopsien aus Duodenum und terminalen Ileum nach sich ziehen sollte. Zudem darf auch die Diagnose Laktoseintoleranz im Verlauf in Frage gestellt werden, da diese durchaus passager nach einer Infektion oder nach einer konsequenten Therapie einer der genannten sekundären Ursachen wieder verschwinden kann.

12.33 Wie relevant ist eine Fruktosemalabsorption?

Der H_2-Atemtest zum Ausschluss oder Nachweis einer Fruktoseintoleranz oder -malabsorption wird in der Regel mit 50 g durchgeführt. Die intestinale Transportkapazität für Fruktose ist jedoch limitiert. Selbst gesunde Personen hatten nach 25 g Fruktose in 10 % einen pathologischen Atemtest und nach Einnahme von 50 g Symptome. Manche Autoren unterscheiden deshalb die Fruktosemalabsorption (positiver Atemtest) von einer intestinalen Fruktoseintoleranz (Auftreten von Symptomen). Wenn Patienten vermehrte Beschwerden unter Fruktosebelastung angeben, scheint es deshalb sinnvoller, einfach fruktosehaltige Nahrungsmittel wie Äpfel, Birnen oder auch Cola zu meiden als einen H_2-Atemtest durchzuführen.

Selten ist die hereditäre Fruktoseintoleranz durch einen Defekt der Fruktose-1-Phosphataldolase B, die bereits ab dem Säuglingsalter eine strikte Fruktoseelimination notwendig macht. Hierbei kommt es zu einer Akkumulation von Fruktose-1-Phosphat in den Zellen, welche die Glykolyse, den Glykogenstoffwechsel und die Glukoneogenese hemmt. Dadurch drohen schwere Hypoglykämien.

Bakterielle Überwucherung

12.34 Welche Symptome sollten an eine bakterielle Überwucherung denken lassen?

Die bakterielle Überwucherung (Small Intestinal Bowel Overgrowth, SIBO, bakterielle Fehlbesiedlung) meint eine quantitative (> 10^5 CFU/ml Jejunalaspirat) und qualitative Veränderung der bakteriellen Flora im Dünndarm. Der obere Gastrointestinaltrakt ist im Nüchternzustand nahezu steril, nur passager treten grampositive Keime und einzelne anaerobe Spezies bis 10^3 CFU/ml auf. Neben der quantitativen Überbesiedlung steht v. a. der Nachweis von Enterobacteriacae, d. h. fakultativ aneroben Bakterien wie *E. coli*, Enterokokken, Klebsiellen und Proteus. Je nach Schweregrad und Ursache können auch Anaerobier oder grampositive Bakterien vorkommen.

Je nach ursächlicher Erkrankung, aber auch anhängig von Anzahl und vorherrschender Spezies variiert das klinische Bild sehr stark zwischen asymptomatisch bis hin zu einer schweren Malabsorption. Viele Patienten klagen über abdominelle Schmerzen, Völlegefühl, Flatulenzen, Diarrhoe, die mit Symptomen einer Dyspepsie oder dem Reizdarmsyndrom überlappen. Bei schweren Fällen kann die Malabsorption bis hin zu Gewichtsverlust, Steatorrhoe, einer Leber- und oder Hautbeteiligung (Rosazea) führen sowie Arthralgien und Mangelerscheinungen (Anämie, Vitamin D- und Vitamin-B_{12}-Mangel) auslösen.

12.35 Wie wird eine bakterielle Überwucherung diagnostiziert?

Unter Berücksichtigung der o. g. Definition überrascht es nicht, dass als Goldstandard die Aspiration und mikrobiologische Kultur des Jejunalaspirats gilt. Dieses Verfahren ist neben der Invasivität kostspielig und fehleranfällig. Ursachen dafür sind eine inhomogene Verteilung der Bakterien im Dünndarm, erschwerte Kultivierbarkeit und damit verbunden falsch negative Resultate. Vor diesem Hintergrund hat sich der H_2-Atemtest für die Diagnose eines SIBO etabliert. Nach Einnahme von 50 g Glukose, die im Normalfall im oberen Dünndarm vollständig resorbiert wird, erfolgt alle 15 min über 2–4 Stunden die Messung des H_2-Gehalts in der Ausatemluft. Im Falle einer bakteriellen Überwucherung wird die Glukose nicht resorbiert, sondern bakteriell zersetzt, was zu einem Anstieg des H_2 in der Atemluft führt. Zudem werten einige Autoren wiederholt hohe Ausgangswerte im H_2-Atemtest als Hinweis auf eine bakterielle Überwucherung. Alternativ wurde auch der Laktulose-Atemtest in der Diagnostik einer SIBO eingesetzt, wobei ein zweigipfliger Anstieg hinweisend auf eine SIBO war, da ein Gipfel stets auf das Erreichen des Kolons zurückgeführt werden muss. Sensitivität und Spezifität beider Tests sind stark abhängig von dem gewählten Cut-off (> 12ppm / > 20 ppm).

12.36 Wie kommt es zu einer bakteriellen Überwucherung?

Ursächlich für eine bakterielle Überwucherung sind häufig Störungen der Motilität bzw. Stase in Darmanteilen, z. B. in ausgeschalteten Schlingen oder Blindsäcken nach chirurgischen Interventionen am Dünndarm (Billroth-II-Resektion, Bypass-Chirurgie, enterale Anastomosen). Zudem begünstigen Stenosen jeder Art eine Vermehrung der bakteriellen Flora, z. B. vor entzündlichen Stenosen bei Morbus Crohn oder narbigen Stenosen nach abgelaufenen Entzündungen oder Resektionen. Hinzu kommen Störungen der intestinalen Motilität i. R. von Systemerkrankungen wie der Sklerodermie, einer diabetischen Neuropathie mit Beteiligung des viszeralen Nervensystems oder durch Einsatz motilitätshemmender Medikamente (z. B. Opiate, Anticholinergika). Zudem scheinen auch immunologische Faktoren wie eine Hypo- oder Agammaglobulinämie oder ein selektiver IgA-Mangel eine SIBO zu begünstigen. Auch scheint eine verminderte Säuresekretion obgleich nicht allein, so zumindest in Kombination mit anderen Risikofaktoren dieses Krankheitsbild zu unterstützen. Auch bei Patienten mit einer fortgeschrittenen Leberzirrhose wird bedingt durch das Zusammentreffen mehrerer Risikofaktoren wie Motilitätsstörungen aufgrund von Aszites, Neuropathie und einer eingeschränkten Immunantwort gehäuft das Auftreten einer SIBO beobachtet.

12.37 Wie wird die bakterielle Überwucherung therapiert?

Während der letzten 50 Jahre wurden diverse Breitbandantibiotika zur Behandlung der SIBO eingesetzt. Im Allgemeinen erfolgt eine Behandlung mit Tetrazyklinen, Amoxillin-Clavulansäure oder Cephalosporinen in Kombination mit Metronidazol intermittierend über 7 Tage. Sinnvoller erscheint jedoch der Einsatz von Rifaxmin, das nur zu einem sehr geringen Anteil resorbiert wird und ein breites Spektrum aerober und anaerober gram-positiver und gram-negativer Bakterien abdeckt. In Ermangelung konkreter Dosisfindungsstudien wird der Einsatz von 550 mg 2 ×/d bis 3 ×/d über 14 Tage empfohlen. Die Eradikationsraten scheinen dosisabhängig zu sein und können durch Kombination mit Ballaststoffen, Probiotika oder Mesalazin verbessert werden. Insbesondere bei zugrunde liegenden strukturellen

Veränderungen ist neben der kurzzeitigen Beschwerdebesserung der Langzeiterfolg einer alleinigen antibiotischen Therapie begrenzt. Insbesondere obstruktive Veränderungen wie Stenosen oder Strikturen sollten operativ versorgt werden. Im Einzelfall muss auch die Resektion eines divertikeltragenden Darmsegments oder die Umwandlung eines Billroth-II- in einen Billroth-I-Situs erfolgen.

12.38 Sind weitere Untersuchungen zur Therapieplanung notwendig?

Aus den o.g. Ausführungen zur Therapie ergibt sich, dass neben der Diagnose der SIBO mittels Atemtest auch die Suche nach zugrunde liegenden Erkrankungen oder prädisponierenden Faktoren notwendig ist. D.h., dass nach einer genauen Anamnese unter besonderer Berücksichtigung von Voroperationen, Begleiterkrankungen und Medikamenteneinnahme auch eine Dünndarmdarstellung erwogen werden sollte. Hierfür bietet sich primär ein MRT nach Sellink zur Detektion von Stenosen, Blindsäcken, Divertikeln oder Fisteln an. Alternativ kann bei Patienten im höheren Lebensalter, wenn die Strahlenbelastung eine untergeordnete Rolle spielt, ein klassischer Röntgen-Sellink oder ein CT-Sellink erfolgen.

Gallensäureverlustsyndrom

12.39 Was ist das Gallensäureverlustsyndrom?

Im Körper zirkulieren täglich 1,5–4 g Gallensäuren, der Großteil wird im terminalen Ileum rückresorbiert („enterohepatischer Kreislauf"). Mit dem Fäces werden i.d.R. 0,2–0,5 g täglich ausgeschieden und durch die De-Novo-Synthese in der Leber ersetzt. Die mit der Galle sezernierten Gallensäuren dienen der Resorption fettlöslicher Vitamine (A, D, E und K) durch Bildung von Mizellen. Durch eine De-Novo-Synthese von Gallensäuren in der Leber wird die täglich ausgeschiedene Menge ersetzt. Erkrankungen des terminalen Ileums wie ein Morbus Crohn oder Resektionen des Ileums schränken die Rückresorption ein. Als Folge des Gallensäureverlustes leiden die Patienten primär an einer chronischen Diarrhoe, die von wässrig, schaumig bis hin zu einer Steatorrhö reichen kann. Bei fortgesetztem Gallensäureverlust drohen Mangelerscheinungen fettlöslicher Vitamine. Zudem können Oxalatsteine auftreten, da Kalzium von den Gallensäuren gebunden wird und nicht mehr für die Bildung von Kalziumoxalat im Darm zur Verfügung steht.

12.40 Welche Formen des Gallensäureverlustsyndroms gibt es und wie werden sie therapiert?

Klinisch relevant ist die Unterscheidung in ein **kompensiertes** und ein **dekompensiertes** Gallensäureverlustsyndrom.

Bei einem kompensierten Gallensäureverlustsyndrom werden weniger Gallensäuren rückresorbiert. Dieser Mangel wird durch eine gesteigerte De-Novo-Synthese ausgeglichen. Die Gallensäuren gelangen jedoch vermehrt ins Kolon und lösen hier eine sog. chologene, wässrige Diarrhoe aus. Diese Form des Gallensäureverlustsyndroms lässt sich sehr gut durch die Einnahme des Chelatbildners Colestyramin (4–16 g tgl.) therapieren. Wichtig ist hierbei der Abstand zur Einnahme anderer Medikamente von > 2h, da das Medikament die Resorption beeinträchtigen kann.

Bei dem dekompensierten Gallensäureverlustsyndrom übersteigt der Verlust die De-Novo-Synthesekapazität der Leber, sodass Fette und fettlösliche Vitamine nicht ausreichend resorbiert werden können und eine Steatorrhö entsteht. Therapeutisch führt die Gabe von Colestyramin bei diesen Patienten eher zu einer Verschlechterung der Symptomatik. Hier wird eine Reduktion der Fettzufuhr, insbesondere der Triglyceride, und ein teilweiser Ersatz durch mittelkettige Triglyzeride (MCT), die ohne Gallensäuren resorbiert werden können, empfohlen. Bei beiden Verlaufsformen ist es wichtig, einen Mangel an fettlöslichen Vitaminen (A, D, E und K) auszuschließen und ggf. zu substituieren.

12.41 Wie wird ein Gallensäureverlustsyndrom diagnostiziert?

Methode der Wahl zur Erfassung eines Gallensäureverlustsyndroms ist der SeHCAT-Test. Hierfür wird radioaktiv markierte Gallensäure, die 75Selen-Homotaurocholsäure, verwendet. Diese wird nach oraler Einnahme im Ileum resorbiert und durchläuft wie andere Gallensäuren auch den enterohepatischen Kreislauf. Nach Bestimmung des Ausgangswerts erfolgt die Messung zu mehreren Zeitpunkten bis zum 7. Tag. Als pathologisch gilt eine verminderte Retention der markierten Gallensäure von z. B. < 25 % nach 4 Tagen oder < 15 % nach 7 Tagen. Der Test ist sehr sensitiv, kann jedoch nicht zwischen einer dekompensierten oder kompensierten Verlaufsform unterscheiden, weshalb sich bei positivem Nachweis immer eine Stuhlfettbestimmung anschließen sollte. Der SeHCAT-Test ist heutzutage nicht mehr Bestandteil der Routinediagnostik.

Deutlich pragmatischer und einfacher ist ein Therapieversuch mit Colestyramin bei entsprechender Risikokonstellation und Verdachtsdiagnose. Beginnend mit 4 g/d und ggf. Steigerung der Dosis bis 16 g/d kommt es im Falle eines kompensierten Gallensäureverlustes zu einer Besserung der Durchfälle, während sich ein dekompensierter Verlust verschlechtert.

Morbus Crohn

12.42 Was ist ein Morbus Crohn?

12

Der Morbus Crohn (MC) ist neben der Colitis ulcerosa die wichtigste chronisch-entzündliche Darmerkrankung. Der MC manifestiert sich bevorzugt im Ileum und Kolon. Charakterisierend für den MC ist der diskontinuierliche, transmurale und segmentale Befall (sog. „skip lesions“) der Darmschleimhaut. Nach heutigem pathogenetischen Verständnis ist der MC Ausdruck einer gastrointestinalen Barrierestörung mit Störungen im angeborenen und erworbenen Immunsystem bei genetisch suszeptiblen Patienten. So sind mehr als 230 Risikogene identifiziert worden. Umweltfaktoren (z. B. Rauchen, frühkindliche Antibiotikaeinnahme) spielen eine wichtige Rolle.

12.43 Welche Symptome sollten an einen Morbus Crohn denken lassen?

Aufgrund einer Inzidenz von 6,6 pro 100.000 Einwohner und einer Prävalenz von 100–200 pro 100.000 Einwohner sollte man frühzeitig an diese Erkrankung denken, zumal er in jedem Alter auftreten kann. Das phänotypische Bild variiert stark und ist vom individuellen Befallsmuster abhängig. Typisch sind flüssig-breiige

Stuhlgänge > 3 × tgl. über mehrere Wochen. Je nach Ausprägung der Entzündung und bei Kolonbefall sind auch Blutbeimengungen möglich. Weitaus häufiger sind abdominelle Schmerzen, v.a. im rechten Unterbauch, wo sich der entzündete Darmabschnitt z.T. auch als Walze palpieren lässt. Im akuten Schub berichten viele Patienten über eine Gewichtsabnahme. Als Folge der chronischen Entzündung kann zudem eine Eisenmangelanämie entstehen, die bei einzelnen Patienten, z.B. mit einer isolierten Dünndarmbeteiligung, auch das einzige Symptom sein kann. Als Folge der transmuralen Entzündung können als Komplikationen des MC Fisteln und Abszesse entstehen. Ein perianales Fistelleiden kann bei den betroffenen Patienten zu wiederholten Abszedierungen sowie zu Kurzschlussverbindungen zur Harnblase oder zur Vagina führen mit entsprechenden Beschwerden und Leidensdruck.

MERKE

Typische Symptome eines Morbus Crohn sind Diarrhoe, abdominelle Schmerzen und Gewichtsabnahme. Ausprägung und Schweregrad variieren stark und sind vom Befallsmuster abhängig.

12.44 Welche Befallsmuster und Verlaufsformen gibt es?

Prinzipiell ist beim Morbus Crohn ein Befall des gesamten Gastrointestinaltrakts vom Oropharynx bis zum Analkanal möglich. Darüberhinaus gibt es eine Reihe von extraintestinalen Manifestationen, die in unterschiedlicher Häufigkeit sowohl beim MC als auch bei der Colitis ulcerosa beobachtet werden. Am häufigsten finden sich in 40–55 % der Fälle entzündliche Veränderungen im terminalen Ileum und rechten Hemikolon. Ungefähr gleichhäufig ist ein isolierter Befall des Kolons (20–25 %) und des Dünndarms (25–30 %). Eine Beteiligung des Rektums findet sich bei 11–25 % der MC-Patienten, während nur 3–5 % einen Befall von Ösophagus, Magen oder Duodenum aufweisen. Ein anorektaler Befall mit Analfissuren, perianalen Fisteln oder auch Abszesen lässt sich bei 20–30 % der Patienten nachweisen.

Gemäß der skandinavischen IBSEN-Studie erleben ca. 30–50 % der Patienten nur einen Schub, der häufig zur Erstdiagnose führt, mit einer anschließenden, geringen Erkrankungsaktivität. Bis zu einem Drittel der Crohn-Patienten zeigt einen chronisch-intermittierenden Verlauf mit häufigen Rezidiven, die eine spezifische Behandlung notwendig machen. Hier gilt es erneuten Rezidiven vorzubeugen. Ein weiteres Drittel leidet an einem chronisch-aktiven Verlauf, der nur durch intensive therapeutische Maßnahmen in Remission gebracht und dort gehalten werden kann. Insbesondere Patienten mit einer Dünndarmbeteiligung, einem perianalen Befall oder einem jungen Alter bei Erstdiagnose zeigen häufig einen schweren Verlauf und sollten an eine frühzeitige Intensivierung der Therapie denken lassen.

12.45 Welche extraintestinalen Manifestationen kommen bei Morbus Crohn vor?

20–40 % der Crohn-Patienten leiden unter extraintestinalen Manifestationen. Am häufigsten sind Gelenkbeschwerden. Diese können unspezifisch und als alleinige Gelenkschmerzen (Arthralgien) sowohl große als auch kleine Gelenke betreffen. Abzugrenzen sind diese Arthralgien von Arthritiden, die zudem durch eine Rötung, Schwellung und Überwärmung als Ausdruck entzündlicher Aktivität in dem betroffenen Gelenk gekennzeichnet sind. Beide Gelenkmanifestationen können einen akuten Erkrankungsschub begleiten (Typ I) oder unabhängig von diesem auftreten (Typ II). Andere extraintestinale Manifestationen betreffen v.a. die Haut, z.B. das Erythema nodosum oder das Pyoderma gangränosum. Entzündungen der Augen in Form einer Uveitits oder Episkleritis sind möglich. Ca. 9 % der Patienten mit einer Crohn-Kolitis entwickeln zusätzlich eine primär sklerosierende Cholangitis, wobei diese häufiger bei einer Colitis ulcerosa auftritt. Deutlich seltener treten Entzündungen von Pankreas, Lunge oder Niere auf. Einige Autoren zählen die Anämie, Osteoporose / Osteopenie und eine Nephrolithiasis ebenfalls zu den extraintestinalen Manifestationen.

12.46 Welche Diagnostik sollte bei V.a. und bei Erstdiagnose eines Morbus Crohn erfolgen?

Die Diagnose eines MC basiert auf der Kombination aus klinischem Erscheinungsbild sowie endoskopischen, histologischen, radiologischen und laborchemischen Befunden. Wichtig für die Diagnosestellung sind daher an erster Stelle die **Anamnese** unter Berücksichtigung von Art, Dauer und Schwere der Symptome sowie das Erfragen von Risikofaktoren für einen MC (Rauchen, positive Familienanamnese, Z.n. Appendektomie, Gastroenteritis im Vorjahr).

Die initiale **Labordiagnostik** sollte neben Entzündungsparametern und Blutbild aufgrund des häufigen Auftretens einer Anämie auch Leber- und Cholestase- sowie Nierenwerte umfassen. Das CRP korreliert bei zahlreichen Patienten mit der Erkrankungsaktivität. Zudem kann auch eine Leuko- und / oder Thrombozytose auf eine chronische Entzündung hinweisen. An dieser Stelle kann es sinnvoll sein, zusätzlich auf das Vorliegen einer Zöliakie zu screenen. Bei nachgewiesenem MC und / oder Erstdiagnose ist der Ausschluss von Mangelzuständen mit Bestimmung von Ferritin, Vitamin B_{12}, Folsäure und Vitamin D zu erwägen. Zusätzlich können fäkale Entzündungsmarker (z.B. Calprotectin) zur Differenzierung zwischen funktionellen oder somatischen Beschwerden herangezogen und als Verlaufsparameter verwendet werden.

Zudem wird bei Erstdiagnose und auch bei V.a. einen neuerlichen Schub, der eine Therapie erfordert, der **Ausschluss einer infektiösen Gastroenteritis** mittels Stuhluntersuchungen auf pathogene Stuhlbakterien (Salmonellen, Shigellen, Yersinien, Campylobacter und ggf. pathogene *E. coli* bei Reiseanamnese und / oder blutiger Diarrhoe) und *Clostridioides difficile* empfohlen, die gehäuft bei einer CED auftreten.

12

Als Basisdiagnostik sollte sich primär die **transabdominelle Sonografie** anschließen. Diese ist sehr gut geeignet, um entzündete Dünn- und Dickdarmsegmente darzustellen sowie Komplikationen wie Stenosen, Fisteln oder Abszesse zu detektieren.

Als spezifisches Diagnostikum ist die **Ileokoloskopie** der sinnvolle nächste Schritt. Typisch für den MC sind eine diskontinuierliche Entzündung sowie das Nebeneinander von entzündlichen Veränderungen (Aphten, Ulzera) und normaler Schleimhaut. Bei ausgeprägter Entzündungsaktivität entstehen longitudinale, schneckenspurartige Ulzera und ein Pflastersteinrelief. Hierbei sollten aus allen Darmabschnitten Biopsien zur histologischen Beurteilung entnommen werden. Darüber hinaus wird eine Ösophagogastroduodenoskopie zur Lokalisation und Ausdehnungsbeurteilung empfohlen, wenn Symptome vorhanden sind, die auf einen Befall des oberen GI-Trakt hinweisen. Aufgrund des z.T. isolierten Dünndarmbefalls und der therapeutischen Relevanz eines proximalen Dünndarmbefalls sollte neben der Sonografie bei Erstdiagnose eine **MRT des Dünndarms** erfolgen (MR-Sellink oder Hydro-MRT).

12.47 Was ist das fäkale Calprotektin? Welchen Wert hat diese Untersuchung?

Das fäkale Calprotektin ist ein im Stuhl nachweisbarer Entzündungsmarker. Es handelt sich um einen Bestandteil der neutrophilen Granulozyten, der als Zeichen der Einwanderung von Granulozyten in das Darmlumen und damit von intraluminalen Entzündungsvorgängen gilt.

Insbesondere bei chronisch entzündlichen Darmerkrankungen mit Dickdarmbeteiligung kann das Calprotectin als Surrogatparameter für die Bestimmung der entzündlichen Aktivität dienen. Zudem spielt es eine Rolle in der Abgrenzung zu anderen, nicht-entzündlichen Durchfallerkrankungen (z.B. Reizdarmsyndrom, Pankreasinsuffizienz, Nahrungsmittelunverträglichkeiten).

12.48 Welche Diagnostik ist im Notfall bei akuten Beschwerden erforderlich?

Notfallmäßige Vorstellungen von Crohn-Patienten sind in den meisten Fällen Ausdruck einer zunehmenden, akuten und z. T. auch schweren Erkrankungsaktivität. Neben dem Nachweis der Crohn-Aktivität müssen im Notfall auch Komplikationen des MC ausgeschlossen bzw. bei Nachweis behandelt werden. Initial ist neben einer **Labordiagnostik** einschließlich CRP und Blutbild auch immer die Untersuchung von Stuhlproben zum Ausschluss einer Infektion und zur Bestimmung des Calprotectin zu erwägen.

Als sinnvolle erste Bildgebung sollte stets eine **transabdominelle Sonografie** erfolgen. Neben der Beurteilung der Entzündungsaktivität kann mittels dieser auch ausreichend sensitiv nach Abszessen, Fisteln oder Stenosen untersucht werden. Selbst ein (Sub-)Ileus lässt sich sonografisch rasch und ohne Strahlenbelastung bettseitig detektieren bzw. ausschließen. Bei Fieber, deutlich erhöhten Entzündungswerten und sonografisch nicht sicher zu stellender Diagnose ist das MRT-Sellink Diagnostikum der Wahl zur Detektion von Abszessen und Fisteln. Eine CT sollte aufgrund der Strahlenbelastung und des insgesamt jungen Patientenguts nur im Ausnahmefall bei fehlender Verfügbarkeit anderer Methoden und schwerkranken Patienten (akutes Abdomen) erfolgen. Eine Endoskopie ist nur bei relevanten Blutungszeichen (Hämatochezie, Meläna) sinnvoll und zeitnah notwendig.

12.49 Welche Verlaufsuntersuchungen sind sinnvoll und notwendig?

Neben dem klinischen Bild ist zur Verlaufsbeurteilung ein Monitoring von CRP und fäkalen Entzündungsmarkern (z.B. Calprotectin) sinnvoll. Darüber hinaus ist die transabdominelle Sonografie das bildgebende Verfahren der Wahl.

Eine Endoskopie in Remission sollte entweder zur Beurteilung der Mukosa vor einer Therapiedeeskalation oder zur Überwachung hinsichtlich intraepithelialer Neoplasien bei langjähriger Crohn-Kolitis in Analogie zu den Empfehlungen bei Vorliegen einer Colitis ulcerosa erfolgen.

Unter einer immunsuppressiven Therapie sind zudem regelmäßige Kontrollen von Blutbild, Leber- und Nierenwerten anzuraten. Insbesondere nach Darmresektion scheint eine Kontrolle von Vitamin B_{12} und Vitamin D mindestens einmal pro Jahr sinnvoll. Bei erwachsenen Crohn-Patienten, die länger mit Steroiden behandelt wurden oder einen chronisch-aktiven Verlauf zeigen, sollte eine Knochendichtebestimmung mittels DEXA-Messung an der LWS und am proximalen Femur erfolgen und in Abhängigkeit vom Befund und dem weiteren Krankheitsverlauf wiederholt werden. Offenbar ist nicht nur der bekannte negative Effekt einer Steroidbehandlung ursächlich für das gehäufte Auftreten einer Osteoporose in dieser Patientengruppe, sondern auch ein Dünndarmbefall, Z.n. Resektion des terminalen Ileums und eine chronische Entzündung in Folge eines Vitamin-D-Mangels.

12.50 Wie erfolgt die Therapie des M. Crohn im akuten Schub?

Eine kausale Therapie des MC ist weder medikamentös noch chirurgisch möglich. Bei der Wahl einer **medikamentösen Therapie** sind stets Erkrankungsaktivität, Befallsmuster und das Ansprechen auf etwaige Vortherapien zu beachten.

Eine leichte bis mäßige Entzündungsaktivität im terminalen Ileum und/oder rechten Hemikolon sollte primär mit Budesonid (9 mg/d) im Sinne einer Basistherapie behandelt werden, einem aufgrund des ausgeprägten First-Pass-Effekts topisch wirksamen Steroid. Bei leichter Entzündungsaktivität im Kolon können auch 5-ASA-Präparate (Mesalazin 3–4,5 g/d) eingesetzt werden, obgleich diese sonst in der Crohn-Therapie eine untergeordnete Rolle spielen.

Bei unzureichendem Ansprechen auf die Basistherapie oder hoher Entzündungsaktivität werden systemische Steroide (1 mg/kg KG/d) eingesetzt. Bei schwerkranken Patienten kann ggf. initial auch eine intravenöse Gabe von Steroiden sinnvoll sein. Problematisch ist das Nicht-Ansprechen auf Steroide. Im Sinne eines akzelerierten Stufenkonzeptes (Step-Up-Konzept; ▶ Abb. 12.1) sollte hier die Einleitung einer immunsuppressiven Therapie erfolgen. Hierfür hat sich in den letzten Jahren die Behandlung mit TNFα-Antikörpern etabliert. Hierfür stehen für den MC Infliximab und Adalimumab (in der Schweiz zusätzlich Certolizumab) zur Verfügung (▶ Tab. 12.3).

Tab. 12.3 Biologika in der Therapie des Morbus Crohn (Stand 03/2019)

Infliximab	Chimärer Anti-TNF-Antikörper	5 mg/kg KG i.v. an Woche 0, 2, 6 und alle 8 Wochen	Erstes Anti-TNF-Medikament, längste Erfahrung, breiteste Zulassung
Adalimumab	Humaner Anti-TNF-Antikörper	Initial 80 mg (160 mg), Erhaltung 40 mg alle 2 Wochen s.c.	Erster humaner Antikörper, s.c.-Gabe!
Certolizumab	Humaner Anti-TNF-Antikörper	400 mg s.c. an Woche 0, 2 und 4, dann alle 4 Wo.	Zulassung nur in CH/USA
Vedolizumab	Anti-Integrin-Antikörper	300 mg i.v. an Woche 0, 2, 6 und alle 8 Wochen	Infusion über 30 min, darmselektiv
Ustekinumab	Anti-Interleukin-12/23-Antikörper	Initial 6 mg/kg KG i.v., dann alle 8–12 Wochen 90 mg s.c.	

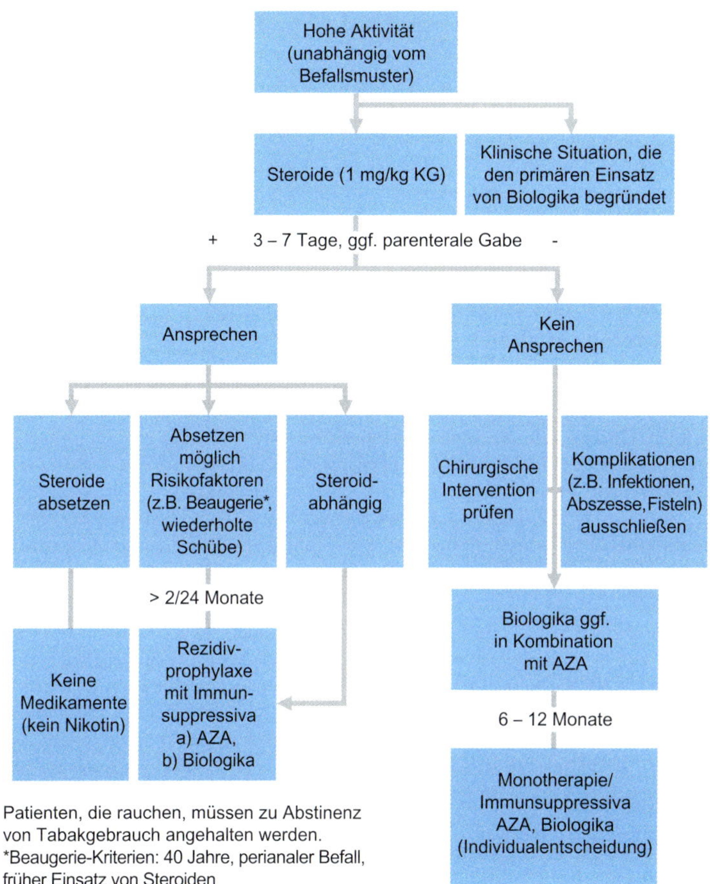

Abb. 12.1 Stufenkonzept zur Behandlung des Morbus Crohn. [L138]

Darüber hinaus wurde 2015 mit Vedolizumab ein Antikörper in der Therapie des Morbus Crohn zugelassen, der über die Hemmung des α4β7-Integrins die Migration von Leukozyten in die entzündete Darmschleimhaut selektiv inhibiert. Seit November 2016 wird zudem Ustekinumab, ein humaner Antikörper gegen die p40-Einheit der Interleukine 12 und 23, eingesetzt.

12.51 Welche Untersuchungen sollten vor Beginn einer immunsuppressiven oder Biologika-Therapie durchgeführt werden?

Vor Einleitung einer Therapie mit Immunsuppressiva wird stets der Ausschluss chronischer Infektionen, insbesondere einer Tuberkulose, mittels Interferon-Gamma-Release-Assays (Quantiferon-Test, Elispot) gefordert. Zusätzlich sollte insbesondere bei positivem Testergebnis ein Röntgen-Thorax erfolgen.

Darüberhinaus empfiehlt sich ein Screening auf eine HIV-Infektion mittels HIV-AK sowie auf chronische Hepatitis B und C mit Bestimmung von HbsAg, Hbc-IgM / IgG und HCV-AK.

Im akuten Schub bzw. bei einem refraktären Verlauf unter Immunsuppression ist stets die Frage einer CMV-Kolitis zu diskutieren. Hierfür eignen sich die CMV-PCR aus dem Blut sowie die Entnahme von Biopsien aus ulzerierter Schleimhaut zur immunhistochemischen Beurteilung bzgl. Eulenaugenzellen. Manche Autoren empfehlen zusätzlich die Bestimmung von Antiköpern gegen die Herpesviren EBV, CMV und VZV. Ggf. können hier über den Titerverlauf Rückschlüsse auf eine Reaktivierung getroffen werden.

12.52 Wie ist das Vorgehen bei positivem IGRA (Quantiferon / Elispot)?

Hier sollte einerseits nach klinischen Hinweisen auf eine Tuberkulose (Husten, Gewichtsabnahme, blutiges Sputum) gefahndet werden, darüber hinaus ist ein Röntgen-Thorax zum Nachweis postspezifischer Veränderungen oder einer Kaverne anzuraten. Findet sich kein Hinweis auf eine aktive Tuberkulose, muss zumindest von einer latenten Tuberkulose ausgegangen werden. Empfohlen wird mindestens 4 Wochen vor Beginn einer immunsuppressiven Therapie die Behandlung der latenten Tuberkulose mit Isoniazid über insgesamt 9 Monate (internationale Guidelines 6–9 Monate), immer auch in Kombination mit Vitamin B6.

Mit Einführung von Vedolizumab und Ustekinumab stehen zudem zwei Substanzen zur Verfügung, die eine selektivere Immunsuppression ermöglichen als die Anti-TNFα-Antikörper und somit bei Vorliegen von Begleiterkrankungen wie einer Tuberkulose wahrscheinlich sicherer sind. Erwähnt werden muss zudem, dass bei Vorliegen einer Tuberkulose, insbesondere unter einer immunsuppressiven Therapie, die IGRA in bis zu 20 % der Fälle falsch negativ ausfallen können.

12.53 Was ist eine Steroidabhängigkeit?

Ein Patient mit MC gilt als steroidabhängig, wenn es nicht gelingt, die Steroide innerhalb von 3 Monaten ohne Aktivitätszunahme der Grunderkrankung unter 10 mg/d zu senken, oder wenn innerhalb von 3 Monaten nach Absetzen der Steroide ein Rezidiv auftritt. Die Steroidabhängigkeit kann durch den Einsatz von Immunsuppressiva – meist Azathioprin – und / oder Biologika durchbrochen werden. Eine chirurgische Behandlungsoption sollte stets als Alternative bedacht werden.

12.54 Was ist ein steroidrefraktärer Verlauf?

Etwa 15–30 % der Patienten sprechen auf eine Behandlung mit Kortikosteroiden nicht an und gelten als steroidresistent. Der Zeitrahmen ist variabel und wird durch die Krankheitsaktivität mitbestimmt. So muss bei einem schwerkranken Patienten mit hochaktivem MC bereits nach 7 Tagen von einer Steroidrefraktärität gesprochen werden. Bei chronischer Aktivität werden auch Zeiträume von bis zu 4 Wochen definiert. Die biochemischen Ursachen der Steroidresistenz sind vielfältig und teilweise genetisch determiniert.

Colitis ulcerosa

12.55 Was ist eine Colitis ulcerosa?

Die Colitis ulcerosa (engl. ulcerative colitis) ist eine chronische, d. h. langdauernde, meist lebensbegleitende und meist in Schüben verlaufende Erkrankung des Dickdarms. Die Entzündung der Darmschleimhaut breitet sich im Rektum beginnend kontinuierlich unterschiedlich weit in das Kolon aus. In Deutschland wird die Zahl der Colitis ulcerosa-Patienten auf 180.000–200.000 geschätzt (einschließlich der Patienten mit „Proktitis").

12.56 Welche Symptome sollten an eine C. ulcerosa denken lassen?

Klinisch stehen bei der Colitis ulcerosa (CU) viele dünne und mit zunehmender Schwere der Entzündung auch blutige Stühle im Vordergrund. Im schweren Schub berichten Patienten über den Abgang von Blut und/oder Schleim ohne Stuhl. Begleitend kommt es zu starkem Stuhldrang und krampfartigen Unterbauchschmerzen (Tenesmen) vor und mit der Entleerung. Bei schweren Schüben kann ebenfalls Fieber auftreten. Ähnlich wie beim Morbus Crohn gibt es eine Reihe von extraintestinalen Manifestationen, die auf eine CED hinweisen können und in vielen Fällen den akuten Schub begleiten. Neben der chronischen Entzündung ist durch den chronischen Blutverlust die Anämie eine häufige Begleiterkrankung. Obgleich das Erkrankungsalter in der 2.–3. Lebensdekade gipfelt, kann die Erkrankung in jedem Lebensalter auftreten.

12.57 Welche Befallsmuster und Verlaufsformen gibt es?

Die CU breitet sich stets vom Rektum nach proximal aus. Der alleinige Rektumbefall wird als Proktitis ulcerosa bezeichnet und lässt sich häufig mit einer rein lokalen Therapie gut behandeln. Vom Rektum ausgehend schreitet die Erkrankung nach proximal fort, wobei zu etwa gleichen Teilen Patienten an einer Rektosigmoiditis, einer linksseitigen Kolitis oder an einer subtotalen oder Pankolitis leiden. Als Besonderheit der Pankolitis ist ein „Zurückschlagen" der Entzündung ins Ileum als „Backwash"-Ileitis möglich, was die Unterscheidung zum Morbus Crohn (MC) erschweren kann. Abgesehen von dieser Besonderheit ist die Erkrankung auf den Dickdarm begrenzt und betrifft nur die Mukosa im Gegensatz zur transmuralen Entzündung beim MC. Wie beim MC reicht das Spektrum der Verlaufsformen von leichten Schüben, die gut therapierbar sind, bis hin zu therapierefraktären, chronisch-aktiven Erkrankungen, die eine vollständige Resektion des Kolons notwendig machen.

12.58 Welche Diagnostik sollte bei V. a. und bei Erstdiagnose einer CU erfolgen?

Anamnese, körperliche Untersuchung und Sonografie geben erste Hinweise. Da die CU stets das Kolon befällt, ist die Ileokoloskopie inklusive Entnahme von Stufenbiopsien das Diagnostikum der Wahl. Koloskopisch zeigt sich eine kontinuierliche Ausbreitung der Entzündung vom Analkanal nach proximal mit Verlust der Gefäßzeichnung, Rötung der Schleimhaut, verminderter Haustrierung und mit zunehmender Schwere petechialen Einblutungen und oberflächlichen Ulzerationen. Durch Biopsien aus der Schleimhaut kann die Diagnose unterstützt werden.

Laborchemisch zeigt sich häufig eine Erhöhung des CRP sowie der Leukozyten. Aufgrund der chronischen Entzündung und der rektalen Blutabgänge kann eine Anämie vorliegen. Zusätzlich ist die Bestimmung fäkaler Entzündungsmarker (Calprotectin, Laktoferrin) bei CRP-negativen Patienten in der Verlaufsbeurteilung hilfreich. Eine intestinale Infektion sollte durch Untersuchung von Stuhlproben ausgeschlossen werden.

12.59 Welche Differentialdiagnosen müssen bei einer Colitis ulcerosa bedacht werden?

Wichtigste Differenzialdiagnose ist der Morbus Crohn, aber auch infektiöse Enteritiden (z. B. Amöbiasis) können ein ähnliches Bild verursachen.

Differenzialdiagnosen der Colitis ulcerosa:
- Morbus Crohn
- Infektiöse Kolitis (Campylobacter, Shigellen, Amöben, Salmonellen, Yersinien, *E. coli,* CMV, HIV)
- Ischämische Kolitis
- Strahlenkolitis
- Diversionskolitis
- Mikroskopische Kolitis (lymphozytäre oder kollagene Kolitis)
- Medikamenten-toxische Kolitis
- Divertikulitis, Appendizitis
- Kolonkarzinom, -adenome, Karzinoid, Lymphome
- Reizdarmsyndrom

12.60 Welche Rolle spielt die PSC bei CU-Patienten?

Extraintestinale Manifestationen sind insgesamt bei der CU häufiger als beim Morbus Crohn. Wichtigste extraintestinale Manifestation ist die primär sklerosierende Cholangitis, eine ätiologisch unklare Erkrankung der intra- und extrahepatischen Gallenwege, die zu Sklerosierungen und perlschnurartigen Gangirregularitäten führt. Mit Fortschreiten dieser Veränderungen kommt es zu Cholangitiden. Wenn diese konservativ nicht mehr beherrscht werden können, besteht die Indikation zur Lebertransplantation. Relevant ist die PSC für die Colitis ulcerosa, da bei Patienten mit beiden Erkrankungen das Kolonkarzinomrisiko deutlich erhöht ist, weshalb hier alle 1–2 Jahre eine Koloskopie, idealerweise als Chromoendoskopie erfolgen sollte. Hinweisend auf die PSC sind Leberwerterhöhungen, insbesondere der alkalischen Phosphatase, und ein positiver Nachweis von pANCA-Autoantikörpern. Diagnostiziert wird die PSC am sichersten in der Leberbiopsie, da in frühen Stadien der Erkrankung nur die kleinen Gallenwege betroffen sind (Small-duct Disease). Mit Befall der größeren Gallenwege sind die typischen Veränderungen auch in MRCP und ERCP sichtbar.

MERKE

Die PSC ist stark mit den chronisch-entzündlichen Darmerkrankungen assoziiert. Etwa 75 % der PSC-Patienten haben eine Colitis ulcerosa, ca. 10 % einen Morbus Crohn.

12.61 Was ist eine Chromoendoskopie?

Die Chromoendoskopie ist eine Variante der Weißlicht-Endoskopie, bei der verdächtige Gewebeareale angefärbt werden. Hierzu werden während der Koloskopie durch den Arbeitskanal des Endoskops Farbstoffe, z. B. Indigokarmin oder Methylenblau, direkt auf die Schleimhaut gesprüht. Dadurch lassen sich insbesondere flache und eingesunkene Veränderungen (intraepitheliale Neoplasien) besser detektieren.

Eine Variante der Chromoendoskopie ist die virtuelle Chromoendoskopie. Beim Narrow-Band-Imaging (NBI) werden im Gegensatz zum gesamten Spektrum des Weißlichtes zwei spezifische Wellenlängen, die stark vom Hämoglobin absorbiert werden, eingesetzt. Die kürzere Wellenlänge im NBI ist das 415-nm-Licht, das nur die oberflächlichen Schichten der Schleimhaut durchdringt. Es wird durch Kapillargefäße in der Schleimhaut-Oberfläche absorbiert und erscheint auf dem Videobild bräunlich. Diese Wellenlänge eignet sich besonders zur Auffindung von Tumoren, die oft stark vaskularisiert sind. Die zweite NBI-Wellenlänge ist das 540-nm-Licht, das tiefer eindringen kann. Es wird von den Blutgefäßen in tieferen Schleimhautschichten absorbiert und erscheint auf der NBI-Darstellung bläulich. Diese Wellenlänge ermöglicht ein besseres Verständnis der Vaskularisierung verdächtiger Läsionen. In einem anderen Verfahren des sogenannten Flexible Spectral Imaging Color Enhancement (FICE) werden rechnerisch die Wellenlängenbereiche des Lichts begrenzt. So kann aus zahlreichen Wellenlängenkombinationen zur differenzierten Darstellung der Mukosa ausgewählt werden.

Vorteile der Chromoendoskopie und wahrscheinlich auch der virtuellen Chromoendoskopie liegen in der einfachen Detektion kleiner dysplastischer Veränderungen im Kolon, die dann gezielt biopsiert bzw. abgetragen werden können. Hieraus resultiert eine verbesserte Karzinomprophylaxe.

12.62 Welche weiteren extraintestinalen Manifestationen treten bei der CU auf?

Neben der PSC kommen auch die Autoimmunhepatitis, die Autoimmuncholangitis und Overlap-Syndrome bei CU-Patienten vor. Wie beim MC sind häufig Arthralgien, Arthritiden oder eine Sakroiliitis zu beobachten. Auch die Spondylosis ankylosans (Morbus Bechterew) tritt bei diesen Patienten häufiger auf. Darüberhinaus kommt es v. a. im Schub zu Hautveränderungen wie dem Erythema nodosum oder dem Pyoderma gangranosum. Am Auge werden Uveitis, Iritis und Episkleritis beobachtet. Eine weitere seltene extraintestinale Manifestation ist die Autoimmunpankreatitis, wobei hier vermehrt der sogenannte Typ 2 vorkommt, der häufig nicht mit der sonst charakteristischen IgG4-Erhöhung einhergeht. Ebenfalls selten kann es zu Serositiden wie Pleuritis oder Perikarditis im schweren Schub kommen, die mit Ansprechen der Grunderkrankung auf die Therapie abklingen. Manche Autoren zählen die Eisenmangelanämie als extraintestinale Manifestation, genauso wie die Osteoporose, die zum Großteil Nebenwirkung der medikamentösen Therapie ist, oder die Thrombophilie, die wie die Anämie durch die chronische Entzündungssituation entsteht.

12.63 Welche Diagnostik ist im Notfall bei akuten Beschwerden erforderlich?

Die schwer verlaufende Colitis ulcerosa stellt einen medizinischen Notfall dar. Als Komplikation der Erkrankung kann es zur gedeckten oder freien Perforation kommen oder zu einer massiven Hämatochezie mit fortgesetztem

Transfusionsbedarf. Sowohl Perforation als auch die schwere Blutung (Transfusionsbedarf > 4 EK/24 h) stellen eine Indikation zur dringlichen Operation dar. Zum Ausschluss von Perforation und Megakolon ist ein Röntgen-Abdomen (idealerweise im Stehen) notwendig. Alternativ kann ein CT-Abdomen durchgeführt werden.
Zusätzlich gilt die Definition von Truelove und Witts für schwere aktive CU mit mehr als 6 blutigen Stühlen/d, Fieber, Tachykardie, Anämie und BSG >30 mm/h als Notfall. Patienten, die die Kriterien für eine schwere, aktive CU erfüllen, sollten stationär behandelt werden. Neben der initialen Labordiagnostik (CRP, Blutbild, Gerinnung) sollten gastrointestinale Infektionen als mögliche Ursache für eine Verschlechterung der CU bedacht und ausgeschlossen werden, wobei mit der Behandlung nicht bis zum Erhalt negativer Stuhlkulturen gewartet werden kann. Eine Endoskopie ist in dieser Situation nicht zwingend notwendig und sollte nur bei unklarer Diagnose als Rektosigmoidoskopie erfolgen, da eine vollständige Koloskopie im schweren Schub mit einem deutlich erhöhten Perforationsrisiko einhergeht.

12.64 Wie erfolgt die Therapie der CU?

Stärker noch als beim MC sollten bei der Therapie der CU die Krankheitsaktivität, das Befallsmuster, ggf. die Vormedikation und Wirksamkeit von vorangegangen Therapieversuchen berücksichtigt werden. Die Basis stellen insbesondere bei leichtem bis mittelschwerem Verlauf die 5-Aminosalicylate dar, die je nach Verteilung als Suppositorien, Schäume, Klysmen und/oder oral (3–4,8 g/d) verabreicht werden. Bei fehlendem Ansprechen erfolgt die Therapie mit Prednisolon oral oder intravenös (1 mg/kg KG; ▶ Abb. 12.2).

Patienten, die bei der Reduktion des Prednisolons erneute Symptome der Kolitis entwickeln, gelten als steroidabhängig. Analog zum Morbus Crohn erfolgt dann

12

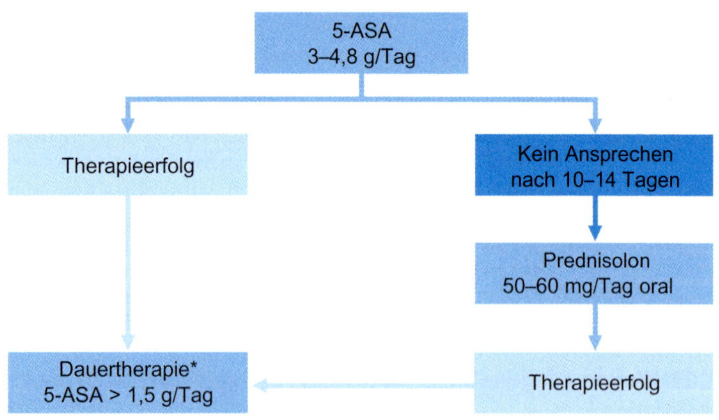

Abb. 12.2 Therapie der Colitis ulcerosa. [L138]

die Behandlung mit Azathioprin (2–2,5 mg/kgKG/d). Bei Unverträglichkeit des Azathioprins oder bei fehlendem Ansprechen auf Prednisolon (steroidrefraktär) stehen in der Behandlung der Colitis ulcerosa drei Anti-TNFα-Antikörper (Infliximab, Adalimumab, Golimumab) zur Verfügung. Das für den Morbus Crohn nicht zugelassene Golimumab ist ein vollständig humaner Antikörper, der in gewichtsabhängiger Dosierung subkutan appliziert wird. Vor dem Siegeszug der Anti-TNFα-Antikörper wurden bei schweren oder refraktären Verlaufsformen die Calcineurininhibitoren Ciclosporin und Tacrolimus eingesetzt. Aufgrund des Nebenwirkungsprofils werden diese jedoch seltener in der dauerhaften Remissionserhaltung eingesetzt. Wie beim Morbus Crohn steht auch in der Therapie der Colitis ulcerosa mit Vedolizumab ein darmselektiver Integrin-Antikörper zur Induktion und Remissionserhaltung zur Verfügung. Vor Einleitung einer immunsuppressiven Therapie gelten die gleichen Voraussetzungen wie beim Morbus Crohn.

Seit Juli 2018 ist mit dem Tofacitinib ein oral einzunehmender Januskinase(JAK)-Inhibitor in der Behandlung der mittelschweren bis schweren CU zugelassen, welche auf eine konventionelle oder Biologika-Therapie nicht angesprochen haben. Die Substanz blockiert intrazellulär die Januskinasen JAK1 und JAK3 und unterbricht dadurch eine Signalkaskade und die Freisetzung mehrerer proinflammatorischer Zytokine. Insbesondere unter der hohen Induktionsdosis von 10 mg 2x/d wurden vermehrt Herpes-Zoster-Reaktivierungen beobachtet, weshalb eine prätherapeutische Impfung mit dem seit März 2018 verfügbaren Totimpfstoff (Shingrix) erwogen werden sollte.

12.65 Welche Besonderheiten bestehen in der Therapie der akuten, schweren CU?

Bei akuten, schweren Verläufen sollte die Behandlung stationär erfolgen. Neben der initialen Diagnostik (Labor, Röntgenabdomen) empfiehlt es sich, Bauchumfang und Stuhlfrequenz zu monitoren. Bei Zunahme des Bauchumfangs und rascher Regredienz der Stuhlfrequenz kann ein toxisches Megakolon vorliegen. Schwere Verläufe profitieren subjektiv häufig von einer Ruhigstellung des Darms mit vollständiger Nahrungskarenz und passagerer, parenteraler Ernährung über einen ZVK. Therapeutisch erfolgt in dieser Situation häufig die intravenöse Prednisolontherapie. Bei fehlendem Ansprechen (i. d. R. 72 h) sollte rasch auf eine Therapie mit Infliximab oder Calcineurininhibitoren eskaliert werden. Zudem muss das Gespräch mit dem Chirurgen gesucht werden, um im Falle eines Nicht-Ansprechens notfallmäßig operieren zu können. In dieser Situation wird die Proktokolektomie meist als dreizeitiges Verfahren erfolgen.

12.66 Wie erfolgen Diagnostik und Therapie einer CMV-Infektion?

Eine CMV-Kolitis tritt vor allem unter Immunsuppression auf und kann klinisch bei fehlendem Ansprechen auf eine immunsuppressive Therapie vorliegen. Klinisch und endoskopisch ist die CMV-Kolitis insbesondere bei Vorliegen einer CED von dieser nicht zu unterscheiden. Die Diagnose wird gestellt, wenn eines der Kriterien vorliegt:

- Positive CMV-PCR aus dem Blut mit signifikanter Viruslast (>10^4)
- Positive Immunhistochemie aus Darmwandbiopsien
- Nachweis von Eulenaugenzellen aus Darmwandbiopsien

Die CMV-PCR aus Kolonbiopsien ist umstritten, da auch ohne CMV-Kolitis ein Nachweis aufgrund der Persistenz des Virus im Körper zu erwarten ist. Therapeutisch wird in erster Linie Gancylclovir (5 mg/kg KG i. v. alle 12 h) oder Foscarnet (90 mg/kg KG i. v. alle 12 h oder 60 mg/kg KG alle 8 h) eingesetzt. Vor erneuter Immunsuppression sollte über 4–8 Wochen nach stattgefundener CMV-Infektion eine Prophylaxe mit Valgancyclovir (oral) erfolgen.

12.67 Wie muss bei Nachweis einer Kolonstenose vorgegangen werden?

Bei bekannter Colitis ulcerosa stellt die Kolonstenose stets einen malignomsuspekten Befund dar, der einer weiteren Abklärung bedarf. Bei der initialen Diagnose sollten daher multiple Biopsien aus der Stenose entnommen werden. Bei weiter unklarer Dignität sollte die Indikation zur operativen Resektion großzügig gestellt werden. Ist die Stenose nicht passierbar, muss insbesondere präoperativ eine CT- oder MR-Koloskopie zur Beurteilung des dahintergelegenen Darmabschnitts insbesondere vor dem Hintergrund und Risiko eines Zweitkarzinoms erfolgen.

12.68 Welche Verlaufsuntersuchungen sind bei der CU notwendig?

Unter einer immunsuppressiven Therapie empfiehlt sich eine regelmäßige Kontrolle einschließlich Anamnese bezüglich Infekten, Nebenwirkungen und körperlicher Untersuchung. Eine Kontrolle von Leber- und Nierenwerten sowie Blutbild ist sinnvoll. Wichtig sind zudem regelmäßige Vorsorgeuntersuchungen (Hautarzt und Gynäkologie jährlich).

Als Besonderheit ist bei CU-Patienten das kolorektale Karzinomrisiko erhöht und abhängig vom Ausmaß (Pankolitis > Linksseitenkolitis > Proktitis) der Erkrankung. Vor diesem Hintergrund werden Überwachungskoloskopien abhängig vom individuellen Risiko bei ausgedehnter Kolitis ab dem 8. Erkrankungsjahr und bei Linkseitenkolitis ab dem 15. Jahr alle 1–4 Jahre empfohlen. Bei Vorliegen einer PSC sollten diese bereits ab Diagnosestellung jährlich erfolgen. Eine Koloskopie ist nur in der Remissionsphase sinnvoll, da eine histologische Einordnung und Detektion von intraepithelialen Neoplasien als Karzinomvorstufen sonst nicht möglich ist. Bei ausreichend gereinigtem Darm sollte eine Chromoendoskopie und Biopsie aller suspekten Läsionen erfolgen. Alternativ können Quadrantenbiopsien alle 10 cm sowie Biopsien aus suspekten Läsionen erfolgen. Bei Nachweis hochgradiger intraepithelialer Neoplasien und Bestätigung durch einen zweiten Pathologen besteht die Indikation zur Proktokolektomie.

12.69 Was bedeutet der histologische Nachweis einer Dysplasie bei Colitis ulcerosa?

Chronisch-entzündliche Darmerkrankungen und insbesondere Colitis ulcerosa sind ein Risikofaktor für die Entwicklung eines kolorektalen Karzinoms. Daher sind je nach Darmerkrankungen regelmäßige und häufige endoskopische Kontrollen empfohlen. In diesem Rahmen gelten intraepitheliale Neoplasien beziehungsweise Dysplasien als präkanzeröse Läsionen.

Wenn diese als flache oder diffuse Läsionen im Rahmen der chronisch-entzündlichen Darmerkrankung auftreten („dysplasia associated lesion" = DALM), besteht die therapeutische Konsequenz aufgrund des hohen Risikos von metachronen Kolonkarzinomen in der Empfehlung zur Proktokolektomie.

Problematisch ist die Abgrenzung zu sporadischen Adenomen („adenomatous lesion" = ALM), die bei Patienten mit chronisch-entzündlichen Darmerkrankungen ebenfalls auftreten können und bei denen eine komplette endoskopische Abtragung als ausreichend erachtet wird.

12.70 Was ist ein ileoanaler Pouch?

Ein ileoanaler Pouch bezeichnet eine chirurgische Technik, mittels der nach einer Proktokolektomie zwischen Ileum und Rektum aus dem letzten Dünndarmanteil ein Stuhlreservoir („pouch") geschaffen wird, um so die Darmentleerung zu verzögern und die Kontinenz der Patienten zu erhalten. Häufig ist auf diese Weise eine Reduktion der Stuhlfrequenz auf etwa 4–6 pro Tag sowie 1-2 in der Nacht möglich.

12.71 Was ist eine Pouchitis?

Eine Pouchitis bezeichnet die Entzündung eines (ileoanalen) Pouches. Diese führt zu erhöhten Stuhlfrequenzen, Unterbauchschmerzen und Unwohlsein. Gegebenenfalls können Fieber und peranale Blutabgänge auftreten. Endoskopisch zeigt sich die Schleimhaut entzündlich verändert.

Der Ausmaß der Entzündung wird anhand des Pouchitis Disease Activity Index (PDAI) bestimmt, in den klinische, endoskopische und histologische Parameter einfließen. Unter 4 Wochen spricht man von einer akuten, bei über 4 Wochen Dauer von einer chronischen Pouchitis.

30–50 % der Patienten entwickeln in den ersten 10 Jahren nach Pouchanlage zumindest eine Episode einer Pouchitis. Diese ist allerdings oft selbstlimitierend.

Ursächlich kommen bei der Pouchitis neben einem Rezidiv der Grunderkrankung eine gestörte Immunantwort sowie infektiologische Ursachen (bakterielle Übersiedlung, *Clostridioides difficile*, CMV) infrage.

12.72 Wie wird eine Pouchitis behandelt?

Die primäre Therapie einer Pouchitis besteht in der Gabe von Antibiotika. Standart ist hier eine Kombination von Ciprofloxacin (2 x 250 mg p. o.) und/oder Metronidazol (3 x 400 mg p. o.). Unter dieser Therapie sollte es innerhalb von 2–4 Tagen zu einer klinischen Besserung kommen, die Therapiedauer beträgt 2 Wochen. Bei rezidivierenden Beschwerden kann die antibiotische Behandlung wiederholt werden.

Alternative therapeutische Ansätze bestehen in der Anwendung von Probiotika (VSL#3, *E. coli Nissle*) oder von topischen Steroiden (Budesonid-Schaum oder -Klysmen).

Die Gabe von 5-ASA oder TNF-α-Antikörpern sollte Einzelfällen vorbehalten sein und nur in spezialisierten Zentren erfolgen.

Mikroskopische Kolitis

12.73 Welche Symptome verursacht eine mikroskopische Kolitis und wie ist sie definiert?

Die mikroskopische Kolitis manifestiert sich i.d.R. im höheren Lebensalter (über 60 Jahre). Als Auslöser werden verschiedene Medikamente (NSAR) diskutiert. Histologisch wird unterschieden zwischen einer lymphozytären Kolitis mit einem entzündlichen, lymphozytären Infiltrat, und einer kollagenen Kolitis. Beide Erkrankungen treten etwas häufiger bei Frauen auf. Die mikroskopische Kolitis wurde lange Zeit hinsichtlich Häufigkeit und klinischer Relevanz unterschätzt. Neuere epidemiologische Studien aus Europa und Nordamerika zeigen jedoch, dass die Inzidenzraten deutlich gestiegen sind. So ergab eine populationsbasierte Studie aus Kanada, dass die Inzidenz der mikroskopischen Kolitis über einen Zeitraum von vier Jahren von 16,9/100.000 auf 26,2/100.000 anstieg. Die mikroskopischen Colitiden sind assoziiert mit dem Auftreten anderer Autoimmunerkrankungen wie Sjögren-Syndrom, Lupus erythematodes und rheumatoider Arthritis. Klinisch stehen wässrige Diarrhoen im Vordergrund, welche mit hoher Stuhlfrequenz und z.T. auch nächtlichen Stuhlgängen verbunden sind. Selten kommt es zu Gewichtsabnahme, abdominellen Schmerzen und Übelkeit.

12.74 Was ist eine lymphozytäre Kolitis?

Die lymphozytäre Kolitis, erstmals beschrieben 1989 von Lazenby, zählt zusammen mit der kollagenen Kolitis zu den mikroskopischen Kolitiden und ist gekennzeichnet durch eine Infiltration der Mukosa mit Lymphozyten mit Erhöhung der intraepithelialen Lymphozyten auf über 20/100 Epithelzellen bei einem meist makroskopisch unauffälligen Aspekt in der Endoskopie.

12.75 Was ist eine kollagene Kolitis?

Die kollagene Kolitis ist eine Form der chronisch-entzündlichen Erkrankung des Gastrointestinaltrakts, die alle Abschnitte des Colons und vereinzelt auch Magen oder terminales Ileum befallen kann. Charakteristisch für die kollagene Kolitis sind die wässrigen Durchfälle bei häufig unauffälligem endoskopisch-makroskopischem Befund und deutlichen histomorphologischen Veränderungen, mit Nachweis eines verdickten Kollagenbandes >10µm.

12.76 Wie wird die mikroskopische Kolitis diagnostiziert?

Diagnostisch steht nach der wegweisenden Anamnese und Risikokonstellation die Koloskopie im Vordergrund, bei der aufgrund des diskontinuierlichen Befalls Stufenbiopsien entnommen werden müssen. Da in 25 % der Fälle nur das rechte Hemikolon betroffen ist, reicht eine Sigmoidoskopie nicht aus. Obgleich die Bezeichnung „mikroskopisch" ausschließlich histologische Veränderungen nahelegt, können Schleimhautrötung, Ödem, vermehrte Gefäßinjektion und erhöhte Vulnerabilität bereits makroskopisch den Verdacht stützen.

12.77 Wie wird die mikroskopische Kolitis therapiert?

Therapeutisch sollte das Weglassen möglicher auslösender Medikamente überprüft werden. Rein symptomatisch kann eine Therapie mit Loperamid erfolgen. Die beste Evidenz besteht für die Therapie mit Budesonid (9 mg/d). Nach 6–8 Wochen sollte die Dosis reduziert werden und ein Auslassversuch erfolgen. Häufig kommt es jedoch zu Rezidiven, weshalb langfristig mit der geringsten Dosis, welche die Erkrankung kontrolliert, therapiert werden muss. Alternativ wurden mit deutlich geringerem Effekt Mesalazin, Boswellia, Colestyramin und Probiotika eingesetzt.

Weitere Kolitiden

12.78 Wie präsentiert sich eine NSAR-Enteropathie?

Unter der NSAR-Enteropathie werden distal des Duodenums auftretende Veränderungen unter einer Langzeiteinnahme von nichtsteroidalen Antirheumatika (NSAR) zusammengefasst. Dazu gehören entzündliche Veränderungen wie Erosionen, Ulzera bis hin zu Strikturen. Als Komplikationen können zudem Blutungen und Perforationen auftreten. Ursächlich scheint die substanzgruppenspezifische Hemmung der Zyklooxygenase-1 (COX1). Die Läsionen im Kolon finden sich v. a. im Bereich der Ileozökalregion im rechten Hemikolon, weshalb die Unterscheidung zum Morbus Crohn mitunter erschwert ist. Histologisch lässt sich z. T. anhand einer Eosinophilie die Verdachtsdiagnose bei entsprechenden anamnestischen Hinweisen bestätigen. Therapeutisch bleibt nur ein konsequentes Absetzen der NSAR bzw. eine Umstellung der Schmerzmedikation.

12.79 Was ist eine Strahlenkolitis?

Nach Bestrahlung von Tumoren im kleinen Becken kann es zu einer akuten oder chronischen Strahlenkolitis kommen. Als schädliche Schwellendosis gilt eine Grenze von ca. 50 Gy. Eine akute Strahlenkolitis tritt innerhalb von 6 Monaten auf und ist durch ein Ödem der Darmwand und vermehrte Vulnerabilität gekennzeichnet. Eine chronische Strahlenkolitis tritt in der Regel nach einer Latenz von 9–12 Monaten auf. Hierbei stehen Atrophie, Fibrosierungen und Neovaskularisationen im Vordergrund. Betroffen ist je nach bestrahltem Bezirk in der Regel das Rektosigmoid. Bei der akuten Strahlenkolitis können Schmerzen und Diarrhoe auftreten. Bei einer chronischen Strahlenkolitis kommen rektale Blutabgänge hinzu. Therapeutisch können Einläufe mit Sucralfat oder 5-ASA eingesetzt werden. Teleangiektasien als Blutungsquelle können mittels Argon-Plasma-Koagulation (APC) oder Radiofrequenzablation (RFA) verödet werden.

12.80 Wann kann ein Morbus Behcet vermutet werden?

Der Morbus Behcet ist eine chronisch-rezidivierende Systemerkrankung mit Auftreten von Ulzerationen in Mund, Gastrointestinal- und Genitalbereich sowie begleitender Uveitis. Pathologisch liegt diesen Veränderungen eine Vaskulitis mit perivaskulärem, entzündlichem Infiltrat zugrunde. Die Prävalenz ist v. a. im Mittelmeerraum (Türkei) deutlich höher als in Mitteleuropa. Neben den Aphten im Mund treten auch Ulzerationen im Ösophagus sowie perianal und ileokolisch auf, was die Abgrenzung zu den chronisch-entzündlichen Darmerkrankungen z. T. erschwert. Diagnostisch wegweisend ist ein positiver Pathergie-Test (Knötchenbildung nach Nadelstich mit und ohne Kochsalzinjektion). Zusätzlich können HLA-B5 und HLA-B51 nachweisbar sein. Die Therapie ist immunsuppressiv mit Steroiden, Azathioprin und Calcineurininhibitoren.

12.81 Was ist eine Diversionskolitis?

Eine Diversionskolitis entsteht durch operative Ausschaltung aboraler Kolonanteile, beispielsweise durch einen protektiven Anus praeter in einem zuvor nicht entzündeten Darmabschnitt. Ursächlich ist vermutlich ein Mangel an kurzkettigen Fettsäuren; da kein Stuhl mehr in Kontakt mit der Mukosa kommt, fehlt dieser die darin erhaltenen kurzkettigen Fettsäuren. Endoskopisch zeigen sich Erosionen und Ulzerationen; histologisch kann eine Neutrophileninfiltration nachgewiesen werden. Die Therapie besteht in der Wiederherstellung der Darmkontinuität. Ist dies nicht möglich, sollte die topische Anwendung von Präparaten, die auch bei der Colitis ulcerosa eingesetzt werden (Mesalazin, Budesonid), versucht werden. Über eine erfolgreiche Therapie mit Butyrateinläufen wurde berichtet.

12.82 Was ist eine Mesenterialischämie?

Unterschieden werden akute intestinale Ischämien (AMI) von chronischen Mesenterialischämien (CMI).

Bei der **akuten intestinalen Ischämie** kommt es zu einem akuten Gefäßverschluss, entweder im Rahmen einer Thrombose der Mesenterialarterien oder Mesenterialvenen oder als nicht-okklusive Ischämie (insbesondere bei multimorbiden Patienten z. B. auf Intensivstation). Nach einem Initialstadium, in dem Bauchschmerzen mit erhaltener Peristaltik (erste 0–6 h) bestehen, kommt es zu einer vorübergehenden Beschwerdebesserung (Latenzstadium, 7–12 Stunden) mit abnehmender Peristaltik. Im Endstadium (12–24 h) entwickelt sich ein akutes Abdomen mit fehlender Peristaltik und der Gefahr einer Durchwanderungsperitonitis.

Die Diagnostik besteht in der Durchführung einer CT-Angiografie. Die Endoskopie kann hier zwar nekrotische Darmanteile visualisieren, hat aber insbesondere angesichts des hohen Perforationsrisikos keinen festen Stellenwert.

Therapeutisch kommt neben konservativen Maßnahmen (Volumengabe, Stabilisierung von Elektrolyten und Säure-Basen-Haushalt, Antibiotikagabe, Antikoagulation, Analgesie) die interventionelle Thrombektomie sowie eine operative Resektion von nekrotischen Darmabschnitten zur Anwendung.

Bei der **chronischen intestinalen Ischämie** kommt es im Rahmen einer Atherosklerose intermittierend zu einer Minderversorgung des Darms. Betroffen sind häufig ältere Patienten mit vaskulärem Risikoprofil.

Diagnostisch muss auch hier eine Bildgebung der mesentialen Gefässe, z. B. mittels Duplexsonografie oder CT-Angiografie, erfolgen.

Klinisch ist die Erkrankung gekennzeichnet durch Inappetenz, Stuhlunregelmäßigkeiten, Kachexie sowie postprandiale Bauchschmerzen (typischerweise etwa 30 min. postprandial, „Angina abdominalis").

Therapeutisch können eine operative Viszeralarterienrekonstruktion sowie eine endovaskuläre Revaskularisation erwogen werden. In der Praxis wird man sich angesichts der oft multimorbiden Patienten auf eine Thrombozytenaggregationshemmung beschränken müssen.

12.83 Wann spricht man von einem Megakolon?

Ein Megakolon ist definiert als Dilatation des Coecums (über 10 cm) und rechten Hemikolons. Man unterscheidet das „akute Megakolon" als Folge einer

Motilitätsstörung im Rahmen einer intestinalen Pseudoobstuktion vom „toxischen Megakolon" als Folge einer toxischen Schädigung (z.B. im Rahmen einer CED, Infektionen mit Clostridoides, Shigellen oder Amöben, ischämischen Veränderungen oder einem Morbus Hirschsprung bzw. einer Chagaskrankheit).

Ein toxisches Megakolon ist ein vital bedrohliches Krankheitsbild, das durch eine Dilatation des Kolons mit dem klinischen Bild einer fulminanten Kolitis mit systemischer Entzündungsreaktion (SIRS/Sepsis) gekennzeichnet ist.

12.84 Welche therapeutischen Möglichkeiten gibt es?

Nach entsprechender Diagnostik mittels Bildgebung oder Endoskopie zum Ausschluss einer mechanischen Ursache kommen therapeutisch neben einer Therapie der Grunderkrankung medikamentöse Maßnahmen (Laxantien, Prokinetika wie Neostigmin), eine endoskopische Entlastung mittels Dekompressionssonde oder als Ultima Ratio ein operativer Eingriff infrage.

Funktionelle Erkrankungen des Dünn- und Dickdarms

12.85 Wann liegt ein Reizdarmsyndrom vor?

Ein Reizdarmsyndrom liegt bei chronischen, abdominellen Beschwerden wie Schmerzen, Blähungen, Diarrhoe und/oder Obstipation vor, wenn mit herkömmlichen diagnostischen Möglichkeiten keine Ursache dafür gefunden werden kann. Die Beschwerden müssen definitionsgemäß über 3 Monate bestehen und von Arzt und Patient auf den Darm bezogen werden. Hinzu kommen ein starker Leidensdruck mit Einschränkung der Lebensqualität und der Ausschluss alternativer Ursachen. Zum Teil wird für die Definition auch eine Besserung mit dem Stuhlgang gefordert (ROM-IV-Kriterien, ▶ Tab. 12.4). Anhand des dominierenden Symptoms ist eine Zuordnung zu folgenden Typen möglich:

- Reizdarm mit vorwiegender Diarrhoe (RDS-D)
- Reizdarm mit vorwiegender Obstipation (RDS-O)
- Mischtyp
- RDS-Schmerz-/Blähtyp

HINWEIS
Blut im Stuhl, Gewichtsverlust, nächtliche Beschwerden oder eine kurze Symptomdauer sind nicht durch einen Reizdarm zu erklären und sollten rasch und konsequent abgeklärt werden.

Tab. 12.4 ROM-IV-Kriterien für die Diagnose eines Reizdarmsyndroms

Symptome	Wiederkehrende Abdominalschmerzen durchschnittlich einmal pro Woche assoziiert mit mindestens einem der folgenden Faktoren: • Stuhlentleerung • Veränderung der Stuhlgewohnheiten • Veränderung der Stuhlkonsistenz
Dauer	Symptombeginn vor mehr als 6 Monaten Diagnosekriterien müssen über 3 Monate erfüllt sein

12

12.86 Wie häufig ist das Reizdarmsyndrom?

Unter dem Reizdarmsyndrom leiden etwa doppelt so häufig Frauen wie Männer. In Deutschland wird von einer Prävalenz von 7–15 % ausgegangen.

12.87 Wie wird ein Reizdarmsyndrom diagnostiziert?

Typisch sind o. g. Beschwerden in Zusammenhang mit Nahrungsaufnahme oder Stress. Nächtliche Beschwerden sollten eher an alternative Ursachen denken lassen. Hinweisend insbesondere in Abgrenzung zu chronisch-entzündlichen Darmerkrankung sind negative fäkale Entzündungsmarker (Calprotectin). Die Symptome sind an sich jedoch so unspezifisch, dass zumindest einmal eine konsequente auch endoskopische Diagnostik erfolgen sollte. Bei Erstmanifestation sollte bei Frauen auch eine gynäkologische Vorstellung erfolgen, da ein Ovarialkarzinom ähnliche Beschwerden verursachen kann.

12.88 Wie wird ein Reizdarmsyndrom therapiert?

An erster Stelle steht die Aufklärung des Patienten über die Art der Erkrankung ohne zu bagatellisieren. Letztlich erfolgt die Therapie zum Großteil symptomatisch und probatorisch. Vielen Reizdarmpatienten kann durch Änderung von Ernährung und Identifikation von Stressoren geholfen werden. Darüberhinaus können in erster Linie Phytotherapeutika, z.B. STW5/Iberogast, eingesetzt werden. Bei Patienten mit prädominanter Obstipation erfolgt die Therapie primär mit löslichen Ballaststoffen (Flohsamenschalen) sowie Makrogol oder Laktulose. Bei refraktären Fällen können Prucaloprid oder Linaclotid gegeben werden. Beim Diarrhoe-Typ empfiehlt sich immer auch ein Therapieversuch mit Colestyramin sowie Flohsamenschalen und Loperamid. Bei Schmerzen können Scopolamin oder Mebeverin eingsesetzt werden, bei refraktären Formen ggf. auch trizyklische Antidepressiva (Amitryptilin) oder SSRI (Citalopram).

Divertikelkrankheit

12.89 Wie häufig sind Kolondivertikel?

Erworbene Divertikel im Kolon stellen Ausstülpungen von Mukosa und Submukosa an physiologischen Schwachstellen der Darmwand aufgrund des Durchtritts der Vasa recta dar. Da nicht alle Wandschichten betroffen sind, ist die Bezeichnung „Pseudodivertikel" korrekter. Die Prävalenz ist stark altersabhängig und liegt bei 5 % mit 40 Jahren, 30 % mit 60 Jahren und 65 % mit 80 Jahren. Als Risikofaktor gilt vor allem eine ballaststoffarme Ernährung. Häufig finden sich Divertikel als Zufallsbefund in der Koloskopie und bleiben zu 80 % zeitlebens asymptomatisch.

12.90 Welche Symptome kann die Divertikulose verursachen?

Als Folge der Divertikulose werden linksseitige Unterbauchschmerzen, Obstipation, Diarrhoe und Blähungen diskutiert. Diese können durch ballaststoffreiche Kost, Weizenkleie oder Flohsamenschalen beeinflusst werden. Relevanter für den klinischen Alltag sind die beiden Komplikationen Divertikelblutung (60 % der symptomatischen Patienten) und akute Divertikulitis (20 % der symptomatischen Patienten). Die Divertikel sind zu 95 % im Sigma lokalisiert, bei 35 % der Patienten auch weiter proximal. Selten (4 %) ist die ausschließlich rechtsseitige Divertikulose.

12.91 Was sind die typischen Symptome der Divertikulitis?

Die Divertikulitis wird häufig auch „Linksappendizitis" oder „Appendizitis des älteren Patienten" genannt. Die Krankheit verursacht ähnliche Symptome wie eine Appendizitis – allerdings im linken statt im rechten Unterbauch. Die Patienten leiden häufig unter gleichmäßigen dumpfen Schmerzen im linken Unterbauch. Gelegentlich können die Schmerzen jedoch auch im rechten Unterbauch auftreten. Manche Patienten haben Fieber, einige berichten über Stuhlunregelmäßigkeiten wie Verstopfung, Durchfall oder Blähungen. Bei einigen Patienten befinden sich Eiter oder Schleim im Stuhl.

12.92 Wie präsentiert sich eine Divertikelblutung?

Die Divertikelblutung präsentiert sich i. d. R. als akute, untere gastrointestinale Blutung mit Abgang von frischem Blut und Koageln (Hämatochezie). Die meisten Blutungen sistieren spontan. Diagnostisch kann gelegentlich durch die Koloskopie die Blutungsquelle identifiziert und therapiert werden. Bei wiederholter massiver Blutung und Transfusionsbedarf muss ggf. das betroffene Segment reseziert werden. Zur Lokalisationsdiagnostik kann neben der Koloskopie auch die Angio-CT eingesetzt und ggf. ein angiografischer Verschluss bei Nachweis einer aktiven Blutung versucht werden.

12.93 Wie wird die Divertikulitis eingeteilt?

Die Divertikulitis kann als unkompliziert (75 %) oder kompliziert (25 %) mit Nachweis einer gedeckten Perforation, Abszedierung, freier Perforation, Stenose, Blutung oder Fisteln eingeteilt werden. Basierend auf dem Goldstandard in der Diagnostik, dem CT-Abdomen, wird in der deutschsprachigen Leitlinie zur Divertikelkrankheit folgende Einteilung empfohlen (▶ Tab. 12.5).

Tab. 12.5 Stadieneinteilung der Divertikulose und Divertikulitis gemäß DGVS-Leitlinie 2014
Typ 0 Asymptomatische Divertikulose (Zufallsbefund; asymptomatisch keine Krankheit)
Typ 1 Akute unkomplizierte Divertikelkrankheit / Divertikulitis
Typ 1a Divertikulitis / Divertikelkrankheit ohne Umgebungsreaktion; auf die Divertikel beziehbare Symptome Entzündungszeichen (Labor): optional, Typische Schnittbildgebung
Typ 1b Divertikulitis mit phlegmonöser Umgebungsreaktion, Entzündungszeichen (Labor): obligat
Typ 2 Akute komplizierte Divertikulitis wie 1b, zusätzlich:
Typ 2a Mikroabszess gedeckte Perforation, kleiner Abszess (≤ 1 cm); minimale parakolische Luft
Typ 2b Makroabszess para- oder mesokolischer Abszess (> 1 cm)
Typ 2c Freie Perforation freie Perforation, freie Luft / Flüssigkeit, generalisierte Peritonitis
Typ 2c1 Eitrige Peritonitis
Typ 2c2 Fäkale Peritonitis
Typ 3 Chronische Divertikelkrankheit rezidivierende oder anhaltende symptomatische Divertikelkrankheit
Typ 3a Symptomatische unkomplizierte Divertikelkrankheit (SUDD), typische Klinik Entzündungszeichen (Labor): optional

12

Tab. 12.5 Stadieneinteilung der Divertikulose und Divertikulitis gemäß DGVS-Leitlinie 2014 *(Fort)*
Typ 3b Rezidivierende Divertikulitis ohne Komplikationen, Entzündungszeichen (Labor) vorhanden Schnittbildgebung: typisch
Typ 3c Rezidivierende Divertikulitis mit Nachweis von Stenosen, Fisteln, Konglomerat
Typ 4 Divertikelblutung Nachweis der Blutungsquelle

12.94 Welche Differenzialdiagnosen der akuten Divertikulitis gibt es?

- Gastrointestinale Infektionen, z. B. *Clostridioides-difficile*-Infektionen
- Appendizitis
- Reizdarmsyndrom
- Ischämische Kolitis
- Kolorektales Karzinom
- Urozystitis
- Bei Frauen gynäkologische Erkrankungen
- Chronisch-entzündliche Darmerkrankungen: Colitis ulcerosa und Morbus Crohn

12.95 Wie erfolgt die Therapie der akuten Divertikulitis?

Bei einer unkomplizierten Divertikulitis ist keine Hospitalisation notwendig. Ggf. kann auch der Spontanverlauf abgewartet werden, ohne dass sofort antibiotisch behandelt wird. Die komplizierte Divertikulitis sollte stationär mit Nahrungskarenz und i. v.-Antibiose behandelt werden. Die deutsche Leitlinie legt sich in der Wahl des Antibiotikums in Ermangelung kontrollierter Studien nicht fest. Unter Berücksichtigung des zu erwartenden Keimsprektrums und zunehmender Antibiotikaresistenzen bietet sich hier a. e. eine Therapie mit einem Aminopenicillin mit ß-Laktamaseinhibitor (z. B. Amoxicillin/Clavulansäure oder Piperacillin/Tazobactam) an.

12

12.96 Wann sollte eine akute Divertikulitis operiert werden?

Patienten mit freier Perforation und Peritonitis müssen dringend notfallmäßig operiert werden. Alle anderen Patienten, auch mit gedeckter Perforation oder Abszess, können zunächst konservativ behandelt werden.

Bei Nichtansprechen einer konservativen Therapie sollte auch bei unkomplizierter Divertikulitis eine operative Intervention erwogen werden. Dies gilt insbesondere bei klinischer Verschlechterung des Patienten.

Bei Patienten mit hohem Risiko für Rezidive und Komplikationen kann eine elektive operative Sanierung nach Abklingen des akuten Infekts indiziert sein. Fisteln und postdivertikulitische Stenosen können ebenfalls eine Indikation für eine elektive Operation darstellen.

Die reine Zahl der Divertikulitisepisoden stellt hingegen keinen Grund zu einer operativen Versorgung dar. Die alte Leitregel, dass nach dem zweiten Schub einer Divertikulitis eine OP-Indikation besteht, entspricht nicht den aktuellen Leitlinien.

12.97 Welche Rolle spielt die Koloskopie bei der Divertikulitis?

Bei V. a. eine akute Divertikulitis sollte wegen der Perforationsgefahr nicht und wenn dann nur nach CT-morphologischem Ausschluss einer Perforation endoskopiert werden. Nach einer konservativ behandelten, ausgeheilten Divertikulitis sollte nach ca. 4–6 Wochen eine vollständige Koloskopie zum Ausschluss von Differenzialdiagnosen, insbesondere dem kolorektalen Karzinom, erfolgen. Dies ist umso wichtiger vor einer elektiven Sigmaresektion.

Literatur

Becq A, Rahmi G, Perrod G, Cellier C. Hemorrhagic angiodysplasia of the digestive tract: pathogenesis, diagnosis, and management. Gastrointest Endosc 2017; Nov;86(5):792–806.

Diagnosis of small intestinal bacterial overgrowth in the clinical practice. European Review. 2013 [cited 2017 Jul 30]. Available from: http://www.europeanreview.org/article/6315.

Dignass A, Preiss JC, Aust DE, Autschbach F, Ballauff A, Barretton G, et al. Updated German guideline on diagnosis and treatment of ulcerative colitis. Z Gastroenterol 2011; 49(9): 1276-341.

Felber J, Aust D, Baas S, Bischoff S, Bläker H, Daum S, et al. Results of a S2k-Consensus Conference of the German Society of Gastroenterolgy, Digestive- and Metabolic Diseases (DGVS) in conjunction with the German Coeliac Society (DZG) regarding coeliac disease, wheat allergy and wheat sensitivity. Z Gastroenterol 2014; 52(7): 711–43.

Layer P, Andresen V, Pehl C, Allescher H, Bischoff SC, Classen M, et al. Irritable bowel syndrome: German consensus guidelines on definition, pathophysiology and management. Z Gastroenterol 2011; 49(2): 237–93.

Leifeld L, Germer CT, Böhm S, Dumoulin FL, Häuser W, Kreis M, et al. S2k guidelines diverticular disease/diverticulitis. Z Gastroenterol 2014; 52(7): 663–710.

Preiß JC, Bokemeyer B, Buhr HJ, Dignaß A, Häuser W, Hartmann F, et al. Updated German clinical practice guideline on "Diagnosis and treatment of Crohn's disease" 2014. Z Gastroenterol 2014; 52(12): 1431–84.

Rubio-Tapia A, Hill ID, Kelly CP, Calderwood AH, Murray JA, American College of Gastroenterology. ACG clinical guidelines: diagnosis and management of celiac disease. Am J Gastroenterol 2013; 108(5): 656–76.

13 Proktologische Probleme

Martin Bürger

Hämorrhoidalleiden

13.1 Was sind Hämorrhoiden?

Hämorrhoiden stellen ein arteriovenöses Gefäßkonglomerat (Corpus cavernosum recti) dar, das hauptsächlich durch Endarterien der Arteria rectalis superior gespeist wird. Der Abstrom erfolgt über kleine Venen, die durch den Musculus sphincter ani verlaufen und durch diesen, je nach Kontraktionszustand, gedrosselt werden.

13.2 Welche wichtige physiologische Funktion erfüllen Hämorrhoiden?

Hämorrhoiden bilden einen lumenabdichtenden Schwellkörper, der für die Feinkontinenz eine wichtige Rolle spielt.

13.3 Wie kommt es zur Entwicklung des Hämorrhoidalpolsters hin zu den umgangssprachlichen (pathologischen) Hämorrhoiden?

Physiologisch befindet sich das Hämorrhoidalpolster am Oberrand des Analkanals, fixiert durch ein Gerüst muskulärer und fibroelastischer Fasern. Verändert sich dieser Halteapparat, z. B. beim Anpressen gegen die noch gefüllten Hämorrhoidalpolster (Vorkommen bei z. B. chronischer Obstipation), kann es zu einer Distalverlagerung bis hin zum (Mukosa-)Prolaps der Hämorrhioden kommen. Diese Veränderungen gehen einher mit klinischer Symptomatik unterschiedlich starker Ausprägung bis hin zum Verlust der Kontinenz.

13.4 Wie präsentieren sich Hämorrhoiden klinisch?

Die klinische Manifestation von Hämorrhoiden ist sehr heterogen und vom Stadium abhängig: Die transanale Blutung bzw. frisches Blut am Toilettenpapier ist das häufigste Symptom. Weitere Symptome sind: Prolapsneigung, Schmerzen, Schleim- und Stuhlschmieren sowie Pruritus ani und perianale Dermatitis.

13.5 Welche klinische Einteilung der Hämorrhoiden gibt es?

Die klinische Einteilung der pathologischen Hämorrhoiden richtet sich nach dem Ausmaß der Distalverlagerung und des Prolaps in vier Grade (▶ Tab. 13.1).

Tab. 13.1 Klinische Einteilung der Hämorrhoiden

Hämorrhoiden	Klinische Präsentation
1. Grades	Proktoskopisch darstellbare Hypertrophie des Hämorrhoidalpolsters als prall-elastisches Konvolut *ohne* (auch unter Provokation) Vorwölbung in das Anallumen
2. Grades	Während der Defäkation prolabieren diese vor den Analkanal mit nachfolgend spontaner (ohne manuelle Hilfe) Reponierung
3. Grades	Wie Hämorrhoiden 2. Grades, jedoch muss der Patient die Hämorrhoiden manuell reponieren
4. Grades	Permanent vor dem Analkanal liegende Hämorrhoiden. Möglicherweise zusätzlich einhergehend mit Schleimhautprolaps

13.6 Wie erfolgt die Diagnose von Hämorrhoiden?

Entscheidend sind die exakte Anamnese und klinische Untersuchung unter Mitwirkung (Pressen lassen) des Patienten: Meist können Ausmaß und Verteilung des Hämorrhoidalleidens erst dann erkannt und beurteilt werden. Folgen muss die proktoskopische Untersuchung.

13.7 Was ist die diagnostische Besonderheit von Hämorrhoiden, insbesondere der 1. Grades?

Diese können nur proktoskopisch diagnostiziert werden. Eine Diagnose allein durch Inspektion oder rektal-digitale Untersuchung ist nicht möglich. Auch mittels Inversion im Rektum (bei einer Koloskopie) gelingt keine adäquate Einteilung der verschiedenen Hämorrhoidalleiden, sodass eine funktionelle proktoskopische Untersuchung unabdingbar ist.

13.8 Warum ist eine klinische Einteilung der Hämorrhoiden obligat?

Da die Therapie der Hämorrhoiden stadiengerecht erfolgen muss: Einer Therapieentscheidung muss eine ausführliche Anamnese, klinische Untersuchung inklusive Proktoskopie vorausgehen, um den Patienten die bestmögliche Behandlungsmethode und/oder Alternativen (insb. chirurgische Verfahren) anbieten zu können. Anschließend muss im Gespräch mit dem Patienten eine stadiengerechte Therapie des Hämorrhoidalleidens geplant werden.

13.9 Ist eine Therapie von Hämorrhoiden immer notwendig?

Nein. Je nach Schweregrad der Hämorrhoiden können sich die Beschwerden und der damit einhergehende Leidensdruck der Patienten äußerst variabel zeigen. Daher besteht keine zwingende Indikation zur Therapie bei asymptomatischen vergrößerten Hämorrhoiden.

INFO

In Deutschland stellt das Hämorrhoidalleiden eine sehr häufige Entität dar: Vermutet wird, dass ca. 40 % der Bevölkerung zumindest vergrößerte Hämorrhoiden aufweisen. Mindestens jeder sechste Bürger ist durch Symptome betroffen, die auf ein Hämorrhoidalleiden zurückzuführen sind. Die Inzidenz ist weltweit sehr unterschiedlich und in Afrika beispielsweise deutlich geringer als in den Industrienationen.

Tab. 13.2 Klinische Einteilung der Hämorrhoiden und Behandlungsmethode der Wahl

Hämorrhoiden	Behandlungsmöglichkeiten
1. Grades	Sklerosierungstherapie mittels der Methode nach Blond (zirkuläre Injektion der Sklerosierungssubstanz direkt submukös in das Hämorrhoidalpolster) oder der Methode nach Blanchard (Injektion paravasal proximal des Hämorrhoidalgewebes bei 3, 7 und 11 Uhr, Steinschnittlage zur Drosselung der zuführenden arteriellen Gefäße)
2. Grades	Gummibandligatur nach Barron: mittels Gummiringapplikation über das Proktoskop wird ein Gummiring an die Basis eines Hämorrhoidalkonvoluts appliziert
3. Grades	Operative Verfahren
4. Grades	Operative Verfahren (Stapler-Verfahren hier nicht möglich)

13.10 Welche Therapieansätze gibt es?

Die drei Grundsäulen der Therapie von Hämorrhoiden bestehen aus konservativer, interventioneller und chirurgischer Behandlungsstrategien (▶ Tab. 13.2). Zudem sollte zu jeder Hämorrhoidalbehandlung eine Basistherapie empfohlen werden: Wichtig ist die Aufklärung über ballaststoffreiche Kost und stuhlregulierende sowie analhygienische Maßnahmen, z. B. den Verzicht auf Reinigungstücher und die Anwendung von pflegenden Salben.

13.11 Welche sind die gängigen chirurgischen Verfahren?

Die chirurgischen Verfahren werden in anodermresezierende und -erhaltende Verfahren unterteilt. Bei den anodermresezierenden Verfahren sei hier exemplarisch die Hämorrhoidektomie nach Milligan Morgan genannt (Hämorrhoidalexzision inklusive des vorgelagerten Anoderms). Zu den anodermerhaltenden Verfahren gehört z. B. die Stapler-Hämorrhoidopexie nach Longo (Resektion und Reposition der Hämorrhoidalkonvolute unter Schonung des Anoderms).

13.12 Es gibt weitere Therapieverfahren, wofür steht in diesem Zusammenhang „HAL“?

„HAL“ steht im Zusammenhang mit der (dopplergesteuerten) Hämorrhoidalarteien-Ligatur: Dabei wird mittels eines speziellen Proktoskops und einer kleinen darin verbauten Dopplersonde die das Hämorrhoidalpolster versorgende Arterie aufgespürt und mittels chiurgisch gesetzter Ligatur umstochen und abgebunden. Dieses Verfahren stellt eine mögliche Zwischenlösung nach (frustraner) Gummibandligatur und vor chirugischen Maßnahmen für Hämorrhoiden Grad 2 und 3 dar.

Marisken

13.13 Warum sind Marisken ein häufiger Grund zur Arztkonsultation?

Marisken sind häufig auftretende und harmlose Hautfalten am äußeren Analring, meist durch unspezifische Entzündungsreaktionen hervorgerufen. Da diese ein

„wahrnehmbares Weichteilplus“ für den besorgten Patienten darstellen, erfolgt häufig aufgrund eines fehlgedeuteten „Tumorleidens“ oder fehlinterpretiertem Hämorrhoidalleiden die Vorstellung beim Arzt.

13.14 Wie erfolgt die Unterscheidung zwischen einer Mariske und einer äußerlichen / prolabierten Hämorrhoide?

Häufig werden Marisken von den Patienten als Hämorrhoiden fehlgedeutet. Anders als Hämorrhoiden füllen diese sich unter Pressen nicht mit Blut. Allerdings können sich Marisken, je nach Reizzustand, bezgl. Ihrer Konsistenz sehr unterschiedlich präsentieren.

13.15 Müssen Marisken behandelt werden?

Wenn die Hautläppchen derartig groß werden, dass die Analhygiene beeinträchtigt wird, kann über entfernende Maßnahmen nachgedacht werden.

13.16 Was sind mögliche Spätkomplikationen nach Mariskektomie?

Vor allem bei ausgeprägten Marisken in Form eines Mariskenkranzes kann nach kompletter Entfernung eine narbige Stenosesymptomatik entstehen. Daher kann es sinnvoll sein, eine mehrzeitige Entfernung anzustreben.

Analfissuren

13.17 Was ist die typische Klinik einer Analfissur?

Die klassische Klinik einer Analfissur äußert sich in dem typischen Defäkationsschmerz, der mit der Defäkation beginnt und über Stunden anhalten kann. Aufgrund der ausgeprägten Kontaktvulnerabilität der Fissur kommt es häufig zu hellroten analen Blutabgängen unter der Defäkation.

13.18 Welche Äthiopathogese liegt Analfissuren zugrunde?

Diese ist multifaktoriell und abschließende Erklärungen stehen bislang aus. Ein wichtiger Mechanismus ist sicher die Obstipation: Durch harten Stuhl kann es zu Einrissen im Bereich des Anoderms kommen, was zu einer reflektorischen Erhöhung des Tonus der Sphinktermuskulatur führt und letztendlich über eine verminderte Durchblutung des verletzten Schleimhautareals eine Progredienz der Fissur bedingt.

Die Genese sekundärer Fissuren kann vielfältig sein: über Sexualpraktiken bis zu chronisch entzündlichen Darmerkrankungen wie dem Morbus Crohn.

13.19 Was sind die typischen Lokalisationen?

Zu etwa 80–90 % finden sich Analfissuren bei 6 Uhr SSL, etwa 10–15 % zeigen sich ventral. Liegen die Fissuren an nicht typischer Stelle, werden sie sekundäre Fissuren genannt.

13.20 Wie wird eine Mariske in Verbindung mit einer Fissur bezeichnet?

Eine Sonderform der Marisken sind die sogenannten Vorpostenfalten. Diese entzündlich verschwollene Hautfalte ist distal einer Fissur gelegen und stellt im Prinzip eine Drainagestörung dar.

13.21 Wo liegt der diagnostische Stellenwert der Proktoskopie bei Analfissuren?

In den meisten Fällen kann bereits die Diagnose einer Fissur durch eine ausführliche Anamnese und vorsichtiges Ektropieren der Analschleimhaut gestellt werden. Wenn dies gelingt, sollte zunächst von einer Proktoskopie abgesehen werden, da diese unnötig schmerzhaft für den Patienten ist und keinen weiteren Vorteil bringt.

13.22 Welche wichtige Differenzialdiagnose muss bedacht werden?

Es muss immer ein malignes Geschehen ausgeschlossen werden, insbesondere dann, wenn die Fissur bzw. Ulzeration an untypischer Stelle liegt. Eine wichtige weitere Differenzialdiagnose sind chronisch entzündliche Darmerkrankungen, insbesondere der Morbus Crohn.

13.23 Welche Therapieoptionen ergeben sich?

Wichtig sind auch hierbei die Basismaßnahmen wie stuhlregulierende Maßnahmen. Die konservative Therapie umfasst topische Salben mit schmerzstillenden und Sphinktertonus senkenden Zusätzen (Glyceryltrinitrat).

Chirurgisch ist die Fissurektomie mit, falls vorhanden, Entfernung der Vorpostenfalte und nachfolgend sekundärer Wundheilung indiziert. Allerdings sollte zunächst ein konservativer Therapieversuch unternommen werden. Partielle Sphinkterotomien sind obsolet!

INFO

Treten unter Gabe von den Sphinktertonus senkenden Salben aufgrund des Glyceroltrinitrats Kopfschmerzen auf, können alternativ auch Salben, die Kalziumantagonisten enthalten, verwendet werden.

13.24 Welches seltene Krankheitsbild kann sich ähnlich der Fissuren mit Schmerzen, Blutabgängen und Ulzerationen im Analkanal äußern?

Der Missbrauch von ergotamintartrathaltigen Suppositorien zur Behandlung von Migräneanfällen kann aufgrund der gefäßkonstringierenden Wirkung zu einer lokalen Ischämie und im Verlauf zu Ulzerationen führen.

Differenzialdiagnostisch ist natürlich zunächst an einen Morbus Crohn und andere Diagnosen, z. B. Tumoren, zu denken.

Analpolypen

13.25 Was sind die maßgeblichen Unterschiede zwischen Analpolypen und sog. Polypen (Adenomen)?

Analpolypen bzw. Analfibrome entsprechen hypertrophierten Analpapillen und gehen von der Linea dentata aus. Sie sind benigne und von Plattenepithel ausgekleidete Polypen mit katzenzahnartigem Aussehen, die nicht der Adenom-Karzinom-Frequenz unterliegen.

13.26 Müssen Analpolypen bzw. Analfibrome entfernt werden?

Da sie nicht der Adenom-Karzinom-Frequenz unterliegen, müssen sie nicht zwangsläufig entfernt werden. Allerdings können sie, je nach Größe und Prolapsneigung, zu einer behandlungsbedürftigen Symptomatik führen.

13.27 Welche Symptome können Analpolypen hervorrufen?

Je nach Größe und Prolapsneigung können die Polypen die Kontinenz beeinträchtigen und zu Nässen und (Schleimhaut-)Blutungen führen. Die meisten Analfibrome sind jedoch wenige Millimeter kleine asymptomatische Zufallsbefunde bei der Inversion im Rektum bei Durchführung einer flexiblen Koloskopie.

Perianalvenenthrombose

13.28 Wie unterscheiden sich eine Analvenenthrombose und eine thrombosierte Hämorrhoide?

Analvenenthrombosen manifestieren sich als Thrombosierung der subanodermalen Venen am Außenrand des Afters. Sie treten als schmerzhafte Knoten (von wenigen Millimetern bis einigen Zentimetern Größe) mit einer lividen Verfärbung der darüber liegenden Schleimhaut auf und sind bereits durch sorgfältige Inspektion zu erkennen. Auch thrombosierte Hämorrhoiden können sich ähnlich präsentieren, allerdings zieht das thrombosierte Areal der Hämorrhoide bis zum Oberrand des Analkanals, während sich die Analschleimhaut proximal der Analvenenthrombose unauffällig zeigt. Dies ist meist schon durch eine digital rektale Untersuchung zu erkennen.

13.29 Welche therapeutischen Möglichkeiten gibt es?

Hauptsymptom der Analvenenthrombosen ist der plötzlich auftretende Schmerz: Der Thrombus führt zu einer Schleimhautreizung und durch das konsekutive Umgebungsödem zu einer Gewebespannung. Toleriert der Patient die Schmerzen, so kann eine konservative Therapie mit schmerzstillenden Salben (z. B. Salben mit Lidocainzusatz) und Sitzbädern versucht werden; die Abheilung und Resorption des Knotens dauert meist viele Tage bis Wochen.

Sind die Beschwerden nicht tolerierbar, so erfolgt die Inzision unter Lokalanästhesie mit Entfernung durch Herausdrücken des Thrombus. Hierbei ist wichtig, dass die Wunde nicht zu schnell verklebt, da hohe Rezidivraten folgen. Daher wird von einer reinen Inzision abgeraten und vielmehr eine „Entdeckelung" inklusive Entfernung der Thrombose empfohlen, die zur Sekundärheilung nicht wieder verschlossen wird. Eine supportive Behandlung mit Salben und Sitzbädern empfiehlt sich.

13.30 Welche möglichen Differenzialdiagnosen müssen bedacht werden?

Bei akuten analen (Defäkations-)Schmerzen muss neben der Perianalvenenthrombose auch immer an eine Analfissur oder ein mögliches (und häufiges!) anorektales Abszessgeschehen gedacht werden.

Perianalabszess und Fistelleiden

13.31 Welche diagnostischen Schwierigkeiten bestehen bei anorektalen Abszessen?

Befindet sich der Abzess oberflächlich, desmaskiert er sich meist durch die klassischen Entzündungszeichen: Rötung, Schwellung, Druckschmerzhaftigkeit und Überwärmung. Liegt das Entzündungsgeschehen jedoch tiefer, ist er u. U. nicht zu erkennen. Daher ist es von entscheidender Wichtigkeit, die je nach anatomischer Lage unterschiedlichen Symptome einzuordnen und abzuklären.

Die Symptome sind ein akut aufgetretener stärkster perianaler Schmerz, meist unabhängig vom Stuhlgang (Cave: bei intersphinkteren Abszess häufig *mit* dem Stuhlgang). Bei Überschreiten in eine systemische Infektion können Fieber, starkes Krankheitsgefühl etc. hinzutreten.

13.32 Welche Bildgebung sollte vorgenommen werden?

Der Verdacht auf ein anrektales Abzessgeschehen mit oder ohne Fistel muss abgeklärt werden, da eine nicht sofortige Therapie gravierende Folgen (v. a. Inkontinenz) haben kann. Hier bietet sich die rektale Endosonografie an. Da diese jedoch nicht immer zügig verfügbar ist (und zudem einen erfahrenen Untersucher bedingt), helfen ggf. Computertomografie und nach Möglichkeit die Magnetresonanztomografie (bessere Sensitivität im Vergleich zur CT) weiter.

13.33 Gehen anorektale Abszesse immer von den Proktodealdrüsen aus?

Auch wenn die häufigen anorektalen Abzesse mit bis zu 90 % von den Proktodealdrüsen ausgehen (diese durchziehen den gesamten Schließmuskelapparat bei noch unbekannter Funktion), müssen auch weitere Ursachen bedacht werden: Sigmadivertikulitis, Abszesse nach Hämorrhoidenoperationen (inklusive Gummibandligaturbehandlung!), Senkungsabzess nach Appendizitis, Pyelonephritis etc., aber auch Abszedierungen von Erkrankungen der Geschlechtsorgane. Diagnostische Bildgebung mit MRT und CT gibt weitere Auskunft. Typische Lokalisationen der Abszesse siehe ▶ Abb. 13.1.

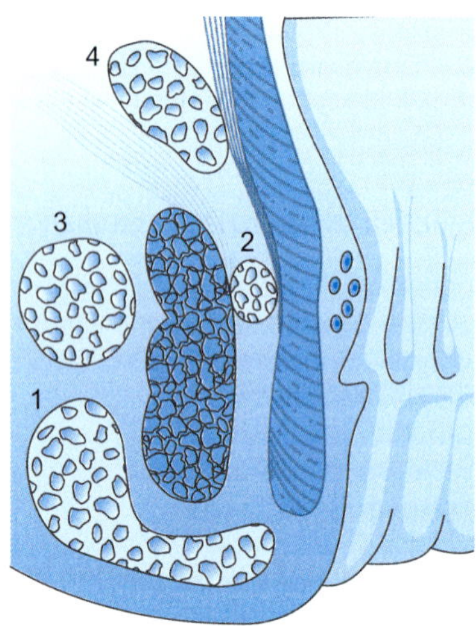

Abb. 13.1 Klassifikation der Abzesse: 1 subanodermal, 2 intersphinktär, 3 ischioanal, 4 supralevatorisch. [L138]

13.34 Wie dringlich ist eine Abszessbehandlung?

Die chirurgische Entlastung des Abzesses hat dringend zu erfolgen, ansonsten besteht das Risiko einer unkontrollierten systemischen Ausbreitung mit im schlimmsten Fall Verlust des Kontinenzorgans. Eine zusätzliche antibiotische Behandlung ist bei Erwachsenen in der Regel nicht indiziert. Nach chirurgischer Entlastung (siehe hierzu Lehrbücher der chirugischen Proktologie) wird eine sekundäre Ausheilung des Abszesses angestrebt.

13.35 Wie sollte eine Nachsorge aussehen?

Die kurzfristige (nach 4–6 Wochen) Nachsorge hat bei anorektalen Abszessen einen hohen Stellenwert: Bei bis zu etwa einem Drittel der Patienten lassen sich im Verlauf Fisteln nachweisen, die einer weiteren Behandlung bedürfen.

13.36 Welchen Stellenwert hat die histopathologische Untersuchung?

Obligat ist eine histopathologische Untersuchung des resezierten Abzessmaterials zum Ausschlss einer Neoplasie. Auch wenn dies selten ist, darf eine mögliche maligne Erkrankung (Rektumkarzinome, aber auch Tumore aus dem urologischen bzw. gynäkologischen Bereich, Fistelkarzinome bei Morbus Crohn etc.) nicht übersehen werden.

13.37 In welchem Kontext stehen Fisteln bei anorektalen Abszessgeschehen?

Überwiegend gehen anorektale Abszesse von den Proktodealdrüsen aus, initial mit oder ohne darstellbare Fistel. Das perianale kryptoglanduläre Fistelleiden stellt im

Prinzip eine chronische Form des akuten Abszessgeschehens dar und tritt bei etwa einem Drittel der Patienten sekundär nach Abzessgeschehen auf.

13.38 Wie werden Fisteln unterschieden?

Hierbei muss sauber von den sekundären (und häufig atypisch manifestierenden) Fistelleiden unterschieden werden. Insbesondere sei hier der Morbus Crohn genannt, der sich in bis zu 10 % der Fälle mit einem perianalem Fistelleiden manifestiert. Ursprung dieser Fisteln sind jedoch die entzündlichen Veränderungen der Schleimhaut im Rektum und nicht die kryptoglanduläre Infektion. Ebenfalls zeigen diese Fistelstraßen einen unterschiedlichen Verlauf gegenüber Fisteln kryptoglandulären Ursprungs und halten sich nicht an die anatomisch vorgegebenen Spalträume (und daher einer alternativen Einteilung unterliegen).

▶Abb. 13.2 zeigt die unterschiedlichen kryptoglandulären „Fistelrouten" nach ihrer Häufigkeitsverteilung.

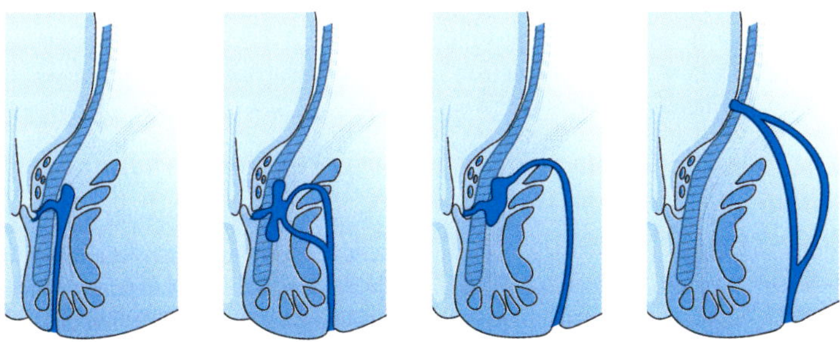

Abb. 13.2 Fistelrouten. [L138]

13.39 Wie sieht die Einteilung der Analfisteln bei chronisch entzündlichen Darmerkrankungen aus?

Hierbei wird zwischen den tiefen (Ursprung im Bereich der Linea dentata, etwa 2/3) und hohen Fisteln (weiter oralwärts der Linea dentata, etwa 1/3) unterschieden. Die echten Crohn-Fisteln weisen histologisch meist keine Proktodealdrüsen auf.

13.40 Wie häufig sind Rezidive nach chirurgischer Behandlung?

Leider sind Rezidive häufig: Bis zu 10 % der Patienten bekommen einen Rezidiv-Abszess.

13.41 Welche weiteren abszedierenden Infekte im Bereich des Anus gibt es?

Es gibt weitere Erkrankungen, die zu abszedierenden Infekten im Bereich des Anus führen, jedoch nicht zu den anorektalen Abszessen gezählt werden. Ähnlich zu anderen Körperregionen wie der Axilla, können im Bereich der perianalen Haut Infekte durch entzündliche Veränderungen der Haarwurzeln entstehen, die wie ein Abzess (z. B. Furunkel/Karbunkel) entlastet werden müssen. Weitere Entitäten können die Acne inversa und der Sinus pilonidalis (typische Lokalisation an der Rima ani) sein, die beide chirurgisch saniert werden müssen.

13.42 Was ist ein wichtiger Unterschied zu den anorektalen Abszessen?

Die Abszesse, die durch Infekte der Haut bzw. Haarwurzeln entstehen, sowie die Acne inversa und Sinus pilonidalis reichen typischerweise nicht an den Schließmuskel heran.

Dermatologische Erkrankungen des Anorektums

13.43 Was ist eines der häufigsten Erkrankungen bzw. Symptome, mit dem der Prokotologe konfrontiert wird?

Der anale Juckreiz ist neben den analen Blutabgängen eines der häufigsten Probleme, da viele proktologische Erkrankungen einen analen Pruritus hervorrufen können. Er stellt somit keine eigenständige Krankheit dar, sondern ein Symptom, das abgeklärt und zugeordnet werden muss. Man geht davon aus, dass etwa 5 % der Bevölkerung an analem Juckreiz leiden.

13.44 Wie können ein analer Pruritus und Hygiene in Verbindung stehen?

Zu viel wie auch zu wenig Hygiene können einen analen Pruritus hervorrufen. Vor allem der übertriebene Gebrauch von Waschmitteln zur analen Hygiene mit der Folge der Hautaustrocknung (Xerosis) ist ein häufiges und den Patienten häufig nicht bekanntes Problem.

13.45 Welche proktologischen Erkrankungen können zu analem Juckreiz führen?

Das Hämorrhoidalleiden spielt hier die größte Rolle, aber auch Analfissuren und Tumorerkrankungen wie das Rektum- und Analkarzinom führen zu Juckreiz. Ekzeme (auf dem Boden dermatologischer Erkrankungen), anorektale Prolapse, Neoplasien, z. B. Condylomata, sowie Inkontinenz (auch Urin!) und Diarrhoen können ebenfalls einen Pruritus verursachen.

13.46 An welche Erkrankung muss gedacht werden, wenn der Patient sich mit einem analen Pruritus ohne (zunächst) erkennbare Ursache (Pruritus sine materia) vorstellt?

Es muss differenzialdiagnostisch an die Psoriasis inversa gedacht werden: Da ein typisches Merkmal/Leitsymptom der Psoriasis, die Hautschuppung, bei der Psoriasis inversa fehlt, wird diese Erkrankung häufig erst spät erkannt.

13.47 Welche weiteren Ekzeme zählen zu den häufigen dermatologischen Krankheitsbildern in der Proktologie?

Häufige Ekzeme mit auslösenden Faktoren sind in der ▶ Tab. 13.3 dargestellt.

Tab. 13.3 Verschiedene Ekzemarten des Afters

Ekzem	Auslösende Faktoren bzw. Ätiologie
Irritativ-toxisches Ekzem	Irritation der Analhaut auf Substanzen (auch eigene Sekretion z. B. bei Condylomen oder Fisteln) oder auch mechanische Irritation (z. B. Toilettenpapier).
Allergisches Kontaktekzem	Immunologisch vermittelte Entzündungsraktion auf extern aufgebrachte Inhaltstoffe wie z. B. von pflegenden Salben. Auslöser können allerdings auch schon lange verwendete Hygienemittel wie Feuchttücher sein.
Atopisches Ekzem	Neben typischen Prädilektionsstellen wie Ellenbogen und Knie (jedoch nicht obligat) findet sich dieses Ekzem häufig bei Atopikern.
Psoriasis inversa	Form der Schuppenflechte, die sich in den intertriginösen Falten manifestiert, jedoch eine nicht schuppende Dermatitis mit pathognomonischer Rhagade an der Rima ani darstellt. Häufige Verwechslung mit Mykosen, daher muss bei frustraner antimykotischer Therapie an diese Erkrankung gedacht werden.
Erythrasma	Oberflächliche bakterielle Infektion durch das pigmentproduzierende Corynebacterium minutissimum, was zu scharf abgegrenzten rot-braunen bis michkaffeefarbenen Hautarealen führt.
Mykosen	Eher seltene Diagnose, jedoch als häufiger Ekzemgrund fehlgedeutet: Hier ruft meist Candida eine entzündliche Reaktion hervor. Meist sind Inkontinenzpatienten und immunkompromittierte Patienten betroffen; bei Gesunden selten.
Streptokokkendermatitis	V. a. bei Kindern auftretende, durch Streptokokken (meist β-hämolysierende Streptokokken der Gruppe A) verursachte Dermatitis im Bereich der Perianalregion gelegen mit dem Bild eines nässenden Analekzems.

MERKE

Die Proktologie erscheint oftmals extrem fokussiert. Dabei ist es wichtig, den Patienten in seiner Gesamtheit nicht aus dem Auge zu verlieren und umfassende Anamnesen zu erstellen: So ist beispielsweise das Auslösen eines weißen Dermographismus ein hilfreiches diagnostisches Merkmal des atopischen Ekzems. Atopiker zeigen im Gegensatz zur Normalbevölkerung (7 %) bis zu 80 % dieses Zeichen! Viele Zeichen sind schon allein im Gespräch erkennbar, z.B. die doppelte Infraorbitalfalte (Dennie-Morgan-Falte)!

13

13.48 Warum ist vor allem die Anusregion zur Ausbildung eines Ekzems prädisponiert?

Prädisponierend wirkt sich das feuchte Milieu in diesem Bereich aus (sog. „feuchte Kammer“), das sich aus der anatomischen Beschaffenheit und den dort vorkommenden sekretorischen Drüsen ergibt. Insbesondere wenn proktologische Erkrankungen, z.B. Marisken, Hämorrhoiden, Prolaps etc., den Feinschluss des Afters stören.

Anale Neoplasien

13.49 Welche früheren Termini sind in die Begriffe der analen und perianalen Neoplasien (AIN / PAIN) subsumiert worden?

Folgende Termini wurden durch die histomorphologische Klassifikation in Anlehnung an die anderen intraepithelialen Neoplasien (Cervix uteri / CIN, vulväre VIN, vaginale / VAIN und penile / PIN) ersetzt:

- Präkanzerose
- Leukoplakie
- Morbus Bowen
- Bowenoide Papulose

13.50 Worin besteht die Gefahr dieser Neoplasien?

Die analen und perianalen Neoplasien (AIN/PAIN) Grad III können in ein Karzinom übergehen. Die Grade I und II haben das Potenzial sich spontan zurückzubilden oder aber in einen Grad III zu verändern.

13.51 Welche viralen Infektionen sind häufig assoziiert?

Condylomtypische humane Papilloma-Viren (überwiegend HPV-6 und 11) sind häufig mit analen und perianalen Neoplasien (AIN / PAIN) II / III assoziiert, während bei analen und perianalen Neoplasien (AIN / PAIN) III häufig onkogene Viren (v. a. HPV 16 und 18) vorkommen.

13.52 Welche Patientenpopulation ist besonders für anale intraepitheliale Neoplasien prädisponiert?

Vor allem sind immunkompromittierte Patienten prädisponiert. Hier spielen HIV-Infektionen eine besondere Rolle, die insbesondere durch Geschlechtsverkehr übertragen werden.

13.53 Welche Therapieoptionen gibt es?

Eine konservative Therapie mit z.B. Imiquimod-Creme, aber auch die chirurgische Entfernung oder oberflächliche Hitzedestruktion können bei AIN / PAIN Grad I und II sowie AIN Grad III vorgenommen werden. Wichtig ist die Unterscheidung zu PAIN Grad III: Hier sind Hautadnexe mit befallen, sodass ausschließlich eine chirurgische Entfernung mit mikrografischer Kontrolle der Schnittränder in Betracht kommt.

13.54 Was ist bei der Nachsorge bei PAIN III zu beachten?

Regelmäßige Kontrollen müssen erfolgen, um ein mögliches Rezidiv rechtzeitig zu erkennen, denn sobald Hautadnexe mitbefallen sind, ist die Rezidivrate hoch. Insbesondere erhöht sich die Rezidivrate, wenn nicht mikrografisch reseziert wird.

Anale Virusinfektionen

13.55 Mit welchen viralen Infektionen wird der Proktologe konfrontiert?

Häufig zu finden sind anorektale Herpes-simplex-Virus- und HPV-Infektionen mit Condylomata acuminata (▶ Frage 13.49ff).

13.56 Was ist der Hauptübertragungsweg dieser Infektionen?

Der ungeschützte Geschlechtsverkehr ist der Hauptübertragungsweg. Nochmals erhöht sich das Risiko bei Promiskuität. Einen hundertprozentigen Schutz gibt es nicht, da diese Infektionen auch als Schmierinfektion übertragen werden und eine hohe (vor allem bei HSV) Durchseuchungsrate besteht.

13.57 Worauf ist bei der Entfernung von Condylomen besonders zu achten?

Bei Entfernung der Feigwarzen müssen der Arzt und die Pflege penibel auf den Eigenschutz achten. Die intraepithelialen Viruspartikel können bei Hitzedestruktion in die Raumluft gelangen: daher müssen Schutzbrille und Atemmaske unbedingt getragen werden, um einer Infektion vorzubeugen.

Literatur

Daniel GL, Longo WE, Vernava AM. Pruritus ani: Causes and concerns. Dis Colon Rectum 1994; 37: 670–674.

Marchesa P, Fazio VW, Oliart S, et al. Perianal Bowen's disease: a clinico-pathologic study of 47 patients. Dis Colon Rectum 1997; 40: 1283–1293.

Wein S, Blecher P, Ruzicka T. Die Rolle der Atopie in der Pathogenese des Analekzems. Z Hautkr 1994; 69: 113–119.

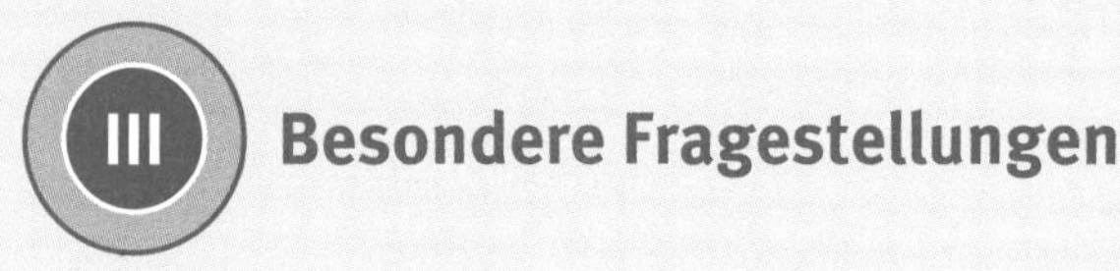

III Besondere Fragestellungen

14 Gastroenterologische Infektiologie

Florian Prechter

Mundhöhle und Ösophagus

14.1 An welche infektiologischen Ursachen muss bei einem Patienten, der über Schluckstörungen klagt, gedacht werden?

Bei der Abklärung von Schluckstörungen ist eine genaue Anamnese wichtig:

- Störungen des Schluckakts (z. B. „verschlucken") können auf neurologischer Ebene unter anderem durch Hirnstammenzephalitiden (z. B. durch *Listeria monocytogenes*) bedingt sein.
- Bei starken Schmerzen beim Schlucken muss an einen Zungengrund- oder Mundbodenabszess gedacht und eine entsprechende Abklärung veranlasst werden.
- Ein schmerzhafter Schluckvorgang kann auch durch einen Pilzbefall (Soor) in Mundhöhle, Rachen oder Ösophagus verursacht sein.
- Bei Schmerzen im Rachenbereich ist eine Tonsillitis, Pharyngitis oder ein Peritonsillarabszess denkbar.
- Tiefer lokalisierte Schmerzen bei Schlucken und Dysphagie können durch virale Infektionen der Speiseröhre (z. B. durch CMV) verursacht werden.
- Krankhafte Veränderungen der Ösophagusmotilität mit der Entwicklung eines Megaösophagus und gehäufter Regurgitation von Nahrung können Folge einer Infektion mit *Trypanosoma cruzi* (Chagas) sein.

14.2 Welche Ursache einer Schluckstörung muss dringend und primär ausgeschlossen werden?

Ein medizinischer Notfall besteht beim Vorliegen eines Peritonsillarabszesses. Meist tritt dieser in Folge einer Mischinfektion mit Streptokokken und aerogenen Keimen auf und kann sich per continuitatem bis in das Mediastinum ausbreiten.

Leitsymptome sind neben einem oft zweigipfligen Fieberverlauf heftigste Halsschmerzen, eine Verlagerung des Zäpfchens zur ipsilateralen Seite sowie eine entzündliche „Kieferklemme". Viele Patienten fallen zudem durch eine „kloßige Sprache" auf. Das Keimspektrum kann einen ausgeprägten foetor ex ore verursachen.

Eine zügige Entlastung durch den HNO-Arzt sowie eine antibiotische Therapie müssen erfolgen.

14.3 Was ist eine Soorösophagitis?

Eine Soorösophagitis ist die Folge einer Schleimhautbesiedlung mit *Candida albicans*. In der Untersuchung der Mundhöhle zeigt sich ein Soor in Form von weißlichen, schmerzhaften, abwischbaren Belägen auf einer geröteten Schleimhaut (häufig Mund und Zunge). Die Patienten berichten oft über metallische Geschmacksstörungen.

Endoskopisch finden sich ebenfalls charakteristische rundlich-weiße, mit einer Bürste oder Zange abwischbare Beläge auf entzündeter Schleimhaut. Oft ist der Befund pathognomonisch, eine weitere Absicherung erfolgt durch Bürstenzytologie bzw. mikrobiologische Untersuchung.

Ein Soor der Speiseröhre ist immer ein pathologischer Befund und muss ätiologisch weiter abgeklärt werden.

14.4 Welche Gründe für die Entwicklung einer Soorösophagitis gibt es?

Generell ist Pilzwachstum in einem Organ fast immer Folge einer gravierenden Störung der lokalen Infektabwehr. Differenzialdiagnostisch müssen bei Vorliegen eines Soor verschiedene Gründe bedacht und gegebenenfalls weiter abgeklärt werden:

- Steroidtherapie (auch inhalative Steroide, insbesondere bei Verschlucken nach inkorrekter Anwendung!): Bei bis zu 36 % der behandelten COPD-Patienten ist ein Soor nachweisbar
- Diabetes mellitus
- Erworbene Immundefekte, insbesondere die HIV-Infektion (die Soorösophagitis ist eine AIDS-definierende Erkrankung)
- Neoplasien
- Angeborene Immundefekte
- Hohes Alter
- Alkoholismus

14.5 Wie wird eine Soorösophagitis behandelt?

Probatorisch kann ein Soor in Rachen und Mundhöhle topisch therapiert werden (z. B. AmphoMoronal® als Suspension). Dieser Ansatz ist nur bedingt effektiv. Normalerweise erfordert ein ausgeprägter Befund oder eine Soorösophagitis eine systemische Therapie mit Azolen. Aufgrund der guten Resorpierbarkeit von Azolen kann diese im Regelfall oral durchgeführt werden, z. B. Fluconazol (400-800 mg/d). Bei Candidämie oder invasiven Verläufen sollte die Gabe allerdings zumindest die ersten Tage intravenös erfolgen.

Zudem ist die Behandlung der Ursache essentiell. Bei Soor nach inhalativen oder oral-topischen Steroiden (z. B. bei eosinophiler Ösophagitis) sollte der Patient zu einer guten Mundhygiene sowie zum Nachtrinken nach der Applikation des Steroids motiviert werden.

14.6 Welche anderen Gründe für eine infektiöse Ösophagitis gibt es?

Neben den Pilzerkrankungen existieren weitere Erreger einer Ösophagitis.

Die häufigsten Erreger einer viralen Ösophagitis sind das Zytomegalievirus (CMV) sowie Herpes-simplex-Virus (HSV). Hauptrisikogruppen sind auch hier Patienten mit einer Störung der humoralen Immunantwort:

- Organtransplantierte Patienten
- Langzeitdialysepatienten
- HIV-Patienten

Nach *Pneumocystis jiruvecii* und Candida ist CMV die dritthäufigste infektiöse Komplikation bei AIDS-Patienten.

Zudem kommen insbesondere bei immunsupprimierten Patienten auch bakterielle Ösophagitiden vor. Bei der fortgeschrittener HIV-Erkrankung schließt das Erregerspektrum auch Mykobakterien sowie Aktinomyzeten und Nokardien ein. Bei immunkompetenten Patienten kann sowohl die Syphilis als auch eine ausgedehnte Diphterie Grund für infektiöse Ösophagusveränderungen sein.

Auch Parasiten, insbesondere *Trypanosoma cruzi*, können eine Ösophagitis verursachen. Hier kommt es durch einen Befall der autonomen Ganglienzellen zu einer Motilitätsstörung mit Megaösophagus. Bei immunsupprimierten Patienten findet sich in Einzelfällen auch eine Ösophagusbeteiligung bei Amöbiasis, Echinokokkose oder Nematoden.

14.7 Wie erfolgt die Diagnose einer CMV-Ösophagitis?

Klinisch zeigt sich häufig eine eher graduell einsetzende Symptomatik aus Übelkeit, Fieber, Gewichtsabnahme, Odynophagie und retrosternalen Schmerzen. Die Serologie hat aufgrund der hohen Durchseuchung der Normalbevölkerung (um 80 %) einen geringen Stellenwert.

Endoskopisch besteht die typische Präsentation in großen, einzeln stehenden, flachen Ulzera im distalen Ösophagus. Es sollten zahlreiche Biopsien entnommen werden, um die Diagnose zu sichern.

Pathognomonisch sind die histologisch nachzuweisenden „Eulenaugenzellen". Der Antigennachweis in der Immunhistologie oder die Zellkultur aus diesen Biopsien ist der reinen Histologie nicht nachgewiesenermaßen überlegen, sollte aber immer wegen der Bedeutung des Krankheitsbilds angestrebt werden.

Die Rolle der PCR unter Verwendung von Gewebebiopsien in der Diagnostik ist aktuell nicht eindeutig geklärt. Es ist zu erwarten, dass diesem Verfahren in der Zukunft eine zunehmende Bedeutung zukommt.

14.8 Welche weiterführende Diagnostik sollte bei einer CMV-Ösophagitis durchgeführt werden?

Bei der Diagnose einer CMV-Ösophagitis sollte eine Abklärung auf weitere Manifestationen einer CMV-Infektion erfolgen. Dazu gehören insbesondere die CMV-Retinitis, die CMV-Pneumonie sowie die CMV-Kolitis.

Die häufigsten Komplikationen einer CMV-Ösophagitis (Strikturen, selten Perforationen sowie periösophageale Pseudoaneurysmen) sollten bekannt sein, bei entsprechenden Beschwerden muss eine weiterführende Abklärung (Bildgebung, Endoskopie) erfolgen.

Eine behandelbare Ursache sollte primär therapiert werden. Bei medikamentös immunsupprimierten Patienten sollte in Zusammenarbeit mit dem entsprechenden Behandler (z. B. Transplantationszentrum) eine Reduktion der Immunsuppressiva erwogen werden. Ein generelles Absetzen einer entsprechenden Medikation kann oft zu einem zusätzlichen Schaden für den Patienten führen.

14.9 Wie wird eine CMV-Ösophagitis therapiert?

Die spezifische Therapie einer CMV-Ösophagitis besteht in der intravenösen Gabe von Ganciclovir. Bei hochgradig immunsupprimierten Patienten sollte eine Langzeitprophylaxe mit oralem Valganciclovir erwogen werden. Darüber hinaus gibt es bei mangelndem Erfolg einer Ganciclovir-Therapie aufgrund von Resistenzen die Möglichkeit, mit anderen Virostatika wie Foscavir und Cidofovir zu behandeln. Cidofovir kann bei Ganciclovir-Resistenz (Mutation im UL97-Gen) eingesetzt werden. Als Erhaltungstherapie bei Immunsupprimierten wird Valganciclovir angewendet. Alle Medikamente gehen jedoch mit z. T. erheblichen Nebenwirkungen wie Myelo- bzw. Nephrotoxizität einher.

Magen

14.10 Wie werden die verschiedenen Gastritiden nach Ursache weiter differenziert?

Typ-A-Gastritis: In etwa 5 % der Fälle liegt eine Autoimmungastritis mit Antikörpern gegen die Parietalzellen vor. Diese kann über eine Zerstörung der Belegzellen und Verminderung des Intrinsic-Faktors zu einem Vitamin-B12-Mangel führen.

Typ-B-Gastritis: Diese häufigste Gastritisform (85 %) wird durch eine bakterielle Infektion mit *Helicobacter pylori* verursacht. Ulzerationen sind häufig.

Typ-C-Gastritis: In etwa 10 % der Fälle entsteht die Entzündung infolge einer chemischen Schädigung der schützenden Magenschleimhaut, z. B. nach Einnahme von nichtsteroidalen Antiphlogistika (NSAR). Auch andere chemische Einzelsubstanzen (Alkohol, Säuren und Laugen, Aflatoxine) können zu einer Entzündung der Magenschleimhaut führen.

Andere Ursachen für eine Gastritis schließen eine Mitbeteiligung bei Morbus Crohn, die kollagene Gastritis, seltene Erreger, Stressulzera (z. B. Curling-Ulkus bei Verbrennungen) und andere ein.

14.11 Wie häufig ist eine Infektion mit *H. pylori*?

Die Prävalenz der Erkrankung unterliegt weltweit starken Variationen. Die Gesamtprävalenz in Deutschland liegt zwischen 3 und 4 % und steigt mit höherem Lebensalter. Deutlich häufiger ist sie bei Immigranten (36–86 %).

Aufgrund des Übertragungswegs von Mensch zu Mensch findet sich in Familien ein gehäuftes Auftreten. Der wichtigste Übertragungsweg scheint im Rahmen von engen Kontakten unter Familienangehörigen zu bestehen.

14.12 Wie wird eine Infektion mit *H. pylori* diagnostiziert?

Klinisch berichten die Patienten über die Symptomatik der chronischen Gastritis. Meist werden Übelkeit, Bauchschmerzen, Völlegefühl und Inappetenz als Hauptsymptome genannt. Bei Ulzera kann es neben Schmerzen zu chronischen Blutungszeichen wie Anämie oder akuten Blutungszeichen wie Teerstuhl oder Bluterbrechen kommen.

Diagnostisch werden Biopsien (mit Kultur, Histologie, Ureaseschnelltest oder PCR im Stuhl), Harnstoffatem- und Stuhl-Antigentests eingesetzt. Die Bestimmung von

IgG-Antikörpern ist nicht geeignet zum Nachweis einer aktuellen Infektion und wird daher nicht empfohlen.

Wichtig zu beachten:

- Eine bakterielle Fehlbesiedelung kann zu falsch positiven Ureasetests (Atemtest, Schnelltest) führen.
- Eine obere gastrointestinale Blutung, Z. n. Magenteilresektion, ein Magenkarzinom oder MALT-Lymphom sowie eine PPI-Vorbehandlung können zu falsch negativen Testergebnissen führen. Insbesondere PPIs sollten mindestens 2 Wochen vor der Diagnostik pausiert werden.

Aufgrund der eingeschränkten Sensitivität und Spezifität der Tests werden zwei positive Testergebnisse mit unterschiedlichen Testverfahren zur Diagnosestellung gefordert. Ausnahmen sind ein bestehendes Ulcus duodeni und ein positiver Test, der histologische Nachweis von *H. pylori* in Verbindung mit einer chronischen Gastritis sowie ein positiver Kulturnachweis.

14.13 Wann wird eine *H.-pylori*-Infektion behandelt?

Bei peptischem Ulcus (duodeni oder ventriculi) mit Helicobacternachweis sowie bei gastralen MALT-Lymphomen mit Helicobacternachweis *soll* eine Eradikation durchgeführt werden. Aufgrund des additiven Ulkusrisikos sollte vor einer geplanten Dauermedikation mit niedrigdosiertem ASS oder NSAR bei Vorliegen einer Ulkusanamnese oder gastrointestinalen Blutung ebenfalls eine Helicobakterinfektion gesucht und gegebenenfalls behandelt werden.

Bei idiopathischer thrombozytopenischer Purpura, Morbus Menetrier sowie lymphozytärer Gastritis ist jeweils ein positiver Effekt einer Eradikationstherapie beschrieben und *soll* durchgeführt werden.

Bei Risikopatienten sollte eine Eradikation zur Tumorprophylaxe durchgeführt werden.

Bei diffus großzelligen B-Zell-Lymphomen des Magens sowie bei Patienten mit Reizmagen und Helicobacternachweis *kann* eine Eradikation durchgeführt werden. Bei ungeklärtem Eisenmangel kann eine Untersuchung auf Helicobacter mit konsekutiver Eradikation durchgeführt werden, die Datenlage ist sehr heterogen.

Refluxsymptome stellen *keine Indikation* für eine Eradikationstherapie dar. Im Gegenteil führt eine Infektion mit *H. pylori* eher zu einer verringerten Säureproduktion.

Allein der Nachweis einer Helicobacterinfektion oder einer Typ-B-Gastritis ist keine absolute Indikation für eine Eradikationstherapie. Allerdings sollte der Befund mit dem Patienten besprochen werden, eine Eradikation auf Patientenwunsch wird in der deutschen Leitlinie empfohlen.

14.14 Welche Eradikationsmöglichkeiten für *H. pylori* bestehen?

Problematisch bei der Eradikation von H. pylori ist momentan insbesondere die steigende Resistenzrate gegen Clarithromycin, die die Wirksamkeit der etablierten Therapieschemata zunehmend in Frage stellt. Hinzu kommen die in Deutschland erheblichen Resistenzzahlen gegen Metronidazol.

Primär wichtig sind neben der Auswahl der korrekten Substanzen die konsequente Säurehemmung sowie eine Nikotinkarenz. Eine hohe Adhärenz zur Therapieempfehlung ist wichtig und korreliert mit dem Behandlungserfolg.

Leitliniengerecht sollte bei *niedriger Wahrscheinlichkeit für eine primäre Clarithromycin-Resistenz* eine Tripeltherapie oder eine bismuthbasierte Quadrupeltherapie eingesetzt werden. Wie lange man in Deutschland noch von einer suffizienten Wirksamkeit von Clarithromycin ausgehen kann, bleibt abzuwarten. Aktuell sollte hierzulande von einer Kombination mit Metronidazol abgesehen werden.

Standard-Tripeltherapie (French Triple)		
PPI	1-0-1	(7) – 10 – (14) Tage
Clarithromycin 500 mg	1-0-1	
Amoxicillin 1000 mg	1-0-1	

Bei *hoher Wahrscheinlichkeit für eine primäre Clarithromycinresistenz* sollte eine Bismuth-basierte Therapie eingesetzt werden. Alternative wäre die Ergänzung der Tripeltherapie um Metronidazol (kombinierte Vierfachtherapie).

Bismuth-haltige Therapie		
PPI	1-0-1	7–14 Tage
Bismut-Kalium 140 mg	1-1-1-1	
Tetracyclin 125 mg	1-1-1-1	
Metronidazol 125 mg	1-1-1-1	

Vier Wochen nach Abschluss der Eradikationsbehandlung sollte eine Kontrolle des Therapieerfolgs erfolgen. Dazu muss die PPI-Therapie für 2 Wochen pausiert worden sein.

Bei erfolgloser Standard-Tripeltherapie wird in der zweiten Linie die Bismuth-basierte Therapie empfohlen. Alternativ sowie bei Therapieversagen einer primären Bismuththerapie kommt eine Flurochinolonhaltige Tripeltherapie (PPI, Levofloxacin, Amoxicillin) infrage.

Spätestens nach zweimaligem Therapieversagen sollte eine Kultur unter Verwendung von endoskopisch entnommenen Biopsien mit Resistenzbestimmung durchgeführt werden.

14.15 Wie können die Antibiotika-bedingten Nebenwirkungen der Therapie reduziert werden.

Eine aktuelle Meta-Analyse zeigt, dass die adjuvante Einnahme von Multi-Stamm-Probiotika (als Joghurt, Drink, Sacchets oder Kapseln) die *H.-pylori*-Eradikationsraten verbessert und der Entwicklung von Nebenwirkungen (insbesondere Diarrhoen) vorbeugt. Dabei müssen die Probiotika mit Beginn der Eradikationstherapie und wahrscheinlich mindestens eine Woche darüber hinaus zugeführt werden.

14.16 An welche onkologische Komplikation muss beim Vorliegen einer H. p.-positiven Gastritis gedacht werden?

Primär verursacht die Helicobacterinfektion eine chronische (Typ B) Gastritis und stellt einen der hauptsächlichen Risikofaktoren sowohl für Adenokarzinome des Magens und des ösophagogastralen Übergangs sowie für MALT-Lymphome (Mukosa-associated-lymphoid Tissue) dar.

Beim gastralen low-grade MALT-Lymphom kommt es nach Eradikation in einem Großteil der Fälle zu einer kompletten Remission, die auch dauerhaft anhält.

Andererseits scheint eine Helicobacterinfektion eine protektive Wirkung gegen Adenokarzinome des Ösophagus zu vermitteln. Vorstellbar ist, dass diese Wirkung über eine verminderte Säureproduktion bei chronischer Gastritis vermittelt wird.

Eine generelle Eradikation zur Reduktion des Karzinomrisikos wird nicht empfohlen. Allerdings sollte bei Risikopatienten (Pat. mit Korpusgastritis, Verwandte von Magenkarzinompatienten, Magenneoplasien in Anamnese, PPI-Medikation über ein Jahr, ausgedehnte Magenatrophie) eine prophylaktische Eradikation durchgeführt werden.

Darm

14.17 Wann sollte an das Vorliegen eines Morbus Whipple gedacht werden?

Bei bis zu 4 % der Bevölkerung liegt eine asymptomatische Kolonisierung des Darms mit *Tropheryma whipplei* vor. Neben der akuten, selbstlimitierenden Infektion, die kaum von jeder anderen akuten Gastroenteritis zu unterscheiden ist, ist der Morbus Whipple eine Sonderform der Infektion mit *Tropheryma whipplei*.

Beim Morbus Whipple besteht häufig eine Kombination aus gastrointestinalen Symptomen (z. B. chronische Durchfälle), teils weit vorher bestehenden Gelenkbeschwerden und diversen systemischen Manifestationen (Endokarditis, Myokloni, Blicklähmung). Typisch ist eine langdauernde Erkrankung bei Männern um 55 Jahre (▶ Tab. 14.1). Endoskopisch zeigt sich das Bild einer weißlichen Mukosa mit abgeflachten Zotten.

Tab. 14.1 Weitere mögliche Symptome und Manifestationen des Morbus Whipple

	Gastrointestinale Symptome	Systemische Symptome	ZNS-Manifestationen
Häufig	Chronischer Durchfall, Gewichtsverlust, Malabsorption	Abdominelle, periphere oder thorakale Lymphknotenvergrößerung, Kachexie; chronisch-entzündliches Syndrom (Erhöhung von BSG, CRP, Hb-Abfall, Thrombozytose)	Blicklähmung, Myoklonus
Weniger häufig	Rezidivierende Bauchschmerzen	Chronisches Fieber, Serositis, Aszites, periphere Ödeme, Hypalbuminämie, Tendosynovitis, Myalgien, chronischer Husten	Gedächtnisstörungen, Ataxie, psychiatrische Veränderungen
Selten	Okkultes Blut, rezidivierende gastrointestinale Blutungen	Hepatomegalie, Splenomegalie; Symptome der Haut: Hyperpigmentation, entzündliche Veränderungen am Auge	Gestörter Schlaf-Wachrhythmus, Hyperphagie

14.18 Welche Diagnostik wird bei V. a. Morbus Whipple durchgeführt?

Erste diagnostische Maßnahme ist die Endoskopie mit Entnahme zahlreicher (>5) Duodenalbiopsien. Bei Vorliegen der entsprechenden Fragestellung wird der Histopathologe eine PAS-Färbung sowie gegebenenfalls eine PCR durchführen.

Im histologischen Bild finden sich Makrophagen, die große Mengen von PAS-positiven Partikeln enthalten. Wichtig ist die Klassifikation der Makrophagen, da das Verschwinden der Makrophagen vom Typ 1 und das Erscheinen der Makrophagen vom Typ 2–4 eine erfolgreiche Therapie dokumentiert. Diese sind oft noch jahrelang nachweisbar.

Die PCR hat einen Stellenwert, kann allerdings nicht zwischen Infektion und asymptomatischer Darmkolonisation unterscheiden. Auch aus anderen Körpermaterialen (Lymphknoten, Herzklappen) kann die Diagnostik auf *T. whipplei* erfolgen, allerdings ist die Beurteilung hier nochmals erschwert.

Vor Behandlung soll **immer** eine PCR aus dem Liquor durchgeführt werden.

14.19 Wie wird ein Patient mit Morbus Whipple behandelt?

Unbehandelt geht der Morbus Whipple mit einer hohen Sterblichkeit einher, entsprechend sollte bei Nachweis eine Behandlung erfolgen.

Empfohlen wird die Gabe von Ceftriaxon i.v. über 14 Tage, gefolgt von Cotrimoxazol p.o. über ein Jahr. Bei Unverträglichkeiten kann Ceftriaxon durch Meropenem und Cotrimoxazol durch Doxycyclin ersetzt werden.

Bei der Therapie des Morbus Whipple kann es zu einer Jarisch-Herxheimer-Reaktion kommen. Diese tritt unmittelbar nach Beginn der Therapie auf, hält bis zu 48 h an und wird symptomatisch behandelt.

Unter und nach Therapie kann sich ein Immunrekonstitutionssyndro (IRIS) entwickeln. Verdächtig ist diesbezüglich eine Kombination aus schnellem Therapieansprechen sowie Wiederauftreten systemischer oder lokaler Entzündungszeichen (Fieber, Dünndarmperforation, Endokarditis, Meningitis) unter wirksamer Therapie. Bei Verdacht sollte die Therapie in einem entsprechenden Zentrum fortgeführt werden.

Therapieresistenz sowie Rezidive auch nach Jahren sind insbesondere bei ZNS-Infektionen häufig, genaue Zahlen existieren nicht. Unter Therapie sollte eine Kontrollendoskopie mit Biopsien nach 6 und 12 Monaten, bei initial positiver Liquor-PCR eine Kontrollpunktion nach 12 Monaten sowie lebenslange klinische Kontrollen erfolgen.

14.20 Wie ist die klinische Symptomatik der Lambliasis?

Das klinische Spektrum der Lambliasis reicht von einer insbesondere in Endemiegebieten häufigen asymptomatischen Kolonisation über eine akute Infektion bis zu persistierend-chronischen Verläufen. Nach Aufnahme der Zysten entkapseln sich diese im Magen und Duodenum aufgrund des niedrigeren pH-Werts. Die Trophozoiten von *Giardia lamblia* siedeln im Dünndarm und verursachen dort eine Malabsorption und Diarrhoen. Sobald die Trophozoiten in den Dickdarm gelangen, kommt es zur Zystenbildung.

Bei einer akuten Lamblieninfektion klagen die Patienten über Übelkeit und Aufstoßen, Flatulenz sowie insbesondere postprandiale, wässrige Diarrhoen. Bei Übergang in eine chronische Infektion dominiert das Malabsorptionssyndrom mit meist breiigen Diarrhoen.

14.21 Wie ist die Epidemiologie der Lambliasis?

Die Übertragung erfolgt fäkal-oral oder von Person zu Person, bei schlechten hygienischen Bedingungen kann es zu Ausbrüchen und Epidemien kommen. In manchen Reiseländern (z.B. auf dem indischen Subkontinent) ist die Giardiasis eine der häufigsten Ursachen für Reisediarrhoen.

Die höchste altersspezifische Inzidenz in Deutschland findet sich bei 2- bis 3-jährigen Kindern. 50 % der in Deutschland auftretenden Infektionen sind im Ausland erworben.

Eine nachgewiesene Infektion mit Lamblien ist meldepflichtig, erfasst werden jedoch nur die akuten Infektionen. Pro Jahr werden etwa 3.500 Infektionen gemeldet; die Infektion ist also relativ selten.

14.22 Wie erfolgt die Diagnose der Lambliasis?

Die Diagnose erfolgt über den Nachweis von Zysten im Stuhl. Bei profusen Diarrhoen können auch nicht-verkapselte Trophozoiten nachweisbar sein. Entscheidend ist eine zeitnahe Mikroskopie des frischen Stuhls. Können trotz hohen klinischen Verdachts auch in mehrfachen Stuhlproben keine Zysten gefunden werden, kann eine Mikroskopie des Duodenalaspirats auf bewegliche Trophozoiten erfolgen. Gelegentlich können die Erreger auch in der Histolgie von Duodenalbiopsien nachgewiesen werden.

Zusätzlich existieren ELISA-Tests auf Antigen im Stuhl bzw. PCR-Techniken mit hoher Spezifität und Sensitivität. Die kulturelle Anzüchtung von Giardia lambila ist möglich, allerdings schwierig und unzuverlässig.

14.23 Wie wird die Lambliasis therapiert?

Die Therapie erfolgt in erster Linie mit Nitroimidazolpräparaten wie Tinidazol oder Ornidazol. In Deutschland muss auf Metronidazol zurückgegriffen werden, da die oben genannten, besser verträglichen und effektiveren Medikamente nicht im Handel erhältlich sind.

1. Metronidazol (z.B. Clont®) 4 × 400–500 mg/d für 5–10 Tage
2. Tinidazol (Simplotan®) 1 × 2 g/d für 2 (– 5) Tage

Bei einer therapieresistenten Form Versuch mit Albendazol 400 mg/d für 5 Tage oder Paromomycin (25–35 mg/kg Körpergewicht, verteilt auf 3–4 Tagesdosen) über 7–10 Tage.

Bei Reiserückkehrern sollten symptomatische wie asymptomatische Personen behandelt werden, um Neuinfektionen zu vermindern.

Bei persistierenden Beschwerden trotz Therapie sollte an eine sekundäre Laktoseintoleranz gedacht und zunächst passager auf den Verzehr von Milchzucker verzichtet werden.

14.24 Was ist eine intestinale Pseudoobstruktion?

Eine chronisch-intestinale Pseudoobstuktion (CIPO) ist eine Motilitätsstörung des Darms mit rezidivierenden Subileus- und Ileuszuständen.

14.25 Welche infektiologischen Ursachen kommen infrage?

Eine Reihe infektiologischer Ursachen können zu einer chronischen intestinalen Pseudoobstruktion führen. Dazu zählen sowohl bakterielle Erreger wie Borrelien als auch Protozoen wie Leishmanien oder Trypanosomen.

Die akute Form (Ogilvie-Syndrom) tritt insbesondere bei hospitalisierten Patienten im Rahmen einer schweren Grunderkrankung auf. Akute Zustände mit intestinaler Pseudoobstruktion sind insbesondere bei viralen Infektionen (VZV, CMV) beschrieben.

14.26 An welches Krankheitsbild ist beim Auftreten von Diarrhoen und Bauchschmerzen bei Neutropenie zu denken?

Bei Patienten mit ausgeprägter Neutropenie (Chemotherapie, Leukämien) kann es zu einer entzündlich-nekrotisierenden Erkrankung des Ileozoekalbereichs kommen, die als „neutropene Kolitis" bezeichnet wird.

Die Genese der Erkrankung ist nicht abschließend geklärt, wahrscheinlich liegt eine Mischung aus primärer Schädigung der Darmwand, z. B. durch Zytostatika, sowie einer erhöhten Anfälligkeit für sekundäre Superinfektionen vor.

Die Symptomatik aus rechtsseitigem Unterbauchmerz, Fieber und Diarrhoen lässt differenzialdiagnostisch an das Vorliegen einer Appendizitis oder eines Morbus Crohn denken.

Therapeutisch existieren neben einer Reduktion der Neutropeniezeit keine kausalen Ansätze. Insbesondere bei schweren Verläufen mit Perforationsgefahr muss gegebenenfalls auch eine Operation (Kolektomie) durchgeführt werden.

14.27 Wie wird bei Patienten mit Beschwerden im Anorektalbereich vorgegangen, wenn eine sexuell übertragene Infektion vermutet wird?

Beschwerden im Anorektalbereich sind ein häufiges Symptom, für das zahlreiche Differenzialdiagnosen in Betracht kommen. Viele sexuell übertragene Infektionen befallen Haut und Schleimhaut von Analregion und Rektum. Neben einer sorgfältigen Inspektion sowie einer genauen Erfassung der Symptome ist eine detaillierte Sexualanamnese erforderlich.

Zunächst sollten neoplastische Erkrankungen (Kaposi-Sarkome, B-Zell-Lymphome, Plattenepithelkarzinome durch HPV) ausgeschlossen werden. Mechanische Manipulationen können ebenfalls zu traumatischen Entzündungen führen.

Die häufigsten Infektionserkrankungen in diesem Bereich schließen u. a.

- bakterielle Erkrankungen (Gonorrhö, Chlamydien, Syphillis),
- virale Erkrankungen (HSV, HPV sowie CMV)

ein. Eine erste mögliche Einordnung kann durch die klinische Untersuchung erfolgen (▶ Tab. 14.2).

Bei allen sexuell übertragbaren Erkrankungen ist eine Mitbehandlung des Sexualpartners essentiell. Zudem muss immer ein HIV-Test durchgeführt werden. Zu beachten ist die sehr hohe Anzahl an Ko-Infektionen mit unterschiedlichen STIs.

Tab. 14.2 Einordnung der STIs nach anorektalem Befund	
Proktitis, blutiger Ausfluss	Gonorrhö, Chlamydien
Fisteln, Abszesse	Lymphoganuloma venereum (Chlamydien L1–L3)
Ulzera	Syphilis (meist schmerzlos) Hämophilus ducreyi (schmerzhaftes Ulcus molle) Klebsiella granulomatis (schmerzloses, großflächiges „Granuloma inguinale")
Warzen	HPV, Syphilis (Cave: Condylomata lata bei Syphilis sind hochinfektiös)
Bläschen	HSV (häufiger HSV-1)

14.28 Wie äußert sich eine Gonorrhö im Analbereich und wie wird vorgegangen?

Die Zahl der Gonorrhöerkrankungen (umgangssprachlich auch als „Tripper" bezeichnet) steigt aktuell weltweit. Besorgniserregend ist dabei die zunehmende Zahl multiresistenter Stämme. Die Erkrankung wird durch *Neisseria gonorrhoea* verursacht und führt nach 1–14 Tagen zu einer häufig oligosymptomatischen Infektion.

Die Gonorrhoe ist ein weltweit häufiger Grund für Unfruchtbarkeit bei Männern und Frauen. Es kann zu Beteiligung von Augen, Gelenken, Hirnhäuten und Herz kommen. Die Gonokokkensepsis ist ein schweres und lebensbedrohliches Krankheitsbild. Anorektal präsentiert sich die Erkrankung meist unspezifisch in Form von mukoprurulenter oder blutiger Sekretion sowie Juckreiz und perianaler Rötung.

Die Diagnose erfolgt durch den Nachweis der klassischen Diplokokken in Mikroskopie und Kultur. Der Abstrich sollte möglichst unter Sicht aus einem Areal mit putridem Sekret gewonnen werden.

Die Behandlung erfolgt in unkomplizierten Fällen klassischerweise durch Einmalgabe eines Cephalosporins.

14.29 Wie wird eine rektale Chlamydieninfektion diagnostiziert und behandelt?

Bei Chlamydien müssen die Erreger des Lymphogranuloma venereum (Serotypen L1–L3) von denen anderer Chlamydienerkrankungen unterschieden werden.

Das Lymphogranuloma venereum führt 2–6 Wochen nach Infektion zunächst zu Fieber und Tenesmen sowie dezenten ulzerierenden Papeln. In der Folge entwickeln sich einseitig zunehmend schmerzhafte, in der Folge exulzerierende Lymphknoten. Im Rahmen einer schweren Proktitis kommt es zu Fistelbildungen, teilweise Rektumstrikturen sowie Abszessbildungen. Der Befund kann durchaus einem fistulierenden Morbus Crohn ähneln.

Die anderen Chlamydienserotypen führen in der Regel zu einem unspezifischeren Krankheitsbild aus geröteter Schleimhaut und schleimig-eitrigem Ausfluss.

Die **Diagnose** wird beim Lymphogranuloma venereum serologisch (Titeranstieg oder hoher Anti-Chlamydienantikörpertiter) gestellt, bei den anderen Chlamydien über Direktnachweis.

Die **Therapie** erfolgt mittels Doxycyclin oder Makroliden über 7–14 Tage. Es wurde bislang keine Resistenzentwicklung beobachtet.

14.30 Wie äußert sich eine Syphillis im Analbereich und wie wird vorgegangen?

Nachdem die Zahl der Syphilliserkrankungen lange Zeit deutlich rückläufig war, wird in den letzten Jahren ein erneuter Anstieg beobachtet.

Zunächst entwickelt sich etwa 1–3 Monate nach Erregerkontakt ein einzelnes Ulkus mit hartem Randwall (Ulcus durum). Dieses ist meist, aber nicht immer, schmerzlos. Im Sekundärstadium kommt es zusammen mit einer Allgemeinsymptomatik aus Krankheitsgefühl und generalisierter Lymphadenopathie zur Entwicklung von warzenartigen Papeln (Condylomata acuminata). Diese sind hochinfektiös.

Die **Diagnostik** erfolgt direkt über den Erregernachweis im Reizsekret sowie über den Nachweis von spezifischen (TPHA, TPPA) oder unspezifischen (VDRL) Antikörpern.

Treponema pallidum ist weiterhin durchgehend mit Penicillinen **therapierbar.** Nach der Behandlung werden serologische Kontrollen nach 3, 6, 9 und 12 Monaten empfohlen.

Die späteren Stadien der Syphilis (Tertiärstadium) sind klassischerweise durch systemische Symptome und disseminierte Granulome gekennzeichnet.

14.31 Wie äußert sich eine anorektale HSV-Infektion?

Ein Großteil der Bevölkerung ist Träger des HSV-1-Virus, etwa 20 % auch des HSV-2-Virus. Beide Typen können genitale und rektale Beschwerden verursachen, häufiger ist dies bei der Infektion mit HSV-2.

Die Erkrankung kann als Ersterkrankung oder im Rahmen einer Reaktivierung auftreten, die Viren persistieren in den Ganglienzellen. Nach einer initialen Symptomatik aus Fieber, Tenesmen, gelegentlich Unterbauchschmerzen sowie Proktitis entwickeln sich die typischen gruppierten Bläschen auf gerötetem Grund, aus denen sich sehr schmerzhafte Ulzerationen entwickeln.

Die **Diagnostik** erfolgt aus den Zellen am Bläschengrund, serologische Bestimmungen spielen keine Rolle.

Die Erkrankung ist selbstlimitierend, eine **Behandlung** mit Aciclovir erfolgt nur bei schwerer Erkrankung oder Abwehrschwäche. Mit Rezidiven muss gerechnet werden. Wichtig ist, dass auch bei asymptomatischen Trägern HSV-Viren auf intakten Schleimhäuten nachweisbar sind und damit auch ohne Bläschen eine Infektiosität besteht.

14.32 Was muss bei einer rektalen HPV-Infektion beachtet werden?

Es existieren mehr als 80 verschiedenen HPV-Typen, die zahlreiche unterschiedliche Erkrankungsbilder hervorrufen können. Die Replikation kann nur auf Plattenepithel erfolgen (z. B. Ösophagus, Analkanal, Vaginalkanal und Zervix).

Benigne anogenitale Warzen werden meist durch Subtypen 6 oder 11 verursacht. Bestimmte HPV-Subtypen haben ein hohes (16 und 18) oder intermediäres (31, 33, 35) Risiko zur malignen Transformation.

Die Diagnose erfolgt klinisch sowie histologisch, wichtig ist die Differenzierung zwischen benignen Warzen und Neoplasien. Vorstufen lassen sich nach Betupfen der Schleimhaut mit Essigsäure erkennen. Bei analen Warzen sollte nach der Entfernung eine Inspektion des Enddarms sowie bei Frauen eine gynäkologische Untersuchung erfolgen.

Die Behandlung erfolgt meist durch Destruktion des Lokalbefunds (Essigsäure, Kryotherapie, APC etc.). Auch hier ist mit Rezidiven zu rechnen.

Pankreas

14.33 Welche (infektiologischen) Ursachen einer isolierten Erhöhung der Lipase gibt es?

Zunächst ist wichtig zu beachten, dass eine Erhöhung der Lipase nicht mit einer Pankreatitis gleichzusetzen ist. Für die Diagnosestellung muss immer die typische Bildgebung oder eine Erhöhung der Lipase in Zusammenhang mit einer entsprechenden Symptomatik vorliegen.

Auch wenn eine dreifache Erhöhung der Lipase als hochspezifisches Zeichen für das Vorliegen einer akuten Pankreatitis gilt, so existieren doch einige Differenzialdiagnosen. Insbesondere im infektiologischen Bereich zählen hierzu:

- Chronisch entzündliche Darmerkrankungen, selten infektiöse Kolitis
- HCV, HIV

Zudem findet sich auch bei Salmonelleninfektionen (insbesondere Enterica serovar Typhimurium) gehäuft eine erhöhte Lipase. Es ist umstritten, ob hier eine Organbeteiligung oder eine Laborerhöhung ohne klinische Relevanz vorliegt.

14.34 Welche Erreger können an der Entwicklung einer akuten Pankreatitis beteiligt sein?

Die häufigsten Ursachen für eine akute Pankreatitis sind nicht-infektös und schließen die biliäre Genese, Alkoholexzesse, Autoimmunvorgänge (IgG4-Pankreatitis) und Anlageanomalien (Pankreas divisum) ein. Allerdings existieren eine Reihe von Erregern, für die im Lauf der Erkrankung auch eine Pankreasbeteiligung mit akuter Entzündung beschrieben sind (▶ Tab. 14.3).

Tab. 14.3 Erreger, die eine Pankreasbeteiligung verursachen können

Bakteriell	Viral	Parasiten
Salmonellen	Mumps-Virus	Toxoplasmen
Mycoplasmen	Coxsackievirus	Cryptosporidien
Legionellen	Hepatitis-B-Virus	Ascaris
Leptospiren	CMV, VZV, HSV	

14.35 Wann sollte beim Vorliegen einer akuten Pankreatitis eine antibiotische Therapie erfolgen?

Die Therapie der akuten Pankreatitis besteht in Ernährungs- und Volumentherapie, Analgesie sowie (falls erforderlich) Sicherung des Galleabflusses. Eine generelle

Indikation zu einer Antibiotikaprophylaxe besteht auch bei erhöhten Entzündungsparametern und Infektzeichen (z. B. Fieber) nicht.

Bei **biliärer Pankreatitis** kann eine antibiotische Therapie zur Behandlung einer begleitenden Cholangitis erfolgen. Bei **schweren nekrotisierenden Verläufen** kann die Therapie mit einem nekrosegängigen Breitspektrumantibiotikum (z. B. Carbapeneme, Chinolone) durchgeführt werden. Diese sollte für etwa 7–14 Tage erfolgen, allerdings nach 3 Tagen re-evaluiert und bei leichten Verläufen auch beendet werden.

Eine sichere Indikation besteht bei **Nachweis einer infizierten Nekrose.** Meist handelt es sich um eine Monoinfektion mit Darmkeimen (*E. coli*, Klebsiellen, Enterokokken), die antibiotische Therapie sollte entsprechend gewählt werden (z. B. Breitspektrumpenicilline, Carbapeneme).

Die Wirksamkeit einer selektiven antibiotischen Darmdekontamination zur Infektionsprophylaxe ist umstritten. Der Einsatz von Probiotika führte in einzelnen Studien bei kritisch kranken Patienten zu einer erhöhten Sterblichkeit.

14.36 Welche Alternativen bestehen bei Versagen einer antibiotischen Therapie?

Nach etwa einer Woche erfolgloser antibiotischer Therapie sollte eine Punktion des entzündlichen Areals (Pseudozyste, Nekrose) mit Aspiration und Keimbestimmung erfolgen.

Bei therapieresistenten infizierten Nekrosen bei schwerer Pankreatitis kommt sowohl die endoskopische oder radiologische Drainage als auch eine operative Lösung infrage. Wenn möglich sollte die Intervention mit deutlicher Latenz zum Schmerzbeginn (10–14 Tage) durchgeführt werden, da es erst dann zu einer entsprechenden Abkapselung der Areale als Voraussetzung für eine erfolgreiche Drainage kommt. Die endoskopische Nekrosektomie hat sich in kontrollierten Studien als Verfahren der ersten Wahl durchgesetzt.

Leber

14.37 Welche Erreger sind mit einer Erhöhung der Transaminasen assoziiert?

Zahlreiche Erkrankungen können mit einer Leberbeteiligung einhergehen. Die meisten Viruserkrankungen können zu einer uspezifischen, kurzzeitigen Transaminasenerhöhung führen. Aber auch eine Reihe bakterielle und parasitäre Erkrankungen führen typischerweise zu einer Hepatitis (▶ Tab. 14.4).

14.38 Wie ist das Vorgehen bei einem Leberabszess?

Leberabszesse (▶ Abb. 14.1) sind etwa in der Hälfte der Fälle solitär und meist im rechten Leberlappen lokalisiert.

Nach Ätiologie werden unterschieden:

- Hepatobiliär (Carolisyndrom, Cholangitis, nach ERCP, biliodigestive Anastomose)
- Arterielle Streuung (Endokarditis, HNO-Infektionen)

Tab. 14.4 Infektiöse Gründe einer Hepatitis
Viren
Hepatitisviren A–E
Herpesviren (HSV, VZV, CMV, EBV)
Coxsackieviren
Gelbfieberviren
Bakterien
Salmonellen
Leptospiren
Parasiten
Leishmanien
Plasmodien (Malaria)

- Portale Verschleppung (Appendizitis, CED, Pankreatitis)
- Traumatische Abszesse (Trauma, Chemoembolisation)

Das weitere Vorgehen steht auf drei Säulen. Zum einen muss ein Leberabszess zur Entlastung sowie mikrobiellen Erregersuche punktiert werden. Bei Abszessen von 2–5 cm kann eine Aspiration ausreichend sein, über 5 cm sollte eine perkutane (in Einzelfällen auch operative oder endosonografische) Drainage erfolgen. Bei Abszessen mit Verbindung zum Gallengangssystem sollte eine ERCP mit ggfs. interner Drainage durchgeführt werden.

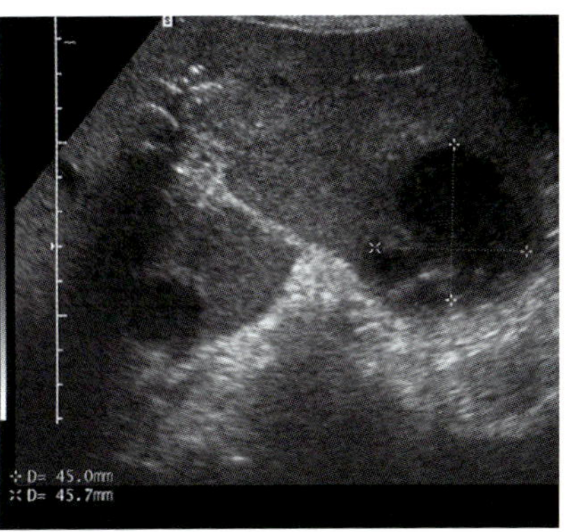

Abb. 14.1 Leberabszess. [M1007 / M1008]

Zum zweiten muss die Grunderkrankung gezielt therapiert werden. Dazu gehört neben einer Diagnostik der Gallenwege unter anderem die Entnahme von Blutkulturen, eine entsprechende Anamnese, eine abdominelle Bildgebung, ggf. eine Echokardiografie.

Das dritte Standbein ist eine adäquate antimikrobielle Therapie.

14.39 Welches Erregerspektrum ist bei einem neu aufgetretenen Leberabszess zu erwarten?

Das Erregerspektrum unterscheidet sich nach der Genese des Leberabszesses, entsprechend steht auch hier die Ursachensuche im Vordergrund.

Typische Erreger sind unter anderem *E. coli,* Klebsiellen, Enterobacter, Pseudomonaden, Anaerobier, aber auch grampositive Keime wie Staphylokokken, Streptokokken oder Enterokokken. Das Erregerspektrum ist meist polymikrobiell, zunehmend finden sich auch multiresistente Keime.

Als Ursache von Abszessen in der Leber kommen auch parasitäre Erkrankungen, insbesondere durch Amöben verursacht, infrage. Weltweit sind Amöben der häufigste Grund für Leberabszesse.

14.40 Wie wird die antibiotische Therapie gewählt?

Eine kalkulierte Therapie kann beispielsweise mit

- Ceftriaxon & Metronidazol,
- Piperacillin & Tazobaktam,
- Ciprofloxacin & Metronidazol,
- Carbapenemen

durchgeführt werden und sollte 2–6 Wochen beibehalten werden.

Nach Erregernachweis muss die Therapie zeitnah angepasst und insbesondere deeskaliert werden.

14.41 Wie wird ein Amöbenabszess diagnostiziert?

Typisch sind die sehr lange Inkubationszeit und die unspezifische und oft sehr milde Klinik. Im Bild ist der Amöbenabszess von pyogenen Abszessen kaum zu unterscheiden.

14.42 Wie wird ein Amöbenabzess behandelt?

Die Therapie erfolgt mit Metronidazol über 10 Tage. Wichtig ist eine anschließende Behandlung mit Paromomycin, da sonst Parasiten im Darmlumen persistieren können.

14.43 Wie ist das diagnostische Vorgehen bei V. a. das Vorliegen einer Echinokokkuszyste?

Das bildgebende Verfahren der Wahl ist der Ultraschall. Typische Zeichen einer Echinokokkuszyte sind Tochterzysten, feinkörniger Zysteninhalt („Sand“) oder stark septierte Zysten („Honigwaben“; ▶ Abb. 14.2). Es sollte eine pulmonale Bildgebung zum Ausschluss von Hydatiden in der Lunge (vor allem bei *E. granulosis*) durchgeführt werden. Nachdem die Zysten fast überall (ZNS, Knochen, etc.) auftreten können, sollte sich die weitere Bildgebung nach der Symptomatik richten.

Ergänzt wird die Bildgebung um die Serologie. Der Nachweis von IgG ist in frühen Stadien hochsensitiv, kann in späteren Stadien allerdings häufiger falsch negativ sein.

Bei erhöhten Cholestaseparametern sollte zudem eine Bildgebung der Gallengänge zum Ausschluss von Kompressionen durch die Zyste(n) sowie möglichen Fisteln zwischen Zyste und Gallenwegsystem.

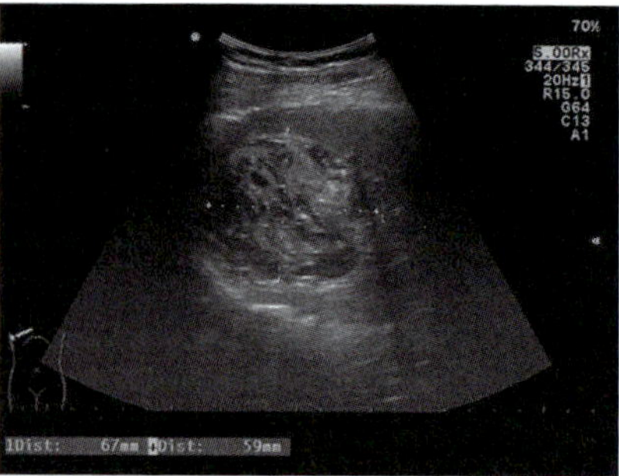

Abb. 14.2 Echinokokkuszyste. [M1007 / M1008]

14

14.44 Wie entwickelt sich eine Echinokokkose, welche Komplikationen können auftreten?

Eine Echinokokkose entwickelt sich nach Aufnahme von mit Kot von infizierten Hunden (*E. granulosus*) oder Füchsen (*E. multilocularis*) kontaminierten Nahrungsmitteln. Nach Aufnahme entwickeln sich Zysten (Hydatiden), vor allem in Leber und Lunge.

Nachdem der Mensch ein Fehlwirt ist, kommt es in diesen Hydatiden nicht zur Entwicklung von lebensfähigen Finnen. Teilweise sterben die Zysten ab und kalzifizieren, teilweise wachsen sie konstant. Während die Zysten bei *E. granulosus* primär verdrängend wachsen, wachsen die Hydatiden bei *E. multilocularis* lokal destruierend. Zudem ist bei letzteren eine hämatogene und lymphogene Metastasierung möglich.

Die **klinische Symptomatik** richtet sich nach der Lokalisation der Zysten. Nach Monaten bis Jahren können Zeichen des Leberbefalls (Cholestase, Oberbauchschmerzen), pulmonale Symptome (Hämoptysen, Husten), aber auch neurologische Symptome bei zerebralen Hydatiden sowie spontane Frakturen bei ossären Hydatiden auftreten.

Neben der lokalen Destruktion bzw. Verdrängung kann es zu spontanen Zystenrupturen kommen. Diese können schwere anaphylaktische Reaktionen sowie eine Aussaat mit Sekundärechinokokkose verursachen.

14.45 Welche therapeutischen Möglichkeiten bestehen?

Die Therapie der Echinokokkose beruht auf einer Kombination aus Lokaltherapie und systemischer Chemotherapie.

Falls eine operative Entfernung der Zysten möglich ist, ist dies die einzige Chance zur Heilung. Voraussetzung für eine operative Lösung ist die komplette Resektabilität. Dabei muss die Resektion insbesondere bei *E. multilocularis* im Ganzen und ohne Verletzung der Zyste erfolgen. Leider ist häufig bereits eine Metastasierung erfolgt, was einen kurativen Ansatz unmöglich macht.

Eine medikamentöse Therapie mit Benzimidazolen (Albendazol) sollte bei Resektabilität periinterventionell, anderenfalls auf Dauer durchgeführt werden.

Bei einzelnen Zysten besteht eine alternative Therapiemöglichkeit in der Zystenpunktion, Aspiration, Instillation eines toxischen Agens sowie Respiration (PAIR). Wichtig ist hierbei der Ausschluss einer Verbindung der Zyste zum Gallengangssystem. Auch bei dieser Therapiemodalität sollte eine flankierende Chemotherapie erfolgen.

Insgesamt erfordert die Wahl des Therapieverfahrens Erfahrung. Jeder Patient mit Echinokokkose sollte in einem entsprechenden Zentrum vorgestellt werden.

14.46 Welche weiteren parasitären Lebererkrankungen gibt es?

Eine der wichtigsten parasitären Erkrankungen weltweit ist die Schistosomiasis. Hier bewegen sich die von den Schistosomen produzierten und in den Blutstrom abgegebenen Eier mit dem Blutstrom in die Leber und verursachen dort nach Jahren eine Leberfibrose und -zirrhose. Angesichts des langsamen Auftretens zeigen sich selten Zeichen der Leberfunktionsstörung, primär findet sich ein portaler Hypertonus mit den entsprechenden Begleiterscheinungen (Splenomegalie, Ösophagusvarizen).

- *Fasciola hepatica* sind etwa 2 cm große Würmer, die durch den Genuss von kontaminierten Wasserpflanzen (Brunnenkresse, Minze, Petersilie) übertragen werden. Nach Aufnahme von Metazerkarien migrieren diese durch die Duodenalwand in die Bauchhöhle bis in das Leberparenchym und die Gallengänge. Dort führen die Parasiten häufig zur cholestatischen Beschwerden, therapeutisch ist eine mechanische Entfernung per ERCP möglich.
- Opisthorca wird durch den Verzehr von rohem Fisch aufgenommen, die unreifen Egel wandern aus dem Duodenum per continuitatem in die Gallengänge und verbleiben dort. Die adulten Würmer können bis zu 25 Jahre leben. Eine medikamentöse Therapie mit Praziquantel ist hocheffektiv.

Gallengänge, Gallenblase

14.47 Wie manifestiert sich eine akute Cholezystitis klinisch?

Charakteristisches Symptom sind heftige Schmerzattacken im rechten Oberbauch von mehr als 15 min Dauer. Gelegentlich strahlen diese Schmerzen in Rücken und rechte Schulter aus. Nicht selten bestehen Übelkeit und Erbrechen.

In der klinischen Untersuchung findet sich häufig das sogenannte Murphy-Zeichen. Bei Palpation im Bereich des unteren Rippenbogens und tiefer Einatmung kommt es hier zu starken Schmerzen, die den Patienten zu einem Beenden des Atemmanövers zwingen.

Die Sicherung der Diagnose erfolgt sonografisch (▶ Abb. 14.3). Hinweise liefert eine Gallenblasenwandverdickung, eine Wandschichtung sowie umgebende Flüssigkeit. An erster Stelle steht allerdings immer eine Schmerzhaftigkeit der Gallenblase, ohne die die Diagnose einer Cholezystitis nicht gestellt werden kann. Charakteristisch ist das „sonografische Murphy-Zeichen“ mit Druckschmerz über der sonografisch lokalisierbaren Gallenblase.

Die Abwesenheit von Steinen in der Gallenblase sollte Anlass sein, die Diagnose in Zweifel zu ziehen. Allerdings kann es insbesondere nach Operationen, Traumata oder Verbrennungen in Einzelfällen auch zur Entwicklung einer „akalkulösen Cholezysitis“ kommen.

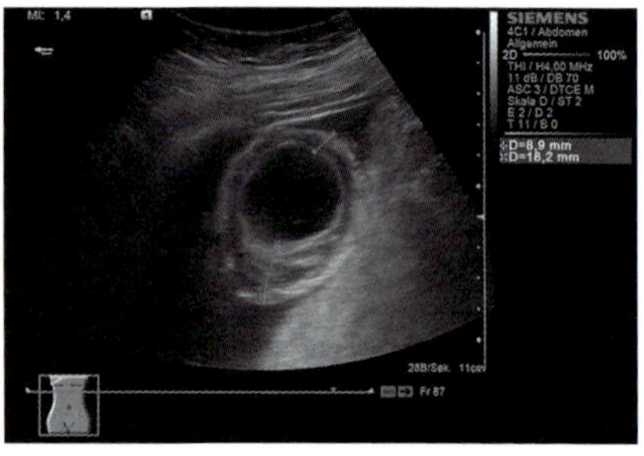

Abb. 14.3 Cholezystitis. [M1007 / M1008]

14.48 Wie wird bei einer akuten Cholezystitis therapeutisch vorgegangen?

Die grundlegende Entscheidung zwischen sofortiger Cholezystektomie und antibiotischer Therapie und Operation im Intervall ist Gegenstand intensiver Diskussionen und nicht abschließend geklärt. Es sollte in jedem Fall eine interdisziplinäre Betreuung des Patienten erfolgen.

In der Regel sind eine symptomatische Cholezystitis, eine Porzellangallenblase, sehr große Gallenblasensteine (aufgrund des Malignomrisikos) sowie Gallenblasenpolypen über 1 cm Indikationen zur Cholezystektomie.

Nach unserer Auffassung stellt der Patient mit akuter Cholezystitis auch weiterhin einen chirurgischen Notfall dar und sollte im Regelfall innerhalb von 24 h einer Operation zugeführt werden.

Sollte trotzdem die Entscheidung zu einem primär konservativen Therapieversuch fallen, so sollte insbesondere in schwereren Fällen eine Antibiose z. B. mittels Breitspektrumpenicillinen (Tazobaktam + Piperacillin, Amoxicillin + Sulbactam) oder Drittgenerationscephalosporinen erfolgen. Diese kann und sollte zeitnah (24–48 h) nach der operativen Sanierung beendet werden.

14.49 Woran ist bei einem Patienten mit Schüttelfrost, rechtsseitigen Oberbauchkoliken, Fieber und erhöhten Entzündungsparametern zu denken?

Die beschriebene Symptomatik lässt am ehesten an das Vorliegen einer Cholangitis denken. Nach den aktuellen Leitlinien ist diese nach den sogenannten Tokyo-Kriterien definiert:

- Entzündungsparameter (Fieber, CRP, Blutbild)
- Cholestaseparameter (Bilirubin, Leberenzyme, AP)
- Sonografie der Gallengänge (Gallestau, Gallensteinnachweis)

Bei Vorliegen aller drei Kriterien besteht eine sehr hohe Wahrscheinlichkeit für das Vorliegen einer mechanischen Galleabflussbehinderung mit Infektion.

14.50 Welche ersten Schritte werden bei klinischem V. a. das Vorliegen einer Cholangitis ergriffen?

Zunächst erfolgt die diagnostische Sicherung mittels Ultraschall, Labor (einschließlich der Entnahme von Blutkulturen) und entsprechender Anamnese. Zusätzlich sollte klinisch sowie laborchemisch auf eine biliäre Pankreatitis untersucht werden.

Aus diesen Befunden ergibt sich neben den oben erwähnten Cholangitiskriterien die Wahrscheinlichkeit für das Vorliegen einer Choledocholithiasis. Hieraus entscheidet sich das weitere Vorgehen. Während bei hoher Wahrscheinlichkeit für eine Cholangitis eine primäre und dringliche ERCP erfolgen sollte, wird bei geringer Wahrscheinlichkeit einer Choledocholithiasis und fehlender Pankreatitis ein abwartendes Vorgehen empfohlen. Für Zwischensituationen sollte der ERCP eine zweite Diagnostik (EUS, MRCP) vorgeschaltet werden. Parallel sollte zeitnah eine antibiotische Therapie initiiert werden.

14

14.51 Welches Erregerspektrum ist zu erwarten und wie wird die initiale antibiotische Therapie gewählt. Über welche Dauer?

Die häufigsten Keime bei Cholangitis sind:

- *E. coli* (23–74 %)
- *Klebsiella spp.* (1–39 %)
- Enterococcus spp. (4–28 %)
- Staphylokokken (2–33 %)
- Streptokokken (1–33 %)
- Pseudomonaden (2–10 %)

- *Proteus vulgaris* (3–22 %)
- Anaerobier (z. B. Bacteroides und Clostridoides)

Diese können häufig in Blutkulturen und Gallekulturen nachgewiesen werden. Insbesondere bei bereits liegenden Gallengangsprothesen liegen oft bereits resistente Erreger, häufig in Form von ESBL-Erregern, vor. Die Therapie muss vom lokalen Resistenzspektrum abhängig gemacht werden. Häufig eingesetzte Wirkstoffe sind Piperacillin + Tazobaktam, Meropenem sowie Drittgenerations-cephalosporine + Metronidazol + Ampicillin. Bei Cephalosporinen muss die **„Enterokokkenlücke"** beachtet werden. Essentiell ist eine Umstellung oder Anpassung der Antibiotikatherapie nach Erhalt eines Resistentogramms.

Die Therapie sollte sich nach der Klinik des Patienten richten. Nach Wiederherstellung des Galleabflusses liegt die Richtzeit bei 48–72 Stunden. Bei fehlendem Ansprechen sollte an die Möglichkeit einer Candidainfektion der Gallenwege gedacht werden.

Siehe auch: http://www.infektliga.de/empfehlungen/gastrointestinale-infektionen/cholangitischolezystitis/

Peritoneum

14.52 Was ist eine Peritonitis und wie kann diese klassifiziert werden?

Eine Peritonitis ist eine Infektion, die die abdominellen Hohlorgane überschritten hat. Im angloamerikanischen Sprachraum ist das Akronym cIAI für complicated Intra-abdominal Infection geläufig.

Die Peritonitis kann folgendermaßen klassifiziert werden:

- **Primäre Peritonitis:** z. B. spontan-bakterielle Peritonitis, tuberkulöse Peritonitis
- **Sekundäre Peritonitis (mit Fokus!):** nach Operationen, Traumata, Perforationen
- **Tertiäre Peritonitis (persistierend auch nach Fokussanierung):** persistierende Peritonitis bei Immunschwäche
- **Quartäre Peritonitis:** als Folge von Abszessen, Katheter, Krankenhausbehandlung
- **Sonstige Peritonitis:** z. B. unter Peritonealdialyse

14.53 Welches sind die häufigsten Gründe für eine Dekompensation einer Leberzirrhose?

Die häufigsten Gründe für eine akute Dekompensation einer Leberzirrhose bestehen in einer Varizenblutung sowie einer akuten bakteriellen Infektion im Sinne einer spontan bakteriellen Peritonitis (SBP). Hier kommt es wahrscheinlich infolge einer Durchwanderung des Darmlumens zu einer Infektion des Bauchraums.

Wichtig ist neben der Kontrolle auf andere auslösende Faktoren (Frage nach Alkoholexzessen und Verletzungen der Trinkmengenbeschränkung, Pause in der Diuretikaeinnahme, Kontrolle der Hepatitisserologie, Gastrokopie zur Varizenkontrolle) zunächst eine zügige Diagnostik und Initiierung der antibiotischen Therapie. Eine Verzögerung der adäquaten Therapie führt zu einer deutlichen Zunahme der Sterblichkeit. Eine diagnostische und gegebenenfalls therapeutische Aszitespunktion muss innerhalb von 24 h erfolgen.

14.54 Wie lauten die diagnostischen Kriterien für das Vorliegen einer spontan bakteriellen Peritonitis?

Die Diagnose einer spontan bakteriellen Peritonitis erfolgt durch Untersuchung des Aszites. Diagnostische Kriterien sind:

- Nachweis von > 250 neutrophilen Granulozyten/µl Aszites (0,25 Gpt/l) und
- Ausschluss einer anderweitigen intraabdominellen Infektion, Peritonealkarzinose, Tuberkulose

Im zweiten Schritt sollte der Aszites mikrobiologisch untersucht werden.

14.55 Was ist ein Bakteraszites?

Beim Nachweis einer monomikrobiellen Aszitesbesiedlung bei normaler Neutrophilenzahl im Aszites spricht man von einem Bakteraszites.

14.56 Welches Erregerspektrum ist zu erwarten, welche antibiotische Therapie ist angezeigt?

Die häufigsten Erreger einer SBP in Deutschland sind *E. coli,* Enterokokken, Streptokokken, *S. aureus* sowie Anaerobier. Es ist mit einer zunehmenden Rate resistenter Erreger zu rechnen, z. B. kann nicht mehr von einer adäquaten Wirksamkeit von Chinolonen ausgegangen werden.

Momentan erfolgt meist ein an das Resistenzrisiko angepasstes Antibiotikaregime:

- Niedriges Risiko für multiresistente Keime: Cephalosporine
- Erhöhtes Risiko für Enterokokken: Piperazillin/Tazobaktam PLUS Linezolid oder Vancomycin
- Hohes Risiko für Enterokokken und MRE: Meropenem PLUS Linezolid oder Daptomycin

14.57 Welche Besonderheiten sind bei der Therapie der SBP zu beachten?

Die Therapie sollte *immer* in Kombination mit einer Albuminsubstitution durchgeführt werden. Damit kann die Rate an Nierenversagen, Krankenhausmortalität sowie 3-Monats-Mortalität signifikant verringert werden.

Der Therapieerfolg muss nach 48 h durch eine erneute Punktion gesichert werden. Bei ungenügendem Abfall der Neutrophilen im Aszites muss die antibiotische Therapie eskaliert werden.

14.58 Wann und wie erfolgt eine Prophylaxe einer SBP?

Unterscheiden wird zwischen Primär- und Sekundärprophylaxe. Eine Primärprophylaxe *vor* Auftreten einer SBP ist bei allen Patienten mit Leberzirrhose und GI-Blutung erforderlich. Nach einem Cochrane-Review scheint eine solche Primärprophylaxe auch bei Leberzirrhosepatienten mit Aszites ohne GI-Blutung vorteilhaft, wenn eine Risikokonstellation (▶ Tab. 14.5) vorliegt.

Eine Sekundärprophylaxe *nach* der ersten SBP sollte bei allen Patienten mit Leberzirrhose durchgeführt werden.

Es existieren mehrere Möglichkeiten für eine antibiotische Prophylaxe. Die heutzutage häufigsten und effektivsten sind die dauerhafte Gabe von Norfloxacin 400 mg/d oder Rifaximin 1200 mg/d.

Tab. 14.5 Risikokonstellation; Durchführung einer Primärprophylaxe erwägen
Eiweißgehalt im Aszites < 1,5 l / dl *und*
Erhöhter Serumkreatitinwert / Serumharnstoff *oder* Hyponatriämie *oder* Child Pugh C mit Bilirubin < 3 mg / dl

Systemerkrankungen

14.59 Was sind mögliche Gründe für eine vermehrte Anfälligkeit für gastrointestinale Infektionen?

Eine gehäufte Anfälligkeit besteht insbesondere bei Patienten mit angeborenen oder erworbenen Immundefekten:

- Selektiver IgA-Mangel
- Z. n. Organtransplantation (insbesondere nach Stammzell- oder Knochenmarktransplantation)
- HIV-Infektion (insbesondere bei CD_4-Zellen unter 200 / µl)
- Neutropenie
- Immunsuppressive Therapie (Steroide über mindestens 4 Wochen mit einer Dosis von > 10 g/ d, DMARDS, Azathioprin, Anti-TNF Antikörper, Methotrexat etc.)

14.60 Welche gastroenterologischen Symptome können mit einer HIV-Erkrankung in Zusammenhang stehen?

Eines der häufigsten Symptome bei HIV-Erkrankten sind Diarrhoen (▶ Kap. 4).

Als separates Symptom wird das sogenannte **Wasting** bezeichnet. Hierunter versteht man eine ungewollte Gewichtsabnahme im Rahmen einer virologisch oder immunologisch insuffizienten Therapie. Davon abgegrenzt werden sollte eine Fettverteilungsstörung im Sinne einer Lipodystrophie, die eine Nebenwirkung einer längerdauernden virostatischen Therapie sein kann.

Schluckbeschwerden und Schmerzen können gerade bei eingeschränktem Immunstatus Zeichen einer viralen (z. B. CMV) oder mykotischen Ösophagitis bzw. Stomatitis sein.

Bei **abdominellen Schmerzen** sollte vorrangig an eine opportunistische Infektion (Mykobakterien, CMV, Cryptosporidien), aber auch an eine Lymphominfiltration oder ein intestinales Kaposisarkom gedacht werden.

Zudem finden sich häufig Ko-Infektionen mit anderen sexuell übertragbaren Erkrankungen. Dies kann Grund für anogenitale Symptome sein. Neben einer entsprechenden körperlichen Untersuchung sollte serologisch auch eine Ko-Infektion mit Hepatitis B und C ausgeschlossen werden.

14.61 Welche gastroenterologischen Infektionen können mit einer Organtransplantation in Zusammenhang stehen?

Wichtig zur Abgrenzung gastroenterologischer Symptome ist zunächst die Zeit nach der Organtransplantation. Bei fehlenden Infektzeichen sind Beschwerden wie Bauchschmerzen oder Diarrhoe kurz nach der Transplantation häufig Nebenwirkungen der immunsuppressiven Medikation.

In der Folge unterscheidet die Literatur zwischen drei Phasen:
1. Frühe Phase (bis 1 Monat nach Transplantation): Candida und HSV
2. Mittlere Phase (1–6 Monate nach Transplantation): **CMV**, EBV, Rota- und Adenoviren, Clostridoides, Campylobacter, Enteritis-Salmonellen, Listerien, Strongyloides
3. Späte Phase (> 6 Monate nach Transplantation): Cryptosporidium parvum, Mikrosporidien

14.62 Bei welchen Medikamenten muss vermehrt mit opportunistischen Erregern gerechnet werden?

Bei allen Medikamenten, die eine Auswirkung auf das körpereigene Immunsystem haben, ist mit einem gehäuften Risiko für das Auftreten von opportunistischen Infektionen zu rechnen. Bedeutsam ist insbesondere eine Kombination aus immunsuppressiver Therapie und höherem Lebensalter. Besonders hoch ist dieses Risiko insbesondere bei allen Immunsuppressiva nach Organtransplantation.

Im gastroenterologischen Bereich, insbesondere bei der Behandlung von CED-Patienten, kritisch sind Steroide (ab 20 mg/d Prednison), Azathioprin sowie TNF-α Antikörper. Weniger problematisch scheint eine Therapie mit Methotrexat sowie 5-ASA. Auch bei Anti-Integrin-Antikörpern (z. B. Vedolizumab) sowie anti-IL12/IL23-Antikörpern (z. B. Ustekinumab) scheint keine deutlich erhöhte Infektrate vorzuliegen.

14.63 Welche Untersuchungen sollten vor Beginn einer immunsuppressiven Therapie (z. B. bei CED) durchgeführt werden?

Empfehlenswert vor Beginn einer immunsuppressiven Therapie ist
- Hepatitisserologie
- HIV-Test
- TBC-Ausschluss mittels IGRA
- Serologie auf EBV und VZV

Bei Nachweis einer *latenten* Tuberkulose sollte vor Beginn der Immunsuppression eine entsprechende Therapie (meist INH als Monotherapie) durchgeführt werden.

14.64 Mit welchen gastrointestinalen Symptomen äußert sich eine Tuberkulose?

Nachdem die Tuberkulose in der Vergangenheit eine der häufigsten Erkrankungen darstellte, ist sie in unseren Breiten oft fast in Vergessenheit geraten. Allerdings nimmt aus mehreren Gründen (multiresistente Stämme, weltweite Migrationsbewegungen, steigende Zahl an immunsupprimierten Patienten) die Zahl der Patienten erneut zu.

Die Darmtuberkulose ist weltweit die häufigste Darmentzündung, hierzulande allerdings sehr selten. Sie betrifft primär die Ileozoekalregion und äußert sich durch Bauchschmerzen, Durchfällen mit ausgeprägter Malabsorption, Aszites und B-Symptomatik. Es kommt teilweise zu Geschwürbildungen mit Fistelungen. Die Infektion erfolgt wahrscheinlich meist durch das Verschlucken hochgehusteter Mykobakterien, seltener hämatogen.

14.65 Welche Diagnostik sollte veranlasst werden?

Die Diagnostik erfolgt als Suchtest mittels IGRA, der allerdings bei Immunsuppression falsch negativ sein kann. Stuhl- und Asziteskulturen bleiben meistens steril. Wegweisender sind Biopsien aus dem betroffenen Schleimhautareal. Zudem müssen Kultur und PCR aus Sputum oder Bronchiallavage zum Ausschluss einer offenen Tbc durchgeführt werden. Eine reine Darmtuberkulose zählt nicht als offene Tuberkulose.

Bei nachgewiesener Tuberkulose oder auch konkretem Verdacht muss immer auch ein HIV-Test durchgeführt werden.

14.66 An welche Erreger sollte bei einer sonografisch sichtbaren, ausgeprägten Splenomegalie gedacht werden?

Häufig wird sonografisch nach einem unklaren „Infektfokus“ gesucht, gelegentlich findet sich dabei eine alleinige Splenomegalie (Ausdehnung größer 11 × 7 × 4 cm).

Die Einteilung der Splenomegalie in mild, moderat und massiv richtet sich nach dem Organgewicht und ist mittels Bildgebung nicht zuverlässig möglich.

Auch wenn die Vergrößerung der Milz für sich gestellt noch keinen wegweisenden Befund darstellt, existieren eine Reihe Infektionserkrankungen, für die insbesondere eine moderate Splenomegalie typisch ist (▶ Tab. 14.6).

Dabei sollte immer beachtet werden, dass auch zahlreiche andere nichtinfektiöse Differenzialdiagnosen für eine Splenomegalie ursächlich sein können (hämatologische Erkrankungen, Hyperspleniesyndrom, portaler Hypertonus etc.)

Tab. 14.6 Typische Erreger einer Splenomegalie
Viral
Epstein-Barr-Virus (EBV, auch Humanes Herpesvirus 4 genannt) (infektiöse Mononukleose)
Cytomegalievirus (CMV, Humanes Herpesvirus 5)
HIV
Rubellaviridae
Bakterien
Salmonellen (insbes. Typhöse)
Diverse bei Endokarditis
Brucella spp. (Brucellose)
Mykobakterien (Mycobacterium-tuberculosis-Komplex; Tuberkulose)
Parasiten
Plasmodien (Malaria)
Leishmanien (Leishmaniose)

Erregernachweise

14.67 Welche sind die häufigsten Erreger einer infektiösen Gastroenteritis?

Die häufigsten Erreger einer infektiösen Gastroenteritis sind *Campylobacter jejuni*, Salmonellen, Viren (besonders Noro- und Rotaviren), *E.-coli*-Arten und Shigellen. Zu beachten ist die Meldepflicht bei diesen Erkrankungen.

14.68 Welche Therapie sollte bei infektiösen Gastroenteritiden erfolgen?

Bei den meisten infektiösen Gastroenteritiden ist keine ärztliche Therapie notwendig. Bei schweren Verläufen (s. u.) ist meist die intravenöse Flüssigkeits- und Elektrolytzufuhr notwendig.

Eine antibiotische Therapie ist bei ansonsten gesunden Patienten nicht indiziert. Bei immunsupprimierten Patienten sollte diese oder generell bei schweren oder komplikativen Verläufen bedacht werden. Manchmal ist eine antibiotische Therapie zusätzlich kritisch, da sie zu verlängerter Keimausscheidung führt (*Salmonellae enteritidis, typhimurium* und *flexneri* sowie *E. coli*).

14.69 Wer muss stationär aufgenommen werden?

Warnsymptome bei einer infektiösen Gastroenteritis sind mehr als 6 Stuhlentleerungen / 24 h, progredienter Krankheitsverlauf in 48 h, hohes und anhaltendes Fieber (> 38,5 °C), Blut- oder Schleimbeimengungen, massives Erbrechen, Dehydratation sowie starke abdominelle Schmerzen.

Aber auch wenn diese Warnsymptome fehlen, kann der erlittene Flüssigkeitsverlust größer sein als der mögliche orale Ausgleich. Auch dann sollte eine stationäre Aufnahme erfolgen. Dies tritt insbesondere bei älteren Patienten oder hohen Umgebungstemperaturen auf.

14.70 Was sollte allgemein bei der Gewinnung und Versendung von Stuhlproben beachtet werden?

Im Gegensatz zu Blutkulturen erfolgt die Untersuchung von Stuhlkulturen gezielt auf den gewünschten Erreger. Aufgrund der Keimzahl im Stuhl ist eine Differenzierung aller Erreger im klinischen Alltag weder sinnvoll noch praktikabel. Damit muss der Anforderer sich über das erwartete Erregerspektrum im Klaren sein.

Gewinnung, Versand und Verarbeitungsgeschwindigkeit jeglicher Art biologischer Proben beeinflussen die Zuverlässigkeit der Untersuchung. Es sollte auf eine möglichst kurze Transportzeit geachtet werden. Besonders Shigellen und Campylobacter können sonst nicht mehr nachweisbar sein. Clostridoides-Toxin zerfällt über die Zeit, auch hier führen lange Wege zu falsch negativen Ergebnissen.

Generell muss insbesondere bei mikroskopischen Untersuchungen auf lebende Organismen (Ausnahme: Wurmeier) der Stuhl zeitnah und wenn möglich „handwarm" mikroskopiert werden. Das gilt insbesondere für den Nachweis von Amöben.

Insbesondere für molekularbiologische Methoden (PCR) ist homogenisierbares Material erforderlich. Für geformten Stuhlgang sind diese Methoden weder konzipiert noch geeignet.

14.71 Ein Patient berichtet über Würmer im Stuhlgang. Woran ist zu denken und wie sollte vorgegangen werden?

Erstaunlicherweise ist der Fund von Würmern im Stuhlgang auch in unseren Breiten ein nicht ganz seltenes Problem. Wichtig ist primär die Gewinnung von Material zur weiteren Analyse.

Einer der häufigsten Befunde, insbesondere bei Kleinkindern, sind Oxyuren. Die weißlichen Würmer können bis zu 1,5 cm groß werden und fallen primär durch nächtlichen Juckreiz am After auf. Die Behandlung ist unproblematisch (z.B. mittels Mebendazol), sollte aber zur Vermeidung von Re-Infektionen bei der gesamten Familie durchgeführt und nach 14 d wiederholt werden.

Bei Befall mit Bandwürmern (z.B. *Taenia saginata*) kommt es normalerweise zur Zystenbildung. Es kann allerdings auch zu einem Darmbefall kommen, im Stuhlgang erscheinen dann die einzelnen Fragmente (Proglottiden), mit denen der Wurm sich fortpflanzt. Unter der Lupe oder mit dem Mikroskop ist erkennbar, dass es sich um inkomplette Bruchstücke handelt.

Rundwürmer (z.B. Ascaris) erscheinen normalerweise nicht im Stuhl. Sollten sie doch (z.B. nach Therapie) sichtbar werden, dann als dünne, weißliche, bis zu 35 cm lange Spezies.

Neben einer Stuhlbegutachtung ist allerdings eine gründliche Anamnese wichtig. Dazu gehören neben einer Reiseanamnese auch die Art der Auffindung sowie die hygienischen Umstände. Auch in Deutschland kommt es immer wieder zu Madenbesiedlung in Toiletten, die von einem Wurmbefall differenziert werden muss.

14.72 Wie ist das Verhalten bei multiresistenten Erregern?

Wichtig ist zunächst die genaue Kenntnis des Erregers sowie des Untersuchungsmaterials, sodass die entsprechenden hygienischen und gegebenenfalls therapeutischen Schritte in die Wege geleitet werden können. Entscheidend ist immer der lokale Hygieneplan, in dem abhängig von Erreger und Bereich (Normalstation, Intensivstation etc.) die Isoliermaßnahmen festgelegt sein müssen.

Die häufigsten Probleme betreffen den Nachweis von MRSA in Rachenabstrich sowie VRE und MRGN im Rektalabstrich.

Bei **MRSA** ist eine Isolierung des Patienten erforderlich, es sollte möglichst zügig eine Sanierung angestrebt werden. Hierfür existieren detaillierte Empfehlungen des RKI.

Bei **VRE** existieren aktuell keine nationalen Empfehlungen. Die aktuellen Konsensusempfehlungen für Baden-Württemberg raten zu einer Einzelzimmerisolierung des Patienten. Diese kann gegebenenfalls nach drei negativen Abstrichen aufgehoben werden, ein Sanierungsschema existiert nicht.

Bei **MRGN** ist oft der genaue Grad der Resistenz primär nicht bekannt. Bis zur kompletten Analyse sollte vom Vorliegen eines 4-MRGN ausgegangen werden und eine entsprechende Isolation des Patienten sowie Untersuchung der Kontaktpatienten erfolgen.

14.73 Welche Konsequenz hat der Nachweis von MRGN?

Auch hier existieren detaillierte Empfehlungen des RKI. Es gelten jeweils unterschiedliche Isolationsmaßnahmen für „Normalbereiche“ und „Risikobereiche“.

Zudem richten sich die Isolationsempfehlungen nach der Zahl der Antibiotikaresistenzen. Allgemein liegen bei 3-MRGN Resistenzen gegen drei, bei 4-MRGN gegen vier der getesteten Antibiotikaklassen (Acylureidopenicilline, 3./4. Generations-Cephalosporine, Carbapeneme, Flourochinolone) vor.

Als Faustregel erfordert der Nachweis von 4-MRGN immer, von 3-MRGN nur in Risikobereichen eine Einzelzimmerunterbringung. Bei Nachweis von 4-MRGN sollten die Kontaktpersonen (insbesondere Mitpatienten im Zimmer) ebenfalls getestet werden.

Der Erregernachweis muss bei allen Untersuchungen in anderen Abteilungen (Röntgen, Endoskopie etc.) gemeldet werden, damit hier entsprechende Isolations- und Reinigungsmaßnahmen durchgeführt werden können. Als Konsequenz kommt es oft zu längeren Wartezeiten und längeren Krankenhausaufenthaltsdauern für mit multiresistenten Erregern besiedelte Patienten.

Sanierungsmaßnahmen sind nicht evaluiert und werden nicht empfohlen. Allerdings ist eine Aufhebung der Isolierungsmaßnahmen nach 3 negativen Kontrollen möglich.

14.74 Wie ist das Vorgehen bei Vorliegen einer positiven Clostridoides-PCR?

Es existieren verschiedene Verfahren zum Nachweis einer Erkrankung mit *Clostridioides difficile*. Dazu gehören neben dem Nachweis des Toxins sowie dem kulturellen Nachweis auch die schnell verfügbare und oft angewandte PCR auf *C.-difficile*-Toxin-Gen.

Eine positive Clostridoides-Toxin-Gen-PCR beweist nicht die Erkrankung mit Clostridoides. Etwa 10–20 % der hospitalisierten Patienten sind mit Clostridien kolonisiert, entwickeln aber keine Erkrankung.

Nach Nachweis einer positiven PCR auf Clostridoides kann bei symptomatischen Patienten eine Therapie sowie eine prophylaktische Isolierung sinnvoll sein. Zur definitiven Diagnosestellung sollte allerdings auch ein positiver Toxinnachweis per ELISA gefordert werden.

Die Kontrolle des Therapieerfolgs richtet sich nach der Klinik. Auch bei beschwerdefreien Patienten können weiterhin Clostridoides im Stuhlgang nachgewiesen werden. Die (oft von Gemeinschaftseinrichtungen gewünschte) erneute Stuhluntersuchung nach Therapie zum Nachweis des Therapieerfolgs ist medizinisch sinnlos und sollte nicht durchgeführt werden.

14.75 Wie ist das Verhalten bei positiver PCR auf Noroviren?

Der positive Nachweis von Noroviren im Stuhl ist fast immer Zeichen einer akuten Erkrankung. Nur selten sind bei immunsupprimierten Patienten Dauerausscheider beschrieben. Aufgrund der hohen Kontagiösität sollte zügig eine Isolierung des Patienten erfolgen und bis mindestens 48 h nach Symptomfreiheit beibehalten werden. Die Therapie erfolgt symptomatisch, die Kontrolle des Krankheitsverlaufs richtet sich nach dem klinischen Bild. Auch hier wird die standardmäßige Stuhlkontrolle nicht empfohlen und ist für eine Rückkehr in Gemeinschaftseinrichtungen auch nicht gefordert.

Bei gehäuftem Auftreten von Noroviren mit epidemiologischem Zusammenhang erfolgt ab einer Zahl von 5 Patienten die Diagnostik von zusätzlichen Betroffenen nur noch nach dem klinischen Bild. Es muss nicht für jeden Patienten der Stuhlgang mittels PCR untersucht werden. Allerdings muss der Ausbruch durch den Arzt an das Gesundheitsamt gemeldet werden.

14.76 Wie ist das Verhalten bei positiven Nachweis von Shigatoxin?

Der Nachweis von Shigatoxin im Stuhl gelingt heutzutage mit einem relativ schnellen und einfachen immunologischen Test. Shigatoxin ist jedoch nicht mit dem Nachweis von Shigellen gleichzusetzten. Auch enterohämorrhagische *E. coli* produzieren eine Sonderform von Shigatoxin (SLT-1 und SLT-2).

Shigatoxine sind einer der Auslöser für das hämolytisch-urämische Syndrom. Daher sollte bei Nachweis die entsprechende Diagnostik folgen. Diese besteht insbesondere in der Bestimmung von Haptoglobin, LDH, Thrombozyten, Retentionsparametern, pH, Elektrolyten, Urinstatus und manuellem Blutausstrich mit der Frage nach Fragmentozyten.

Insbesondere bei nachgewiesenem HUS wird von einer antibiotischen Behandlung abgeraten.

14.77 Was bei Salmonellennachweis zu beachten?

Eine Infektion mit Salmonellen kann je nach Typ Enteritis, Typhus oder Paratyphus verursachen. Insbesondere bei typhoiden Salmonellen gibt es Dauerausscheider, bei denen die Bakterien auf Dauer im Stuhl nachweisbar sind.

Neben einer adäquaten Therapie, die neben Antibiotika auch eine Behandlung eventueller Keimreservoire einschließt (so kann bei Salmonella typhi in der Gallenblase eine Cholezystektomie indiziert sein), zieht der Nachweis auch eine namentliche Meldepflicht durch den behandelnden Arzt nach sich.

Insbesondere Angestellte in Gemeinschaftseinrichtungen wie Schulen oder Kindergärten oder lebensmittelverarbeitenden Betrieben dürfen ihre Arbeit nur nach Rücksprache mit dem Gesundheitsamt und nach wiederholt negativem Keimnachweis im Stuhl wieder aufnehmen.

14.78 Was ist bei Nachweis von Streptokokkus bovis zu beachten?

Streptococcus bovis ist ein grampositives Bakterium, dass bei Menschen gehäuft mit Endokarditiden assoziiert ist. Nach aktueller Taxonomie existieren mehrere Biotypen. Der ehemalige *Streptococcus gallolyticus* entspricht seit 2003 *Streptococcus bovis* Biotyp I.

Seit Längerem ist bekannt, dass eine Assoziation zwischen *S. bovis* und kolorektalen Karzinomen besteht. Es ist nicht klar, ob das Bakterium die Entstehung von Darmkrebs oder der Darmkrebs das Wachstum des Bakteriums fördert. In jedem Fall sollte bei Erregernachweis sowohl eine kardiale Abklärung mittels transösophagealer Echokardiografie als auch eine Koloskopie erfolgen.

Auffällig bei der Endokarditis ist der Befall mehrerer Klappen mit besonders großen Vegetationen und gehäuften Embolisationen. Die Mortalität einer *S.-bovis*-Endokarditis wird zwischen 2 und 18 % angegeben. Therapeutisch ist der Organismus relativ unkompliziert, bislang besteht weitgehende Sensitivität gegenüber Penicillinen und Cephalosporinen.

Impfungen

14.79 Welche Impfungen gegen Hepatitis gibt es und wie sollten diese durchgeführt werden?

Möglich ist die Impfung gegen Hepatitis A sowie Hepatitis B.

Hepatitis A: Der Totimpfstoff ist alleine oder in Kombination mit der Vaccine gegen Hepatitis B oder Typhus erhältlich. Die Impfung erfolgt zum Zeitpunkt 0 sowie nach 6–12 Monaten, eine Auffrischung wird nicht generell empfohlen. Auch eine Überprüfung des Impferfolgs sollte nur in Sonderfällen erfolgen. Eine Impfempfehlung besteht für Reisende in Hepatitis-A-Endemiegebiete, beruflich exponierte Personengruppen (Kanalisationsarbeiter, Mitarbeiter in Kindergärten etc.) sowie homosexuell aktive Männer.

Hepatitis B: Die Impfung gegen Hepatitis B erfolgt durch intravenöse Gabe von synthetisch repliziertem HBsAg zu Zeitpunkt 0, nach 1 Monat sowie nach 6 Monaten. Eine Kontrolle des Impferfolgs erfolgt über die Bestimmung des Anti-Hbs. Die Grenzwerte sind hier im Fluss, aktuell wird eine Nachimpfung bei Anti-Hbs Spiegeln < 100 IU/ml empfohlen. Allerdings ist bereits bei Anti-Hbs > 10 IU/ml von einer suffizienten Schutzwirkung auszugehen. Bei etwa 5 % der Geimpften kommt es zu einem ungenügenden Impfansprechen, hier sollten im Abstand von jeweils 3 Monaten weitere Impfungen durchgeführt werden. Empfohlen wird die Impfung für Kinder und Personen mit „erhöhtem Risiko“. Letztendlich sollte das Ziel eine Durchimpfung der gesamten Bevölkerung sein.

Es besteht für beide Hepatitiden auch die Möglichkeit einer passiven Immunisierung mittels Immunglobulinen. Bei Hepatitis A spielt diese praktisch keine Rolle mehr, bei Hepatitis B wird sie allerdings bei ungenügendem Impfschutz im Rahmen der Postexpositionsprophylaxe weiter eingesetzt.

14.80 Welche Impfungen gegen übertragbare Durchfallerkrankungen sind möglich und in welchen Fällen sollten diese durchgeführt werden?

Aktuell existieren Impfungen gegen Hepatitis A, Typhus, Cholera sowie Rotaviren.

Typhus: Es existiert ein Lebend- und Totimpfstoff. Die Impfung mit dem Lebendimpfstoff erfolgt in Form von 3 magensaftresistenten Kapseln im Abstand von jeweils einem Tag. Die Impfung mit dem Totimpfstoff erfolgt in Form einer einzelnen Injektion. Beide Impfformen haben eine relativ gute Schutzwirkung (um 70 %) und sollten nach etwa 3 Jahren aufgefrischt werden. Eine Impfempfehlung besteht für den Aufenthalt in Endemiegebieten, wenn mit hygienisch eingeschränkten Bedingungen zu rechnen ist (Entwicklungshelfer, Rucksacktouristen).

Cholera: Hier ist ebenfalls ein Lebend- und Totimpfstoff erhältlich. Der Totimpfstoff wird in 3 Dosen in jeweils 6 Wochen Abstand oral appliziert, der

Lebendimpfstoff wird in einer Dosis oral verabreicht. Die Dauer der Wirksamkeit wird beim Lebendimpfstoff mit 6 Monaten, beim Totimpfstoff mit etwa 3 Jahren angegeben. Indiziert ist die Impfung nur bei Personen mit stark erhöhtem Infektionsrisiko (Aufenthalt in Endemiegebieten in Menschenmengen unter sehr schlechten hygienischen Bedingungen). Allerdings schützte insbesondere die Totvaccine einige Monate auch gegen Durchfallerkrankungen durch ETEC.

Die Impfung gegen **Rotaviren** ist mittlerweile für Säuglinge in den Empfehlungen der STIKO beinhaltet. Es handelt sich um einen oralen Lebendimpfstoff, der in mehreren Dosen gegeben wird. Aufgrund der steigenden Gefahr von Invaginationen muss die Impfung je nach Substanz vor dem 24. oder 32. Monat abgeschlossen sein.

14.81 Welche Maßnahmen existieren zur Postexpositionsprophylaxe bei Hepatitis B?

Die Postexpositionsmaßnahmen sollten innerhalb der ersten 48 (besser 24) h erfolgen. Wichtig ist zunächst eine zügige Bestimmung des **HBs-Antigens der Indexperson.** Sollte dieses negativ sein, sind keine weiteren Maßnahmen erforderlich. Sollte dieses positiv oder nicht zeitnah ermittelbar sein, entscheidet sich das weitere Vorgehen nach **Anti-HBs des Exponierten.**

- Bei ausreichendem Impfschutz (Anti-HBs innerhalb der letzten 10 Jahre > 100 IE/l) sind ebenfalls keine weiteren Massnahmen erforderlich.
- Bei niedrigeren Anti-HBs (10–90 IE/l) sollte eine Impfung gegen Hepatitis B erfolgen.
- Bei ungeimpften Exponierten oder Anti-HBs < 10 IE/l sollten eine Impfung sowie eine passive Immunisierung mit Immunglobulin erfolgen. Falls im Vorfeld jemals ein Anti-HBs > 100 IE/l dokumentiert wurde, ist die alleinige Impfung ausreichend.

In jedem Fall sollte eine Kontrolluntersuchung unmittelbar nach Exposition, nach 6 Wochen sowie nach 6 und 12 Monaten erfolgen.

14.82 Welche Maßnahmen zur Postexpositionsprophylaxe bei Hepatitis C gibt es?

Aktuell steht keine aktive und passive Immunisierung zur Verfügung. Wahrscheinlich werden in absehbarer Zukunft die neuen antiviralen Wirkstoffe Einzug in die Postexpositionsprophylaxe halten.

Bislang beschränken sich die Empfehlungen auf eine Kontrolle von HCV-Serologie und GPT nach 4, 12 und 24 Wochen sowie HCV-PCR 2–4 Wochen nach Exposition. Bei positiver HCV-RNA nach Exposition sollte frühzeitig (2–4 Monate nach Exposition) eine Therapie erfolgen.

Endoskopie

14.83 Welches Infektionsrisiko besteht bei endoskopischen Eingriffen?

Das Risiko einer bakteriellen Infektion durch einen endoskopischen Eingriff ist extrem gering und wird auf 1:1.800.000 geschätzt.

Essentiell zur Prävention ist eine sachgemäße Aufbereitung und Reinigung der Endoskope. Es existieren Einzelberichte über durch kontaminierte Endoskopie übertragene Infektionen mit letalem Ausgang. Grund ist hier praktisch immer die ungenügende Aufbereitung von Endoskopen und Zubehör (z. B. Biopsiezangen.)

Das mögliche Keimspektrum umfasst unter anderem Salmonellen, Pseudomonaden, Mykobakterien. Von einer Übertragung von HCV wurde in Einzelfällen berichtet.

Bezüglich der Übertragung von Prionen existieren kaum Daten. Allerdings empfehlen die Fachgesellschaften die Benutzung spezieller Leihgeräteservices sowie den Einsatz von Einmalzubehör.

14.84 Bei welchen endoskopischen Eingriffen im Magen-Darm-Trakt wird eine antibiotische Prophylaxe benötigt? Wie sollte diese beschaffen sein?

Das Thema der Antibiotikaprophylaxe wird kontrovers diskutiert und ist steten Änderungen unterworfen. Das Vorgehen muss stets an den aktuellen Leitlinienstand angepasst werden.

Ziel ist die Verhinderung von infektiösen Komplikationen als Folge einer periinterventionellen Bakteriämie. Insbesondere sollen die Raten an Endokarditiden und Wundheilungsstörungen reduziert werden. Dem entgegen steht eine Begrenzung des Antibiotikaeinsatzes zur Vermeidung von Resistenzen. Daher erfolgt die präinterventionelle Antibiotikagabe auch grundsätzlich als Einmalgabe.

An erster Stelle steht zunächst die Bestimmung des Risikoprofils des Patienten. Risikofaktoren sind u. a.:

- Z. n. Herzklappenoperationen
- Z. n. Endokarditis
- Komplexes kongenitales Vitium mit Shunt
- Schwere Neutropenie
- Z. n. frischem (< 1a) Gefäßersatz
- Leberzirrhose

Kombiniert werden muss diese Einschätzung mit der Invasivität der Untersuchung. Die Bakteriämieraten nach endoskopischen Untersuchungen unterscheiden sich erheblich und liegen bei diagnostischen Eingriffen unter den Bakteriämieraten beim normalen Zähneputzen. Auch Biopsien oder geplante Polypektomien zählen nicht als Hochrisikoeingriffe.

Eine präoperative Prophylaxe (z. B. mittels Amoxicillin) erwägen sollten Sie bei:

- Ösophagusvarizenligatur (-sklerosierung)
- Hämorrhoidenligatur (-sklerosierung)
- Bougierung/Dilatation/Stenting von Stenosen in Ösophagus, Rektum oder Kolon
- APC-Therapie
- ERCP/PTCD mit Intervention

Pauschal empfohlen wird eine präinterventionelle Antibiotikagabe für alle Patienten bei PEG/PEJ-Anlagen (z. B. mittels Amoxicillin/Clavulansäure).

14.85 Wann soll bei ERCP eine Antibiotikaprophylaxe erfolgen?

Im Rahmen einer ERCP/PTD soll eine Antibiotikaprophylaxe erfolgen, wenn

- bei Gallenwegsobstruktion oder Stentwechsel ohne Cholangitis eine unvollständige Drainage der Gallenwege zu erwarten ist,

- eine duktale Endoskopie (+ Therapie) durchgeführt wird,
- eine PTD neu angelegt wird,
- bei Darstellung des Pankreasgangsystems mit diesem kommunizierende (Pseudo-)Zysten vorliegen,
- biliäre Komplikationen nach Lebertransplantation bestehen,
- eine Drainage von primär sterilen (Pseudo-)Zysten des Pankreas intendiert ist.

14.86 In welchen Fällen ist eine postinterventionelle Antibiotikagabe sinnvoll?

Eine pauschale Empfehlung zur antibiotischen Behandlung nach endoskopischen Eingriffen existiert nicht. Allerdings ist in bestimmten Fällen eine solche Behandlung indiziert und sollte frühzeitig veranlasst werden.

Gastrointestinale Blutungen und insbesondere Varizenblutungen bei Leberzirrhosepatienten erfordern eine antibiotische Therapie zur Verhinderung von Sekundärinfekten (z. B. spontan bakterielle Peritonitiden) sowie zur Reduktion des Risikos der Entwicklung einer hepatischen Enzephalopathie.

Bei **Cholangitiden** in Folge einer billiären Abflusstörungen sollte eine antibiotische Therapie erfolgen. Auch bei Galleabflusstörungen ohne Zeichen einer Infektion (z. B. malignen Stenosen) sollte eine postinterventionelle Antibiotikagabe erwogen werden.

Bei der **PSC** ist nach endoskopischer Therapie von Stenosen ein erheblich erhöhtes Cholangitisrisiko beschrieben. Dies gilt insbesondere nach Einlage von Endoprothesen. Entsprechend ist auch hier eine periinterventionelle Prophylaxe für 3–5 Tage gerechtfertigt.

Sollte es unter der Untersuchung zu einer Verletzung der Schleimhaut gekommen sein, dann empfiehlt sich auch bei konservativem Therapieversuch die flankierende Antibiotikagabe.

15 Gastroenterologische Onkologie

Markus Casper

Kolorektales Karzinom (KRK)

15.1 Wie erfolgt die endoskopische Vorsorge?

In der aktuell gültigen DGVS-Leitlinie KRK aus dem Jahr 2017 wird eine KRK-Vorsorge für die Allgemeinbevölkerung ab dem 50. Lebensjahr empfohlen. Das empfohlene Verfahren mit der höchsten Sensitivität und Spezifität ist die komplette qualitätsgesicherte Koloskopie. Diese sollte bei unauffälligem Befund alle 10 Jahre wiederholt werden.

15.2 Welche Alternativen zur Vorsorge gibt es?

Nur bei Ablehnung der Koloskopie sollten jährliche **Untersuchungen auf okkultes Blut** (fäkaler okkulter Bluttest; FOBT) im Stuhl angeboten werden. Ergänzend hierzu kann eine Sigmoideoskopie erfolgen. Bei positivem Ergebnis des FOBT muss ohne Reproduktion des positiven Testausfalls eine komplette Koloskopie durchgeführt werden. Da viele Karzinome nur intermittierend bluten, müssen die Stuhltests repetitiv durchgeführt werden (aus drei aufeinander folgenden Stuhlgängen je zwei Proben pro Stuhl auf zwei Testfelder auftragen). Stuhluntersuchungen auf DNA-Veränderungen (von Adenomen oder Karzinomen abgeschilferte Epithelien) sollten aufgrund der hohen Kosten und der nur geringfügig besseren Sensitivität im Vergleich zu konventionellen Stuhltests nicht für die Darmkrebsfrüherkennung in der asymptomatischen Bevölkerung eingesetzt werden.

Die Kolon-Kapselendoskopie wird ebenfalls für die Allgemeinbevölkerung nicht als Vorsorgeverfahren empfohlen und sollte nur in selektierten Einzelfällen eingesetzt werden. Radiologische Verfahren wie die CT- oder MR-Kolonografie stellen ebenfalls keine empfohlenen Verfahren zur flächendeckenden Anwendung dar. Diese Verfahren können jedoch bei Unmöglichkeit zur Durchführung einer kompletten Koloskopie, z. B bei Adhäsionen oder Stenosen, zur Beurteilung des nicht einsehbaren Kolons eingesetzt werden. Die Sensitivität für die CT-Kolonografie liegt für Karzinome bei annähernd 100 % und für Adenome ab 10 mm bei >85 %.

15.3 Wann sind nach Polypektomie endoskopische Kontrollen erforderlich?

Der Zeitpunkt der Kontrollkoloskopie nach kompletter Abtragung adenomatöser Polypen ist abhängig von Anzahl, Größe und Histologie der entfernten Adenome.

In der **Niedrigrisikogruppe** (<2 Adenome; <10 mm; keine höhergradige intraepitheliale Neoplasie, keine villöse Histologie) sollte eine Kontrollkoloskopie nach 5–10 Jahren erfolgen. Werden bei dieser Kontrollkoloskopie wiederum maximal 2 Adenome < 10 mm ohne Risikofaktoren (keine überwiegend villöse Histologie oder höhergradiger intraepithelialer Neoplasie) gefunden, kann die nächste Kontrollkoloskopie nach 10 Jahren erfolgen.

In der **Hochrisikogruppe** (3–4 Adenome; mindestens ein Adenom ≥10 mm, villöse Histologie, hochgradige intraepitheliale Neoplasie) sollte die erste Kontrollkoloskopie nach 3 Jahren erfolgen. Werden dabei Risikoadenome (≥10 mm, villöse Histologie, hochgradige intraepitheliale Neoplasie) nachgewiesen, ist eine neuerliche Kontrolle nach 3 Jahren, bei fehlenden Risikoadenomen nach 5 Jahren sinnvoll.

Bei Nachweis von ≥ 5 Adenomen jeder Größe sollte das Kontrollintervall < 3 Jahre betragen.

Bei histologisch nicht bestätigter vollständiger Abtragung von Adenomen > 5 mm sollte auch bei makroskopisch vermuteter kompletter Abtragung eine Kontrolle nach 6 Monaten erfolgen. Nach Abtragung großer Adenome in Piecemeal-Technik muss eine kurzfristige Kontrolle der Abtragungsstelle nach 2–6 Monaten erfolgen.

Für serratierte Polypen (hyperplastische Polypen, sessile serratierte Adenome, traditionelle serratierte Adenome, gemischter Polyp mit serratierten Anteilen) sollte die Nachsorge analog zu klassischen Adenomen erfolgen. Hierbei sind serratierte Polypen ohne Dysplasien < 10 mm analog zur Niedrigrisikosituation nachzuverfolgen. Bei serratierten Läsionen ab 10 mm oder bei Dysplasien wird analog zur Hochrisikosituation bei klassischen Adenomen vorgegangen.

15.4 Wie werden die KRK eingeteilt?

Als Rektumkarzinom werden Befunde von der Anokutanlinie bis zu einer Höhe von 16 cm (formal mit dem starren Rektoskop gemessen) definiert. Der Bereich zwischen 12 und 16 cm wird als oberes Rektumdrittel bezeichnet, der Bereich von 12–6 cm als mittleres Rektumdrittel und der Bereich von 0–6 cm als unteres Rektumdrittel. Diese Einteilung hat Bedeutung für die Therapie (neoadjuvante Therapie meist nur bei Rektumkarzinomen der unteren beiden Drittel) und das Metastasierungsmuster (primär pulmonale Metastasierung beim tief sitzenden Rektumkarzinom durch venöse Drainage nicht über Pfortadersystem, sondern über Vena cava). Alle weiter oralwärts gelegenen Befunde sind definitionsgemäß Kolonkarzinome.

15.5 Wann muss an ein KRK gedacht werden?

Die typische Klinik des Patienten mit einem KRK ist der peranale Blutabgang. Häufig besteht jedoch lediglich eine Eisenmangelanämie, die dann zu einem positiven Test auf okkultes Blut im Stuhl führt. Nicht selten werden auch fortgeschrittene Adenome oder Karzinome ohne vorangehende Beschwerden als Zufallsbefund im Rahmen von Vorsorgekoloskopien diagnostiziert.

15.6 Was ist bei der initialen Koloskopie zu beachten?

Basis des diagnostischen Algorithmus bei Verdacht auf Kolonkarzinom ist die komplette Koloskopie. Im Rahmen der Erstuntersuchung sollte ein malignomsuspekter Befunden ausgiebig biopsiert werden. In der Regel wird angestrebt, alle Adenome zu entfernen, die nicht mit hoher Wahrscheinlichkeit im Rahmen einer Operation unter onkologischen Gesichtspunkten mit reseziert werden (Faustformel: rechtsseitiger Tumor → Sanierung des linken Hemikolons; linksseitiger Tumor → Sanierung des rechten Hemikolons; Sigma-Ca oder Rektum-Ca: Sanierung aller Befunde außerhalb des betreffenden Darmabschnitts). Schwierig zuzuordnende Befunde (z. B. im Colon transversum) und insbesondere kleine Befunde werden optimalerweise im Rahmen der initialen Kolokopie mit Tusche markiert (Anlegen eines submukosalen Depots mit NaCl in Tumornähe und nachfolgend Applikation der Tusche in das geschaffene Polster zur Verhinderung einer diffusen Anfärbung des Peritoneums durch transmurale Punktion). Dies gilt auch für fortgeschrittene Adenome, die im Rahmen einer onkologischen Resektion mit reseziert werden sollen. Die Tuschemarkierung ist im Zeitalter der laparoskopischen Chirurgie von großer Relevanz, da die Palpation zum Auffinden des Tumors nicht mehr möglich ist. Im Endoskopiebefund muss genau beschrieben werden wie die Markierung in Relation zum Tumor gesetzt wurde.

15.7 Was ist bei inkompletter Koloskopie zu beachten?

Bei inkompletter Koloskopie aufgrund eines nicht passierbaren Tumors muss postoperativ (innerhalb von 3–6 Monaten) eine komplette Koloskopie erfolgen. Um ebenfalls operationsbedürftige Zweitbefunde im nicht einsehbaren Darmabschnitt in dieser Konstellation präoperativ nicht zu übersehen, kann zudem eine CT- oder MR-Kolonografie erfolgen.

15.8 Welche Staginguntersuchungen sollen bei Verdacht auf KRK erfolgen?

Beim Rektumkarzinom bestimmen die lokale Ausdehnung und der Lymphknotenstatus das weitere Vorgehen. Hierzu können das MRT des Beckens mit Bestimmung des Tumorabstands zur mesorektalen Faszie und die rektale Endosonografie (insbesondere bei kleineren Befunden) genutzt werden. Welches der Verfahren eingesetzt wird, hängt in erster Linie von der lokalen Expertise ab. Beide Verfahren weisen zur Bestimmung des N-Stadiums eine unbefriedigende Sensitivität und Spezifität auf. Zudem erfolgt eine starre Rektoskopie zur sicheren Zuordnung des Befundes zu den Rektumdritteln.

Gemäß Leitlinienempfehlungen sollte eine Bestimmung des Tumormarkers CEA als Ausgangsbefund erfolgen. Bei Erhöhung kann dieser Parameter als Verlaufsmarker genutzt werden.

Zum Ausschluss von Fernmetastasen werden als Mindestanforderung eine Sonografie des Abdomens und ein Röntgen des Thorax gefordert. Bei unklaren Befunden oder Metastasenverdacht erfolgt ergänzend ein Mehrzeilen-CT von Thorax bzw. Abdomen. Trotz dieser Empfehlungen erfolgt in der klinischen Routine in der Regel als Ausgangsbefund eine kontrastmittelverstärkte Computertomografie von Thorax und Abdomen.

Untersuchungen zum Ausschluss primär relativ selten vorliegender Metastasen (Skelettszintigrafie, zerebrale Bildgebung) erfolgen nur bei entsprechendem klinischem Verdacht. Bei bildgebendem Verdacht auf lokale Infiltration der Blase durch ein Rektumkarzinom wird in der Regel eine Zysztoskopie durchgeführt. Auch das PET-CT hat keinen generellen Stellenwert in der Ausbreitungsdiagnostik bei Erstdiagnose, kann jedoch in speziellen Situationen (z. B. vor ausgedehnten Leberresektionen) eingesetzt werden, um eine deutlich ausgedehntere Metastasierung zu erfassen.

15.9 Kann ein Karzinom endoskopisch behandelt werden?

Die typische Situation, in der sich diese Frage stellt, ist die Abtragung eines großen Polypen mit histologisch nachfolgendem Karzinomnachweis. Rein endoskopisch behandelbar sind pT1-Karzinome in der „Low-risk"-Situation (G1 oder G2; L0; bei flachen Läsionen sm1 und sm2). Zudem gefordert werden muss eine komplette Abtragung (R0-Resektion). Diese kann bei gestielten Polypen und En-bloc-Resektion flacher Polypen relativ leicht histologisch bestätigt werden. Im Falle einer Piecemeal-Resektion kann der Pathologe nur die basale R0-Sitaution sicher bestätigen, die laterale Vollständigkeit der Abtragung muss makroskopisch-endoskopisch beschrieben werden. Bei fraglicher R0-Situation besteht bei „Low-risk"-Läsionen die endoskopische Option der Vollwandresektion bzw. die Option der chirurgischen Lokaltherapie zur Erreichung einer R0-Situation.

Läsionen, die nicht den „Low-risk"-Kriterien entsprechen, müssen aufgrund des Risikos der Lymphknotenmetastasierung onkologisch-chirurgisch entfernt werden.

15.10 Wann erfolgt eine neoadjuvante Therapie?

Beim Kolonkarzinom ist die neoadjuvante Therapie nicht etabliert, spielt aber beim Rektumkarzinom im unteren und mittleren Drittel eine entscheidende Rolle. Befunde im oberen Drittel werden (außer bei ausgedehnter Lymphknotenmetastasierung) analog zum Kolonkarzinom behandelt. Eine neoadjuvante Therapie ist in der Regel indiziert in den UICC-Stadien II und II (≥ cT3- oder cN$^+$-Situation). Die neoadjuvante Therapie beinhaltet immer eine Radiotherapie.

15.11 Nach welchem Schema wird die neoadjuvante Therapie durchgeführt?

Die neoadjuvante Therapie kann als alleinige Kurzzeitbestrahlung (5 × 5Gy an 5 aufeinanderfolgenden Tagen mit sofortiger Operation innerhalb von 10 Tagen ab Therapieeinleitung oder nach 4–8 Wochen) erfolgen.

In Situationen, in denen ein „Downsizing" des Tumors in Hinblick auf die anstehende Resektion angestrebt wird, empfiehlt sich eine konventionell fraktionierte Radiochemotherapie (45–50,4 Gy in 25–28 Fraktionen von 1,8–2Gy) mit einem Intervall bis zur Operatoion von 6–8 Wochen. Die Radiochemotherapie beinhaltet eine parallele 5-FU-basierte Chemotherapie (infusionales 5-FU oder orales Capecitabin). Ein Vorteil für die Ergänzung der Chemotherapie um Oxaliplatin ist nicht gesichert und stellt kein Standardvorgehen dar, kann aber insbesondere in der Metastasierungssituation, wie auch eine Kurzzeitradiatio mit nachfolgender Oxaliplatin-basierter Chemotherapie, ein sinnvolles individuelles Therapiekonzept darstellen.

15.12 Muss eine präoperativ eingeleitete Therapie postoperativ fortgesetzt werden?

Die Datenlage zur postoperativen chemotherapeutischen Komplettierung einer präoperativen Radio- oder Radiochemotherapie kann keinen klaren Benefit für eine postoperative Therapie nachweisen, sodass in der aktuellen DGVS-Leitlinie keine klare Empfehlung zur postoperativen Chemotherapie ausgesprochen wird. Unstrittig ist, dass die postoperative Therapie nicht selten schlecht vertragen wird und abgebrochen werden muss. Da die Mehrzahl der Studien zur multimodalen Therapie des Rektrumkarzinoms eine postoperative Chemotherapie beinhaltete, stellen wir die Indikation zur postoperativen 5-FU-Monotherapie (infusionales 5-FU oder Capecitabine) relativ großzügig, insbesondere bei Patienten mit nodal-positiven Befunden.

15.13 Wann ist eine adjuvante Therapie erforderlich?

Beim Kolonkarzinom wird allen Patienten mit nodal-positivem Befund (pN+) entsprechend einem UICC-Stadium III eine adjuvante Chemotherapie angeboten. Bei Patienten mit unkontrollierten Infekten, signifikant reduziertem Allgemeinzustand (schlechter als ECOG 2) und schweren Komorbiditäten (fortgeschrittene Leberzirrhose, terminale Niereninsuffizienz, schwere KHK oder Herzinsuffizienz) wird meist auf eine adjuvante Chemotherapie verzichtet. Die Therapie sollte zeitnah nach der Operation, möglichst innerhalb von 8 Wochen, eingeleitet werden und erfolgt in der Regel über einen Zeitraum von 6 Monaten. Im UICC-Stadium III wird eine Oxaliplatin-basierte Kombinationstherapie (z. B. FOLFOX oder XELOX) als Standard angesehen. Bei Kontraindikationen gegen eine Oxaliplatin-haltige Therapie (z. B. schwere Polyneuropathie) erfolgt die adjuvante Therapie als 5-FU-Monotherapie (vorzugsweise mit oralem Capecitabin). Bei älteren Patienten (>70 Jahre) wird in der Regel auf eine Oxaliplatin-Gabe verzichtet. Irinotecan oder monoklonale Antikörper haben keinen Stellenwert in der adjuvanten Situation.

Bei nodal-negativen (pN-)Patienten im UICC-Stadium II liegt der Vorteil einer adjuvanten Therapie im 5-Jahresüberleben bei 2–5 %. Eine Therapie kann dem Patienten nach ausführlicher Aufklärung angeboten werden, erfolgt aber in der Praxis selten. Bei Vorliegen von Risikofaktoren (pT4; Tumorperforation oder -einriss, Notfall-OP, inadäquate Anzahl [<12] untersuchter Lymphknoten), die mit einer schlechteren Prognose einhergehen, sollte demgegenüber eine adjuvante Therapie erwogen werden.

Bei Entscheidung zu einer adjuvanten Therapie erfolgt diese im Stadium II als Fluoropyrimidin-Monotherapie ohne Oxaliplatin.

Vor Indikationsstellung zur adjuvanten Therapie im UICC-Stadium II ist eine Mikrosatelliteninstabilitätsanalyse des Tumorgewebes sinnvoll. Im Falle einer hochgradigen Mikrosatelliteninstabilität (MSI-H) sollte keine adjuvante Therapie erfolgen.

Nach primärer Resektion eines Rektumkarzinoms erfolgt im postoperativen Stadium II (≥T3; N0) oder III (N+) die Indikationsstellung zur adjuvanten Therapie analog zur Situation beim Kolonkarzinom. Bei Vorliegen von Risikofaktoren für ein Lokalrezidiv (R1-Situation, intraoperativer Tumoreinriss, pT3 im unteren Rektumdrittel, pT3c/d, pT4, pN2, extranodale Tumorherde im Mesorektum, unzureichende Qualität der total mesorektalen Exzision) ist eine adjuvante Radiochemotherapie anstelle der alleinigen Chemotherapie indiziert.

15.14 Wie erfolgt die Nachsorge nach kurativer Therapie?

Nach Therapie eines Tumors im UICC-Stadium I ist keine spezifische Nachsorge indiziert. Im Stadium II und III erfolgt eine Nachsorge, vorausgesetzt, es ergibt sich hieraus eine therapeutische Konsequenz.

Nach der aktuellen DGVS-Leitlinie ist eine körperliche Untersuchung und CEA-Bestimmung halbjährlich in den ersten beiden Jahren und danach jährlich für weitere 3 Jahre indiziert. Eine Bildgebung zum Ausschluss von Lebermetastasen wird in identischem Rhythmus empfohlen. Die DGVS-Leitlinie empfiehlt hierzu eine Abdomensonografie.

Beim Rektumkarzinom wird eine jährliche thorakale Bildgebung (Röntgen-Thorax) zur Diagnose von Lungenmetastasen für 5 Jahre empfohlen. Anhand der thorakalen CT-Bildgebung können auch kleinere Befunde in oligometastasierten Stadien mit potenziell kurativem Therapieansatz identifiziert werden.

Komplette Koloskopien erfolgen in der Regel nach 1 Jahr und bei unauffälligem Befund alle 5 Jahre. Ist präoperativ keine komplette Koloskopie erfolgt, so sollte die erste Koloskopie bereits nach 6 Monaten erfolgen.

15.15 Muss jedes KRK in der Palliativsituation reseziert werden?

Bei Patienten mit ausgedehnter und nicht resektabler Fernmetastasierung ist diese prognosebestimmend. Ein asymptomatischer Primarius (keine Blutung, keine signifikante Stenosierung) kann daher in dieser Situation belassen und eine palliative Chemotherapie eingeleitet werden.

Bei schwer tumorkranken Patienten mit sehr hoher, insbesondere hepatischer Tumorlast, muss teilweise eine Chemotherapie einer grundsätzlich erforderlichen Operation vorgeschaltet werden, da eine Verzögerung der dringend erforderlichen Chemotherapie die Einleitung einer solchen im Verlauf unmöglich machen könnte (nicht ausreichender Allgemeinzustand, Cholestase, Lebersynthese). Insbesondere beim Rektumkarzinom ist das dauerhafte Belassen eines Primarius aufgrund der möglichen lokalen Komplikationen (Blaseninfiltration mit Kloakenbildung, Tumordurchbruch nach extern, Schmerzen) problematisch.

15.16 Wie kann die Metastasenchirurgie sinnvoll in moderne Therapiekonzepte eingebunden werden?

Für die hepatische Metastasierung konnte gezeigt werden, dass durch eine Metastasenresektion eine Prognoseverbesserung erreichbar ist (5-Jahres Überlebensraten 25–35 %). Daher sollen alle Patienten mit metastasiertem KRK, deren Allgemeinzustand eine aggressive multimodale Therapie zulässt, in einem interdisziplinären Tumorboard besprochen werden. Wichtig hierbei ist die Anwesenheit eines in der Metastasenchirurgie erfahrenen Chirurgen zur Beurteilung der technischen Resektabilität (Viszeralchirurg bei Leber- und sonstiger lokalisierter abdomineller Metastasierung; Thoraxchirurg bei Lungenmetastasen). Die Entscheidung zu einem chirurgischen Vorgehen ist immer auch abhängig von der Dynamik der Erkrankung, sodass die rein technisch machbare Resektabilität allein nicht immer ausschlaggebend ist. Ein krankheitsfreies Intervall von < 6 Monaten ist dabei als ungünstig anzusehen. Auch eine synchrone Metastasierung (im Rahmen der Erstdiagnose) ist prognostisch als eher ungünstig einzustufen. In diesen Fällen ist es ggf. sinnvoll, einer (neuerlichen) Metastasenchirurgie eine Chemotherapie voranzustellen. Bei Stabilisierung der Tumorsituation wird dann in der Regel eine zügige Resektion mit dem Ziel der R0-Resektion und formal Tumorfreiheit angestrebt. Ein einfach anzuwendender prognostischer Score bei Vorliegen von Lebermetastasen ist der Fong-Score (jeweils 1 Punkt für: > 1 Metastase, Größe > 5 cm, krankheitsfreies Intervall < 12 Monate, N+ Stadium des Primarius, CEA > 200 µg/l). Ab einem Score von 3 kommt es zu einer deutlichen Prognoseverschlechterung, was in die therapeutischen Überlegungen mit einbezogen werden kann.

Bei gegebener Indikation zur Resektion und technisch primär resektablen Metastasen wird heute in der Regel eine primäre Resektion ohne vorangehende Chemotherapie empfohlen. Bei grenzwertig resektablen Befunden wird eine intensive präoperative Kombinationschemotherapie eingeleitet und hierunter engmaschig Größenverlauf und Resektabilität beurteilt. Aus Toxizitätsgründen (sinusoidale Obstruktion durch Oxaliplatin; Steatose und Steatohepatitis unter Irinotecan) und zur Vermeidung einer zu starken Tumorschrumpfung mit dann fehlender intraoperativer Lokalisierbarkeit sollte eine Reevaluation alle 2–3 Monate erfolgen.

Auch primär als irresektabel eingeschätzte Metastasen müssen im Verlauf bei Tumorregression immer wieder mit einem erfahrenen Chirurgen diskutiert werden, um einem Patienten eine potenziell kurative Operation nicht vorzuenthalten. Spezielle Konditionierungsmaßnahmen, z. B. eine Pfortaderembolisation im Bereich der zu resezierenden Segmente zur Induktion einer Hypertrophie der verbleibenden Leber oder ein kombiniertes Vorgehen mit Resektion und Lokalablation verbleibender Herde, bleibt Sondersituationen vorenthalten.

Der Stellenwert einer postoperativen adjuvanten Therapie nach Metastasenchirurgie ist aktuell noch unklar. Eine generelle postoperative Therapie wird daher gegenwärtig zugunsten einer engmaschigen Nachsorge mit Einleitung einer systemischen Therapie bei Metastasenrezidiv nicht empfohlen.

15.17 Was sind die Grundsätze der palliativen Therapie?

Zentraler Bestandteil der Therapie in der Palliativsituation ist meist die Chemotherapie. Die Festlegung der Therapiestrategie ist abhängig vom angestrebten Therapieziel. Grundsätzlich muss zwischen Situationen mit hohem Remissionsdruck (hohe Tumorlast; Ziel des Erreichens einer sekundären Resektabilität) und Situationen mit primärem Ziel des Erhalts der Lebensqualität (asymptomatische

Metastasierung ohne Option der kurativen Resektion) unterschieden werden. Zudem wird die Therapieintensität durch den Allgemeinzustand des Patienten und das Alter (aber keine Altersbegrenzung für eine Therapie!) mitbestimmt. Ziel muss es immer sein, dem individuellen Patienten bei akzeptabler Verträglichkeit das längste Gesamtüberleben zu ermöglichen. Dies wird dadurch erreicht, dass ein Patient möglichst sequenziell Zugang zu allen verfügbaren (chemo-)therapeutischen Therapieoptionen hat.

15.18 Welche chemotherapeutische Optionen gibt es für die Erstlinie?

Bei gutem Allgemeinzustand werden in der Erstlinie meist Fluoropyrimidin-basierte Kombinationsregime unter Nutzung von Oxaliplation oder/und Irinotecan (z.B. FOLFIRI, FOLFOX, FOLFOXIRI, CAPOX) genutzt. Für eine infusionale 5-FU-Therapie ist die Implantation eines Portkathetersystems erforderlich, während die Regime unter Nutzung von oralem Capecitabine (5-FU Prodrug) ohne Port auskommen.

Die intensive Therapie-Triplette (FOLFOXIRI) sollte aufgrund der Toxizität nur bei Patienten mit sehr gutem Allgemeinzustand/ECOG 0–1 und hohem Remissionsdruck eingesetzt werden. Die Ergänzung der Therapien um anti-EGFR-Antikörper (Cetuximab oder Panitumumab) bzw. um anti-VEGF-Substanzen (Bevacizumab) erhöht in der Regel die Effektivität. Nach gutem Therapieansprechen unter intensiver Therapie kann auch eine passagere Therapiedeeskalation unter engmaschiger bildgebender Kontrolle (z.B. Verzicht auf Oxaliplatin nach Induktion mit FOLFOX) diskutiert werden.

Patienten mit reduziertem Allgemeinzustand können mit 5-FU-Monotherapien, ggf. ergänzt um einen anti-VEGF-Antikörper (Bevacizumab), behandelt werden.

15.19 Welche Optionen für weitere Therapielinien gibt es?

Eine Zweitlinientherapie wird eingeleitet bei einem klinisch relevanten Tumorprogress unter der Initialtherapie. In der Regel ist eine Zweitlinientherapie weniger effektiv als die Erstlinientherapie. Meist erfolgt ein sequenzieller Einsatz der verfügbaren Optionen unter Beachtung der Verträglichkeit der Vortherapie (in der Regel Wechsel von FOLFIRI zu FOLFOX und umgekehrt). Die Effektivität einer Fortführung der VEGF-Blockade über den Progress hinaus ist in Studien nachgewiesen und ein etabliertes Therapiekonzept. Aber auch ein Wechsel von einer anti-EGFR-Therapie (Panitumumab, Cetuximab) hin zu einer anti-VEGF-Therapie (Bevacizumab, Afibercept, Ramucirumab) und umgekehrt ist in der Zweitlinie möglich und sinnvoll. In weiteren Therapielinien können die verfügbaren Substanzen sequenziell in neuen Kombinationen eingesetzt werden. Für Patienten in reduziertem Allgemeinzustand können Monotherapien mit Anti-EGFR-Rezeptor Antikörpern eine sinnvolle Option darstellen.

Bei mit allen verfügbaren Therapien vorbehandelten Patienten kann eine Therapie mit Trifluridin/Tipiracil oder dem Multityrosinkinaseinhibitor Regorafenib evaluiert werden. Es muss aber immer kritisch hinterfragt werden, inwiefern in der Palliativsituation durch weitere Therapien das Ziel des Lebensqualitätserhalts erreicht wird, und ggf. ein supportives Therapiekonzept unter Verzicht auf tumorspezifische Therapie diskutiert werden.

15.20 Beeinflusst die Lokalisation des Primarius Prognose und Therapie?

Als linksseitige Tumoren werden Befunde ab dem linksseitigen Drittel des Colon transversum bezeichnet. Diese scheinen stark von einer Therapie mit anti-EGFR-Substanzen zu profitieren. Bei dieser Tumorlokalisation sollten daher in der Erstlinie primär Zweifachkombinationen (z.B. FOLFIRI oder FOLFOX) in Kombination mit anti-EGFR-Antikörpern eingesetzt werden.

Rechtsseitige Tumoren sind hingegen mit einer schlechteren Prognose und schlechterem Ansprechen auf anti-EGFR-Antikörper assoziiert. In dieser Lokalisation sollte in der Erstlinie auf anti-EGFR-Substanzen verzichtet werden.

15.21 Welche molekularpathologischen Informationen sollten vorliegen und welche Konsequenzen ergeben sich für die Therapie?

Essenziell ist die Mutationsanalyse der RAS-Gene. Das Vorliegen eines KRAS- und NRAS-Wildtyp ist Voraussetzung für eine anti-EGFR-Therapie und damit entscheidend für die Festlegung des Therapiealgorithmus. Die Bestimmung kann bei hoher Konkordanzrate zwischen Primarius und Lebermetastasen aus dem Primarius oder einer Lebermetastase erfolgen.

BRAF-Mutationen, insbesondere die Variante Val600Glu, treten bei 8–12 % der KRK auf und sind mit einer schlechten Prognose assoziiert. Bei Vorliegen der Variante sollte deshalb im metastasierten Stadium eine möglichst intensives Therapieregime gewählt werden. BRAF-Mutationen treten in der Mehrzahl der Fälle im Rahmen einer sporadischen Mikrosatelliteninstabilität, hervorgerufen durch eine MLH1-Promoterhypermethylierung, auf, sind aber auch ohne diese möglich.

Eine Bestimmung der Mikrosatelliteninstabilität (MSI) ist zum einen zur Identifikation von Patienten mit einem Lynch-Syndrom sinnvoll, wird aber möglicherweise zukünftig vor der Entscheidung zu Einleitung einer Therapie mit Checkpointinhibitoren (PD-1-/PD-L-Inhibitoren) eine immer wichtigere Rolle spielen.

15.22 Wie wird eine Mismatchreparaturdefizienz disgnostiziert?

Eine hochgradige Mikrosatelliteninstabilität (MSI-H) betrifft circa 15 % der sporadischen KRK (Ausfall durch MLH1-Promoterhypermethylierung) und ist dann häufig mit der BRAF-Variante Val600Glu vergesellschaftet. Diagnostisch können somit die MLH1-Methylierungsanalyse im Tumor oder bei fehlender Verfügbarkeit der Nachweis einer BRAF-Variante zum Nachweis eines sporadisch mikrosatelliteninstabilen KRK genutzt werden.

Demgegenüber kommt es beim erblichen Lynch-Syndrom durch Mutation eines der Mismatch-Reparaturgene auf Keimbahnniveau und konsekutivem Proteinausfall zu einer hochgradigen Mikrosatelliteninstabilität. Bei fehlenden Hinweisen auf sporadische Mikrosatelliteninstabilität erfolgt eine weitere Abklärung des Lynch-Syndroms mittels Mutationsanalysen der Mismatchreparaturgene.

Statt der Mikrosatelliteninstabilitätsanalyse im Tumorgewebe kann auch eine Immunhistochemie auf die Mismatchreparaturproteine MLH1, MSH2, MSH6 und PMS2 zur Identifikation einer Mismatchreparaturdefizienz erfolgen. Ein MLH1-Ausfall triggert dann zunächst den Ausschluss einer sporadischen Mikrosatelliteninstabilität durch Methylierungsanalyse. Im Anschluss können zielgerichtete genetische Untersuchungen je nach ausgefallenen Proteinen erfolgen.

15.23 Wann muss an ein hereditäres KRK gedacht werden?

Bei allen Tumorpatienten müssen eine ausführliche Eigen- und eine Familienanamnese in Hinblick auf Tumorerkrankungen durchgeführt werden. Dabei sollte neben der Tumorentität auch das Erkrankungsalter erfasst werden. Die Familienanamnese sollte Verwandte ersten und zweiten Grades berücksichtigen. In Hinblick auf das KRK ist es zudem sinnvoll zu erfragen, ob bei erstgradig Verwandten kolorektale Polypen bekannt sind. Bei auffälliger Häufung von Tumoren oder Polypen und/oder ungewöhnlich jungem Erkrankungsalter des Indexpatienten muss eine weitergehende Diagnostik angestrebt werden.

Die Diagnose eines hereditären Tumorsyndroms hat für den Patienten erhebliche Auswirkungen, da dann eine gezielte Vorsorge bezüglich extrakolonischer Manifestationen und eine angepasste Nachsorge bzw. operative Strategie verfolgt werden müssen. Zudem können Angehörige nach genetischer Beratung prädiktiv getestet werden.

15.24 Was ist das Lynch-Syndrom?

Circa 1–3 % aller KRK treten im Rahmen eines Lynch-Syndroms auf. Früher wurde die Erkrankung als hereditäres nichtpolypöses kolorektales Karzinom (HNPCC) bezeichnet. Die Betroffenen entwickeln in der Regel < 10 kolorektale Ademome mit jedoch beschleunigter Adenom-Karzinom-Sequenz. Hierdurch entsteht ein Lebenszeit-Risiko von bis zu 70 % für ein KRK (je nach betroffenem Gen). Da die Betroffenen auch ein deutlich erhöhtes Risiko für extrakolonische Tumormanifestationen haben (z.B. Endometrium-, Ovarial,- Urothelkarzinom, Haut- und Hirntumoren), und auch diesbezüglich teils eine gezielte Vorsorge erfolgen muss, wird der Terminus Lynch-Syndrom der Erkrankung als Multitumor-Syndrom deutlich gerechter. Das Lynch-Syndrom (autosomal-dominant vererbt) wird durch einen Defekt der DNA-Mismatchreparatur verursacht, der zur Akkumulation von Genvarianten in sogenannten Mikrosatelliten (repetitive Gensequenzen) führt. Diese liegen sowohl in kodierenden (Längenvariation führt zur Tumorentstehung), aber auch in nicht kodierenden Genbereichen (diagnostische Nutzung durch Mikrosatelliteninstabilitätsanalyse: Längenvariabilitätsbestimmung definierter Mikrosatelliten).

15.25 Wie wird das Lynch-Syndrom diagnostiziert?

Einem risikoadaptierten diagnostischen Algorithmus bei Erfüllen der revidierten Bethesda-Kriterien oder einer Wahrscheinlichkeit von ≥ 5 % für das Vorliegen eines Lynch-Syndroms bei Nutzung einer Software zur Risikoabschätzung (z.B. PREMM Risk Prediction Model; http://premm.dfci.harvard.edu) steht eine universelle Teststrategie gegenüber. Hierbei wird bei jeder KRK-Diagnose ohne besondere Anforderung durch den Pathologen eine Diagnostik zur Identifikation einer MMR-Defizienz durchgeführt. Hierzu kann eine Immunhistochemie auf die Mismatch-Reparatur-Proteine MLH1, MSH2, MSH6 und PMS2 oder eine klassische Mikrosatelliteninstabilitätsanalyse erfolgen. Bei immunhistochemischem Ausfall von MLH1/PMS2 (Heterodimer mit in der Regel gemeinsamem immunhistochemischem Ausfall) wird zunächst eine sporadische Mikrosatelliteninstabilität ausgeschlossen (*BRAF*-Mutation oder *MLH1*-Methylierungsanalyse). In allen anderen Fällen wird in der Regel eine Sequenzierung der MMR-Gene ausgehend von den immunhistochemisch ausgefallenen Proteinen durchgeführt. Die zweite Möglichkeit zur Diagnose einer MMR besteht in der Mikrosatelliteninstabilitätsanalyse. Bei hochgradiger Instabilität (MSI-H) wird ebenfalls eine sporadische Instabilität (*BRAF*-Mutation oder *MLH1*-Methylierungsanalyse) ausgeschlossen, gefolgt von einer Sequenzierung der MMR-Gene und *EPCAM* ausgehend von den am häufigsten betroffenen Genen (*MLH1, MSH2*). Bei Nachweis eines Lynch-Syndroms erfolgt eine gezielte Vorsorge in Hinblick auf extrakolonische Manifestationen und es kann Angehörigen eine prädiktive Testung auf die Indexmutation angeboten werden.

15.26 Welche adenomatösen Polyposissyndrome gibt es und wie erfolgt die Abklärung?

Bei kumulativ > 10 kolorektalen Adenomen muss an ein adenomatöses Polyposissyndrom gedacht werden. Hierunter werden die klassische familiäre adenomatöse Polyposis (FAP; autosomal dominant; *APC*-Keimbahnmutation), die attenuierte FAP (autosomal dominant; *APC*-Keimbahnmutation) und die MUTYH-assoziierte Polyposis (MAP; autosomal rezessiv vererbt; *MUTYH*-Keimbahnmutation) zusammengefasst.

Ob bei *APC*-Keimbahnmutation eine klassische oder attenuierte FAP resultiert, hängt von der Lokalisation der Mutation im Gen ab. Während Patienten mit klassischer FAP typischerweise > 100 klorektale Adenome bereits in der Jugend aufweisen, tritt die Polyposis bei attenuierter FAP (< 100 Adenome) und MAP (meist zwischen 15 und 200 Adenome) in der Regel 10–15 Jahre später auf. Alle diese Erkrankungen weisen sehr hohe Lebenszeitrisiken (bis zu 100 %!) für kolorektale Karzinome auf. Dabei scheint zumindest bei der FAP und der attenuierten FAP aber die Adenom-Karznom-Sequenz nicht beschleunigt zu sein.

Ösophaguskarzinom und Karzinom des gastroösophagealen Übergangs (AEG)

15.27 Was muss der Endoskopie-Befund beschreiben, was muss der Pathologe liefern?

Eine histologische Sicherung des Befunds mit Unterscheidung zwischen Plattenepithel- (meist proximal bei typischen Risikofaktoren wie Rauchen und Alkohol) und Adenokarzinom (meist distal bzw. im Bereich des gastroösophagealen Übergangs bei Refluxvorgeschichte und metabolischem Syndrom) ist immer erforderlich. Bei der endoskopischen Diagnostik ist die exakte Höhenfestlegung in Bezug zum oberen Ösophagussphinkter und der Kardia anzugeben. Adenokarzinome des gastroösophagelen Übergangs werden je nach Lage des Tumorzentrums in drei Typen eingeteilt (AEG Typ I: 5–1 cm oral der Kardia; AEG II 1 cm oral bis 2 cm aboral der Kardia; AEG III > 2–5 cm aboral der Kardia). Eine Beschreibung des Stenosierungsgrades ist erforderlich, um die Notwendigkeit einer PEG-Anlage zur Sicherstellung eines enteralen Ernährungszugangs abzuschätzen.

15.28 Welche Staginguntersuchungen müssen angemeldet werden?

Zur Festlegung der Therapiestrategie ist eine Endosonografie mit Bestimmung der Tiefeninfiltration und der lokoregionären Lymphknoten erforderlich. Zum Ausschluss von Fernmetastasen und zur ergänzenden Beurteilung in Hinblick auf Lymphknotenmetastasen erfolgt meist ein CT von Thorax und Abdomen und bei hohem Sitz (oberhalb der Trachealbifurkation) auch des Halses. Bei suprabifurkalem Sitz und Kontakt zum Tracheo-Bronchialsystem laut Bildgebung ist eine Bronchoskopie zum Ausschluss einer Infiltration indiziert. Auch wird meist eine Knochenszintigrafie zum Ausschluss von Knochenmetastasen angestrebt. Beim Plattenepithelkarzinom ist aufgrund der meist vorliegenden Risikofaktoren ein HNO-ärztlicher Ausschluss eines Zweitmalignoms sinnvoll. Auch sollte abgeklärt werden, ob eine fortgeschrittene Hepatopathie vorliegt. Zur Festlegung der Therapiestrategie bei meist erforderlichem thorakalem Eingriff und/oder Radiotherapie thorakal wird in der Regel auch eine Lungenfunktionsdiagnostik benötigt.

15.29 Wer braucht eine neoadjuvante Therapie?

Das Therapiekonzept muss in einer interdisziplinären Tumorkonferenz durch Internisten, Chirurgen und Strahlentherapeuten festgelegt werden. Eine funktionelle und technische Resektabilität vorausgesetzt, erfolgt sowohl beim Plattenepithel- als auch beim distalen Adenokarzinom ab einem endosonografischen Stadium cT3 oder nodal-positivem Befund (N+) eine neoadjuvante Therapie. Diese erfolgt außer beim AEG Typ 3 als kombinierte Radiochemotherapie.

Beim **Plattenepithelkarzinom** kann die klassische Kombination aus Cisplatin und 5-FU (Radiotherapie 45–50,4 Gy), aber auch die gut verträgliche Kombination aus Paclitaxel und Carboplatin (Radiotherapie 41,4 Gy) analog zur CROSS-Studie erfolgreich eingesetzt werden. Bei sehr gutem Therapieansprechen im Restaging kann die neoadjuvant intendierte Therapie zur definitiven Radiochemotherapie ohne nachfolgende Operation komplettiert werden (Radiotherapie 60 Gy).

Beim **Adenokarzinom** (AEG I und II) ist die Radiochemotherapie mit Paclitaxel und Carboplatin analog dem CROSS-Protokoll der neoadjuvante Therapiestandard. Beim AEG Typ III mit Lokalisation der Haupttumormasse unterhalb des Schleimhautübergangs und meist großer Tumormasse im Magen erfolgt die Vorbehandlung analog zum Magenkarzinom durch eine alleinige Chemotherapie (z. B. FLOT Protokoll mit Oxaliplatin, 5-FU und Docetaxel) mit postoperativer Komplettierung der Therapie.

Bei Tumoren in einem maximalen Tumorstadium cT2 ohne Hinweise auf Lymphknotenmetastasierung erfolgt in der Regel eine primäre Resektion ohne neoadjuvante Vorbehandlung.

15.30 Ist eine potenziell kurative Therapie nur chirurgisch möglich?

In frühen Tumorstadien (T1sm1 < 500 µm Tiefeninfiltration, L0, V0, < 20 mm beim Adenokarzinom; T1 m1/m2 G1/G2, L0, V0 beim Plattenepithelkarzinom) können Ösophaguskarzinome in kurativer Intention endoskopisch abgetragen werden.

Bei vielen Patienten mit Plattenepithelkarzinom liegt eine funktionelle Inoperabilität aufgrund der Komorbiditäten vor, sodass als Therapiealternative die definitive Radiochemotherapie erfolgt (Cisplatin und 5-FU mit einer begleitenden Radiotherapie mit 60 Gy). Hiermit ist eine potenziell kurative Behandlung möglich. Auch hoch sitzende thorakale und insbesondere zervikale Tumoren werden aufgrund der dann in der Regel notwendigen mutilierenden Eingriffe und der schwierigen Anastomosierungssituation meist mittels definitiver Radiochemotherapie behandelt. Grundsätzlich kann bei Inoperabilität auch beim Adenokarzinom eine definitive Radiochemotherapie erfolgen.

15.31 Wann ist eine PEG-Sonde erforderlich?

In der Palliativsituation mit nicht operativ behandeltem Primarius stellen wir großzügig die Indikation zur PEG-Anlage. Diese erfolgt in der Regel in Direktpunktionstechnik (stenosierendes Wachstum; Vermeidung von Implantationsmetastasen). In der neoadjuvanten Situation kann oft durch die Radiochemotherapie ein gutes Therapieansprechen mit hierdurch Erhalt der Nahrungspassage erreicht werden. In dieser Situation sind wir, auch in Hinblick auf die ggf. erforderliche Schlauchmagenbildung zur Rekonstruktion im Rahmen der operativen Therapie, zurückhaltend hinsichtlich einer PEG. Zur Optimierung des Ernährungszustands kann bei mangelernährten Patienten mit einem Gewichtsverlust >10 % eine perioperative parenterale Ernährung positive Auswirkungen auf die perioperative Komplikationsrate haben.

15.32 Welche molekulare Diagnostik sollte durchgeführt werden?

Adenokarzinome des Ösophagus sollen auf eine HER-2-Überexpression untersucht werden. Dies erfolgt mittels Immunhistochemie oder FISH (Fluoreszenz-in-situ-Hybridisierung).

15.33 Wie wird die enterale Ernährung sichergestellt?

Bei primär metastasiertem Tumor muss im Rahmen der Palliativversorgung insbesondere auf den Erhalt der Nahrungspassage geachtet werden. Bei noch passierbarem Tumor sollte jedoch immer frühzeitig eine PEG-Anlage in Direktpunktionstechnik angestrebt werden, um eine enterale Ernährbarkeit sicherzustellen. Bei hochgradig stenosierendem Tumor kann eine palliative Bestrahlung angeboten werden. Alternativ ist die endoskopische Einlage eines Ösophagusstents möglich.

15.34 Welche chemotherapeutischen Optionen gibt es?

Beim HER-2-überexprimierenden Adenokarzinom (IHC3+ oder IHC2+ und FISH+) wird eine konventionelle Kombinationstherapie (Cisplatin mit 5-FU oder Capecitabin) mit dem gegen HER-2 gerichteten Antikörper Trastuzumab kombiniert, da für diese Patientengruppe durch die zielgerichtete Therapie ein Überlebensvorteil resultiert.

Bei HER-2-negativen Adenokarzinomen werden in der Erstlinie platin- und fluoropyrimidinhaltige Zwei- oder Dreifachkombinationen eingesetzt. In der Zweitlinie können irinotecan- oder taxanbasierte Therapien gegeben werden. Auch der anti-VEGF-Antikörper Ramucirumab kann in der Zweitlinie als Monotherapie oder in Kombination mit Paclitaxel eingesetzt werden.

Beim Plattenepithelkarzinom besteht die Erstlinientherapie meist in einer Kombination aus Cisplatin und 5-FU. Eine Zweitlinientherapie kann angeboten werden, wobei Platinderivate, Irinotecan- oder Taxan-basierte als Einzelsubstanzen oder in Kombination eingesetzt werden können. Belastbare Daten für die Zweitlinie liegen für das Plattenepithelkarzinom nicht vor.

Magenkarzinom

15.35 Welche Staginguntersuchungen müssen durchgeführt werden?

Nach histologischer Sicherung im Rahmen der Ösophagogastroduodenoskopie werden mittels Endosonografie die Tiefeninfiltration des Tumors und der lokoregionäre Lymphknotenstatus erfasst. Eine Computertomografie von Thorax und Abdomen erfolgt zum Ausschluss von Fernmetastasen. Vor geplanter neoadjuvanter Therapie mit nachfolgender Resektion kann eine Laparoskopie zum Ausschluss einer Peritonealkarzinose erfolgen. Die Tumormarker CA72–4, CEA und CA19–9 dienen bei Erhöhung im Rahmen der Diagnosestellung als Verlaufsparameter.

15.36 Kann ein Magenkarzinom endoskopisch kurativ behandelt werden?

Auf die Mukosa beschränkte Magenfrühkarzinome (T1 m) < 2 cm (intestinaler Typ G1-G2) können endoskopisch behandelt werden. Sind diese Kriterien nicht erfüllt, kommt es zu einem signifikanten Anstieg der Lymphknotenmetastasierung, sodass dann eine radikale chirurgische Resektion mit Lymphadenektomie erforderlich ist.

15.37 Welche Patienten brauchen eine neoadjuvante Therapie vor kurativer Behandlung?

Bei Tumoren mit einer Tiefenausdehnung bis mindestens in die Subserosa (T3 / T4) oder bei nodal-positivem Befund (N +) ist eine perioperative Chemotherapie der Standard. Die ursprünglich als MAGIC-Konzept bezeichnete Strategie beinhaltet eine präoperative Chemotherapie gefolgt von der kurativen Operation mit dann postoperativer Komplettierung der Chemotherapie. Als chemotherapeutischer Standard wird entgegen der Originalpublikation mittlerweile zumeist eine Therapie nach dem FLOT-Protokoll (5-FU, Oxaliplatin, Docetaxel) eingesetzt (2 Monate prä- und postoperativ). Die präoperative Therapie scheint hierbei deutlich prognoserelevanter als die postoperative Therapie zu sein, die nicht selten aufgrund der postoperativen Morbidität nicht mehr fortgeführt werden kann. Ein primär operatives Vorgehen mit postoperativer adjuvanter Therapie

(Chemo- oder Radiochemotherapie) sollte zugunsten einer großzügigen Indikationsstellung zur perioperativen Therapie nicht regelhaft verfolgt werden, sondern bleibt Einzelfällen vorbehalten.

15.38 Welche Chemotherapie kann in der Erstlinie angeboten werden?

Patienten in gutem Allgemeinzustand wird in der Regel eine palliative Chemotherapie angeboten. Analog zum Adenokarzinom des gastroösophagealen Übergangs muss vor Therapiefestlegung durch den Pathologen das Tumorgewebe auf eine HER-2-Überexpression untersucht werden. Zahlreiche Kombinationschemotherapien können beim metastasierten Magenkarzinom eingesetzt werden. In der Erstlinie werden bei gutem Allgemeinzustand zumeist Dreifachkombinationen aus einem Platinderivat (Cis- oder Oxaliplatin), einem Fluoropyrimidin (5-FU oder Capecitabin) und Docetaxel eingesetzt. Bei älteren Patienten oder geringem Remissionsdruck können aus Verträglichkeitsgründen auch Zweifachkombinationen unter Verzicht auf das Taxan eingesetzt werden. Bei HER-2-überexprimierenden Tumoren kann Trastuzumab in Kombination mit einem Fluoropyrimidin und Cisplatin eingesetzt werden. Bei Kontraindikationen gegen ein Platinderivat stellt Irinotecan einen alternativen 5-FU-Kombinationspartner dar.

15.39 Welche Optionen gibt es nach Versagen der Erstlinienbehandlung?

Die Zweitlinientherapie richtet sich nach der Vortherapie. Hierbei kann neben den in der Erstlinie aufgeführten Einzelsubstanzen auch Epirubicin als Kombinationspartner eingesetzt werden. Auch der anti-VEGF-Antikörper Ramucirumab kann in Kombination mit Paclitaxel oder als Monotherpie in der Zweitlinie eingesetzt werden.

15.40 Welche Therapieoptionen bestehen bei therapierefraktärer Tumorblutung?

Zur Kontrolle von Tumorblutungen kann die palliative Radiatio eingesetzt werden. Eine Alternative kann auch eine angiografische Embolisation darstellen. Bei ansonsten nicht kontrollierbarer Blutung oder Passagestörung kann jedoch auch die palliative Gastrektomie in Einzelfällen geprüft werden.

Pankreaskarzinom

15.41 Bei welcher Klinik muss an ein Pankreaskarzinom gedacht werden?

Klassisches klinisches Zeichen ist der „schmerzlose Ikterus“, der jedoch oft ein Spätsymptom darstellt. Bei Tumoren des Pankreaskorpus und insbesondere des Pankreasschwanzes kommt es meist nicht zu einer lokalen Kompression des Gallenganges und damit auch nicht zu einem Ikterus. Ansonsten nicht erklärbare Oberbauch- und insbesondere Rückenschmerzen sowie Gewichtsverlust stellen ebenfalls relativ unspezifische klinische Zeichen dar. Eine Pankreatitis unklarer Genese bedarf ebenfalls immer einer abdominellen Bildgebung.

15.42 Welche Diagnostik muss ich zum Staging anmelden?

Die initialen Staginguntersuchungen mittels Endosonografie und MRT dienen der Beurteilung der lokalen Tumorsituation. Zudem erfolgt ein Ausschluss von Fernmetastasen mittels abdomineller (MRT- oder CT-Abdomen) und thorakaler (CT-Thorax) Bildgebung.

15.43 Wann ist ein Pankreaskarzinom irresektabel?

Die Beurteilung der Resektabilität muss durch einen erfahrenen Pankreaschirurgen erfolgen. Tumoren ohne relevanten Kontakt zu den arteriellen und venösen Gefäßen gelten als resektabel. Auch Tumoren mit potenzieller Infiltration venöser Strukturen (Vena mesenterica superior, Pfortader) können formal reseziert werden. In diesen Fällen werden die venösen Strukturen meist mit reseziert. Auch ein nicht zirkulärer Tumorkontakt zu den arteriellen Oberbauchgefäßen (Arteria mesenterica superior, Arteria hepatica communis, Truncus coeliacus) kann eine operative Exploration rechtfertigen, während ein Tumorkontakt >180° als Kriterium der Irresektabilität angesehen wird.

Bildgebend ist jedoch nicht selten eine Unterscheidung zwischen Tumorinvasion von Gefäßstrukturen und lokaler inflammatorischer Reaktion unmöglich, sodass im Zweifelsfall großzügig die Indikation zur Exploration gestellt wird. Diese ermöglicht im palliativen Setting die histologische Sicherung sowie die Anlage einer biliodigestiven Anastomose zur Sicherung des Galleabflusses und die Anlage einer hinteren Gastroenterostomie zur Sicherstellung der Nahrungspassage. Aktuell werden Strategien zur neoadjuvanten Behandlung grenzwertig resektabler Befunde in Studien geprüft (Radiochemotherapie). Bei Tumoren im Pankreaskopfbereich stellt die pyloruserhaltende Pankreatoduodenektomie das Standardverfahren dar, während Tumoren in Korpus und Schwanz mittels Pankreaslinksresektion versorgt werden.

15.44 Soll vor operativer Therapie eine Galleableitung erfolgen?

Bei Patienten mit Cholestase ohne Cholangitisverdacht soll aktuellen Daten zufolge keine präoperative Galleableitung (ERC oder PTCD) angestrebt werden, da aufgrund möglicher Komplikationen (Cholangitis, Pankreatitis) die operative Therapie verzögert oder erschwert werden könnte. Bei Patienten mit Cholangitis besteht jedoch eine klare Indikation zur präoperativen Galleableitung.

15.45 Welchen Stellenwert hat die postoperative Chemotherapie?

Adjuvanter Therapiestandard nach R0-Resektion ist eine Monotherapie mit Gemcitabine. Alternativ kann auch eine Monotherapie mit Fluoropyrimidinen erfolgen, die in der Regel als orale Therapie mit Capecitabin erfolgt. In einer aktuellen Studie konnte eine Überlegenheit für die Kombination aus Gemcitabin und Capecitabin in der Adjuvanz gegenüber einer Gemcitabin-Monotherapie gezeigt werden, sodass diese Therapie bei Patienten in gutem Zustand erwogen werden kann. In der R1-Situation wird eine additive Chemotherapie mit Gemcitabin über 6 Monate angeboten.

15.46 Welche Optionen bestehen in der Palliativsituation?

Bei Vorliegen von Fernmetstasen oder lokal irresektablem Tumor liegt eine Palliativsituation vor. Das weitere Konzept ist insbesondere abhängig vom

Allgemeinzustand des Patienten. Bei schwer tumorkranken oder alten Patienten kann ein supportives Therapiekonzept mit suffizienter Schmerztherapie, Sicherung des Galleabflusses (biliäre Plastikstents mit Notwendigkeit des regelmäßigen Wechsels oder Metallstents) und Sicherstellung der Nahrungspassage (ggf. Duodenalstent) eine sinnvolle Therapieoption darstellen. Patienten in gutem Allgemeinzustand wird eine Chemotherapie angeboten.

15.47 Welche Chemotherapie kann angeboten werden?

Bei gutem Allgemeinzustand wird als effektivste Therapie die Dreifachkombination aus 5-FU, Irinotecan und Oxaliplatin (FOLFIRINOX) eingesetzt. Patienten in reduziertem Allgemeinzustand, aber mit noch bestehender Chemotherapiefähigkeit erhalten eine wenig toxische Monotherapie mit Gemcitabin. Die Kombinationstherapie aus Nab-Paclitaxel und Gemcitabin ist eine sinnvolle Therapiealternative für Patienten, die weder in die eine noch die andere Gruppe fallen. Ferner wird diese Therapie als Zweitlinientherapie nach Progress auf FOLFIRINOX eingesetzt. Der Tyrosinkinaseinhibitor Erlotinib ist zugelassen zur Kombinationstherapie mit Gemcitabin. Allerdings profitieren nur diejenigen Patienten, die eine signifikante Hautreaktion aufweisen, sodass die Therapie nur bei diesen Patienten fortgeführt werden sollte. Der geringe Überlebensvorteil durch Hinzunahme der Substanz muss jedoch kritisch gegen die Stigmatisierung und hierdurch potenzielle Verschlechterung der Lebensqualität abgewogen werden.

15.48 Muss vor Chemotherapie eine Galleableitung erfolgen?

Vor Einleitung einer Therapie sollte die Cholestase mittels ERC oder PTC behandelt werden, da ansonsten unter Therapie Infektkomplikationen im Sinne einer Cholangitis zu erwarten sind.

Cholangiozelluläres Karzinom (CCC)

15.49 Wo kann ein CCC lokalisiert sein?

Man unterscheidet grundsätzlich das intrahepatische Cholangiokarzinom vom CCC des extrahepatischen Gallenwegssystems. Das extrahepatische CCC kann sich als Gallenblasenkarzinom, Karzinom des distalen oder mittleren Gallengangs oder als hiläres Cholangiokarzinom (sog. Klatskin-Tumor) manifestieren.

15.50 Welche Diagnostik muss bei V. a. CCC angemeldet werden?

Die **intrahepatischen CCC** werden mittels Sonografie oder radiologischer Schnittbildgebung (CT, MRT) identifiziert. Eine Unterscheidung zwischen CCC und metastatischen Absiedlungen bei primär extrahepatischen Tumoren ist bildgebend nicht sicher möglich, sodass in der Regel eine Ausschlussdiagnostik zur Primariussuche erfolgt (Ösophagogastroduodenoskopie, Ileokoloskopie, gynäkologische, urologische, dermatologische und HNO-Vorstellung). Ein CT-Thorax dient dem Ausschluss eines pulmonalen Primarius sowie von Metastasen. Bei geplanter Resektion ist eine histologische Sicherung nicht erforderlich.

Die **extrahepatischen Cholangiokarzinome** zeigen sich meist durch eine laborchemische Cholestase. Hier ist die abdominelle MRT mit einer MRCP-Sequenz zur diagnostischen Darstellung der Gallenwege Standard. Eine diagnostische ERC ist obsolet. Zur Ausbreitungsdiagnostik erfolgt in der Regel eine CT des Thorax. Gallenblasenkarzinome werden gelegentlich als Zufallsbefund im Rahmen einer Cholecystektomie diagnostiziert. Ansonsten werden cholangiozelluläre Karzinome meist erst in fortgeschrittenen Stadien diagnostiziert.

15.51 Welche Erkrankungen imitieren ein CCC?

Bei zugrunde liegender primär sklerosierender Cholangitis (PSC) können entzündlich bedingte dominante Strikturen mitunter nicht von Tumorstenosen im Sinne eines CCC unterschieden werden. Die Cholangioskopie mit Biopsie unter Sicht kann hier wertvolle Hinweise zur Einordnung geben. Alternativ erfolgen meist Bürstenzytologien und bei distalen Tumoren blinde Zangenbiopsien.

Eine typische Differenzialdiagnose des extrahepatischen CCC ist die IgG4-assoziierte Cholangitis, die ebenfalls zu hochgradigen Gallengangsstenosen führt. Bei erhöhtem IgG4 Serumspiegel kann ein zeitlich limitierter Versuch einer Steroidtherapie erfolgen. Bei raschem Rückgang der Stenose ist von einer IgG4-assoziierten Erkrankung auszugehen, während ansonsten eine operative Exploration nicht verzögert werden darf.

Das distale CCC kann gelegentlich nur schwierig von einer narbigen Post-EPT-Stenose oder einer Stenose nach wiederholten Steinabgängen unterschieden werden.

15.52 Welchen Patienten kann eine kurative Therapie angeboten werden?

Die Resektion ist die einzige kurative Therapieoption. Diese wird in der Regel nur Patienten ohne Fernmetastasen angeboten. Bei intrahepatischen Tumoren ist die Entscheidung zur operativen Therapie abhängig von der technischen Resektabilität (Größe des Tumors, Lokalisation des Tumors, Gefäßinvasion) und der funktionellen Resektabilität (Größe des verbleibenden Leberrestes, vorbestehende Lebererkrankung). Tumoren des mittleren Gallengangs können meist durch Gallengangsresektionen mit biliodigestiver Anastomose kurativ behandelt werden. Bei distalen Prozessen ist eine pyloruserhaltende Pankreatoduodenektomie erforderlich. Das aggressivste operative Vorgehen erfordern hiläre Gallengangstumoren, die typischerweise durch Hilusresektion und Hemihepatektomie behandelt werden. Dieses Vorgehen erfordert teilweise eine präoperative Vorbereitung durch Embolisation des zu resezierenden Pfortaderanteils zur Hypertrophie der verbleibenden Segmente. Aufgrund des längeren Ductus hepaticus sinister sind hiläre Tumoren, die in den rechten Ductus hepaticus (Bismuth IIIA) hineinreichen, besser resektabel. Das aggressivste Vorgehen ist hier die erweiterte Hemihepatektomie rechts mit Pfortadergabelresektion. Ein Hineinreichen des Tumors in beide Hepaticusäste (Bismuth IV) gilt als Kriterium der Irresektabilität.

Kleinere Befunde können bei funktioneller Irresektabilität auch potentiell kurativ mittels Radiofrequenzablation oder Mikrowellenablation therapiert werden.

15.53 Wann muss eine präoperative Gallenwegsdrainage erfolgen?

Bei **hilären Cholangiokarzinomen**, bei denen eine erweiterte Leberresektion erforderlich ist, müssen die verbleibenden Lebersegmente präoperativ in der

Regel drainiert werden (ERC mit Stenteinlage oder PTCD), um eine adäquate postoperative Regeneration zu ermöglichen. Der zu resezierende Leberteil wird nicht drainiert.

Beim **Karzinom des distalen und mittleren Gallengangs** wird bei Patienten ohne Zeichen der Cholangitis möglichst auf eine Galledrainage verzichtet (u. a. Risiko der postinterventionellen Cholangitis bzw. Pankreatitis). Das Vorgehen in der individuellen Situation sollte möglichst mit einem erfahrenen Chirurgen abgestimmt werden. Bei vorbestehender Cholangitis ist eine präoperative ERC oder PTCD unumgänglich.

15.54 Ist eine adjuvante Therapie indiziert?

Ein Überlebensvorteil ist für eine postoperative Therapie mit Capecitabin (orales 5-FU Prodrug) nachgewiesen, sodass diese aktuell Standard für die adjuvante Situation beim CCC jeder Lokalisation ist. In Studien werden aktuell jedoch auch Gemcitabin-basierte Therapien (z. B. auch die Kombinationstherapie aus Cisplatin/Gemcitabine) geprüft, sodass aktuell unklar ist, welche Substanz in der adjuvanten Situation die größten Vorteile erbringt.

15.55 Braucht jeder Patient eine palliative Chemotherapie?

Bei extrahepatischen Tumoren stellt die Sicherstellung des Galleabflusses und somit die Verhinderung von Cholangitiden die wichtigste Maßnahme dar. Diese kann nach intern (ERC mit Einlage von Plastik- oder Metallendoprothesen) oder nach extern erfolgen (PTCD). Bei Patienten in relevant reduziertem Allgemeinzustand oder bei wiederholten Infektkomplikationen wird meist auf eine palliative Chemotherapie verzichtet.

15.56 Welche tumorspezifische Therapie kann angeboten werden?

Diffus metastasierte oder irresektable cholangiozelluläre Karzinome werden mit einer Kombinationschemotherapie aus Cisplatin und Gemcitabin behandelt. Bei Patienten in reduziertem Allgemeinzustand kommt auch eine Gemcitabin-Monotherapie infrage. In der Zweitlinie können 5-FU basierte Therapien angeboten werden.

Irresektable intrahepatische Tumoren können durch lokoregionäre Therapieverfahren wie TACE (transarterielle Chemoembolisation) oder SIRT (selektive interne Radiotherapie) effektiv behandelt werden.

Hepatozelluläres Karzinom (HCC)

15.57 Ist eine histologische Sicherung immer erforderlich?

Die Leberzirrhose ist der Haupt-Risikofaktor für das HCC. Dennoch kann das HCC auch ohne Zirrhose auftreten (z. B. typisch bei der chronischen Hepatitis B).

Bei Patienten mit Leberzirrhose kann die Diagnose HCC bildgebend gestellt werden. Herde < 1 cm werden in der Regel engmaschig nachverfolgt (alle 3 Monate), da sehr kleine Befunde meist nicht adäquat eingeordnet werden können und eine histologische Sicherung schwierig ist.

Bei Herden zwischen 1 und 2 cm werden normalerweise zwei bildgebende Verfahren (CT oder MRT) mit typischem Kontrastmittelverhalten (arterielle Hypervaskularisation mit Auswaschen in der portalvenösen Phase oder Spätphase) gefordert. Bei inkonklusiven Ergebnissen ist eine Biopsie indiziert.

Bei Herden > 2 cm ist ein typisches Kontrastmittelverhalten in einer Bildgebung diagnostisch. Eine Umfelddiagnostik mit Gastroskopie, Koloskopie, gynäkologischer und hautärztlicher Vorstellung zum Ausschluss eines alternativen Primarius, der die radiologischen Kriterien imitiert, wird empfohlen.

Bei Patienten ohne Leberzirrhose ist immer eine histologische Sicherung erforderlich. Die Diagnosestellung kann nicht bildgebend erfolgen.

Zum Ausschluss von LK-Metastasen oder Fernmetastasen sollte im Rahmen des Stagings eine thorakale CT-Untersuchung die abdominelle Bildgebung ergänzen.

15.58 Welche Patienten können reseziert werden?

Patienten mit limitierter Tumorsituation (optimal solitärer Herd < 5 cm) ohne Zirrhose stellen die beste Patientenpopulation zur Resektion dar. Auch Patienten im klinischen Stadium Child-Pugh A mit normalem Bilirubin und fehlender portaler Hypertension stellen bei ausreichend verbleibendem Lebervolumen Kandidaten für eine kurative Resektion dar.

15.59 Für welche Patienten kommt eine Lebertransplantation infrage?

Patienten mit limitierter Tumorsituation und fortgeschrittener Leberzirrhose (Child A mit relevanter portaler Hypertension oder ab Child-Pugh B) können mittels Lebertransplantation kurativ behandelt werden. Die Zuteilung von Organen erfolgt generell nach dem Schweregrad der Leberfunktionseinschränkung, ausgedrückt durch den MELD-Score. Patienten, die die sogenannten Milan-Kriterien (1 HCC ≤ 5 cm; bis 3 HCC ≤ 3 cm; keine Makrogefäßinvasion; keine extrahepatischen Metastasen) erfüllen, erhalten auf der Warteliste zusätzlich zu ihrem laborchemischen MELD-Score nach festgelegten Zeitintervallen weitere, sich addierende MELD-Punkte (Exceptional MELD) und werden damit gegenüber Patienten mit gleicher Leberfunktion, aber ohne HCC bevorzugt. Mit Aufweichung dieser Milan-Kriterien (Größe und Anzahl der Herde) kommt es zu einem zunehmend schlechteren 5-Jahresüberleben nach Transplantation. Solche Patienten dürfen formal zwar transplantiert werden, HCC-Zusatzpunkte werden jedoch nicht vergeben.

Um einen Tumorprogress auf der Warteliste zu vermeiden, muss ein Bridging zur Tumorkontrolle erfolgen. Hierzu werden meist die TACE aber auch lokalablative Verfahren genutzt.

15.60 Ist auch ohne Operation eine Kuration möglich?

Patienten mit einer limitierten Anzahl an HCC-Herden bis maximal 5 cm können mittels lokalablativen Verfahren potenziell kurativ behandelt werden. Dies kommt insbesondere für Patienten infrage, die aufgrund von Leberfunktion, Komorbiditäten oder fortgeschrittenem Alter nicht transplantiert oder operiert werden können oder dies nicht wünschen. Hierzu werden die Radiofrequenzablation (RFA) oder die Mikrowellenablation (MWA) eingesetzt. Bei größeren Herden wird meist eine Kombination aus transarterieller Chemoembolisation und Hitzedestruktion des

Tumors mittels RFA oder MWA angestrebt. Bei Läsionen < 2 cm ist die Langzeitprognose nach Lokalablation identisch mit der nach Resektion.

15.61 Welche lokoregionären Therapieverfahren können angeboten werden?

Patienten mit multilokulärem HCC und erhaltener Leberfunktion (Child-Pugh A-B) können eine transarterielle Chemoembolisation oder eine selektive interne Radiotherapie (SIRT) erhalten. Auch ein sequenzieller Einsatz der Verfahren ist möglich. Mit der SIRT können formal auch größere Tumoren kontrolliert werden, zudem stellt eine Pfortaderthrombose anders als bei der TACE keine Kontraindikation dar. Bei signifikanter Verschlechterung der Leberfunktion (Child-Pugh B mit ≥ 8 Punkte; Bilirubin > 3 mg/dl) sollte eine weitere TACE sehr zurückhaltend eingesetzt werden. Eine SIRT erfolgt normalerweise nur bis zu einem Bilirubin-Wert von 2 mg/dl bzw. im Stadium Child Pugh A.

15.62 Welche systemischen Therapieoptionen können angeboten werden?

Patienten mit Fernmetastasen oder Makrogefäßinvasion kann eine Therapie mit dem Multityrosinkinaseinhibitor Sorafenib (400 mg 1-0-1) angeboten werden. Ein Überlebensvorteil ist nur für Patienten mit Child-Pugh-A-Zirrhose gezeigt. Auch im Stadium Child-Pugh B kann die Therapie, ggf. in reduzierter Dosis, angeboten werden. Für die Zweitlinientherapie nach Sorafenib-Versagen ist der orale Multikinaseinhibitor Regorafenib zugelassen.

15.63 Wann wird keine tumorspezifische Therapie angeboten?

Im klinischen Stadium Child-Pugh C wird die Prognose entscheidend durch die Grunderkrankung bestimmt. Auch Patienten mit therapierefraktärem Aszites wird in der Regel keine tumorspezifische Therapie angeboten. Vielmehr steht dann die Verhinderung von Komplikationen der Grunderkrankung im Vordergrund.

Gastrointestinale Stromatumoren (GIST)

15.64 Wo treten GIST auf?

Gastrointestinale Stromatumoren sind von der glatten Muskulatur des Gastrointestinaltrakts (Muscularis mucosae oder propria) ausgehende mesenchymale Tumoren (Ausgangszelle Cajal-Zelle), die den gesamten GI-Trakt betreffen können. Die häufigsten Lokalisationen sind Magen (50 %), Duodenum (25 %) und Kolon (10 %). Die Tumoren gehen nicht wie Karzinome von der oberflächlichen Epithelschicht aus, sondern wachsen primär subepithelial. Oberflächliche Biopsien ergeben daher meist keine richtungsweisende Diagnose, hierzu sind sogenannte Knopflochbiopsien in die Tiefe notwendig. Es ist aber zu beachten, dass GIST zu schweren Tumorblutungen neigen, sodass die Biopsie GIST-verdächtiger Läsionen nicht ungefährlich ist. Die Tumoren wachsen zunächst lokal verdrängend mit folgender Infiltration benachbarter Strukturen. Hieraus erklärt sich die meist späte Symptomatik einer irgendwie gearteten Passagestörung. Metastasen, die meist intraabdomiell lokalisiert sind (Leber, Peritoneum), treten bei lokal weit fortgeschrittenen Tumoren meist relativ spät auf. Zu beachten ist, dass lokoregionäre LK-Metastasen sehr selten sind.

15.65 Welche Ausbreitungsdiagnostik muss bei GIST-Verdacht angemeldet werden?

Häufig handelt es sich um Zufallsbefunde im Rahmen endoskopischer oder radiologischer Diagnostik. Im Rahmen des Stagings erfolgten neben der klassischen endoskopischen Diagnostik (ÖGD, Koloskopie oder Dünndarmendoskopie je nach Lokalisation) in der Regel ein CT-Abdomen sowie eine Endosonografie. Im CT ist eine zentrale Nekrosezone relativ typisch. Eine histologische Sicherung muss bei typischer Befundkonstellation und geplanter Resektion nicht erzwungen werden. Insbesondere sollte hier auf das Risiko einer Tumorzellverschleppung geachtet werden (möglichst keine perkutanen Punktionen).

15.66 Gibt es eine endoskopische Therapieoption?

Kleine Befunde können bei relativ oberflächlicher Lokalisation mit fehlender Infiltration der Muscularis propria klassisch endoskopisch mittels modifizierter Techniken wie einer endoskopischen Submukosaresektion entfernt werden (z. B. nach Gummibandligatur). Für tiefer reichende Prozesse kann auch eine endoskopische Vollwandresektion im Einzelfall, insbesondere bei eingeschränkt operablen Patienten, angestrebt werden. Nicht selten werden auch kombiniert endoskopisch-laparoskopische Verfahren eingesetzt.

15.67 Wie erfolgt die chirurgische Behandlung?

In der Regel sind die Tumoren lokal fortgeschrittener, sodass ein primär chirurgisches Vorgehen indiziert ist. Lokale Exzisionen (Keilexzisionen oder Segmentresektionen) mit ausreichendem Sicherheitsabstand sind bei kleineren Befunden oft ausreichend. Eine systematische Lymphknotendissektion ist aufgrund des relativ geringen Lymphknotenmetastasierungsrisikos nicht erforderlich, auffällig erscheinende Lymphknoten werden aber mit reseziert. Eine intraoperative Tumorruptur ist unter allen Umständen zu vermeiden. Nach R1-Resektion muss eine Nachresektion angestrebt werden. Primär grenzwertig und nur mit erheblicher postoperativer Morbidität resektable Tumoren können nach Mutationsanalyse über 6–12 Monate mit Imatinib vorbehandelt werden.

15.68 Welche molekulare Diagnostik muss der Pathologe liefern?

Die histologische Diagnosestellung erfolgt anhand der typischen Morphologie und der Expression von CD117 (c-kit; > 80 % positiv). Zur Prognoseabschätzung und Therapieplanung muss eine Mutationsanalyse von *c-kit* und *PDGFRA* im Tumorgewebe durchgeführt werden. Dabei weisen 80 % der Tumoren *c-kit*-Mutationen und 10 % *PDGFRA*-Mutationen auf. Die restlichen 10 % sind Wildtyp-GIST.

15

15.69 Welche Rolle spielt der Mutationsstatus bei der Therapieplanung?

Erstlinientherapie der Wahl in der adjuvanten und palliativen Situation ist der Tyrosinkinseinhibitor Imatinib. Tumoren mit der häufigen Exon-11-Mutation sprechen in der Regel gut auf Imatinib an (Dosis 400 mg/d). Dagegen sprechen Exon-9-Mutationen in Standarddosis deutlich schlechter auf diese Substanz an. Unter einer Dosis von 800 mg/d kann die Effektivität der Therapie aber auch bei Exon-9-Mutation deutlich gesteigert werden. Exon-13- oder -17-Varianten treten meist sekundär unter Therapie mit Imatinib auf und bedingen nicht selten eine sekundäre Resistenz. Tumoren mit der *PDGFRA*-Variante D842V sind resistent auf Imatinib (meist aber benigner Spontanverlauf). Das Ansprechen von Wildtyp-GIST auf Imatinib ist schwierig vorauszusagen, eine primäre Resistenz auf Imatinib stellt jedoch keine Seltenheit dar.

15.70 Welche Patienten erhalten eine adjuvante Therapie?

Die Entscheidung zur adjuvanten Therapie wird anhand des Rezidivrisikos festgelegt. Dabei ist das Rezidivrisiko abhängig von der Tumorlokalisation, der Tumorgröße und der Mitoserate. Anhand dieser Kriterien erfolgt eine Einteilung in niedriges, moderates und hohes Rezidivrisiko (sog. Miettinen-Kriterien). Ab einem moderaten Rezidivrisiko wird eine adjuvante Therapie mit Imatinib (400 mg bei Exon-11-Variante und sonstigen Mutationen; 800 mg/d bei Exon-9-Variante) über 3 Jahre empfohlen. Keine adjuvante Therapie erfolgt bei *PDGFRA*-D842V-Variante. Bei der heterogenen Gruppe der Wildtyp-GIST ist die Entscheidung zur adjuvanten Therapie individuell zu treffen. Hochrisikopatienten scheinen aber von einer Therapie zu profitieren.

15.71 Welche Therapieoptionen gibt es für die Palliativsituation?

Erstlinientherapie ist außer bei *PDGFRA* D842V Imatinib. Die Therapie wird fortgeführt bis zum Progress oder nicht tolerablen Nebenwirkungen. Bei einer mutationsadaptierten Initialdosis von 400 mg (außer bei Exon-9-Mutation mit bereits initialer Dosis von 800 mg/d) kann durch eine Dosissteigerung auf 800 mg/d wieder ein Ansprechen erzielt werden. Nach Imatinib-Versagen sollte, sofern vertretbar, eine neuerliche Histologie mit Mutationsanalyse angestrebt werden. Als Zweitlinientherapie kann dann Sunitinib (50 mg/d für 4 Wochen mit 2 Wochen Pause oder 37,5 mg durchgehend) nach Imatinib-Versagen eingesetzt werden (außer bei GIST mit primärer Exon-11-Variante und sekundärer Exon-17/18-Mutation). In der Drittlinie kann Regorafenib erfolgreich eingesetzt werden.

Wichtig ist, dass in der metastasierten Situation auch nach chirurgisch kompletter Entfernung eine Imatinibtherapie dauerhaft fortgesetzt werden muss.

15.72 Ist die Abdomensonografie in der Nachsorge ausreichend?

Da Rezidive nach chirurgischer Therapie in Form von Lokalrezidiven, Leber-, aber auch peritonealen Metastasen auftreten können, ist die CT des Abdomens das Standardverfahren zur Tumornachsorge. Die genauen Intervalle sind nicht klar definiert. In der Hochrisikosituation (Miettinen-Kriterien) werden meist 3- bis 6-monatliche CT-Untersuchungen für die Dauer der adjuvanten Therapie, dann alle 3 Monate für 2 Jahre und danach alle 6 Monate für 5 Jahre empfohlen. Bei moderatem Risiko erscheinen halbjährliche Kontrollen für 5 Jahre sinnvoll.

Auch bei bekannter metastasierter Erkrankung sind Nachsorgen mittels Schnittbildgebung empfehlenswert, da sich ein Ansprechen auf die Therapie mitunter nur in Dichteänderungen des Tumors zeigt.

Neuroendokrine Tumoren

15.73 Was sind funktionelle neuroendokrine Tumoren?

Gastroenteropankreatische neuroendokrine Tumoren können im gesamten Gastrointestinaltrakt, im Pankreas, aber auch in Leber und Gallenblase entstehen. Die Mehrzahl der Tumoren ist nicht-funktionell, d. h. es werden keine Hormone produziert. Circa 1/3 der besser differenzierten NET produziert jedoch Hormone. Zu diesen funktionellen NET gehören der klassische Somatostatin-produzierende Tumor im terminalen Ileum (klassisches Karzinoid), das Gastrin-produzierende Gastrinom (meist in Duodenum oder Pankreas lokalisiert) und zahlreiche pankreatische Tumoren (Insulinom, VIPom, Glukagonom, Somatostatinom). Selten produzieren NET auch ACTH oder GRH. Die Klinik der Patienten wird durch das produzierte Hormon bestimmt (z. B. Hypoglykämie bei Insulinom, Flush bei hepatisch metastasiertem Karzinoid, Zollinger-Ellison-Syndrom bei Gastrinom, Verner-Morrison-Syndrom bei VIPom). Aufgrund der typischen Klinik werden funktionelle NET oft früher diagnostiziert als funktionell nicht aktive.

15.74 Welche Rolle spielt die Tumorhistologie?

Entscheidend für die Prognose und die Behandlung ist das proliferationsbasierte Grading der Tumoren (Ki-67-Index oder Mitoserate/10HPF). Dabei werden relativ gut differenzierte NET (G1 Ki-67-Index ≤ 2 %; G2 Ki-67-Index 3–20 %) von den prognostisch ungünstigeren G3-Tumoren mit einer Proliferationsrate ≥ 21 % unterschieden. Die Gruppe der G3-Tumoren scheint jedoch prognostisch nicht einheitlich zu sein. Die Diagnose des prognostisch äußerst ungünstigen neuroendokrinen Karzinoms (NEC) setzt eine undifferenzierte Wuchsform (großzellig oder kleinzellig) voraus. Die prognostisch günstigeren G3-Tumoren (G3-NET) weisen meist ein organoides Wachstumsmuster und ein niedriges Kern-Zytoplasma-Verhältnis auf. Zudem fehlen diffuse oder multifokale Nekrosen. NEC sind von ihrem biologischen Verhalten vergleichbar mit kleinzelligen Bronchialkarzinomen mit initial meist sehr gutem Ansprechen auf aggressive Chemotherapien, aber nachfolgend fast immer auftretendem Tumorprogress.

15.75 Welche Untersuchungen müssen zum Staging angemeldet werden?

Bei den funktionellen Tumoren steht die biochemische Diagnostik vor der Lokalisationsdiagnostik. Neben der konventionellen Schnittbildgebung (CT-Thorax/Abdomen oder abdominelle Bildgebung mittels MR-Abdomen) ist die nuklearmedizinische Diagnostik mittels DOTATATE oder DOTATOC PET-CT mittlerweile Standard in der Ausbreitungsdiagnostik. Die klassische Somatostatin-Rezeptor-Szintigrafie ist durch dieses Verfahren weitestgehend ersetzt worden. Es ist jedoch zu beachten, dass schlecht differenzierte Tumoren mitunter keine Somatostatin-Rezeptoren aufweisen und daher Szintigrafie- oder PET-negativ sind. Die Bestimmung des Tumormarkers Chromogranin ist zur Verlaufsbeurteilung ebenfalls sinnvoll.

15.76 Kann das Gastrinom biochemisch unter PPI-Therapie diagnostiziert werden?

Ein basales Gastrin von >1000 pg/ml wird bei fehlenden medikamentösen Interferenzen bzw. bei Abwesenheit einer atrophischen Gastritis als beweisend für ein Gastrinom angesehen. Bei Werten zwischen 200 und 1000 pg/ml wird ein Sekretintest angestrebt. Ein Gastrin-Anstieg um mindestens 200 pg/ml wird als diagnostisch für ein Gastrinom angesehen. Auch geringere Anstiege (≥ 120 pg/ml) weisen bei fehlender PPI-Therapie bereits eine sehr gute Sensitivität und Spezifität auf.

Unter PPI-Therapie liegen typischerweise erhöhte basale Gastrinspiegel vor. Ein Absetzten der PPI (10–14 Tage) vor funktioneller Diagnosestellung ist aufgrund des hohen Ulkusrisikos oft nicht praktikabel. Eine Diagnostik mittels Sekretin-Test ist unter fortgesetzten PPI möglich. Hierbei ist wiederum der pathologische Gastrinanstieg (i. d. R. > 200 pg/ml) das diagnostische Kriterium.

15.77 Welchen Stellenwert hat die endoskopische Therapie?

Problematisch bei neuroendokrinen Tumoren ist das hohe Risiko für die Entstehung von Lymphknotenmetastasen. Eine endoskopisch kurative Therapie kommt somit eigentlich nur bei sehr kleinen Tumoren (i. d. R. < 1 cm) in Magen oder Rektum infrage.

15.78 Welchen Stellenwert hat die postoperative adjuvante Therapie?

Die chirurgisch komplette Resektion des Tumors und seiner Lymphabflusswege, teils im Rahmen multiviszeraler Resektionen, ist die einzige kurative Therapieoption. Bei G1- und G2-NET erfolgt keine adjuvante Therapie. Diese ist jedoch indiziert bei undifferenzierten neuroendokrinen Karzinomen. Hier werden in der Regel 4–6 Zyklen einer Chemotherapie mit Cisplatin/Etoposid angeboten.

15.79 Wann erfolgt in der Palliativsituation eine Therapie mit Somatostatinanaloga?

Diese Substanzen sind Standard in der Behandlung funktioneller NET zur Reduktion der hormonell-bedingten Symptomatik. Zudem besteht ein nachgewiesener antiproliferativer Effekt auf G1/G2-NET, sodass diese gut verträglichen Substanzen meist als Erstlinientherapie in der irresektablen oder metastasierten Situation eingesetzt werden. Zur Verfügung stehen Octreotid (in 3x/d zu applizierender kurzwirksamer Form und 4-wöchentlicher Depotform) und Lanreotid (4-wöchentliche Depotform). Octreotid in der Depotform (Octreotid-LAR) muss tief intramuskulär appliziert werden, während Lanreotid s. c. appliziert werden kann.

15.80 Welches Somatostatinanalogon kann bei Vollantikoagulation gegeben werden?

Da Lanreotid subkutan appliziert werden kann, ist dieses Präparat bei Patienten unter Vollantikoagulation zu bevorzugen.

15.81 Welche sonstigen medikamentösen Therapieoptionen existieren?

Der mTor-Inhibitor Everolimus ist zur Therapie progredienter NET (G1/G2) jeglicher Lokalisation zugelassen. Der orale Multityrosinkinaseinhibitor Sunitinib kann zur Behandlung progredienter oder metastasierter pankreatischer NET (G1/G2) eingesetzt werden. Klassische Chemotherapien haben zudem einen Stellenwert bei den G1/G2-NET des Pankreas. Die beiden häufigsten eingesetzten Regime sind das infusionale Streptozotocin/5-FU und das orale Temozolomid/Capecitabin. Bei nichtpankreatischen NET haben diese klassischen Chemotherapien keinen Stellenwert.

Neuroendokrine Karzinome müssen mit aggressiven Chemotherapieprotokollen analog zum kleinzelligen Bronchialkarzinom behandelt werden. Das Standardregime ist hier Cisplatin/Etoposid. Alternativ kann bei eingeschränkter Nierenfunktion Carboplatin statt Cisplatin eingesetzt werden. In weiteren Therapielinien können Paclitaxel oder Irinotecan-basierte Schemata verwendet werden.

15.82 Wann kommen lokoregionäre Therapieverfahren infrage?

Da neuroendokrine Tumoren oft arteriell kräftig hypervaskularisiert sind, können zur Kontrolle leberdominanter Metastasierungssituationen transarterielle Therapieverfahren wie die TACE (transarterielle Chemoembolisation) oder die SIRT (selektive interne Radiotherapie) erfolgreich eingesetzt werden. Eine effektive und zielgerichtete nuklearmedizinische Therapieoption ist die Peptidrezeptor-Radiotherapie (PRRT). Voraussetzung ist eine positive Somatostatinrezeptorbildgebung. An Somatostatinanaloga gekoppelte β-Strahler (Y-DOTATOC; Lu-DOTATATE) sorgen für eine selektive Radiotherapie der Somatostatinrezetor-exprimierenden Tumorzellen. Diese Therapie kann mehrfach wiederholt werden. Wichtig ist, dass an diese Therapieoption auch bei G3-NET mit erhaltener Rezeptorexpression gedacht wird. Kontraindikationen sind schwere Niereninsuffizienz, ein Bilirubin > 3 mg/dl oder eine eingeschränkte Knochenmarkreserve. Die Depot-Somatostatinanaloga müssen mindestens 6 Wochen pausiert sein.

15.83 Wie erfolgt die medikamentöse Therapie des Gastrinoms?

Zur Vermeidung säurebedingter Komplikationen sind meist sehr hohe PPI-Dosen erforderlich (Initialdosis in unkomplizierten Fällen analog zu Omeprazol 60 mg/d). Je nach Therapieansprechen können erheblich höhere Dosen erforderlich sein. Nicht selten werden additiv H2-Blocker eingesetzt, die hochfrequent dosiert werden müssen (alle 4–6 h). Somatostatinanaloga sind die Medikamente der ersten Wahl zur Proliferationskontrolle. Zudem sorgen diese Medikamente für eine Reduktion der Gastrinfreisetzung.

MALT-Lymphom

15.84 Wie wird ein MALT-Lymphom behandelt?

Bei rein mukosalem MALT-Lymphom ohne Befall von Lymphknoten oder Knochenmark stellt im Falle Helicobacter-positiver Befunde die Eradikationstherapie die Standardbehandlung dar. Eine Eradikationskontrolle ist obligat. Die große Mehrzahl der Tumoren spricht auf die Eradikation an. Auch Helicobacter-negative MALT-Lymphome werden daher heute in der Regel unter der Vorstellung eines falsch negativen Befunds zunächst mittels Erdikationstherapie behandelt.

15.85 Wie erfolgt die Nachsorge?

In einer Endoskopie-Kontrolle 6 Wochen nach Eradikation wird die Regredienz eventuell vorliegender sichtbarer Schleimhautläsionen beurteilt. Ferner erfolgt eine ausgedehnte bioptische Diagnostik zur Abschätzung des mikroskopischen Therapieansprechens des Lymphoms.

Anschließend erfolgen endoskopische Kontrollen mit Biopsien alle 6 Monate für 2 Jahre, hiernach jährlich. Erwartet wird als Therapieerfolg in der Regel ein Verschwinden makroskopischer Auffälligkeiten. Das Tumoransprechen kann jedoch relativ langsam sein und die mikroskopische Persistenz residueller histologischer Veränderungen über einen Zeitraum von über zwei Jahren ist keine Seltenheit. Dies stellt keine strenge Indikation für eine Therapieintensivierung dar.

15.86 Welche Therapiealternativen gibt es?

Bei fehlender makroskopischer Regredienz, progredientem Befund, Rezidiv unter weiterer Nachsorge und ggf. bei langfristig histologisch nachweisbaren vitalen Infiltraten stellt die Radiotherapie des Magens die nächste Therapieoption dar. Insbesondere bei extramukosalem Befall mit zusätzlichem Lymphknotenbefall ist eine Chemotherapie mit R-CHOP der Standard.

Supportivtherapie und Diverses

15.87 Wie wird eine Mukositis behandelt?

Eine Mukositis tritt bei 30–75 % der Patienten nach einer Chemotherapie auf. Von den in der Gastroenterologie eingesetzten Substanzen verursacht vor allem 5-FU eine Mukositis. Die orale Mukositis oder Stomatitis führt durch Schmerzen zu Problemen bei der Nahrungs- und Flüssigkeitsaufnahme und kann sekundär zu lokalen Infekten prädisponieren. Die Mukositis tritt meist 5–7 Tage nach Therapie auf.

15.88 Kann einer Mukositis vorgebeugt werden?

Zur Prophylaxe der Mukositis werden regelmäßige Mundspülungen (NaCl 0,9 % oder Wasser) zur Befeuchtung empfohlen. Zudem werden eine sorgfältige Mundpflege (Zähne und Zahnzwischenräume) und die Vermeidung von Noxen (alkohol- oder zuckerhaltige Lösungen, Tabak, scharfe und heiße Speisen, säurehaltige Lebensmittel) empfohlen. Eine zahnärztliche Begleitung der Tumortherapie ist empfehlenswert. Prophylaktisch wirkt das Lutschen von Eiswürfeln vor und während der Zytostatikagabe mit Reduktion ihres Ausmaßes (insbesondere bei 5-FU-Bolusprotokollen, die in der Regel nicht mehr eingesetzt werden). Eine Basismundpflege soll vor allem lokalen Infektionen vorbeugen. Wichtig ist eine ausreichende Schmerztherapie, die meist systemisch gemäß dem WHO-Stufenschema auch mit Einsatz von Opiaten erfolgt. Eine topische Analgesie kann z. B. mit Benzydamin (z. B. in visköser Lösung mit Hydroxyethylzellulose) erfolgen. Ebenfalls eingesetzt werden kann eine Mundspülung mit Doxepin (0,5 %). Ein relativ neues Medikamet zur Behandlung der Mucositis ist Gelclair, das die geschädigte Schleimhaut mit einem Schutzfilm überzieht und dadurch zur Schmerzreduktion führt.

15.89 Welche Impfungen dürfen unter Chemotherapie durchgeführt werden?

Alle vom RKI empfohlenen **Totimpfstoffe** können bedenkenlos bei Patienten unter Chemotherapie gegeben werden. Der Impferfolg ist jedoch unsicher und abhängig vom Ausmaß der Immunsuppression. Optimalerweise sollte daher vor Einleitung einer Chemotherapie der Impfstatus geprüft und alle indizierten Impfungen vor Therapieeinleitung appliziert werden. Bei Patienten unter Chemotherapie mit nicht absehbarem Ende der Therapie sollte möglichst zwischen den Zyklen geimpft werden. Bei zeitlich begrenzten Therapien ist ein Abstand von 3 Monaten zur letzten Therapie sinnvoll um einen sicheren Impferfolg zu erzielen. Bei verschiedenen Impfungen (z.B. Hepatitis B) kann der Impferfolg auch mittels Titerbestimmungen abgeschätzt werden. Bei unzureichendem Effekt können teils modifizierte Impfschemata (Dosis und Frequenz) eingesetzt werden.

Insbesondere die jährliche Grippeimpfung sollte Patienten unter Immunsuppression empfohlen werden. Auch die Impfung von Haushaltskontaktpersonen ist sinnvoll. Die Pneumokokken-/Hämophillus-Impfung ist besonders wichtig bei Patienten nach Splenektomie (z.B. im Rahmen einer Pankreaslinksresektion). Bei soliden Tumoren erfolgt ansonsten nicht regelhaft eine Pneumokokkenimpfung, diese kann aber angeboten werden.

Lebendimpfstoffe (z.B. MMR, VZV) sind unter Chemotherapie kontraindiziert! Eine Verabreichung erfolgt in der Regel erst >12 Monate nach Abschluss der Tumortherapie bei fehlenden Hinweisen auf Rezidiv und ausreichender Abwehrlage (Lymphozyten >1500/µl).

15.90 Wie müssen die Blutwerte eines Patienten mindestens sein, damit eine Chemo gegeben werden kann und wie erfolgen Therapiemodifikationen?

Vor jeder Gabe eines neuen Therapiezyklus muss das Blutbild eines Patienten kontrolliert werden. Für eine zeitgerechte Fortführung der Therapie in voller Dosis werden in der Regel > 1.500 Neutrophile/µl und > 100.000 Thrombozyten/µl gefordert. Keinesfalls wird eine Therapie appliziert bei < 1000 Neutrophilen oder < 50.000 Thrombozyten. Bei zwischen diesen Grenzwerten liegendem Blutbild kann je nach Therapiesituation eine Therapie in reduzierter Dosis (75–50 % der regulären Dosis) appliziert werden.

In der adjuvanten oder potenziell kurativ intendierten Therapiesituation wird die Indikation zur Therapiefortführung großzügiger gestellt als in der Palliativsituation. Im Falle einer ausgeprägten hämatologischen Toxizität Grad 3 mit < 1.000 Neutrophilen oder 50.000 Thrombozyten erfolgt in der Regel im Rahmen der nächsten Therapiezyklen eine Dosismodifikation, um hierdurch eine jeweils zeitgerechte Applikation des nächsten Therapiezyklus unter Vermeidung relevanter Nebenwirkungen zu ermöglichen.

Die hier vorgeschlagenen Grenzwerte stellen nur eine grobe Orientierung dar, da das individuelle Vorgehen von der applizierten Therapie (Beachtung der jeweiligen Protokollempfehlungen und der Fachinformationen der eingesetzten Medikamente) und individuellen Patientenfaktoren (z.B. eingeschränkte Knochenmarkreserve nach intensiver Vortherapie) abhängt.

Alternativ zu der meist geübten Praxis einer Kontrolle des Blutbilds vor dem nächsten Therapiezyklus kann auch eine repetitive Blutbildkontrolle (z.B. alle 2–3 Tage) nach

Applikation der Chemotherapie erfolgen. Eine Dosismodifikation ist dann angepasst an den niedrigsten Wert der Leukozyten und Thrombozyten (Nadir) möglich. Hierdurch wird die tatsächlich Gefährdung des Patienten besser abgebildet als durch das konventionelle Vorgehen. Ob bei unzureichenden Blutwerten vor Therapie eine Dosisreduktion oder eine Intervallverlängerung erfolgt, ist nicht klar festgelegt. Wichtig ist jedoch, dass im Falle einer Intervallverlängerung dennoch eine Applikation in regelmäßigen Abständen erfolgt. Bei sehr niedrigen Nadir-Blutwerten wird primär eine Dosisreduktion durchgeführt, während bei Patienten mit prolongierter Erholungsphase eher eine Intervallverlängerung angestrebt wird. In der kurativen oder adjuvanten Therapiesituation muss ein Einsatz von G-CSF geprüft werden, um möglichst eine zeitgerechte Therapie in voller Dosis applizieren zu können.

Bei Einsatz ausgeprägt nephrotoxischer Therapieprotokolle (z. B. Cisplatin-basiert) wird in der Regel ein Serumkreatinin < 1,5 mg/dl gefordert. Bei mechanischer Cholestase sollte eine Galleableitung mit angestrebtem Zielwert eines Bilirubin von < 2 mg/dl erfolgen. Bei Leberwerterhöhung im Rahmen einer ausgeprägten hepatischen Metastasierung können in Abwägung von Nutzen und Risiken auch höhere Bilirubinwerte toleriert werden, sodass hier eine Therapie immer eine individuelle Einzelfallentscheidung darstellt.

15.91 Welche laborchemischen Untersuchungen sollten prinzipiell vor Durchführung einer Chemotherapie erfolgen?

Eine Hepatitisserologie (Hepatitis-B- und -C-Serologie mit ggf. ergänzender PCR-Diagnostik bei V. a. replikative Infektion) sollte regelhaft vor Einleitung einer Tumortherapie erfolgen. Dies betrifft neben der systemischen Chemotherapie auch die transarterielle Chemoembolisation (TACE). Eine chronische Hepatitis C reagiert in der Regel nicht signifikant auf eine immunsuppressive Therapie, sodass eine antivirale Behandlung vor Einleitung einer Tumortherapie nicht erforderlich ist. Die Notwendigkeit zur strikten täglichen Einnahme der neuen interferonfreien Regime und das Interaktionspotenzial sprechen sogar gegen eine parallele antivirale Therapie. In dieser Situation wird eine intermittierende Kontrolle von Leberwerten und Lebersyntheseparametern empfohlen.

Anders verhält es sich bei der Hepatitis B, die unter Immunsuppression mit teils Auswirkungen bis hin zum akuten Leberversagen reaktivieren kann. Daher soll bei allen HBsAg-positiven Patienten oder bei Nachweis von HBV-DNA eine Prophylaxe mit Nukleos(t)idanaloga erfolgen. Sofern keine signifikante Lebererkrankung vorbesteht, ist eine Therapie mit Lamivudin meist ausreichend. Diese Therapie sollte 6–12 Monate über die Immunsuppression hinaus verabreicht werden. Bei den in der Gastroenterologie üblicherweise eingesetzten Regimen ist es ausreichend HBsAg negative aber Anti-HBc positive Patienten ohne Virusreplikation laborchemisch zu überwachen. Eine antivirale Therapie ist in dieser Gruppe nur bei Gabe von Anti-CD20 Antikörpern (z. B. Rituximab) oder Stammzelltransplantation nötig.

Im Einzelfall ist eine HIV-Testung in Risikokollektiven sinnvoll (z. B. Patienten mit Analkarzinom, Hämophiliepatienten, homosexuelle Männer).

15.92 Wann sind hämatopoetische Wachstumsfaktoren indiziert?

Granulozyten-kolonie-stimulierender Faktor (G-CSF) oder die pegylierte Form (Pegfilgastrim) werden zur Prophylaxe der Neutropenie eingesetzt. Bei Therapieprotokollen mit einer Wahrscheinlichkeit für das Auftreten einer febrilen Nutropenie von > 20 %

wird eine prophylaktische G-CSF-Gabe empfohlen. Bei einer Wahrscheinlichkeit von 10–20 % und Vorliegen individueller Risikofaktoren (z. B. weit fortgeschrittene symptomatische Tumorerkrankung mit reduziertem Allgemeinzustand, Anämie, Lymphopenie, Hyperbilirubinämie, Hypalbuminämie; Alter > 65 Jahre, Komorbiditäten wie COPD, Herzinsuffizienz ≥ NYHA III, HIV, fortgeschrittene Niereninsuffizienz, Autoimmunerkrankungen) ist diese ebenfalls empfehlenswert. Das prozentuale Risiko der febrilen Neutropenie muss somit für das eingesetzte Regime bekannt sein.

Bei einer afebrilen Neutropenie besteht keine generelle Empfehlung zur Therapie mit hämatopoetischen Wachstumsfaktoren. Diese kann jedoch erfolgen um eine protokollgerechte Applikation der Chemotherapie zu ermöglichen. Dieses Konzept wird in der Regel jedoch nur in der adjuvanten Therapiesituation oder im Rahmen eines multimodalen bzw. kurativ intendierten Therapiekonzepts verfolgt.

Die Wachstumsfaktoren werden in der Regel frühestens 24 h nach der Chemotherapie und spätestens 78 h nach der Therapie appliziert. Die Therapie erfolgt mit nicht pegyliertem G-CSF bis zur Normalisierung der Neutrophilenzahlen. Pegyliertes G-CSF wird als Einmalgabe appliziert.

15.93 Welche Diagnostik ist bei neutropenem Fieber erforderlich?

Die febrile Neutropenie ist definiert als eine Erhöhung der Körpertemperatur auf > 38,5 °C für eine Dauer von > 1h bei < 500 Neutrophilen/µl. Zur Verhinderung von Fieber in Neutropenie ist eine prophylaktische Therapie mit Ciprofloxacin (500 mg 1-0-1) indiziert. Ein standardmäßiger Einsatz hämatopoetischer Wachstumsfaktoren wird nicht empfohlen. In der Sekundärprophylaxe werden die Substanzen aber eingesetzt, wenn weitere Infektionen im Rahmen der nächsten Zyklen als potenziell lebensbedrohlich angesehen werden.

Diagnostik und Therapie sind abhängig von der klinischen Präsentation. Immer indiziert ist eine vollständige körperliche Untersuchung mit Inspektion des gesamten Integuments zur Identifikation von Eintrittspforten oder Weichgewebsinfekionen. Grundsätzlich immer empfehlenswert ist die Entnahme von Blutkulturen. Zudem ist ein Urinstatus mit Anlegen einer Urinkultur sinnvoll. Bei Verdacht auf abdominellen Fokus wird großzügig die Indikation zur abdominellen CT gestellt und es werden bei Durchfällen Stuhlkulturen entnommen. Bei Verdacht auf Infekt der unteren Atemwege erfolgt ein Thorax-CT.

Die empirische Initialtherapie erfolgt in der Regel mit Piperacillin/Tazobactam oder einem Carbapenem (Meropenem oder Imepenem/Cilastin). Bei klinischem Verdacht auf Vorliegen eines spezifischen Infektfokus (z. B. Kathetersepsis) kann eine Ergänzung um weitere Substanzen erfolgen (z. B. Vancomycin bei V. a. Kathetersepsis; liquorgängige Substanzen bei V. a. ZNS-Infekt). Im septischen Schock ist eine zügige intensivmedizinische Betreuung indiziert.

Febriler Neutropenie mit Lungeninfiltraten liegen nicht selten Infektionen mit schwierig zu behandelnden Erregern (z. B. Pilze, *Pneumocystis jirovecii*) zugrunde, sodass bei klinischen Hinweisen auf einen Infektfokus in der Lunge ein strukturiertes Vorgehen empfohlen wird. Bei Infiltraten im CT-Thorax sollte als nächster Schritt eine Bronchoskopie mit bronchoalveolärer Lavage (BAL) angestrebt werden. Nach BAL wird eine präemptive Therapie eingeleitet, die bei Erregernachweis angepasst wird. Bereits das CT kann Hinweise auf Vorliegen einer *Pneumocystis jirovecii-Pneumonie* (Trimethoprim-Sulfamethoxazol Hochdosistherapie) oder einer Pilzpneumonie (Therapieergänzung in der Regel um Voriconazol) geben.

15.94 Wie wird eine Anämie bei Tumorpatienten behandelt?

Eine klassische Eisenmangelanämie ist nicht selten bei Patienten mit gastrointestinalen Malignomen und teils chronischem Blutverlust. In dieser Situationen kann zur Verbesserung der Lebensqualität großzügig eine i. v.-Eisentherapie eingeleitet werden.

Bei der Chemotherapie-induzierten Anämie sind Erythropoese-stimulierende Wachstumsfaktoren (Erythropoetin) bei einem Hb-Wert ≤ 10 g/dl zur Behandlung der symptomatischen Anämie bei Tumorpatienten zugelassen, um den Hämoglobinwert auf maximal 12 g/dl zu erhöhen. Um bei funktionellem Eisenmangel unter Gabe dieser Substanzen einen adäquaten Hb-Anstieg zu erreichen, kann eine additive intravenöse Eisensubstitution notwendig werden. Für die alleinige Eisentherapie bei Chemotherapie-induzierter Anämie gibt es keine Evidenz.

Die Indikation zur Bluttransfusion wird bei chronischer Anämie bei Tumorpatienten zurückhaltend gestellt. Bei symptomatischen Patienten kann hierdurch jedoch eine zügige Besserung des Allgemeinzustands und der Leistungsfähigkeit erreicht werden. Der Grenzwert bei dem in der Regel eine Transfusion evaluiert wird, liegt bei 7–8 g/dl.

15.95 Wann soll bei Patienten unter Chemotherapie eine antibiotische Therapie begonnen werden?

Bei erhöhten laborchemischen Infektparametern muss immer eine Fokussuche angestrebt werden (Urinstatus, Röntgen-Thorax, Blutkulturen insbesondere bei Patienten mit Portkatheter, Sonografie-Abdomen). Bei neu aufgetretener Erhöhung der Infektparameter besteht immer der Verdacht auf eine tatsächlich vorliegende Infektion. Vor Applikation der Therapie sollte daher eine antimikrobielle Therapie eingeleitet werden oder abgeschlossen sein.

15.96 Wann ist eher von tumorbedingten Infektwertanstiegen auszugehen?

Mitunter liegen bei Patienten mit meist hoher Tumorlast auch chronische tumorassoziierte Erhöhungen des CRP vor, ohne dass ein Infektfokus fassbar wäre. Das Procalcitonin ist in diesen Fällen meist negativ, sodass dieser Parameter in dieser speziellen Situation hilfreich sein kann. Die Einleitung einer Chemotherapie, ggf. unter antibiotischer Prophylaxe, ist in dieser Situation sinnvoll und führt meist zu einer Rückläufigkeit des CRP-Werts.

15.97 Wie wird diagnostisch und therapeutisch bei Subileus / Ileus bei Patienten mit fortgeschrittenen Tumorerkrankungen vorgegangen?

Bei klinischem Bild eines Ileus/Subileus ist bei Patienten in sonst kompensiertem Allgemeinzustand eine bildgebende Diagnostik mittels CT zum Ausschluss einer mechanischen Passagestörung sinnvoll. Bei klassischem Befund eines mechanischen Ileus muss bei erhaltener Lebensqualität eine chirurgische Therapieoption evaluiert werden, sofern diese voraussichtlich mit einer vertretbaren Morbidität für den Patienten einhergeht. Endoskopische Stentimplantationen stellen bei mechanischer Passagestörung Ausnahmeindikationen dar.

Bei ausgeprägter abdomineller Tumorlast kommt es durch Darmkompression, Infiltration nervaler Strukturen und infolge der häufig notwendigen Schmerztherapie mit Opiaten häufig zu Motilitätsproblemen. Bei Bild des führend paralytisch bedingten Geschehens kann durch Anlage einer Magensonde mit Dünndarmdekompression oft eine symptomatische Linderung erreicht werden. Teilweise kann hierdurch auch bereits wieder eine gewisse Peristaltik induziert werden. Bei vorbestehender Opiattherapie ist eine darmselektive Antagonisierung des Effekts empfehlenswert (Methylnaltrexon, Relistor®; Naloxegol, Moventig®). Zudem sollten zunächst abführende Maßnahmen von anal (Heb-Senkeinlauf) gefolgt von vorsichtigen oralen Abführmaßnahmen eingeleitet werden. Eine prokinetische Therapie mit Metoclopramid oder Domperidon kann additiv eingeleitet werden. Bei fehlendem Ingangkommen der Passage ist nach Ausschluss eines mechanischen Passagehindernisses auch eine prokinetische Therapie mit Neostigmin (0,5 mg bis 3x/d) gerechtfertigt.

15.98 Wie werden Knochenmetastasen behandelt?

Bei klinischem Verdacht auf Knochenmetastasen (neu aufgetretene Knochenschmerzen, Hyperkalzämie) ist eine Skelettszintigrafie als Suchverfahren empfehlenswert. Bei lokalisierter Klinik kann auch eine gezielte Röntgenaufnahme des betroffenen Knochens erfolgen. Je nach Befund kann eine ergänzende Schnittbildgebung zur adäquaten Beurteilbarkeit der Frakturgefährdung notwendig sein.

Bei nicht stabilitätsgefährdenden Metastasen erfolgt ein konservatives Vorgehen. Wichtig ist hierbei eine konsequente Schmerztherapie nach dem WHO-Stufenschema, ggf. ergänzt um Ko-Analgetika zur Behandlung der neuropathischen Schmerzkomponente (z.B. Antikonvulsiva wie Pregabalin oder Gabapentin). Durch den Einsatz von osteoprotektiven Substanzen, z.B. Bisphosphonaten oder dem RANK-Ligand-Antikörper Denosumab, kann das Frakturrisiko reduziert werden. Zudem führen diese Substanzen zur Schmerzreduktion.

Bei drohender oder bereits eingetretener Fraktur bzw. bei Myelonkompression kommen orthopädisch-chirurgische Verfahren zur Stabilisierung oder die Radiotherapie infrage. Das operative Verfahren ist bei technischer Durchführbarkeit und zu erwartendem positivem Effekt auf die Lebensqualität (Erhalt der Mobilität!) zu bevorzugen. Postoperativ erfolgt normalerweise eine Radiotherapie.

Die Radiotherapie von Knochenmetastasen dient der Stabilisierung und damit Frakturverhinderung und kann zur Schmerzreduktion bei symptomatischen Metastasen genutzt werden. Es ist jedoch zu beachten, dass eine Rekalzifizierung frühestens nach 3 Monaten zu erwarten ist.

15.99 Bei welchen gastrointestinalen Tumoren ist möglicherweise eine Immuntherapie relevant?

Hintergrund der Immuncheckpoint-Inhibitor-Therapie (PD-1-/PD-L-Blockade) ist die Tatsache, dass die Tumoren durch Überexpression von PD-1 oder dem korrespondierenden Liganden PD-L einer körpereigenen antitumoralen Immunantwort entgehen. Durch Einsatz gegen PD-1 oder PD-L gerichteter Substanzen kann dieser Immunescape-Mechanismus überwunden werden. Es existieren zu fast allen gastrointestinalen Tumoren (z.B. Ösophagus-, Magen-, Pankreaskarzinom, CCC, HCC, neuroendokrine Tumoren) erste Studien zur Immuntherapie mit Checkpointinhibitoren in der Palliativsituation, die teils vielversprechende Ergebnisse liefern.

Welche Tumorentitäten und insbesondere welche molekularen Subgruppen von einer solchen Therapie am meisten profitieren, ist jedoch noch unklar. Es scheint sich jedoch heraus zu kristallisieren, dass die Mikrosatelliteninstabilität ein guter Marker für Tumoren mit hoher Immunogenität ist, und dass die betreffenden Patienten besonders von einer Immuntherapie profitieren dürften.

Literatur

ENETS Leitlinien zu verschiedenen Themenbereichen aus dem Feld der gastroentero-pankreatischen-NET: https://www.enets.org/current_guidelines.html.

Hassan C, Quintero E, Dumonceau JM, Regula J, Brandão C, Chaussade S, Dekker E, Dinis-Ribeiro M, Ferlitsch M, Gimeno-García A, Hazewinkel Y, Jover R, Kalager M, Loberg M, Pox C, Rembacken B, Lieberman D. European Society of Gastrointestinal Endoscopy. Post-polypectomy colonoscopy surveillance: European Society of Gastrointestinal Endoscopy (ESGE) Guideline. Endoscopy. 2013 Oct;45(10):842–51.

Leitlinienprogramm Onkologie (Deutsche Krebsgesellschaft, Deutsche Krebshilfe, AWMF): Diagnostik und Therapie des hepatozellulären Karzinoms, Langversion 1.0, AWMF Registrierungsnummer: 032–053OL, http://leitlinienprogramm-onkologie.de/Leitlinien.7.0.html.

Leitlinienprogramm Onkologie (Deutsche Krebsgesellschaft, Deutsche Krebshilfe, AWMF): Supportive Therapie bei onkologischen PatientInnen – Langversion 1.1, 2017, AWMF Registernummer: 032/054OL, http://leitlinienprogramm–onkologie.de/Supportive-Therapie.95.0.html.

Leitlinienprogramm Onkologie (Deutsche Krebsgesellschaft, Deutsche Krebshilfe, AWMF): S3-Leitlinie Diagnostik und Therapie der Adenokarzinome des Magens und ösophagogastralen Übergangs, Langversion, 2012, AWMF Registernummer 032–009OL.

Leitlinienprogramm Onkologie (Deutsche Krebsgesellschaft, Deutsche Krebshilfe, AWMF): S3-Leitlinie Exokrines Pankreaskarzinom, Langversion 1.0, 2013, AWMF Registernummer: 032–010OL, http://leitlinienprogramm-onkologie.de/Leitlinien.7.0.html.

Leitlinienprogramm Onkologie (Deutsche Krebsgesellschaft, Deutsche Krebshilfe, AWMF): S3-Leitlinie Diagnostik und Therapie der Plattenepithelkarzinome und Adenokarzinome des Ösophagus, Langversion 1.0, 2015, AWMF Registernummer: 021/023OL, http://leitlinienprogramm-onkologie.de/Leitlinien.7.0.html

Matysiak-Budnik T, Fabiani B, Hennequin C, Thieblemont C, Malamut G, Cadiot G, Bouché O, Ruskoné-Fourmestraux A. Gastrointestinal lymphomas: French Intergroup clinical practice recommendations for diagnosis, treatment and follow-up (SNFGE, FFCD, GERCOR, UNICANCER, SFCD, SFED, SFRO, SFH). Dig Liver Dis. 2017 Dec 18. pii: S1590–8658(17)31323–3.

Niehues, T., Bogdan, C., Hecht, J. et al. Impfen bei Immundefizienz. Bundesgesundheitsbl (2017) 60: 674. https://doi.org/10.1007/s00103-017-2555-4.

The ESMO/European Sarcoma Network Working Group; Gastrointestinal Stromal Tumours: ESMO Clinical Practice Guidelines. Ann Oncol (2014) 25 (suppl 3): iii21–iii26.

Schmiegel W, Buchberger B, Follmann M, Graeven U, Heinemann V, Langer T, Nothacker M, Porschen R, Rödel C, Rösch T, Schmitt W, Wesselmann S, Pox C.S3-Leitlinie – Kolorektales Karzinom. Z Gastroenterol. 2017;55:1344–1498.

16 Gastroenterologische Notfälle

Frank Lammert, Andreas Stallmach

GI-Blutung

16.1 Welche medikamentöse Begleittherapie ist vor und nach einer Notfallendoskopie bei gastrointestinaler Blutung sinnvoll?

Sind seit der letzte Nahrungsaufnahme < 4 h vergangen, ist eine einmalige Gabe von Erythromycin 250–500 mg oder MCP sinnvoll, um die Magenentleerung zu beschleunigen (Na et al. 2017).

Bei Verdacht auf Vorliegen einer oberen GI-Blutung ist eine i. v.-Gabe von Hochdosis-Protonenpumpeninhibitoren (PPI) zu empfehlen. Dies kann als Kurzinfusion gefolgt von einer Perfusorgabe geschehen.

Besteht der Verdacht auf eine Varizenblutung, sollte eine zügige, möglichst noch vor der Intervention begonnene, medikamentöse Senkung des portalen Drucks erfolgen. Hierzu stehen Terlipressin und Octreotid zu Verfügung. Diese Therapie sollte mindestens 3–5 Tage fortgeführt werden, danach kann eine Umstellung auf einen nicht-selektiven ß-Blocker erfolgen (Garbuzenko 2016).

16.2 Welche Indikationen bestehen für eine umgehende / nächtliche endoskopische Untersuchung bei GI-Blutung?

Bevor eine Endoskopie durchgeführt wird, sollte der Patient hämodynamisch stabilisiert werden. Bei Unsicherheit hinsichtlich der Blutungslokalisation sollte der Einfachheit halber immer als erste endoskopische Maßnahme eine Magenspiegelung erfolgen.

Bei Verdacht auf **obere GI-Blutung** sollte in der Regel eine Magenspiegelung (ÖGD) innerhalb von 24 h erfolgen. Diese frühzeitige ÖGD ist mit einer erniedrigten Mortalität assoziiert. Patienten, die initial hämodynamisch instabil waren, zeigten ein besseres Outcome, wenn die ÖGD innerhalb von 12 h erfolgte. Insgesamt führt die frühzeitige Durchführung einer Magenspiegelung zu einem verkürzten Krankenhausaufenthalt. Dies jedoch insbesondere, weil hierdurch zügig Patienten identifiziert werden können, die keine stationäre Überwachung benötigen (Laine und Jensen 2012). Patienten mit Verdacht auf Ösophagusvarizenblutungen sollten so schnell wie möglich endoskopiert werden (De Franchis 2010).

Besteht der Verdacht auf eine **untere GI-Blutung,** liegt die Blutungsquelle in der Regel im Bereich des Kolons. Der ideale Zeitpunkt einer Koloskopie wird kontrovers diskutiert. Häufig sistiert die Blutung, sodass eine Koloskopie > 24 h in den meisten Fällen vertretbar ist (Talley und Jones 1998). Jedoch konnte für eine frühe Koloskopie (innerhalb von 12 h) ein besseres therapeutisches und diagnostisches Outcome belegt werden.

16.3 Wo liegt der Ziel-Hb für eine Erythrozytenkonzentrat-Transfusion bei gastrointestinaler Blutung?

Wurden bis Anfang des letzten Jahrtausends Hb-Werte von um 10 g/dl als optimal angesehen, belegen neuere Daten, dass bei Patienten ohne relevante (v. a. kardiale)

Vorerkrankungen und damit ohne verminderte Anämietoleranz Werte von bis zu 7 g/dl toleriert werden können (Villanueva et al. 2013). Bei Patienten mit verminderter Anämietoleranz werden Ziel-Hb-Werte von etwa 8 g/dl empfohlen (Carson et al. 2012).

16.4 Ist auch bei Notfalltransfusionen mit ungekreuzten Erythrozyenkozentraten (im Idealfall 0 neg.) ein Bedside-Test erforderlich?

Auch bei Notfalltransfusionen ist immer ein Bedside-Test erforderlich, insbesondere da in der Notfallsituation die Gefahr von Verwechslungen erhöht ist. Das Unterlassen dieses Tests ist ein ärztlicher Kunstfehler.

16.5 Ab wie vielen Erythrozytenkonzentraten sollten gleichzeitig Thrombozytenkonzentrate verabreicht werden?

Eine genaue Maßgabe, ab wann wie viele Thrombozytenkonzentrate verabreicht werden sollen, gibt es nicht. In der Regel wird hier auf klinische Erfahrungen zurückgegriffen.

Gerinnungsstörungen

16.6 Wie wird im Blutungsnotfall auf einen erniedrigten Spontanquick reagiert?

Ein erhöhter INR (erniedrigter Quick) sollte, ist dieser medikamentös und/oder ernährungsbedingt, in der Notfallsituation ausgeglichen werden. Dies sollte soweit möglich vor Intervention geschehen, um optimale Hämostasebedingungen herzustellen.

16.7 Welche weiteren Gerinnungsparameter sind hilfreich zur weiteren Differenzierung?

Die zusätzliche Bestimmung von Fibrinogen und Faktor XIII hilft, etwaige Mangelzustände am Ende der Gerinnungskaskade aufzudecken, die durch Bestimmung der Standardgerinnungsparameter nur unzureichend erfasst werden. Diese können im Notfall gezielt substituiert werden.

16.8 Wie ist das Vorgehen bei bestehender Antikoagulation? Was empfiehlt sich bei NOAKs?

Eine Gerinnungsoptimierung ist unbedingt anzustreben. Diese umfasst neben einer eventuellen Substitution von Thrombozyten bei einem Wert $< 50 \times 10^9$ / l die Korrektur der plasmatischen Gerinnung. Übertherapeutische Antikoagulation, sei es mittels DOAKs oder Vitamin-K-Antagonisten, sollten bereits vor dem Eingriff antagonisiert bzw. ausgeglichen werden. Hier sollten primär spezifische Antidote verwendet werden. Dies ist bei Antikogualtion mit Dabigatran möglich; bei Xa- oder Vitamin-K-Antagonisten steht PPSB oder Feiba zur Verfügung. Bei Vitamin-K-Antagonisten sollte zusätzlich Vitamin K i. v. verabreicht werden. FFP (Fresh Frozen Plasma) kann in Erwägung gezogen werden, ist aber aufgrund der Problematik der Volumenüberladung und der mangelnden Option der spezifischen und somit optimalen Gerinnungssubstitution nicht als erste Wahl anzusehen (Fries 2012). Zusätzlich besteht häufig bei länger anhaltenden Blutungen ein relevanter Faktor-XIII-Mangel, auch dieser sollte behoben werden, um eine Fibrinstabilisierung zu ermöglichen (Zaets et al. 2011). Hier sind in der Blutungssituation Werte > 70 % anzustreben.

16.9 Hat die Gabe von Tranexamsäure eine Berechtigung bei GI-Blutungen?

Die Studienlage zur Gabe von Tranexamsäure bei gastrointerstinalen Blutungen ist teilweise kontrovers. Insgesamt wird Tranexamsäure in der akuten Blutungssituation in der Gastroenterologie eher selten angewandt, obwohl dies mit einer Verringerung des Blutverlusts und/oder Reduktion der Reblutungsraten einhergehen könnte.

Literatur

Buerke M, Hoffmeister H. M. Management of NOAK administration during invasive or surgical interventions : When and how to pause and when to restart? Med Klin Intensivmed Notfmed 2017; 112(2): 105–110.

Callow C R, et al. The frequency of bleeding complications in patients with haematological malignancy following the introduction of a stringent prophylactic platelet transfusion policy. Br J Haematol 2002; 118(2): 677–82.

Carson J L, et al. Red blood cell transfusion: a clinical practice guideline from the AABB*. Ann Intern Med 2012; 157(1): 49–58.

Contreras M. Consensus conference on platelet transfusion. Final statement. Transfus Sci 1998; 19(2): 111–4.

De Franchis R. Revising consensus in portal hypertension: Report of the Baveno V consensus workshop on methodology of diagnosis and therapy in portal hypertension. Journal of Hepatology 2010; 53: 762–268.

Douketis JD, et al. Perioperative Bridging Anticoagulation in Patients with Atrial Fibrillation. N Engl J Med 2015; 373(9): 823–33.

Fries D. Gerinnungsmanagement in der Intensivmedizin. http://www.oegari.at/web_files/dateiarchiv/editor/im_gerinnungsmanagement_in_der_intensivmedizin_2012_2.pdf 2012.

Garbuzenko D V. Current approaches to the management of patients with liver cirrhosis who have acute esophageal variceal bleeding. Curr Med Res Opin 2016; 32(3): 467–75.

Ghassemi K A, Jensen DM. Lower GI bleeding: epidemiology and management. Curr Gastroenterol Rep 2013; 15(7): 333.

Laine L, Jensen DM. Management of patients with ulcer bleeding. Am J Gastroenterol 2012; 107(3): 345–60; quiz 361.

Lybecker M B, Stawowy M, Clausen N. Blue rubber bleb naevus syndrome: a rare cause of chronic occult blood loss and iron deficiency anaemia. BMJ Case Rep 2016.

Mainz A, Bridging. Deutsche Gesellschaft für Allgemeinmedizin und Familienmedizin 2013; AWMF-Registernr. 053/027.

Na H K, et al. Erythromycin infusion prior to endoscopy for acute nonvariceal upper gastrointestinal bleeding: a pilot randomized controlled trial. Korean J Intern Med 2017; 32(6): 1002–1009.

Rafeey M, Shoaran M, Ghergherechi R. Topical tranexamic acid as a novel treatment for bleeding peptic ulcer: A randomised controlled trial. Afr J Paediatr Surg 2016; 13(1): 9–13.

Smith S R, et al. Tranexamic Acid for Lower GI Hemorrhage: A Randomized Placebo-Controlled Clinical Trial. Dis Colon Rectum 2018; 61(1): 99–106.

Stollings J L, et al. Tranexamic acid for refractory gastrointestinal bleeds: A cohort study. J Crit Care 2018; 43: 128–132.

Talley N J, Jones M. Self-reported rectal bleeding in a United States community: prevalence, risk factors, and health care seeking. Am J Gastroenterol 1998; 93(11): 2179–83.

Thabut D, et al. Diagnostic performance of Baveno IV criteria in cirrhotic patients with upper gastrointestinal bleeding: analysis of the F7 liver-1288 study population. J Hepatol 2010; 53(6): 1029–34.

Villanueva C, et al. Transfusion strategies for acute upper gastrointestinal bleeding. N Engl J Med, 2013. 368(1): 11–21.

Warner B, Butt A, Cairns S. Sirolimus is a successful treatment for recurrent iron deficiency anaemia in blue rubber bleb naevus syndrome. J Pediatr Gastroenterol Nutr 2015; 60(6): e49–50.

Zaets S B, et al. Recombinant factor XIII mitigates hemorrhagic shock-induced organ dysfunction. J Surg Res 2011; 166(2): e135–42.

Register

Weitere FAQ-Titel

201908071 Irrtümer vorbehalten. Stand 08/2019

Melden Sie sich für unseren Newsletter an unter www.elsevier.de/newsletter

ELSEVIER

Diese und viele weitere Titel sowie die aktuellen Preise finden Sie in Ihrer Buchhandlung vor Ort und unter **shop.elsevier.de**

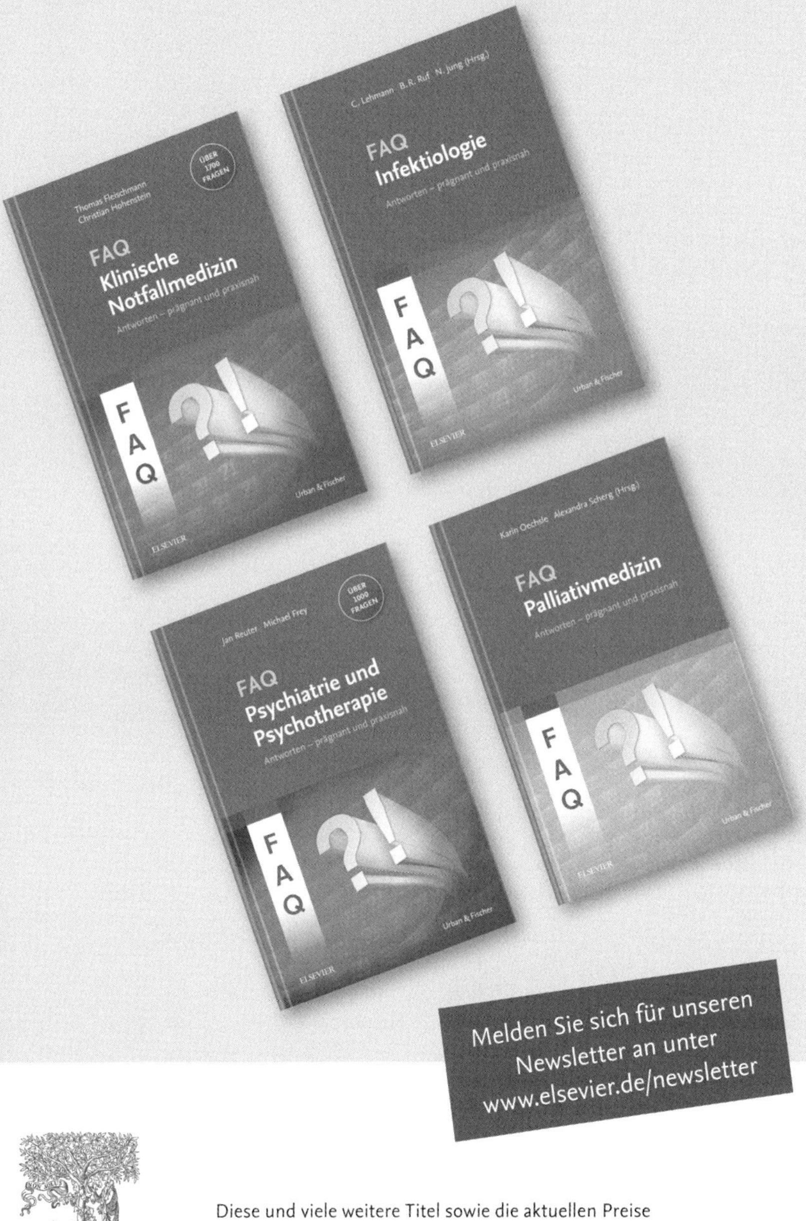